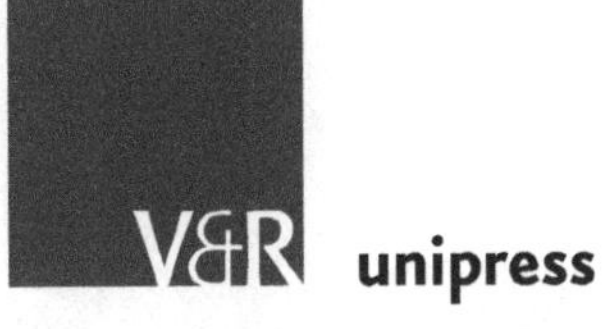

Pflegewissenschaft und Pflegebildung

Band 20

Herausgegeben von

Prof. Dr. Hartmut Remmers

Sara Marquard

Gezeichnet sein: Fortgeschrittener Brustkrebs und Körpererleben

Zur Bedeutung körperlicher Veränderungen und leiblichen Erlebens von Frauen in der letzten Lebensphase

Mit einem Vorwort von Prof. Dr. Hartmut Remmers

Mit 8 Abbildungen

V&R unipress

Universitätsverlag Osnabrück

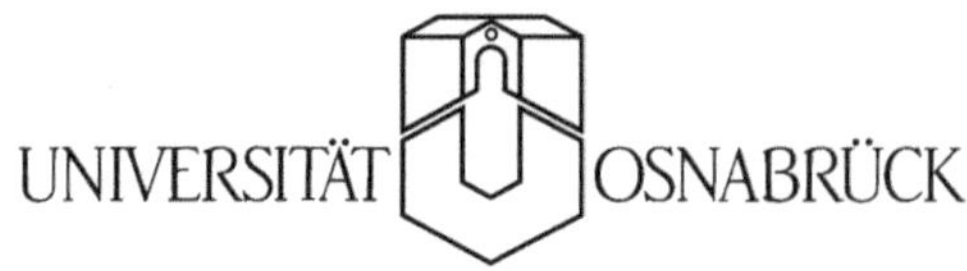

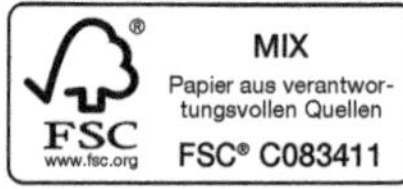

Bibliografische Information der Deutschen Nationalbibliothek
Die Deutsche Nationalbibliothek verzeichnet diese Publikation in der Deutschen Nationalbibliografie; detaillierte bibliografische Daten sind im Internet über https://dnb.de abrufbar.

Veröffentlichungen des Universitätsverlags Osnabrück erscheinen bei V&R unipress.

Umschlagabbildung: Anna Harcenco (#182395555, istockphoto.com)
Druck und Bindung: CPI books GmbH, Birkstraße 10, D-25917 Leck
Printed in the EU.

Vandenhoeck & Ruprecht Verlage | www.vandenhoeck-ruprecht-verlage.com

ISSN 2198-6193
ISBN 978-3-8471-1425-3

Inhalt

Vorwort

Wer hat nicht einmal in zurückliegenden oder gegenwärtigen Kriegen entstandene Bilder von Menschen betrachtet, deren grauenhafte Erfahrungen sich in scharf geschnittenen, von tiefen Furchen durchzogenen, durch eingefallene Wangen und aschfahles Aussehen geradezu erschreckenden Gesichtern eingeprägt haben und von denen wir ergriffen zu sagen pflegen, dass ihr Schicksal sie unverkennbar *gezeichnet* hätte. Solche allegorischen Bilder werden wachgerufen in der Begegnung mit Menschen, deren Krankheitserfahrungen sich tief in ihrer Physiognomie, ihrem Antlitz, ihrer Selbstpräsentation, ihrem Auftreten und ihrer Haltung sedimentiert zu haben scheinen. Es handelt sich um symbolische Ausdrucksgestalten menschlichen Leids.

Durch schweres Leiden *gezeichnet zu sein*, kann das Resultat einer Selbstwahrnehmung, aber auch einer Fremdwahrnehmung sein. Und es ist der große Vorzug dieser von Sara Marquard nunmehr als Buch vorgelegten Studie zum Körpererleben von an Brustkrebs erkrankten Frauen[1] in ihrer letzten Lebensphase, dass sie den jeweils individuellen Bedeutungszuschreibungen buchstäblich einschneidender Veränderungen des Fühlens und Denkens der von ihr befragten Personen, aber auch des Reaktionsverhaltens ihrer unmittelbaren sozialen Umgebung höchst differenziert nachspürt. Darin unterscheidet sich ihre Studie vom Blickwinkel der seit etlichen Jahrzehnten weit vorangeschrittenen psychoonkologischen Forschungen; zum größten Teil konzentriert auf Belastungs- und Bewältigungsaspekte einer Krebserkrankung unter Zuhilfenahme vor allem von Messinstrumenten mit verschiedenen skalierten Bewältigungs- und Lebensqualitätsindikatoren. Es ist aber die Frage, inwieweit solchermaßen konzipierte Studien das subjektive Erleben zeitlich variierenden körperlichen und sozialen Leids betroffener Personen hinreichend zu erfassen vermögen, ohne gewissermaßen ins erlebnishafte Geschehen ›einzutauchen‹. Diese sowohl

1 Etwa jede achte Frau in Deutschland wird wahrscheinlich an Brustkrebs erkranken. Etwa 18.600 Frauen sterben jährlich an einem Mammakarzinom. Die Sterblichkeitsrate konnte in den letzten Jahren glücklicherweise merklich reduziert werden.

von unmittelbar körperlichen Eindrücken als auch von sozialen Interaktionserfahrungen abhängige Erlebensdimension ist von besonderem Interesse für Berufe, die sich – zumindest ihrem professionellen Selbstverständnis gemäß – durch ein außerordentlich intensives und dichtes Interaktionsgeschehen mit Erkrankten auszeichnen. Aus pflegewissenschaftlicher Perspektive drängt sich daher die Frage auf, welche jeweils individuellen kognitiven und affektiven Veränderungen in einem engen Zusammenhang zu betrachten sind mit jenen krankheits- oder therapiebedingten körperlichen Beschädigungen der betroffenen Frauen, jenen häufig progredienten Einbußen und Verlusten ihrer Leistungs- und Selbstversorgungsfähigkeit beim Übergang in eine palliative Phase.

Sara Marquard gelingt es, diese Phänomene in einer sehr gut nachvollziehbaren Weise auf der Grundlage ihres Interviewmaterials differenziert zu beschreiben und zu deuten. Erstaunlich ist dabei, in welch uneingeschränktem Maße die befragten Frauen sich ihrer Lage, ihrer begrenzten Lebenszeit sowie der ihnen verbliebenen Möglichkeiten bewusst sind. Indem die Autorin – ihrem an der *Grounded Theory* orientierten methodischen Anspruch nach konsequent – den Selbstdarstellungen und Selbstdeutungen der befragten Personen großen Raum eröffnet, nähert sie sich auf bemerkenswerte Weise einem epistemischen Niveau, auf welchem der Subjektivität einer Krankheitserfahrung und ihrer kognitiv-affektiven Verarbeitung zugleich ein Erkenntnisanspruch sui generis zugesprochen werden muss. Es ist diese die Wunschbilder unseres Alltags entschleiernde »Erkenntnis der Leidenden«, welche Nietzsche im 114. Aphorismus seiner *Morgenröte* thematisiert und welche die literarische Avantgarde des beginnenden zwanzigsten Jahrhunderts in verschiedensten Facetten zu verarbeiten suchte.

Worum ging es ihm, dem Pfarrerssohn Nietzsche? Gewiss vorrangig um eine psychologische Entmystifizierung der im Zeichen einer christlich-metaphysischen Tradition begründeten Mitleidsethik. Diese korreliert indessen mit Einstellungen, die wenig angemessen erscheinen im Hinblick auf Haltungen von Erkrankten, die sie im Umgang mit persönlichem Leid einnehmen. Es ist das schmerzhafte Erleben, das zugleich eine gewisse atmosphärische Kälte zu erzeugen scheint, die der erkrankten Person zu einer realistischen Selbsterkenntnis verhilft:

> »Der Schwerleidende sieht aus seinem Zustande mit einer entsetzlichen Kälte *hinaus* auf die Dinge: alle jene kleinen lügnerischen Zaubereien, in denen für gewöhnlich die Dinge schwimmen, wenn das Auge des Gesunden auf sie blickt, sind ihm verschwunden: ja, er selber liegt vor sich da ohne Flaum und Farbe. [..] Diese höchste Ernüchterung durch Schmerzen ist das Mittel, ihn herauszureißen: und vielleicht das einzige Mittel. [..] Die ungeheure Spannung des Intellektes, welcher dem Schmerz Widerpart halten will, macht, dass Alles, worauf er nun blickt, in einem neuen Lichte leuchtet. [..] Durch

> dieses Gegengewicht hält er eben dem physischen Schmerze Stand, – er fühlt es, dass gerade dies Gegengewicht jetzt nottut!«

Daran schließt sich die Vermutung Nietzsches an, dass sich in dieser Haltung des Gepeinigten, in seinem Triumph über den Schmerz, das Gefühl ausdrückt, »›ohne Schuld‹ sein [zu] können«.

Diese Einsicht Nietzsches gleicht einem etwa in der Psychopathologie erst viel später vernommenen Fanal. Seiner Auffassung zufolge ist der von allen Selbstvorwürfen, von allem Selbstmitleid geläuterte Habitus des oder der Erkrankten nicht nur ein viel zu wenig beachtetes Phänomen, sondern auch Grund genug, warum es sich nicht nur dem Philosophen oder der Philosophin, sondern auch dem psychologischen Diagnostiker oder der Diagnostikerin empfiehlt, sich den Gepeinigten zunächst – kontraintuitiv – im Stil eines sezierenden Anatomen zu nähern. Gewiss weisen die verborgenen Anteile des Bewusstseins kranker Menschen noch heute gelegentlich Züge verdrängter, kausal attribuierter Schuld auf – ein Problem, dass letztlich mit Sinn- und Wertfragen unverdienten Leids in der Welt zusammenhängt.[2] Ohne sich von solchen Gefühlen indessen überwältigen zu lassen, sind leidende Personen gleichzeitig in der Lage oder halten es angesichts der sie bedrängenden Probleme sogar für unausweichlich, ihren Zustand vor allem im Austausch mit ihrer sozialen Umgebung realistisch einzuschätzen und dabei das trügerische Geflecht der sich im Alltagsleben ausbreitenden Illusionen und Selbsttäuschungen zu zerreißen. Auch dies bekunden die von Sara Marquard befragten Frauen unverkennbar.

Dank ihres methodischen Vorgehens, insbesondere ihres sorgfältigen interpretatorischen Umgangs mit dem von ihr erhobenen Interviewmaterial ist es Sara Marquard in beeindruckender Weise gelungen, dem Erleben körperlich sichtbarer, aber auch unsichtbarer Folgen einer Brustkrebserkrankung insbesondere in der letzten Lebensphase dieser Patientinnen rekonstruktiv in verschiedenen Dimensionen Ausdruck zu verleihen. Und ebenso hat sie den betroffenen Frauen zur Sprache darüber verholfen, was es für sie bedeutet, mit spürbaren Veränderungen, einem veränderten Aussehen und einem zunehmenden körperlichen Verfall leben zu müssen. »Sie sind« – wie Sara Marquard schreibt – »durch die Krankheit und die damit verbundenen körperlichen Auswirkungen *gezeichnet* – diesen Zustand, der mit Wahrnehmungen, Gefühlen und

2 Hierbei handelt es sich um das alte Theodizee-Problem der Rechtfertigung überdies sozial ungleich verteilten Leidens, das in den Weltreligionen nur durch eine fortschreitende Entwertung der Welt als eine unvollkommene lösbar erschien. Unbefriedigt wird das menschliche Erlösungsbedürfnis aber zurückgelassen in einer Religion, die dem Leidenden eine ursächliche Schuldhaftigkeit im Sine eines verdienten Leids als Strafe oder »Zuchtmittel« zuweist. Dazu Max Weber: »Eine zum Sündigen geschaffene Welt mußte aber ethisch noch unvollkommener erscheinen als eine zum Leiden verurteilte.« (Religionssoziologie, Bd. 1. Tübingen: Mohr, S. 567). Die zivilisationskritische Nähe Webers zu Nietzsche ist bekannt.

Vorstellungen vom eigenen Körper sowie dem leiblichen Erleben einhergeht, spüren sie körperlich« (vgl. S. 200). Dabei zeigt sich, dass für die Kommunikation leiblichen Erlebens, der Scham, der Gehemmtheit und der Niedergeschlagenheit das uns vertraute Begriffsregister oft nicht zureicht; auch um den Graben zwischen Selbst- und Fremdwahrnehmung überbrücken zu können.

Auf subtile Weise scheinen mir in diesem Zusammenhang Einsichten des Symbolischen Interaktionismus bestätigt zu sein, insofern sich je nach Situation und biografischer Entwicklung Identitätsgefühle wandeln können, und zwar in Abhängigkeit von Deutungen des Blickes Anderer, von denen sich eine Person wahrgenommen meint. Im Rahmen interaktiver Prozesse nimmt sich die Person als solche wahr, stabilisiert oder wandelt sich erlebnishaft ihr Selbst qua Reflexion. Die Tatsache, dass sich das Selbst stets über den Anderen und sein Verhalten orientiert, ist der Grund, warum Individuen sich nie allein als Subjekte, sondern ebenso als Objekte der Wahrnehmung weiterer sozialer Akteure erfahren, wie bereits Charles Cooley feststellte. Damit erklärt sich auch, wie Sara Marquard zeigt, warum Chancen eines persönlich adäquaten Umgangs mit der Krankheit davon abhängen, wie offen in Form einer stetigen wechselseitigen Spiegelung darüber gesprochen werden kann. Und damit zeigt sich schließlich auch, welcher fein austarierten »Strategien« es bedarf, um das zunehmend destabilisierende Erleben der Frauen, »ein anderer Mensch zu werden«, sozial auffangen und abpuffern zu können.

In einer denkwürdigen Schlussbetrachtung weist Sara Marquard auf etwas äußerst Prekäres hin; auf den Umstand, dass Leidenserfahrungen in vielen Fällen mit schwierigen, häufig vergeblichen Versuchen verbunden sind, sich mit einem sich kontinuierlich verändernden Körper gleichsam versöhnen zu wollen. Oft will dies aber bei einem unaufhaltsamen Abbauprozess, begleitet von einem Gefühl der Dissoziation leiblichen Ganzseins und zunehmender Kraftlosigkeit, immer weniger gelingen. Verständlicherweise führt dies häufig zu einer Steigerung des Wunsches, auch als diese schwer gezeichnete Person weiterhin als ein und dieselbe wahrgenommen zu werden und auf diese Weise ihr Selbst erhalten zu können.

Ich hatte eingangs auf etwas hingewiesen, was man als eine epistemische Ambiguität bezeichnen könnte, oder als ein Ergänzungsverhältnis zweier verschiedener Objektivationsformen elementarer Lebens- und Leidensphänomene: auf der einen Seite die methodisch kontrollierte wissenschaftliche Untersuchung jener Subjektivität in einer der Objektsprache stark entfremdeten Kunstsprache, deren ›Temperatur‹ bis zur sezierenden Kälte hinabreichen kann; auf der anderen Seite die literarische Aneignung menschlicher Subjektivität innerhalb eines durch diese selbst gesetzten breiten sprachlichen Assoziations- und Ausdrucksspielraums. Auch wenn qualitative, auf die jeweils kontextuellen Selbstdeutungen untersuchter Personengruppen ausgerichtete Forschung sich zu diesem Zweck immer in einem gewissen Maße dem Forschungsgegenstand mimetisch ›überlassen‹ muss, so stößt doch aus unangefochtenen Gründen der Intersubjektivität und Nachvollziehbarkeit die wissenschaftliche Objektivierbarkeit und Kommunizierbarkeit subjektiver Phänomene leiblichen Erlebens von Krankheit und Sterben an begrifflich unüberwindbare Grenzen. Für sie kann der Anspruch der Authentizität nicht erhoben werden.

Was daher Wissenschaft nicht vermag, und was auch gar nicht ihre Aufgabe ist, dies bleibt der (Dicht-)Kunst als ihre vornehmste Aufgabe reserviert: ihrem Anrührungscharakter. Unter den Vertretern einer durch Nietzsche beeinflussten literarischen Avantgarde ist vor allem Gottfried Benn zu nennen. Nicht zuletzt im Banne seiner ärztlichen Erfahrungen verlieh er jenem Phänomen des »*Gezeichnet seins*«, welches Sara Marquard in verschiedenen Ausprägungen der von ihr untersuchten erkrankten Frauen analytisch – in letztlich gebotener Nüchternheit – auszudifferenzieren verstand, einen im Medium der Lyrik dagegen statthaften affektiv-authentischen Ausdruck.

Verhülle dich

Verhülle dich mit Masken und mit Schminken,
auch blinzle wie gestörten Augenlichts,
lass nie erblicken, wie dein Sein, dein Sinken
sich abhebt von dem Rund des Angesichts.

Im letzten Licht, vorbei an trüben Gärten,
der Himmel ein Geröll aus Brand und Nacht –
verhülle dich, die Tränen und die Härten,
das Fleisch darf man nicht sehn, das dies vollbracht.

Die Spaltungen, den Riss, die Übergänge,
den Kern, wo die Zerstörung dir geschieht,
verhülle, tu, als ob die Ferngesänge
aus einer Gondel gehn, die jeder sieht.

Dem von Sara Marquard vorgelegten neuen Band unserer Publikationsreihe wünsche ich eine große Resonanz in der pflegewissenschaftlichen ebenso wie in der fachlichen Öffentlichkeit von Breast Care Nursing und Palliative Care.

Osnabrück, im Dezember 2021 Hartmut Remmers

Danksagung

Bei der vorliegenden Publikation handelt es sich um meine Dissertation, die ich im Juli 2021 an der Universität Osnabrück eingereicht und im Dezember 2021 erfolgreich verteidigt habe. Zurückblickend bin ich dankbar, dass ich so viele Menschen an meiner Seite hatte, die mich in meiner Forschungsarbeit unterstützt, begleitet und gefördert haben.

Mein persönlicher Dank richtet sich zunächst an die Frauen, die mir so offen und vertrauensvoll von ihren körperlichen Veränderungen und ihrem leiblichen Erleben berichtet haben. Von einigen Frauen weiß ich, dass sie für sich wichtige Dinge erleben und regeln konnten, bevor oder auch während ihre Brustkrebserkrankung immer weiter fortgeschritten ist. Viele von ihnen leben nicht mehr. In ihrer letzten Lebensphase waren sie motiviert, an der Studie teilzunehmen, damit andere von ihnen erfahren. Es stimmt mich dankbar, dies nun mit der vorliegenden Arbeit ermöglichen zu können.

Aus datenschutzrechtlichen Gründen können die Ansprechpartner*innen in den verschiedenen Handlungsfeldern nicht namentlich genannt werden. Ich möchte mich an dieser Stelle daher bei allen Gatekeepern aus der Pflege und Medizin bedanken, die mir den Zugang zu den Interviewpartnerinnen ermöglicht haben.

Meine Dissertation haben viele Menschen aus meinem beruflichen und persönlichen Umfeld unterstützt – ihnen allen möchte ich herzlich danken.

Meinem Erstbetreuer Prof. Dr. Hartmut Remmers danke ich, dass er mir die Gelegenheit gegeben hat, eine Nachwuchsförderungsstelle an der Universität Osnabrück im Fachgebiet Pflegewissenschaft anzutreten und er mich als wissenschaftliche Mitarbeiterin und Promovendin immer unterstützt und gefördert hat. Seine kenntnisreichen und wertschätzenden Anmerkungen und Ratschläge in Einzelgesprächen sowie in den Forschungskolloquien waren immer eine große Bereicherung für meine Arbeit. Ihm gebührt weiterer Dank dafür, mir als Herausgeber der Schriftenreihe Pflegewissenschaft und Pflegebildung im Universitätsverlag Osnabrück, V&R unipress die hervorragende Möglichkeit zu geben, meine Dissertation zu publizieren. Den Mitarbeitdenden des Verlages V&R

unipress danke ich an dieser Stelle für die tolle Zusammenarbeit in der Erstellung des vorliegenden Buches.

Meiner Zweitbetreuerin Prof.in Dr.in Annette Riedel danke ich, dass sie meine Forschungsarbeit über einen langen Zeitraum intensiv begleitet hat. Ihre detaillierten und konstruktiven Hinweise waren mir für meine Arbeit sehr wertvoll.

Prof. Dr. Manfred Hülsken-Giesler danke ich für seine gezielten fachlichen Hinweise sowie die optimalen Rahmenbedingungen, die Dissertation neben der Arbeit im Fachgebiet zum Abschluss bringen zu können.

Weiter gilt mein Dank allen wissenschaftlichen Wegbegleiter*innen aus verschiedenen Kolloquien und Forschungswerkstätten für bereichernde Diskussionen und konstruktives Feedback. Besonders erwähnen möchte ich meine Forschungspartnerin Karin Niessen. Mit keiner anderen Person war ich so lange und intensiv im Austausch. Unsere inhaltlichen und vor allem methodischen Diskussionen und Überlegungen waren immer eine Bereicherung – für die Arbeit und darüber hinaus! Karin, ich danke Dir für Dein Vertrauen und Deinen unermüdlichen Zuspruch in meine Arbeit.

Johanna Ristau danke ich für das umsichtige und zuverlässige Lektorat. Ihre dezidierte Bearbeitung meiner Manuskripte war eine notwendige und hilfreiche Außenperspektive.

Zum Gelingen der Arbeit haben auch Kolleg*innen, Freund*innen und Familie beigetragen. Jede und jeder einzelne von ihnen bereicherte meine Dissertation auf eigene Weise – Euch allen gebührt ein großes Dankeschön. Mein besonderer Dank gilt meiner Freundin und Breast Care Nurse-Wegbegleiterin Prof.in Dr.in Regina Wiedemann sowie meinem Bruder David Marquard, mit dem ich jenseits disziplinärer Grenzen intensiv im Austausch war. Schlussendlich danke ich meinem Mann Jens und unserer Tochter Ida Louisa dafür, dass sie mich immer wieder motiviert haben weiterzuschreiben und sich nun mit mir freuen, dass das Ziel dieser Forschungsarbeit erreicht ist.

Münster, im Januar 2022 Sara Marquard

Abbildungsverzeichnis

Tabellenverzeichnis

Abkürzungsverzeichnis

AGO	Arbeitsgemeinschaft Gynäkologische Onkologie
ANP	Advanced Nursing Practice
APV	Ambulante Palliativversorgung
AWMF	Arbeitsgemeinschaft der Wissenschaftlichen Medizinischen Fachgesellschaften
BCN	Breast Care Nurse
BET	Brusterhaltende Therapie
CIS	Critical Interpretive Synthesis
DMP	Disease-Management-Programm
DPR	Deutscher Pflegerat
EORTC	European Organisation for Research and Treatment of Cancer
FACT-B	Functional Assessment of Cancer Therapy-Breast
FSH	Frauenselbsthilfe Krebs Bundesverband e. V.
GT	Grounded Theory
GTM	Grounded-Theory-Methodologie
HPG	Gesetz zur Verbesserung der Hospiz- und Palliativversorgung in Deutschland
IQTIG	Institut für Qualitätssicherung und Transparenz im Gesundheitswesen
MeSH	Medical Subject Headings
NANDA	North American Nursing Diagnosis Association
PflBG	Pflegeberufegesetz
PflAPrV	Pflegeberufe-Ausbildungs- und -Prüfungsverordnung
PICo	Population, Phenomenon of Interest, Context
PRISMA	Preferred Reporting Items for Systematic Reviews and Meta-Analyses
QLQ	Quality of Life Questionnaire
RKI	Robert Koch-Institut
SAPV	Spezialisierte ambulante Palliativversorgung
SPSS	1) Statistik- und Analyse-Software, 2) Sammlung/Prüfung/Sortierung/Subsummierung
SPV	Spezialisierte Palliativversorgung
TNM	Tumor, Nodus, Metastasen
UICC	Union internationale contre le cancer

1 Einleitung

1.1 Ausgangslage und Erkenntnisinteresse der Forschungsarbeit

Die nachfolgenden Zeilen der jüdisch-deutschen Schriftstellerin Hilde Domin dienen einleitend als lyrischer Rahmen, mit dem das Thema der vorliegenden Forschungsarbeit und das damit verbundene Erkenntnisinteresse eine Begründung erfährt.

Federn lassen
und dennoch schweben –
das ist das Geheimnis des Lebens.
Hilde Domin

Federn lassen bereits gesunde Kinder und Frauen, wenn sie sich in ihrem Alltag dem Druck ausgesetzt fühlen, »gesellschaftlichen Körper- und Schönheitsbildern zu entsprechen« (Filter & Reich 2012, S. 5) – gilt doch der Frauenkörper als »Ort von Einschreibungen der Kategorien Schönheit und Weiblichkeit« (ebd.). Der zumeist gesunde und oftmals dennoch mit subjektiven Makeln behaftete Körper erfährt Veränderungen, wenn Frauen an Brustkrebs erkranken und neben Operationen auch systemische oder Strahlentherapien erhalten. Die Wahrnehmung dieser Auswirkungen bedeutet ein verändertes Körpererleben[1], welches das zentrale Konzept der vorliegenden Arbeit bildet. Fragen zum Körpererleben

1 Beim Körpererleben handelt es sich um einen komplexen Oberbegriff, der eine Vielzahl konzeptueller Vorstellungen zu körperlichen Wahrnehmungen umfasst und von verschiedenen Disziplinen verwendet bzw. definiert wird (Küchenhoff & Agarwalla, 2013; Röhricht et al., 2005; Schatz, 2002; Wiedemann, 1986). Da eine umfassende Begriffsklärung zum Körpererleben erst in Kapitel 2.3 vorgenommen wird, sei hier nur darauf verwiesen, dass mit Körpererleben in dieser Arbeit sowohl das Konzept Körper als auch eine Leibdimension gemeint ist. Das betrifft ebenso den Terminus ›körperliche Veränderungen‹. Wenn ausschließlich objektiv beschreibbare Komponenten des Körpers gemeint sind, wird darauf explizit verwiesen, ansonsten gilt auch hier, dass stets von einer Einheit von Körper und Leib ausgegangen wird.

von Frauen mit fortgeschrittener Brustkrebserkrankung[2] in der letzten Lebensphase stehen im Mittelpunkt *(vgl. Kap. 3.2)*. Im Gegensatz zu gängigen Betrachtungsweisen, die ausschließlich einen krankheitsdominierenden Fokus haben, liegt das Hauptaugenmerk dieser Arbeit auf Wahrnehmungen, Gefühlen und Vorstellungen vom eigenen Körper sowie dem leiblichen Erleben.

Der Diagnoseschock sowie das Bewältigungshandeln von Frauen mit einer heilbaren Brustkrebserkrankung sind international (Rezaei, Elyasi, Janbabai, Moosazadeh & Hamzehgardeshi 2016), aber auch in deutschsprachigen Gesundheitssystemen (Beyer 2008; Ferch 2011; Fesenfeld 2006a, 2006b; Holtgräwe 2011; Kirschning 2001; Pinkert 2015; Remmers 2001; Sagmeister 2011; Trattnig 2011; Wiedemann 2018) unter pflegewissenschaftlichen Fragestellungen zahlreich und eingehend untersucht. Diese Studien zeigen u. a. die Bedeutung körperlicher Auswirkungen und die damit verbundenen veränderten Wahrnehmungen des Körpererlebens für Frauen mit neudiagnostiziertem Brustkrebs. Verschiedene Veröffentlichungen der Autorin (Marquard 2016, 2020; Marquard, Dürdodt, Kolbe & Plocher 2004) über Möglichkeiten spezialisierter Körperbildarbeit greifen ebendiese Erkenntnisse und eigene praktische Erfahrungen in der pflegerischen Begleitung von Frauen in Brustkrebszentren auf.

Jährlich erkranken rund 69.900 Frauen in Deutschland neu an Brustkrebs – aufgrund der Inzidenzraten bedeutet dies, dass etwa eine von acht Frauen im Lauf ihres Lebens an Brustkrebs erkrankt (Robert Koch-Institut & Gesellschaft der epidemiologischen Krebsregister in Deutschland e.V. 2021). Trotz großer Fortschritte in der Behandlung entwickelt etwa ein Drittel von ihnen im Verlauf der Erkrankung ein Rezidiv bzw. Metastasen (Jakisch 2014; O'Shaughnessy 2005) *(vgl. Kap. 1.2.2)*. Die Diagnose wird entweder im Rahmen der Früherkennung bzw. Nachsorge oder durch eigenes Tasten bzw. Erkennen eines Knotens oder eines exulzerierenden Tumorwachstums in der Brust oder durch Abklärung unspezifischer Symptome gestellt (Wiedemann & Marquard 2020). In einigen Fällen werden bei einer Brustkrebserkrankung direkt Fernmetastasen diagnostiziert (Mariotto, Etzioni, Hurlbert, Penberthy & Mayer 2017). Metastasen äußern sich durch verschiedene Symptome: Knochenmetastasen führen meist zu Schmerzen an der Wirbelsäule, Lungenmetastasen machen sich häufig durch Husten oder Atemnot bemerkbar, Metastasen im Gehirn führen je nach betroffenem Areal zu Kopfschmerzen, Funktionsstörungen oder Krampfanfällen. Einzig Lebermetastasen verursachen lange Zeit keine Beschwerden.

Zu Beginn einer metastasierten Brustkrebserkrankung gehen Frauen zumeist davon aus, dass eine Heilung (erneut) möglich ist (Soylu, Babacan, Sever & Altundag 2016) bzw. hoffen auf kontrollierbare Ausmaße der Krankheit und

2 Im Rahmen dieser Arbeit wird der metastasierte sowie der unheilbar exulzerierende Brustkrebs unter dem Begriff ›fortgeschrittener Brustkrebs‹ zusammengefasst *(vgl. Kap. 1.2.2)*.

vertrauen in verschiedene Therapieoptionen (Brufsky, Ormerod, Dickson & Citron 2017). Sie nehmen aufgrund ihres starken Überlebenswillens (Landmark, Strandmark & Wahl 2001) zahlreiche Nebenwirkungen insbesondere durch Chemotherapien auf sich, um eine Verlängerung der Lebenszeit zu erreichen (daCosta DiBonaventura, Copher, Basurto, Faria & Lorenzo 2014). Die Therapie wird meist dauerhaft, also bis zum Lebensende durchgeführt, wobei sowohl stabile als auch instabile Krankheitsphasen durchlebt werden (Reed & Corner 2015). Einige Frauen spüren außerdem eine Erwartungshaltung seitens ihrer Angehörigen, Behandlungen weiter durchführen zu müssen (Bergqvist & Strang 2017). Auch im weiteren Verlauf palliativer Behandlungen, die meistens ambulant beginnen und oftmals aufgrund einer akuten Verschlechterung stationär weitergeführt werden, ist der Wille nach Therapien und einer damit verbundenen Kontrolle der Krankheit zu erkennen (ebd.).

Im Krankheitsverlauf nehmen körperliche und psychosoziale Belastungen zu (Aranda et al. 2005; Bergqvist & Strang 2017; Mosher et al. 2018). Körperliche Belastungen zeigen sich u. a. aufgrund tumorbedingter Schmerzen[3] (Abraham & Müller 2010; Danesh, Belkora, Volz & Rugo 2014; Galipeau et al. 2019; Irvin, Muss & Mayer 2011; Mosher et al. 2018; Niklasson, Paty & Ryden 2017; Puetzler, Feldmann, Brascher, Gerhardt & Benrath 2014; Reed, Simmonds, Haviland & Corner 2012). Laut Reed et al. (2012) leidet bis zu einem Drittel der erkrankten Frauen sogar unter starken Schmerzen. Die in Deutschland durchgeführte Studie von Puetzler et al. (2014) zeigt, dass 82 % der insgesamt 52 befragten ambulanten Brustkrebspatientinnen unter palliativer Chemotherapie Schmerzen haben. Auch in einer Befragung der deutschlandweiten Selbsthilfegruppe Frauenselbsthilfe Krebs Bundesverband e. V. nannten die Frauen Schmerzen als häufigstes Symptom: Knapp die Hälfte der 263 Umfrageteilnehmerinnen, mehrheitlich Frauen mit fortgeschrittenem Brustkrebs, gab an, Schmerzen zu haben (Weis, Jablotschkin & Brathuhn 2020). Zudem sind die Frauen mit Beschwerden wie Schwäche (Krumm et al. 2008) und einer ausgeprägten Fatigue (Niklasson et al. 2017) bzw. Müdigkeit, Schlaflosigkeit und Schlafstörungen (Aranda et al. 2005; Irvin et al. 2011; Jacob, Scholten, Kostev & Kalder 2018; Mosher et al. 2018) konfrontiert. Sofern körperlich möglich, ist es den Frauen wichtig, sich bewusst zu bewegen, ohne dabei einer bestimmten Sportart nachzugehen (Ten Tusscher et al. 2019).

3 Schmerzen sind eines der häufigsten Symptome, die Menschen mit einer unheilbaren Krebserkrankung beschreiben. Um die verschiedenen möglichen Dimensionen vom Schmerz deutlich zu machen hat Cicely Saunders, Begründerin der modernen Hospiz- und Palliativarbeit, den Begriff Total Pain geprägt. Darunter werden die physischen, psychischen, sozialen und spirituellen Komponenten eines Schmerzerlebens verstanden (Mehta & Chan 2008). Wird im Verlauf dieser Arbeit von Schmerzen gesprochen, so sind stets die multifaktoriellen Bestandteile des Schmerzgeschehens gemeint.

Etwa ein Drittel der Frauen verspürt depressive Symptome (Caplette-Gingras & Savard 2008; Grabsch et al. 2006; Hopwood, Howell & Maguire 1991; Lidgren, Wilking, Jönsson & Rehnberg 2007; Slovacek et al. 2009), die oftmals in Verbindung mit Angstzuständen auftreten (Grabsch et al. 2006; Lidgren et al. 2007). Ängste beziehen sich überwiegend auf die Sorge vor dem Fortschreiten der Erkrankung (Davies & Sque 2002) und die damit verbundenen Rollenveränderungen und Auswirkungen auf An- und Zugehörige (Krigel, Myers, Befort, Krebill & Klemp 2014). Die Auswirkungen auf die Familie erleben Frauen mit einer fortgeschrittenen Brustkrebserkrankung als eine »Bedrohung in der Gegenwart« (Chikhradze, große Schlarmann, Büscher & Schnepp 2015, S. 33) mit einer »Projektion in die Zukunft« (ebd.). Insbesondere junge Frauen sind besorgt, dass sie ihre Rolle als Mutter und Ehefrau nicht wie gewohnt ausüben können (Bell & Ristovski-Slijepcevic 2011; Breaden 2003; Ginter 2020; Mayer et al. 2010; Mosher et al. 2018), weshalb sie Unterstützung in ihrer Rollenfindung in Anspruch nehmen (Lee Mortensen, Madsen, Krogsgaard & Ejlertsen 2018). Darüber hinaus fühlen sich Frauen oftmals allein und isoliert (Davies & Sque 2002; Mayer et al. 2010; Mosher et al. 2018). Eine hohe körperliche Symptomlast[4] sowie eine damit verbundene Hilfsbedürftigkeit beeinflussen das subjektive Befinden negativ (Krumm et al. 2008; Mayer et al. 2010), sodass viele Frauen mit einer unheilbaren Brustkrebserkrankung eine niedrige Lebensqualität aufweisen (Abraham & Müller 2010; Lee Mortensen et al. 2018; Lidgren et al. 2007; Slovacek et al. 2009). Diese gilt es kontinuierlich zu beobachten und ggf. zu adressieren (Wallwiener et al. 2016).

Und dennoch schweben, schreibt Hilde Domin. Diese Wendung steht im Rahmen dieser Arbeit dafür, dass – zwar nicht grundsätzlich, aber in bestimmten Fällen – Leidenszustände mit palliativen Maßnahmen gelindert werden können (Follwell et al. 2009). Dadurch kann es Frauen möglich werden, ein spürbares »Gleichgewicht im Alltagsleben beizubehalten« (Chikhradze et al. 2015, S. 33). Weglage (2014) zeigt mit ihrer Arbeit, dass sich Menschen in einer Palliativsituation trotz zahlreicher und einschränkender Symptome auf die Gestaltung der letzten Lebenszeit konzentrieren und versuchen, diese Zeit für sich bestmöglich zu gestalten. Beispielsweise nutzen manche Frauen die konkret bewusst gewordene Endlichkeit dazu, bestehende Lebensziele anzupassen (Bergqvist & Strang 2017; Ginter 2020). Bleibt den Frauen die Autorinnenschaft »ihrer Lebensgeschichte möglichst bis zum Schluss« überlassen (Remmers 2018a, S. 74), so kommt aufgrund zahlreicher krankheits- und therapiebedingter Nebenwir-

4 Gemäß der Begriffsverwendung innerhalb der S3-Leitlinie Palliativmedizin für Patienten mit einer nicht-heilbaren Krebserkrankung wird Symptom »einerseits verwendet für objektiv zu beobachtende klinische Zeichen, im Sinne von Befund (z. B. Leitsymptom) und andererseits zur Bezeichnung subjektiv-individuell empfundener Belastung und Leid« (Leitlinienprogramm Onkologie 2020b, S. 38).

kungen dem palliativen Symptommanagement eine große Bedeutung zu (Dragomir & Fodoreanu 2013; Irvin et al. 2011; Stamper 2011). Die Symptom- und Problemfokussierung in der letzten Lebensphase (Kern & Nauck 2006) sollte hierbei genauso Berücksichtigung finden wie Augenblicke, in denen das Wohlbefinden im Alltag im Vordergrund steht (Paterson 2001). In Abhängigkeit vom körperlichen Befinden kommt der individuellen Ebene, »dem Körpererleben [...] eine wichtige Bedeutung zu, da es die Lebenswirklichkeit des Menschen widerspiegelt« (Brähler 1986, S. 3f.).

Federn lassen und dennoch schweben – *das ist das Geheimnis des Lebens.* Die letzte Zeile des Gedichts dient nachfolgend dazu, das Erkenntnisinteresse der Forschungsarbeit anhand der aufgezeigten Ausgangslage zu umschreiben. Während das Erleben von Frauen mit neudiagnostiziertem Brustkrebs vielfach pflegewissenschaftlich in Bezug auf unterschiedliche therapeutische Interventionen und deren körperliche und leibliche Auswirkungen untersucht ist (bspw. Unterschied operativer Verfahren), ist es weitgehend unbekannt, d. h. verborgen, wie die körperlichen, krankheitsbedingten Auswirkungen (bspw. durch Metastasen und körperliche Einschränkungen) in der letzten Lebensphase individuell erlebt werden. Das subjektive Erleben körperlicher Veränderungen im Sinne eigenleiblicher Wahrnehmungen wird in der Wissenschaft nur selten fokussiert (McClelland, Holland & Griggs 2015). Besonders relevant für eine weiterführende Forschungsperspektive erscheint es daher, beide Konzepte (Körper und Leib) zu berücksichtigen und in ihren Verschränkungen zu untersuchen *(vgl. Kap. 2.3.1).*

Aus forschungspraktischer Perspektive ergeben sich bedeutende Herausforderungen an die Arbeit: zum einen aufgrund der vulnerablen Studienteilnehmerinnen – in dieser Arbeit: Frauen mit fortgeschrittener Brustkrebserkrankung – im Allgemeinen (Morse 2000) und zum anderen in Bezug auf die Forschung zum Körpererleben im Speziellen (Gugutzer 2015a; Küchenhoff & Agarwalla 2013; Röhricht 2009b; Wiedemann 1986). Das Kapitel zum methodischen Vorgehen (vgl. *Kap.* 4) behandelt diese Herausforderungen ausführlicher.

1.2 Forschungshintergrund

Grundlegend für die weiteren empirischen, theoretischen und methodischen Betrachtungen ist die Rahmung der Besonderheiten und abhängigen Faktoren des Körpererlebens bei Frauen mit fortgeschrittener Brustkrebserkrankung in der letzten Lebensphase. Zunächst werden Bedeutungen und Zuschreibungen der weiblichen Brust angesprochen und mithilfe von Überlegungen aus der Soziologie sowie den Gender Studies eingeordnet (*vgl. Kap. 1.2.1*). Diese Sichtweisen fehlen oftmals in (pflegewissenschaftlichen) Untersuchungen, selbst wenn sich diese mit Fragen der Identität betroffener Frauen oder assoziierten

Konzepten beschäftigen. Um aus pflegewissenschaftlicher Perspektive die Diskussionen um Fragen der weiblichen Identität unter Bedingungen körperlicher Veränderungen in der letzten Lebensphase anreichern zu können *(vgl. Kap. 6.2.3)*, erfolgt in diesem Kapitel eine kritische Reflexion reduzierter Sichtweisen auf den weiblichen Körper sowie eine Diskussion zur Einordnung der Auswirkungen körperlicher Veränderungen auf die Lebenswirklichkeiten von Frauen. Damit soll von einer einseitigen Sichtweise, nämlich die Frauen auf ihre unheilbare Brustkrebserkrankung zu reduzieren, Abstand genommen werden. Ferner wird mit dem Kapitel verdeutlicht, dass die Brust und deren optische Veränderung nicht allein im Fokus eines veränderten Körpererlebens steht. Auch dies wäre eine reduzierte Sichtweise, die den weitreichenden Auswirkungen der Krankheit, aber auch der potenziellen Resilienz der Frauen nicht gerecht wird. Um ein umfassendes Bild von den Lebenswirklichkeiten der Frauen zu erhalten, bedarf es vieler unterschiedlicher Perspektiven, wie auch medizinische, epidemiologische und versorgungsbezogene Betrachtungen zur Erkrankung zeigen (*vgl. Kap. 1.2.2*). Damit wird zudem das Spannungsfeld zwischen einer medizinisch dominierten Sicht auf Heilung und Überleben und den subjektiven Wahrnehmungen von unheilbar erkrankten Frauen verdeutlicht. Mit einem eigenen Unterkapitel zur Palliative-Care-Versorgung (*vgl. Kap. 1.2.3*) wird einerseits die Vielfalt an Versorgungsmöglichkeiten und, damit einhergehend, die Breite an pflegerischen Interventionsangeboten und Arbeitsfeldern aufgezeigt, andererseits werden Versorgungsdiskontinuitäten deutlich gemacht. Frauen mit einer fortgeschrittenen Brustkrebserkrankung erhalten häufig bis zum Lebensende palliative Therapien. So befinden sie sich primär in medizinischer Behandlung, was oftmals zur Folge hat, dass eine spezialisierte palliative Begleitung erst zu einem späten Zeitpunkt eingeleitet wird *(vgl. Kap. 1.2.3, 2.2.1, 6.1.4)*.

Mit diesen Forschungshintergründen – die Brust als Ursprungsort der Krebserkrankung, sowie dem spezifischen Kontext von medizinischen, epidemiologischen und versorgungsbezogenen Rahmenbedingungen der fortgeschrittenen Brustkrebserkrankung – wird gezeigt, wie entscheidend die Betrachtung der Problemstellung vor dem Hintergrund der Erkenntnisse aus verschiedenen Disziplinen ist, um sich dem Forschungsgegenstand möglichst angemessen anzunähern. Dazu gehört einerseits, problematische Kategorien wie Identität, Weiblichkeit und Schönheit zu diskutieren, und zum anderen, Einschränkungen zu benennen, die im Hinblick auf eine Palliativversorgung in der Praxis besehen.

1.2.1 Die Brust als Ursprungsort der Krebserkrankung

Mittlerweile liegen zahlreiche Studien vor, die die Bedeutung der weiblichen Brust im Kontext von Krebserkrankungen thematisieren (*vgl. Kap. 1.1*, Fesenfeld 2006a; Wiedemann 2018). Viele Studien adressieren dies im Zusammenhang mit der adjuvanten Behandlungsphase. In den meisten Fällen erfolgt bei Brustkrebserkrankungen eine Operation: Je nach Indikation werden brusterhaltende Eingriffe (brusterhaltende Therapie; BET) oder die Entfernung der Brust (Mastektomie oder auch Ablatio mammae) durchgeführt. Nach einer Mastektomie können rekonstruktive Verfahren mit Eigen- oder Fremdgewebe erfolgen[5] (Leitlinienprogramm Onkologie 2020a).

Um das Erleben der in der vorliegenden Studie[6] befragten Frauen einordnen zu können, soll zunächst ein Exkurs[7] zum Thema Weiblichkeit und Schönheit vorgenommen werden, der der Brust als Ursprungsort der Krebserkrankung besondere Aufmerksamkeit schenkt. Nicht nur Studien unterschiedlicher Fachdisziplinen, ebenso nicht-wissenschaftliche Veröffentlichungen leiten zumeist mit der Beschreibung der Brust als Symbol für Weiblichkeit, Erotik, Sexualität, Mütterlichkeit, Zuwendung, Wärme und Schutz ein (Fesenfeld 2006a; Olbricht 2002). Die Bedeutungen, aber auch die Zuschreibungen der weiblichen Brust sind dabei einem stetigen Wandel unterzogen (Abraham & Müller 2010; Kirschning 2001; Marquard & Wiedemann 2020a; Sorgo 2003; Voigt 2000). Frauen jeden Alters sind mit stereotypen Rollenbildern konfrontiert, wodurch sie bestimmten Schönheitsidealen unterliegen (Orbach 2016). Die Gesundheits- und Diätindustrie bietet Frauen verschiedene Möglichkeiten, der »Perfektionierung« ihres weiblichen Körpers nachzuhelfen (Orbach 2016, S. 40), wie beispielsweise

5 Die jährliche Kennzahlenauswertung im Jahresbericht der zertifizierten Brustkrebszentren in Deutschland gibt die Häufigkeiten der einzelnen Operationen an. Kennzahlenauswertung 2020 (Auditjahr 2019, Kennzahlen 2018): BET (36.446) und Mastektomie (13.664). Verfügbar unter https://tinyurl.com/3hzee2y2, abgerufen am 12.12.2021. Valide Häufigkeitsangaben zu rekonstruktiven Verfahren liegen nicht vor. Gerber et al. (2015) gehen davon aus, dass in Deutschland jährlich etwa 8000 Brustrekonstruktionen nach Mastektomie vorgenommen werden.

6 Anhand des in Kapitel 2.1 beschriebenen Forschungsstandes wird deutlich, dass beim fortgeschrittenen Brustkrebs die Brust zwar als Ursprungsorgan der lebensbegrenzenden Erkrankung eine Bedeutung hat – insbesondere, wenn eine Exulzeration vorliegt –, jedoch durch den progredienten Verlauf sowie therapiebedingte Aus- und Nebenwirkungen in der Regel weitere körperliche Veränderungen hinzukommen, die die Lebensqualität in beträchtlichem Maße beeinflussen können.

7 Soziologische Konzepte und insbesondere der Anschluss an Gender Studies (Gahlings 2016; Gerl-Falkovitz 2013) in Bezug auf Weiblichkeit und Schönheit verdienen eine eigene Arbeit und können hier daher lediglich erwähnt werden. Zudem werden Ausführungen zur generellen Bedeutung der weiblichen Brust nicht weiter vertieft (mehr dazu bspw. in Marquard & Wiedemann 2020a; Sorgo 2003).

durch Schönheitsoperationen sowie gezielte Diätprodukte und -programme. Schließlich wurden Frauen »seit jeher darin bestärkt, ihren Wert über ihre Schönheit und Attraktivität zu definieren« (Orbach 2016, S. 38). Insbesondere wenn Schönheitsaspekte für gesunde Frauen einen Leistungsanspruch beinhalteten, gelten »im Umkehrschluss Schönheitsmängel als Zeichen von Leistungsschwäche« (Wiedemann 2018, S. 35). Olbricht (2002) beschreibt eine gesellschaftlich zunehmende Bedeutung des Aussehens der weiblichen Brust, die Einfluss auf das Erleben von Weiblichkeit nimmt. Vermeintliche Idealbilder der weiblichen Brust werden durch Medien tagtäglich sichtbar und zeigen sich beispielsweise in Filmen, aber auch in der Mode. An stereotypen Rollenzuschreibungen und einer reduzierten Sichtweise auf die weibliche Brust wird deutlich, dass das weibliche Geschlecht verstärkt auf das Aussehen reduziert wird (Sorgo 2003) und daher »eine weibliche Identität, die sich durch Fähigkeiten und Persönlichkeit definiert« (Wimmer-Puchinger 2016, S. 6), behindert wird. Dabei neigen Frauen auf der individuellen Ebene oftmals selbst zu einer »Negativbesetzung ihres Körpers« (Krüger-Kirn 2010, S. 333), möglicherweise resultierend aus einer historisch geprägten »Zuschreibung der Frau als Mängelwesen« (ebd.). Am Beispiel dieser reduzierten Sichtweisen auf den Frauenkörper ist es wichtig, Erklärungen für Haltungen, Darstellungen und Zuschreibungen von patriarchal konstruierten Frauenbildern zu suchen und transparent zu machen[8] (Sorgo 2003). Diese Aspekte werden in Verbindung mit den empirischen Ergebnissen dieser Studie am Ende der Arbeit in der Diskussion wieder aufgenommen *(vgl. Kap. 6.2.3).*

Neben einerseits geschlechtsspezifischen Assoziationen wird die weibliche Brust andererseits als das Organ gesehen, von dem eine hohe Gefahr ausgeht, an Krebs zu erkranken. Im Untertitel ihres Buches fragt Sorgo (2003), ob die Brust ein Symbol des Lebens oder des Todes sei. Im öffentlichen Leben kann man sich der Tatsache, dass eine von acht Frauen im Lauf ihres Lebens an Brustkrebs erkranken wird (Robert Koch-Institut & Gesellschaft der epidemiologischen Krebsregister in Deutschland e.V. 2021), kaum entziehen. Diejenigen, die an Brutkrebs erkranken, beschäftigen sich dann nicht nur mit der eigenen (veränderten) Sichtweise auf die Brust, sondern sind unmittelbar mit Blicken oder

8 Das haben sich vor allem interdisziplinäre Vertreterinnen der Gender Studies, insbesondere der Frauenbewegung, zur Aufgabe gemacht. Goettle (2012) schreibt über die Körperhistorikerin und Geschlechterforscherin Duden, dass sie dazu feststellt, dass die positive Entwicklung zur Selbstbestimmung der Frau durch Prozesse der »Selbststeuerung« immer weiter abgelöst werden, um »fürs System kompatibel« (ebd., S. 33) zu sein. Die Soziologin und Geschlechterforscherin Villa (2011) kritisiert reduzierte Beschreibungen bei der Darstellung des Geschlechtskörpers, denn schließlich »umfasst die weibliche Identität weit mehr als das Vorhandensein und Intaktsein biologisch-körperlich gegebener Geschlechtsmerkmale« (Reuter 2008, S. 4160).

Äußerungen der professionellen Akteur*innen im Gesundheitswesen, aber auch ihrer Bezugspersonen sowie des weiteren sozialen Umfeldes konfrontiert (Kirschning 2001; Wiedemann 2018). Das veranlasst Wiedemann (2018) zu der Aussage: »Der Brustverlust bedeutet für eine Frau mehr, als ›nur‹ ein Organ zu verlieren« (ebd., S. 48). Dies betrifft insbesondere Frauen, die sich in der adjuvanten Behandlungsphase befinden. Vielfach wird in diesen Zusammenhängen darauf verwiesen, dass der Brustverlust die weibliche Identität beeinflusse (Davies & Sque 2002; Ditz, Diegelmann & Isermann 2006; Kirschning 2001). Entwicklungspsychologisch wird Identität von Erikson als Resultat von Entwicklungsprozessen verstanden (Erikson 2017; Greve 2007) und kann ausdifferenziert werden in Ich-Identität, psychosoziale Identität, Gruppenidentität oder existenzielle Identität sowie 13 weitere »Umschreibungsversuche und Definitionen« (Conzen 2010, S. 22). Vor dem Hintergrund, ein Körper sei »Ausgangspunkt der Entwicklung von Identität« (Friese 2013, S. 138), liegt es zunächst bei der Person selbst, wie diese mit Veränderungen umgeht. Identität ist demnach »nicht von Anfang an vorhanden« (Greve 2007, S. 306), sie entwickelt sich unter Einfluss permanenter Schwankungen und Veränderungen im Lebenslauf (ebd.). Typische Übergänge in der psychosozialen Entwicklung, aber auch schwere Krankheiten und Gebrechen gehen mit »Revisionen der Identität an ›Wendepunkten‹ der Biografie« einher (Abels 2017, S. 337). Sowohl Goffman (1975) als auch Erikson (2017) entwickelten ein Konzept von angegriffener Identität. Während Goffman verschiedene Ursachen unterscheidet und von »beschädigter Identität« spricht – eben diese ›Beschädigung‹ wird für Frauen nach Brustverlust beschrieben (Wiedemann 2018, S. 70) – wählt Erikson den Begriff »Identitätskrisen« (Conzen 2010, S. 25). Versteht man den Körper als einen wichtigen Ausgangspunkt der Entwicklung von Identität, dann ist die Identitätsentwicklung in Identitätskrisen entscheidend dafür, wie die Person selbst mit Veränderungen ihres Körpers umgeht. Die vorliegende Studie schließt an diese grundlegenden Einsichten an und versteht Identitätsentwicklung als lebenslangen Prozess. Identität ist damit nicht statisch; vielmehr muss von zahlreichen »Teilidentitäten« (Lengen & Gebhard 2016, S. 58) gesprochen werden, die im Lebensverlauf entwickelt werden. Dazu sind laut Lengen und Gebhard (2016) Selbstreflexionsprozesse erforderlich, die mit Fragen wie »Wer bin ich?« oder »Wer will ich sein?« (ebd., S. 48) einhergehen. Das Nachdenken über sich selbst setzt eine exzentrische Position des Menschen voraus (Plessner 1982), die in der Lage ist, das ›Ich‹ auf die eigene Person (Selbst) einerseits und eine Außenperspektive (Identität) andererseits zu beziehen (Lohauß 1995). In dieser Konstellation entwickelt das Subjekt ein Identitätsgefühl, das stetigen Schwankungen und Veränderungen unterliegt (Conzen 2010). In Übereinstimmung mit den neu aufgelegten Ausführungen von Butler (2021) ist damit von einer Vielzahl an Identitäten auszugehen (Mecheril & Plößer 2012). Mecheril und Plößer (2012) stellen fest, dass der

Identitätsbegriff für Butler allein aufgrund der angenommenen Vielfältigkeit eine unbekannte Größe darstellt, »die es in einem letztlich erkenntnispolitischen Sinne auch gar nicht abschließend zu beschreiben oder zu behaupten gilt« (ebd., S. 125). Identität ist nicht als stabiles Konstrukt, sondern nur als performatives Geschehen zu erschließen, das in gesellschaftlichen Strukturen eingebettet ist (Butler 2021). Die Dynamik der Identitätsbildung muss dabei »als machtvoller und ausschließender Prozess verstanden werden« (Mecheril & Plößer 2012, S. 126). Das gesellschaftliche Stigma einer beschädigten Identität (Goffman 1975) kann gelungene Identitätsbildung erschweren oder sogar gänzlich verhindern:

> »Goffmans Formulierung von der ›beschädigten Identität (spoiled identity)‹ wird von Betroffenen wie von Vertretern der ›Disability Studies‹ [...] auf unterschiedlichen Ebenen und mit unterschiedlichen Argumenten kritisiert: normativ als essentialistische Defizitunterstellung, fachlich als expertendefinierte Begrenzung eigenständiger Entwicklungsmöglichkeiten, machttheoretisch als normalistischer Modus negativer Identitätsunterstellungen seitens der Dominanzkultur mit der Folge einer konzeptionellen Enteignung der Selbstbestimmung der Betroffener« (von Kardorff 2009, S. 146).

Auch wenn die Arbeiten von Goffman »heute unbestritten zum soziologischen Kanon« (ebd., S. 137) gehören, so müssen neben der Beschäftigung mit bestehender Kritik am Identitätsbegriff (Liebsch 2016) auch gegenwärtige gesellschaftliche Entwicklungen berücksichtigt werden, um bestehende Überlegungen zu prüfen und um »anschlussfähige Konzepte von Emotionsarbeit, Körperinszenierung und biografischer Arbeit zu erweitern« (ebd., S. 138).

Der Überblick zum Problemhorizont verdeutlicht, dass der Identitätsbegriff von verschiedenen Seiten Kritik erfährt. Vielfach wird darauf hingewiesen, dass die etablierten Identitätskonzepte mit impliziten und normativen Voramnahmen versehen sind und aktuelle gesellschaftliche Entwicklungen nicht angemessen berücksichtigen (Faltermaier, Mayring, Saup & Strehmel 2013; Liebsch 2016). Insbesondere aus pflegewissenschaftlicher Perspektive scheint es diskussionswürdig, dass Herleitungen bzw. Schlussfolgerungen zu Identitätsverläufen in Kontexten von Krankheit und Gebrechen häufig unreflektiert bleiben. Beispielsweise fehlt in der einschlägigen pflegewissenschaftlichen Literatur zur onkologischen Forschung eine differenzierte Diskussion zur Frage, ob angenommene Identitätsveränderungen auf ein Krankheitsgeschehen zurückzuführen sind oder andere damit in Zusammenhang stehende oder auch unabhängige Aspekte eine Relevanz für die Identitätsbildung haben (Chikhradze 2018; Matthews & Semper 2017). Whitbourne und Weinstock (1982) postulieren beispielsweise, dass kritische Lebensereignisse zwar eine Identitätsänderung auslösen können, dies jedoch nicht zwangsläufig der Fall ist. Identitätskrisen können vielmehr auch durch viele gleichzeitige Belastungen entstehen. Die Frage nach dem Auslöser und der Verarbeitung »hängt von der persönlichen Vorgeschichte, oft auch von winzigen biographischen und historischen Zufällen ab« (Conzen 2010, S. 33). Selbst wenn die Identität subjektiv als ›beschädigt‹ wahrgenommen wird, kann es sich lediglich um ein vorläufiges Erleben handeln, da Identitäten als »sich ständig wandelndes Produkt kommunikativer und diskursiver Prozesse [...] nie fest und statisch sind« (Liebsch 2016, S. 88).

Da die fortgeschrittene Brustkrebserkrankung für betroffene Frauen nur einen (wenn auch ggf. dramatischen) Lebensumstand von vielen darstellt, können Frauen dennoch »neue Persönlichkeitsmerkmale entwickeln« (Remmers 2018a, S. 70), die sich prozesshaft ergeben und nicht in eine grundlegende Identitätsveränderung münden müssen. Schließlich sind Menschen in einer Palliativsituation »keine durch die Schwere ihrer Erkrankung, durch zunehmende Bewusstheit endlichen Lebens vollends gewandelte Personen« (ebd.). Belegt ist, dass Menschen trotz schwerer Krankheit und Beeinträchtigung sowie damit verbundenen Funktionsverlusten aufgrund peripherer Stabilisierungen bzw. gelungener Adaptationsprozesse in der Lage sein können, Krisen auszuhalten (Conzen 2010; Greve 2007).

Die vorliegende Arbeit verfolgt die Frage, inwieweit diese Hinweise auf Frauen mit einer fortgeschrittenen und somit lebensbegrenzender Brustkrebserkrankung übertragbar sind. Dabei wird betrachtet, von welchen Faktoren das Zusammenspiel von körperlichen Veränderungen und Selbst- bzw. Fremdwahrnehmungen abhängt. Der verkürzt wirkende Zusammenhang zwischen Brustverlust und Identitätskrise, wie er in anderen Arbeiten zu finden ist (s. o.), wird für die vorliegende Studie zunächst nicht angenommen. Abschließende Erkenntnisse zu Fragen der Identitätsentwicklung bei Frauen mit einer lebensbegrenzenden Brustkrebserkrankung sind aufgrund der Komplexität und Dynamik der Erkrankungsprozesse sowie vor dem Hintergrund der skizzierten konzeptuellen Herausforderungen um ein wissenschaftlich begründetes Identitätsverständnis nicht zu erwarten. Die vorliegende Arbeit soll aber einen empirischen Beitrag zur Analyse des Körpererlebens von Frauen mit einer fortgeschrittenen Brustkrebserkrankung leisten. Auf diese Weise ergeben sich wissenschaftlich fundierte Anknüpfungspunkte für den von vielen Disziplinen in den Blick genommenen Identitätsdiskurs.

1.2.2 Fortgeschrittener Brustkrebs im Kontext medizinischer, epidemiologischer und versorgungsbezogener Aspekte

Bevor auf die Versorgungsmöglichkeiten für Frauen mit fortgeschrittener Brustkrebserkrankung eingegangen wird, werden medizinische und epidemiologische Aspekte erläutert. Diese stützen sich überwiegend auf die deutschsprachigen brustkrebsspezifischen Leitlinien der AWMF[9] (Leitlinienprogramm Onkologie 2020a) sowie der AGO[10] und beziehen sich auf die Daten des Robert Koch-Instituts sowie der Gesellschaft der epidemiologischen Krebsregister in Deutschland e.V. (2021).[11] Immer dann, wenn die Datenlage gering ist, wird auf einzelne nationale, aber auch internationale Studien und Untersuchungen verwiesen.

Zunächst erfolgt eine begriffliche Einordnung zum fortgeschrittenen Brustkrebs: Grundsätzlich wird in der ›Interdisziplinären S3-Leitlinie für die Früherkennung, Diagnostik, Therapie und Nachsorge des Mammakarzinoms‹ zwischen der lokoregional begrenzten Primärerkrankung und dem rezidivierten[12] oder metastasierten Mammakarzinom differenziert (Leitlinienprogramm Onkologie 2020a). Innerhalb der Leitlinie wird auch der Begriff fortgeschrittener Brustkrebs verwendet, ohne diesen zu definieren bzw. vom metastasierten Brustkrebs abzugrenzen. Die ›Guidelines Breast‹ der AGO (2021) unterscheiden zwischen frühen und fortgeschrittenen Mammakarzinomen. Da es keine allgemeingültige Definition des fortgeschrittenen Mammakarzinoms gibt und die Begriffe u. a. in verschiedenen Leitlinien inkonsistent verwendet werden, werden im Rahmen dieser Arbeit der metastasierte sowie der unheilbare, exulzerierende Brustkrebs unter dem Begriff fortgeschrittener Brustkrebs zusammengefasst.

Eine Brustkrebserkrankung ist unheilbar, wenn

- Fernmetastasen auftreten (es handelt sich dann um das Stadium IV der TNM-Klassifikation und der UICC-Stadieneinteilung)[13],
- ein Karzinom lokal ausgedehnt ist (primär oder als Rezidiv), beispielsweise mit Infiltration des Plexus brachialis oder der axillären Gefäße,
- eine Komorbidität besteht, die eine chirurgische Tumorentfernung unmöglich macht, beispielsweise eine schwere Herz- oder respiratorische Insuffizienz.

---

9 Arbeitsgemeinschaft der Wissenschaftlichen Medizinischen Fachgesellschaften e. V. (AWMF).

10 Arbeitsgemeinschaft Gynäkologische Onkologie (AGO), wissenschaftliche Arbeitsgemeinschaft innerhalb der Deutschen Krebsgesellschaft (DKG).

11 Hierbei handelt es sich um die zurzeit aktuellen Zahlen, die sich auf die Erhebungsjahre 2017 und 2018 beziehen.

12 Für lokale bzw. lokoregionale Rezidive gilt: »Das Wiederauftreten des Mammakarzinoms in der ipsilateralen Brust, an der ipsilateralen Thoraxwand inklusive der darüberliegenden Haut, der regionalen Lymphknoten der Axilla, der Supra- und Infraklavikularregion und/oder entlang der Mammaria-interna-Gefäße. Beim lokalen und beim lokoregionalen Rezidiv ohne Fernmetastasierung besteht in der Regel eine kurative Therapiechance« (Leitlinienprogramm Onkologie 2020a, S. 204).

13 Die TNM-Klassifikation dient in der Medizin zur Stadieneinteilung maligner Tumoren (T = Tumor, N = Nodus, also Lymphknotenbefall, M = Metastasen, also Fernmetastasen). Das TNM-System wird von der Union internationale contre le cancer (UICC) festgelegt. Die TNM-Klassifikation Mamma findet sich detailliert in der S3-Leitlinie (Leitlinienprogramm Onkologie 2020a, S. 387ff.).

Während lokoregionäre Rezidive durchaus mit kurativer Absicht therapierbar sind, können Fernmetastasen nur palliativ therapiert werden (Leitlinienprogramm Onkologie 2020a). Fernmetastasen treten beim Brustkrebs überwiegend in der Lunge und Leber, den Knochen und dem Gehirn, aber auch in Lymphknoten, dem Knochenmark, dem Peritoneum, der Nebenniere und der Haut auf. Eine Besonderheit stellt das Mammakarzinom mit Ulzera der Haut dar, bei dem »maligne Läsionen der Haut, verursacht durch einen primären Hauttumor, eine Hautmetastase eines anderen primären Tumors oder den Durchbruch eines Tumors aus unterliegenden Gewebeschichten« (Deutsche Gesellschaft für Palliativmedizin & Sektion Pflege 2014, S. 3)[14] auftreten. »In der Regel liegt bei exulzerierenden Hautmetastasen […] ein nicht-kuratives Stadium der Erkrankung vor« (Leitlinienprogramm Onkologie 2020a, S. 256).

Therapiemöglichkeiten. Unter onkologischen Therapien kann die Erkrankung über einen langen Zeitraum stabil gehalten werden (Cardoso et al. 2020). Aufgrund der Heterogenität der Metastasenlokalisationen und der individuellen Verläufe des Erkrankungsgeschehens sind allgemeingültige Aussagen zur Therapie des fortgeschrittenen Brustkrebses nicht möglich. In der S3-Leitlinie Mammakarzinom sind detaillierte Indikationen zu den Therapiemöglichkeiten des metastasierten Mammakarzinoms aufgeführt (Leitlinienprogramm Onkologie 2020a). Die palliativen Therapien beim Mammakarzinom umfassen operative Verfahren solitärer Metastasen, medikamentöse Tumortherapien und Strahlentherapien mit dem Ziel der Lebensverlängerung und der Symptomkontrolle. Solange die Zustimmung der Frau vorliegt und eine Therapie mit günstigem Wirkungs- zu Nebenwirkungsprofil zur Verfügung steht, sollte eine systemische Therapie fortgeführt werden (Wuerstlein & Bauerfeind 2011).

Epidemiologische Betrachtung zum fortgeschrittenen Brustkrebs. Eine konkrete Prävalenz von Frauen mit unheilbarer Brustkrebserkrankung ist für Deutschland nicht angegeben. Erfasst wird die Mortalität: 2018 starben 18.591 Frauen aufgrund ihrer Brustkrebserkrankung (Robert Koch-Institut & Gesellschaft der epidemiologischen Krebsregister in Deutschland e.V. 2021, S. 86). Ebenso können Aussagen zu den Überlebensraten getroffen werden: Die relative 5-Jahres-Überlebensrate liegt für Frauen mit Brustkrebs bei 87 %, die relative 10-Jahres-Überlebensrate bei 82 % (ebd.). Diese Häufigkeiten stimmen mit internationalen Schätzungen überein, die davon ausgehen, dass etwa 10 % der Frauen mit der Diagnose Brustkrebs im Frühstadium innerhalb von fünf Jahren Fernmetastasen entwickeln werden (Willis, Lewis, Ng & Wilson 2015). Grundsätzlich wird bei Vorliegen von Fernmetastasen von einer Gesamtüberlebenszeit von

14 Bei dieser Quelle handelt es sich um eine spezifische Leitlinie aus dem Bereich der pflegerischen Palliativversorgung. Sie stellt eine Handlungsempfehlung einer Expert*innengruppe dar, die mit S1-Leitlinien der AWMF-Klassifikation vergleichbar ist.

mehr als drei Jahren ausgegangen, die 5-Jahres-Überlebensrate liegt dann bei etwa 25 % (Cardoso et al. 2020).

Frauen mit Brustkrebs im Stadium IV weisen je nach Lokalisation der Metastasen verschiedene klinisch-pathologische Merkmale und Überlebenswahrscheinlichkeiten sowie eine unterschiedliche Symptomlast und Lebensqualität auf (Ecclestone et al. 2016). Eine gute Prognose, das bedeutet beispielsweise ein rezidivfreies Intervall von mehr als zwei Jahren, sowie eine damit verbundene Wahrscheinlichkeit für ein längeres Überleben werden für Frauen mit solitären Fernmetastasen angegeben oder wenn lediglich Knochen oder Haut betroffen sind (Abels 2017; Leitlinienprogramm Onkologie 2020a; Sundquist, Brudin & Tejler 2017). Für Frauen, die ausschließlich (wenige) Knochenmetastasen entwickeln, wird international eine mediane Überlebensdauer von zehn Jahren und länger beschrieben (Body et al. 2017). Frauen mit Knochenmetastasen haben die beste Prognose, am ungünstigsten ist die Prognose bei Hirnmetastasen – das mediane Überleben beträgt nur wenige Monate (Wang et al. 2019).

Internationale Zahlen zeigen, dass die mediane Überlebensrate sowie die relative 5-Jahres-Überlebensrate bei metastasiertem Brustkrebs im Lauf der Jahre insbesondere bei jüngeren Frauen im Alter bis 49 Jahre zugenommen hat (Mariotto et al. 2017). Das gilt insbesondere für die Frauen, bei denen Fernmetastasen bereits bei Erstdiagnose auftraten (ebd.). Ergebnisse einer in Deutschland durchgeführten Longitudinalstudie sprechen dagegen von einer bescheidenen Verbesserung der Überlebensraten (Hölzel et al. 2017). Mehr als 10 % der Frauen leben länger als zehn Jahre mit der Erkrankung (Mariotto et al. 2017). Diese zweifache Erhöhung der relativen 5-Jahres-Überlebensrate wird auf eine besondere Tumorbiologie zurückgeführt. Außerdem sind die Frauen nicht durch Vortherapien beeinträchtigt (Hölzel et al. 2017; Mariotto et al. 2017).

Die ›Kommission Mamma‹ der AGO hat im Frühjahr 2016 eine Erhebung von Zentrumsdaten zur Therapie des fortgeschrittenem Mammakarzinoms in Deutschland durchgeführt (Jackisch et al. 2016). Diese Untersuchung liefert detaillierte Daten, beansprucht jedoch nicht, vollkommen repräsentativ zu sein. Zum Zeitpunkt der Erhebung konnte ein durchschnittliches Alter von 61,2 Jahren der Frauen mit fortgeschrittenem Brustkrebs ermittelt werden. Die Frauen hatten zum Erhebungszeitpunkt im Schnitt 3,6 Jahre mit der fortgeschrittenen Brustkrebserkrankung gelebt. Bei ca. einem Drittel der Frauen waren entweder ein Organ oder zwei oder drei Organe von Metastasen befallen. Die Metastasen zeigten sich ungefähr zu 67 % viszeral (in Lunge, Leber oder beiden Organen), zu 55 % in den Knochen, zu 20 % in den Lymphknoten, zu 13 % in der Pleura sowie in der Haut, im Gehirn und Peritoneum, in der Thoraxwand und den Ovarien. Bei der Hälfte der Frauen konnte eine therapierelevante Begleiterkrankung festgestellt werden (ebd.).

Auch wenn es keine konkreten Zahlen zur Prävalenz gibt, wird angenommen, dass bei etwa 5–10 % der Frauen mit einer weit fortgeschrittenen Tumorerkrankung exulzerierende Tumoren auftreten (Dowsett 2002).

Versorgungsmöglichkeiten. Während Frauen mit einer heilbaren Brustkrebserkrankung in Europa zunehmend ausschließlich in spezialisierten Brustkrebszentren behandelt werden (Biganzoli et al. 2020; Marquard 2008), werden Frauen mit fortgeschrittener Erkrankung oftmals bei niedergelassenen Onkolog*innen betreut; die Behandlung in Zentren nimmt bei diesen Frauen jedoch zu (Biganzoli et al. 2020). Eine langfristige, verbesserte und sektorenübergreifende Begleitung erhalten Frauen, die an einem Disease-Management-Programm (DMP) Brustkrebs teilnehmen. Brustkrebs wurde im Jahr 2002 als chronische Erkrankung[15] gemäß §137f. Absatz 2 SGB V in die strukturierten Behandlungsprogramme aufgenommen. Die Krankenkassen stehen in der Pflicht, ihren Versicherten die sogenannten ›Chronikerprogramme‹ anzubieten (Gemeinsamer Bundesausschuss 2020). Am 31.12.2017 waren insgesamt 106.853 gesetzlich versicherte Frauen, die entweder ein histologisch gesichertes lokoregionäres Rezidiv oder eine Fernmetastasierung hatten (Bundesversicherungsamt 2018), freiwillig im DMP Brustkrebs eingeschrieben.

Ausführungen zum pflegerischen Handlungsfeld sowie zur Rolle der Pflegefachpersonen in der Begleitung von Frauen mit fortgeschrittener Brustkrebserkrankung finden sich in spezifischen Kapiteln *(vgl. Kap. 1.2.3, 2.4, 6.3.7, 7.1).*

1.2.3 Fortgeschrittener Brustkrebs im Kontext Palliative Care

Die Behandlung bzw. Begleitung von Frauen mit fortgeschrittener Brustkrebserkrankung erfolgt, wie oben gezeigt, in der Regel nach palliativen Grundsätzen, jedoch erhalten die Frauen häufig noch tumorspezifische Therapien. Im Gegensatz zur onkologischen Therapie bietet der Palliative-Care-Ansatz einen deutlich umfassenderen Betreuungs- und Versorgungsrahmen, der im Verlauf der Untersuchung systematisch berücksichtigt wird – ausgerichtet auf die besonderen Anforderungen und Bedarfe im Kontext der Versorgung von Frauen mit Brustkrebs.

Zunächst einige Anmerkungen zur Begriffsverwendung sowie zur jüngeren Entwicklungsgeschichte des Palliative-Care-Ansatzes: Im Verlauf der inzwischen über 30-jährigen Forschungs- und Entwicklungsgeschichte hat sich, so die Ein-

15 Im Bericht ›Gesundheit in Deutschland' definiert das Robert Koch-Institut (2014) chronische Krankheiten als »lang andauernde Krankheiten (…), die nicht vollständig geheilt werden können und eine andauernde oder wiederkehrend erhöhte Inanspruchnahme von Leistungen des Gesundheitssystems nach sich ziehen« (ebd., S. 41).

schätzung einiger Autor*innen, der Begriff Palliative Care in Deutschland nicht nur in den beteiligten wissenschaftlichen Disziplinen, sondern auch in der Öffentlichkeit weitgehend etabliert (Steffen-Bürgi 2017; Weglage 2014). Dennoch wird häufig, auch und insbesondere in deutschsprachigen Fachdiskursen, die Bezeichnung Palliativmedizin verwendet. Die Autor*innen der ›S3-Leitlinie Palliativmedizin für Patienten mit einer nicht-heilbaren Krebserkrankung‹ (Leitlinienprogramm Onkologie 2020b) heben hervor, dass Palliativmedizin hier synonym zu Begriffen wie Palliativ- und Hospizversorgung oder Palliative Care zu verstehen ist (ebd.). Kritisch wird dazu aber angemerkt, dass diese Begriffsverwendung durchaus gezielt erfolge und nicht folgenlos sei. Die Medizin sei damit in der (fach)öffentlichen Wahrnehmung, so diese Perspektive, »tonangebend im Umgang mit dem Sterben und hegemonialisiert den Diskurs« (Streeck 2016, S. 145). In der besagten S3-Leitlinie wird der interdisziplinäre und multiprofessionelle Charakter dieses Versorgungsbereichs ausdrücklich betont. Nach wie vor besteht aber in Deutschland kein Konsens darüber, ob einer der Termini Palliativmedizin, Palliative Care oder Palliativversorgung als Oberbegriff für das Versorgungsfeld geeignet ist, ob diese Begriffe synonym zu verwenden sind oder ob es konzeptionelle Unterschiede gibt, die eine systematische Differenzierung rechtfertigen.

Für die vorliegende Arbeit wird in pflegewissenschaftlicher Perspektive der Begriff Palliative Care verwendet, da dieser die im Versorgungsfeld erforderliche Inter- und Transdisziplinarität bzw. -professionalität begrifflich beinhaltet, die u.a. durch die entsprechende WHO-Definitionen betont wird *(vgl. Kap. 1.2.3)*. Dieser Begründungsrahmen orientiert sich darüber hinaus an den Ergebnissen einer Literaturstudie zum Verständnis von Palliative Care (Bollig, Unger & Pani 2010), die durch eine transprofessionelle internationale Forscher*innengruppe aus den Bereichen Medizin, Pflegewissenschaft und Sprachwissenschaft durchgeführt wurde. Die Ergebnisse zeigen, dass die englischsprachige Literatur eine klare Trennung zwischen Palliative Medicine als ärztlichem Fachgebiet und Palliative Care als interprofessionellem Überbegriff für alle in der Palliativversorgung Tätigen vorsieht (daher wäre die Übersetzung von Palliative Care mit Palliativpflege ebenso irreführend und nicht angemessen) (ebd.). Palliativmedizin ist demnach nur ein Teilbereich von Palliative Care und Palliativpflege kann dem Begriff Palliativmedizin nicht subsumiert werden (Bollig et al. 2010). Abgesehen von der hausärztlichen-palliativen Basisversorgung hat sich in Deutschland eine inter- sowie transprofessionelle »Versorgungskomplexität« (Remmers, Garthaus, Zimansky & Hardinghaus 2015, S. 222) etabliert, die mit dem Begriff Palliative Care angemessen erfasst wird. Mit der konzeptionellen Weiterentwicklung von Palliative Care, die im Folgenden behandelt wird, haben sich die Handlungsfelder palliativer Versorgung in den letzten Jahren in

Deutschland bzgl. Qualifikation, Koordination bzw. Vernetzung und Kommunikation stetig weiterentwickelt (ebd.).

Zum gegenwärtigen Zeitpunkt lassen sich eine allgemeine (APV) und spezialisierte Palliativversorgung (SPV) unterscheiden, die sowohl ambulant als auch stationär angeboten und erbracht werden (Leitlinienprogramm Onkologie 2020b; Melching 2017; Prütz & Saß 2017; Simon, Pralong, Welling & Voltz 2016). In diesen verschiedenen Handlungsfeldern der Palliativversorgung treffen Frauen mit einer fortgeschrittenen Brustkrebserkrankung auf multiprofessionelle Teams (Goudinoudis 2018; Marquard, Garthaus, Wendelstein, Remmers & Kruse 2018a; Remmers et al. 2015; Wyatt 2014), wobei die Pflegefachpersonen in der Regel über eine klassische oder generalistische Ausbildung verfügen und ggf. Fortbildungen, spezialisierte (zweijährige, berufsbegleitende) Fachweiterbildungen oder ein Masterprogramm im Bereich Palliative Care absolviert haben. Grundsätzlich wird von Pflegefachpersonen in palliativen und hospizlichen Versorgungskontexten »ein breiteres Aufgabenspektrum und ein höheres Qualifikationsniveau eingefordert im Vergleich mit pflegerischen Aufgaben in der medizinischen Regelversorgung« (Remmers et al. 2015, S. 227).

Sowohl national (Deutsche Gesellschaft für Palliativmedizin e.V., Deutscher Hospiz- und PalliativVerband e.V. & Bundesärztekammer 2010) als auch international (Schroeder & Lorenz 2018) finden u.a. pflegerische Zuständigkeitsdebatten über allgemeine und spezialisierte Aufgaben im Sinne einer Advanced-Nursing-Practice-Rolle statt (ebd.). Oftmals bleibt es jedoch bei unkonkreten Anforderungs- und Umsetzungsempfehlungen, wie sie beispielsweise in Papieren der Nationalen Akademie der Wissenschaften Leopoldina und der Union der deutschen Akademien der Wissenschaften (2015) sowie der Charta zur Betreuung schwerstkranker und sterbender Menschen in Deutschland (Deutsche Gesellschaft für Palliativmedizin e.V. et al. 2010) aufgeführt sind. Die Aussagekraft hat »eher deklamatorischen Charakter« (Remmers 2018a, S. 66), da »bloße Trivialitäten« (ebd., S. 67) nur »floskelhaft« (ebd., S. 68) formuliert sind. Erforderlich wäre es, konkret der Frage nachzugehen, ob in den pflegerischen Bezügen der Palliativversorgung generalistisches oder spezialisiertes Wissen benötigt wird oder gar ein »sowohl-als-auch« (Steffen-Bürgi 2017, S. 46).

In die Diskussion um eine spezialisierte Fort- und Weiterbildung bringen sich auch Vertreter*innen der pflegerischen Spezialisierung Breast Care Nurse ein (Eicher et al. 2012; Reed, Scanlon & Fenlon 2010). Die Rolle der Breast Care Nurse, die ursprünglich in Großbritannien entwickelt wurde und inzwischen international etabliert ist (Marquard & Wiedemann 2020b), ist überwiegend auf die Versorgung von Frauen mit heilbarem Brustkrebs ausgerichtet (Eicher et al. 2012; Reed et al. 2010). Insofern ist es nicht erstaunlich, dass sich Breast Care Nurses, die in die Pflege von Frauen mit fortgeschrittenem Brustkrebs eingebunden sind, mehrheitlich nicht adäquat ausgebildet sehen (Reed et al. 2010).

Auf europäischer Ebene wird aktuell erstmalig empfohlen, dass Breast Care Nurses in spezialisierten Brustkrebszentren pro Jahr mindestens 25 Frauen mit fortgeschrittener Erkrankung begleiten sollten (Biganzoli et al. 2020). Entsprechende berufspolitische Diskurse werden zum Abschluss der Arbeit (*vgl. Kap. 6.3*) aufgegriffen und vor dem Hintergrund der eigenen Ergebnisse kommentiert.

Neben begrifflichen Unstimmigkeiten finden sich auch inhaltlich-konzeptionelle Diskussionen im internationalen Palliative-Care-Diskurs, wie eine Literatur- und Diskursanalyse zur Bedeutung der Palliativmedizin aufzeigen kann (Pastrana, Jünger, Ostgathe, Elsner & Radbruch 2008). Weitgehende Übereinstimmungen im Diskurs zeigen sich zu den Schlüsselelementen und Hauptzielen der Palliative Care – primär eine Prävention bzw. Linderung von Leiden sowie eine Verbesserung der Lebensqualität (ebd.). Diese Kriterien finden sich auch als Konstante in den historischen Betrachtungen von Palliative Care (Heller & Pleschberger 2015; Heller, Pleschberger, Fink & Gronemeyer 2013). In ihrer Definition von 1990 bestimmt die WHO Palliative Care als eine Behandlung, die aktiv und ganzheitlich für »Patienten mit einer progredienten, weit fortgeschrittenen Erkrankung« vorgesehen ist und bei der die »Beherrschung der Schmerzen, anderer Krankheitsbeschwerden, psychologischer, sozialer und spiritueller Probleme höchste Priorität besitzt«.[16] 2002 erfolgte eine Weiterentwicklung der Definition, die mit einer Ausweitung palliativer Versorgungsangebote einhergeht. Palliative Care versteht sich damit als

> »Ansatz zur Verbesserung der Lebensqualität von Patienten (Erwachsene und Kinder) und ihren Familien, die mit Problemen konfrontiert sind, die mit einer lebensbedrohlichen Erkrankung einhergehen, und zwar durch Vorbeugen und Lindern von Leiden, durch frühzeitiges Erkennen, Einschätzen und Behandeln von Schmerzen sowie anderer belastender Beschwerden körperlicher, psychosozialer und spiritueller Art« (Deutscher Hospiz- und PalliativVerband e.V. 2021).

Mit der Erkenntnis, dass eine Vielzahl der Symptome am Lebensende den Ursprung in einer frühen Krankheitsphase hat (Sepúlveda, Marlin, Yoshida & Ullrich 2002) und Palliative Care in den Anfängen der spezialisierten Versorgung ausschließlich Menschen in der Terminalphase zuteilwurde (McIlfatrick 2007; Wyatt 2014), rückt die frühzeitige Pflege und Begleitung von unheilbar erkrankten Menschen auf die Agenda der Palliative Care. In diesem Zusammenhang erhält auch der Grundsatz der fokussierten Lebensqualität verstärktes Gewicht. Nach dem Konzept der Early Palliative Care (Greer, Jackson, Meier & Temel 2013; Haun et al. 2017) soll eine palliative Beratung oder Therapie bereits ab dem Zeitpunkt der Diagnose einer chronischen, potenziell unheilbaren

16 Auf seiner Internetpräsenz hat der Deutsche Hospiz- und PalliativVerband e. V. die deutsche Übersetzungen der WHO-Definition von 2002 hinterlegt.

Krankheit (Gaertner et al. 2011; Vogt et al. 2021) bzw. bei nicht lebensbedrohlichen, sondern »altersbedingten Erkrankungen bzw. Multimorbidität« (Steffen-Bürgi 2017, S. 45) einsetzen und eine rechtzeitige sowie eine gesundheitliche Vorausplanung beinhalten (in der Schmitten & Marckmann 2015; Riedel, Lehmeyer, Linde & Treff 2020a; Schildmann & Krones 2015). Trotz dieser Entwicklungen besteht bis heute kein Konsens darüber, ab welchem Zeitpunkt einer Beeinträchtigung oder Erkrankung eine Palliativversorgung vorzuhalten ist (Weglage 2014). Unstrittig hingegen ist es, wenn Menschen am Lebensende End-of-life-Care in Anspruch nehmen. Ursprünglich als zentrales Element von Palliative Care konzipiert, wird End-of-life-Care häufig noch fälschlicherweise mit Palliative Care gleichgesetzt (Reid, Gibbins, McCoubrie & Forbes 2011).

Auch wenn der Grundgedanke von Palliative Care seit jeher die »würdige Begleitung der letzten Lebensphase und des Sterbens schwerstkranker Menschen« (Müller-Busch 2014, S. 5) beinhaltet, sollte das Angebot von Palliative Care, darüber besteht mittlerweile weitgehend Einigkeit, von Bedürfnissen und Notwendigkeiten und nicht von zeitlichen Prognosen abhängen (Reid et al. 2011). Grundsätzlich besteht eine Vielzahl an Definitionen von palliativ und terminal, wodurch diese oft unzureichend sind. Van Mechelen et al. (2013) beschreiben aufgrund dessen in Bezug auf die Durchführung von Studien Abgrenzungsproblematiken in der Beschreibung von Stichproben. Während End-of-life-Care für einige Vertreter*innen die Betreuung am Lebensende bzw. die Sterbebegleitung meint, betonen Ewers und Schaeffer (2005), dass sich das Konzept über »die letzten Lebensjahre oder das Sterben im Alter erstrecken« kann (ebd., S. 12). Auch diese Unstimmigkeiten zeigen die Notwendigkeit begrifflicher Klärungen, zumal mit dem Konzept Palliative Care ebenfalls ein langjähriger Versorgungsprozess einhergehen kann, der in verschiedenen Phasen verlaufen kann.

Für die eigene Forschungsarbeit bedeutet dies die Notwendigkeit – vor allem in Hinblick auf die Vergleichbarkeit der Studienteilnehmerinnen und damit auf die Übertragbarkeit und Aussagekraft der empirischen Daten – auf einen Ausschnitt von Palliative Care, nämlich jenen der letzten Lebensphase, gesondert einzugehen. Das Konzept der letzten Lebensphase wird daher im Theoriekapitel *(vgl. Kap. 2.2.2)* definiert und theoretisch eingeordnet.

1.3 Methodische Vorbemerkungen und Aufbau der Arbeit

Bei der vorliegenden qualitativen Studie handelt es sich um eine Arbeit im Studiendesign der Grounded-Theory-Methodologie (GTM), die durch einen zyklisch-iterativen Prozess gekennzeichnet ist. Die Dokumentation eines solchen Arbeitsprozesses zwingt Forschende zur Positionierung, ob die Erkenntnisse einerseits unter Berücksichtigung wechselhafter und fortlaufender Anpassungen und Nachjustierungen prozesshaft und damit auch kreativ dargestellt werden oder ob andererseits eine konventionelle, in der Wissenschaft übliche chronologische Berichtsstruktur gewählt wird (Kruse 2015). Für die vorliegende Arbeit wird primär[17] letztere Variante, also eine klassische Form der Darstellung gewählt.

Diese Entscheidung basiert insbesondere auf dem eigenen Anspruch an transparenter Darstellung des Forschungsprozesses und den damit verbundenen Vorteilen der intersubjektiven Nachvollziehbarkeit, denn »die Rezeption verlangt hohe Konzentration und Stetigkeit durch die Lesenden, wodurch auch ein selektiver Zugriff auf einzelne Erkenntnisaspekte schwer möglich wird, da sie im Gesamtaufbau sozusagen auf- bzw. gar ›untergehen‹« (Kruse 2015, S. 629).

Auf eben diese einzelnen Erkenntnisaspekte zielt Breuer[18], Vertreter eines qualitativ-sozialwissenschaftlichen Methodenansatzes in der Psychologie, mit den beiden Fragen ab:

> »Wie lässt sich eine entwickelte/ausgearbeitete Grounded Theory so in eine finale Textform/Darstellung bringen, die dem ›Charakter' dieses Forschungsstils angepasst/ angemessen ist? Wie lässt sich das anders machen als in der konventionell-kanonischen Form des empirischen Forschungsberichts […]?«

Breuers Ansatz ist auf ein großes Echo gestoßen. Während einige Protagonist*innen die konventionelle akademische Darstellungsform favorisieren, sprechen sich andere für eine schrittweise Nachzeichnung des Forschungsprozesses und damit für eine zyklisch-iterative Verschriftlichung aus. Stegkemper et al. (2018) stellen fest, dass die Methodenliteratur zwischen diesen beiden Polen vielfältige Möglichkeiten und Herausforderungen zur Darstellungsweise vorhält. Beispielsweise liefert Kruse (2015) sehr detaillierte Beispiele zur Strukturierung, Dokumentation und Darstellung qualitativer Forschungsarbeiten. Obgleich diesen Ausführungen eine Favorisierung des Stufen- bzw. Schichtverfahrens zur Darstellung eines spiralförmig fortgeschrittenen Erkenntnisprozesses zu entnehmen ist (ebd.), werden auch die Vorteile des sogenannten Blockverfahrens vorgestellt. Dieses bietet demnach zwar einen strukturierten und »übersichtlichen Nachvollzug im Sinne eines roten Fadens« (ebd., S. 629), allerdings wird der Erkenntnisprozess »geglättet« (ebd.) und nachträglich wiedergegeben, »da er sich in der Darstellung von der Warte des Erkenntnisstands

17 Auch wenn ich mich überwiegend an einer klassischen Darstellung orientiere, so nutze ich dennoch zyklisch-iterative Momente. Eine Begründung erfolgt im Verlauf dieses Unterkapitels.

18 Die Fragen sind einer unveröffentlichten Mail vom 01.11.2019 an Abonnent*innen der Mailingliste Qualitative Sozialforschung (qsf_l@lists.fu-berlin.de) entnommen.

am Ende des Forschungsprojektes aus linear auf einen Endpunkt hin konstruiert« (ebd.).

Um einer Verschleierung des Forschungsprozesses zuvorzukommen und gleichzeitig zu verhindern, dass eine Linearität und Makellosigkeit des Erkenntnisprozesses suggeriert wird, wie Stegkemper et al. (2018) zu bedenken geben, erfolgen im Rahmen des klassischen Vorgehens (Blockverfahren) an geeigneter Stelle immer wieder Hinweise zur praktischen Durchführung des zyklisch-iterativen Forschungsprozesses. Somit werden ergänzend zur konventionellen Darstellungsweise auch narrative Erkenntnisse zum Ausdruck gebracht, die für die Nachvollziehbarkeit hilfreich sein können. Dabei wird jedoch auf die Verschriftlichung sämtlicher »Irrungen und Wirrungen« (Stegkemper et al. 2018, S. 1) und somit auf eine »schwer lesbare Selbstdarstellung« (ebd.) verzichtet.

Die Ausgangslage und das Erkenntnisinteresse der vorliegenden Studie wurden bereits im Rahmen des einleitenden Kapitels dargelegt (*vgl. Kap. 1.1*). In diesem Zusammenhang erfolgte zudem ein Überblick theoretischer sowie forschungsmethodischer Aspekte im Zusammenhang mit der Untersuchung des Körpererlebens von Frauen mit fortgeschrittener Brustkrebserkrankung. Die Einleitung umfasst überdies einen ausführlichen Einblick zur Versorgung und Behandlung, um ein vorläufiges Verständnis der Lebenssituation von Frauen mit fortgeschrittener Brustkrebserkrankung zu ermöglichen (*vgl. Kap. 1.2*). Kapitel 2 widmet sich dem empirischen und theoretischen Bezugsrahmen. Zunächst wird der Kenntnisstand zur Lebenssituation von Frauen mit fortgeschrittener Brustkrebserkrankung mithilfe einer systematischen Literaturrecherche dargestellt und expliziert anschließend den theoretischen Bezugsrahmen für die eigene Untersuchung. Daran schließen sich begriffliche Klärungen theoretische Auseinandersetzungen um das Konzept der letzten Lebensphase an. Das Konzept der letzten Lebensphase wird im nächsten Schritt an bestehende Konzepte im Kontext chronischer Krankheit eingebettet. Schließlich folgen theoretische Betrachtungen zu den Konzepten Körper und Leib mit dem Ziel, eine theoretische Rahmung zum Konzept Körpererleben abzuleiten. Das Kapitel schließt mit einem Zwischenfazit zur Relevanz der verfolgten Fragestellung im Gesamtkontext des Gesundheitswesens mit Blick auf besondere Herausforderungen der Pflege in Deutschland. Auf Basis dieser komplexen Vorarbeiten kann im Rahmen des Kapitel 3 die Problemstellung umfassend vorgestellt und die Fragestellung sowie Zielsetzung der eigenen empirischen Untersuchung abgeleitet werden. Kapitel 4 expliziert die methodologische Begründung sowie das methodische Vorgehen der eigenen empirischen Untersuchung. Mit Kapitel 5 werden die empirischen Ergebnisse vorgestellt, um diese im Kapitel 6 vor dem Hintergrund der Literaturlage sowie der theoretischen Rahmung dieser Arbeit zu diskutieren. Hier werden ebenso Möglichkeiten zur Weiterentwicklung der Pflegepraxis erörtert. Kapitel 7 fasst abschließende Gedanken zur Forschungsarbeit zusammen und leitet Schlussfolgerungen in Bezug auf weitere Forschungsbedarfe ab. Die Anlagen 1 bis 4 umfassen Informationen zur Studienteilnahme, die Einwilligungserklärung, das Protokoll zur Erfassung der soziodemografischen und krankheitsbezogenen Daten sowie einen exemplarischen Interviewleitfaden.

2 Empirischer und theoretischer Bezugsrahmen

In diesem Kapitel wird der empirische und theoretische Bezugsrahmen der vorliegenden Forschungsarbeit aufgezeigt. Dazu wird zunächst in Kapitel 2.1 anhand einer systematischen Literaturanalyse der empirische Forschungsstand beleuchtet. Ziel ist es Forschungslücken zu identifizieren sowie methodische Konsequenzen für das eigene Vorhaben abzuleiten. In den analysierten Studien treten Schwachstellen zutage, die sich überwiegend auf ein kognitivistisch-technisches Verständnis vom Körper (im Sinne des Körperbildes) beziehen und außerdem Aus- und Nebenwirkungen der Brustkrebserkrankung primär unter quantifizierenden Gesichtspunkten betrachten, wodurch eine individuelle Perspektive mit Bedeutung für das Alltagserleben von unheilbar erkrankten Frauen unberücksichtigt bleibt. Um die Bedürfnisse und Herausforderungen der Zielgruppe adäquat abbilden zu können folgt die Betrachtung der theoretischen Grundlagen und relevanten Definition der für die Forschungsarbeit einschlägigen wissenschaftlichen Begriffe und Konzepte. Da die Pflegewissenschaft noch nicht auf einen kanonisierten Wissensbestand zum Körpererleben und zur letzten Lebensphase zurückgreifen kann, wird mit den Unterkapiteln 2.2 und 2.3 eine theoretische Fundierung dieser beider Themen vorgenommen. Dabei werden zunächst Modelle chronischer Krankheit vor dem Hintergrund der letzten Lebensphase gesichtet. Hier wird deutlich, dass diese in der deutschen Pflegewissenschaft seit deren Einführung (das ›jüngste‹ Modell wurde 2008 von Schaffer und Moers publiziert) nicht weiterentwickelt wurden. Adaptationen beispielsweise für den Kontext Palliative Care fehlen. Außerdem sind die beschriebenen Phasenmodelle stark von einer krankheitsdominierenden Perspektive geprägt. Ausgehend vom Eingangszitat von Hilde Domin – *und dennoch schweben* – müssen daher Momente des Wohlbefindens stärker in den Fokus rücken. Nur so kann das Gesamtkörpererleben erfasst werden. Allerdings braucht es dazu verschiedene Bezugsdisziplinen, da das Körpererleben aus pflegewissenschaftlicher Perspektive bislang nicht umfänglich untersucht wurde. Hierzu ist es notwendig verschiedenen Facetten – und eben nicht nur das Körperbild – zu beleuchten. Da die vorliegende Arbeit innerhalb der Pflegewissenschaft verortet ist, ist es abschließend das Ziel, die zuvor gesondert betrachteten Begriffe bzw. Konzepte zur letzten Lebensphase sowie zum Körpererleben im Kontext der Pflege zu diskutieren (*vgl. Kap. 2.4*). Der Einbezug empirischer sowie theoretischer Quellen dient dazu, die Problemdarstellung zu bestimmen sowie die Forschungsfragen und Zielsetzung zu explizieren (*vgl. Kap. 3*).

2.1 Empirische Betrachtungen zum Körpererleben von Frauen mit fortgeschrittener Brustkrebserkrankung

Die Erfahrungen und Bedürfnisse von Frauen mit fortgeschrittenem Brustkrebs unterscheiden sich grundlegend von denen der Frauen, deren Brustkrebserkrankung heilbar ist (Bell & Ristovski-Slijepcevic 2011; Vilhauer 2011; Warren 2010). Frauen mit einer lokal begrenzten Primärerkrankung sind hauptsächlich mit therapiebedingten Aus- und Nebenwirkungen konfrontiert, dabei überwiegen oftmals die körperlichen Auswirkungen durch die veränderte Brust. Die Frauen sind häufig mit der Integration der neu aufgetretenen Körperbildveränderung in den Alltag beschäftigt (bspw. Wiedemann 2018). Dagegen haben Frauen mit fortgeschrittenem Brustkrebs aufgrund palliativer tumorspezifischer Therapien und zunehmender Verschlechterung des allgemeinen körperlichen sowie psychosozialen Befindens mit vielfältigen Symptomen zu tun, wie überwiegend quantitative Studien basierend auf Lebensqualitätsmessungen zeigen (Galipeau et al. 2019; Niklasson et al. 2017; Ten Tusscher et al. 2019; Tometich et al. 2018). Diese Studien fokussieren meistens die körperlichen Symptome anhand ihrer Häufigkeit. Ein Bezug zu den Auswirkungen auf das Körpererleben wird kaum hergestellt, weshalb dieses in den Fokus der Literaturstudie rückt. Da es sich bei dem Erkenntnisinteresse um eine qualitative Fragestellung handelt, wurde das sogenannte PICo[19]-Schema genutzt *(vgl. Abb. 1)*.

Es folgt die methodische Beschreibung der Literaturrecherche sowie die Qualitätsbewertung der eingeschlossenen Studien. Anschließend wird der internationale Forschungsstand dargelegt. Zum Abschluss werden die Ergebnisse diskutiert und Schlussfolgerungen sowie Forschungslücken abgeleitet.

19 PICo steht für: **P**opulation, Phenomenon of **I**nterest, **Co**ntext (vgl. Nordhausen & Hirt 2020, S. 20).

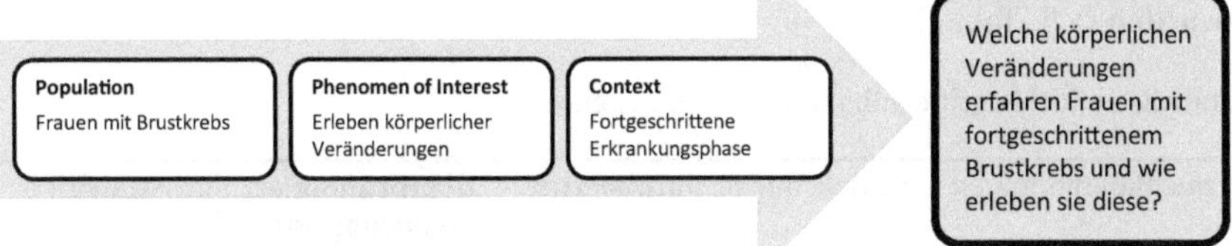

Abbildung 1: PICo-Schema zur Entwicklung der zentralen Fragestellung an die Literatur

2.1.1 Literaturrecherche und Literaturanalyse: methodisches Vorgehen

Das methodische Vorgehen zur Literaturrecherche in verschiedenen Fachdatenbanken orientiert sich an einem mehrschrittigen Prozess zur Erarbeitung einer themen- und fachdatenbankspezifischen Suchstrategie (Nordhausen & Hirt 2020). Dieser besteht aus: Festlegung des Rechercheprinzips, der Suchkomponenten und der zu durchsuchenden Fachdatenbanken, Identifikation von synonymen Suchbegriffen und Schlagwörtern, Entwicklung und Überprüfung der Suchstrings, Durchführung, Recherche, Dokumentation, Sicherung und Export der Recherche sowie ergänzender Recherchemöglichkeiten. Diese Schritte verlaufen selten linear, daher werden diese an entsprechender Stelle und zum Teil gemeinsam in der Vorstellung zunächst der Suchstrategie sowie anschließend des Rechercheprozesses erläutert.

Die Literaturstudie wurde als integratives Review durchgeführt, wodurch die Möglichkeit besteht, Studien mit qualitativen und quantitativen Designs sowie theoretische Arbeiten zusammenzuführen, um ein umfassendes Verständnis zu einem bestimmten Phänomen zu entwickeln sowie Aussagen für die Praxis und zur Theorieentwicklung beizutragen (Whittemore & Knafl 2005).

2.1.1.1 Suchstrategie

Abgeleitet von der Fragestellung erfolgte die Entwicklung eines spezifischen Schemas zur Festlegung von Suchkomponenten, die sich ebenfalls am PICo-Schema orientierten (vgl. Kap. 2.1).

Tabelle 1 zeigt die einzelnen Suchkomponenten mit den jeweiligen Stichwörtern, die zunächst durch ein Brainstorming sowie bekannte Publikationen zum Thema identifiziert wurden (Doll & Kern 2013; Stamper 2011; Vas, Povey & Clark-Carter 2018). Diese Quellen unterstützten eine initiale Suche, die unsystematisch erfolgte (Nordhausen & Hirt 2020). Im Anschluss erfolgte eine Überprüfung der Suchstrategie, indem die gewonnen Erkenntnisse mit zwei methodisch erfahrenen Personen ausgetauscht und diskutiert wurden. In der Folge wurde die Suchstrategie angepasst, indem Stichwörter adaptiert und ergänzt wurden (vgl. Tab. 1).

Tabelle 1: Suchbegriffe anhand des PICo-Schemas

Suchkomponenten	Initiale Suche: Suchbegriffe	Überprüfung der Suchstrategie: Ergänzung von Suchbegriffen
Population	– ›advanced breast cancer‹ – ›metastatic breast cancer‹	– ›secondary breast cancer‹ – ›Stage IV breast cancer‹ – ›malignant fungating wound‹
Phenomenon of Interest	– ›body image‹ – ›altered body image‹ – ›body experience‹	– ›disfigurement‹ – ›changes in appearance‹ – ›feeling‹ – ›emotion‹
Context	– ›palliative‹ – ›palliative care‹	– ›end-of-life‹ – ›hospice care‹ – ›home care‹

2.1.1.2 Rechercheprozess

Die Suche erfolgte nach einem sensitiven Rechercheprinzip: Um möglichst alle relevanten Treffer zu identifizieren, wurden »viele geeignete Suchbegriffe bzw. Synonyme verwendet« (Nordhausen & Hirt 2020, S. 14). Eine sensitive Recherche führt zu einer hohen Gesamtzahl an Treffern, von denen ein hoher Anteil nicht relevant ist. Die Durchführung der sensitiven Recherche »ist daher mit mehr Aufwand bei der Auswahl der Publikationen verbunden, dafür ist die Wahrscheinlichkeit verringert, dass relevante Treffer übersehen werden« (Nordhausen & Hirt 2020, S. 469).

Die systematische Literaturrecherche erfolgte Ende 2017 in drei Datenbanken: Medline via PubMed, CINAHL via EBSCOhost und PsycINFO. »Die Objektivität und somit die Qualität des Reviews [ist] deutlich gehoben«, da zwei fachliche Kolleg*innen »in den Recherche-, Selektions- und Bewertungsprozess einge bunden« (Sturma, Ritschl, Dennhardt & Stamm 2016, S. 216) wurden. Die Recherche wurde zum Ende der gesamten Forschungsarbeit im Juni 2021 nochmals aktualisiert. Neue Studien wurden in diesem Zuge nicht identifiziert, weshalb die Ergebnisse der thematischen Analyse belassen werden konnten.

Zur Identifizierung relevanter Veröffentlichungen wurden die in Tabelle 1 aufgeführten Suchbegriffe verwendet. Die Begriffe wurden je nach Datenbank angepasst, beispielsweise durch die Verwendung der MeSH Terms bei Medline (Medical Subject Headings) oder den CINAHL Headings (MH). Zudem wurden die Suchstrings bzw. -begriffe mithilfe der Booleschen Operatoren AND und OR verknüpft. Eingeschlossen wurden Studien in deutscher und englischer Sprache ab dem Jahr 2000. Um Aussagen zum Körpererleben von Frauen in der letzten

Lebensphase treffen zu können, wurden ausschließlich Studien berücksichtigt, in denen die Ein- und Ausschlusskriterien eindeutig beschrieben sind und sich die Inhalte auf Frauen mit fortgeschrittenem Brustkrebs im Endstadium beziehen. In die Analyse wurden deskriptive, interpretative sowie standardisierte Untersuchungen einbezogen, die sich auf verschiedene Facetten beziehen, wie Frauen ihrem veränderten Körper Bedeutung verleihen. Entgegen bekannter Körperbildstudien, die zumeist die Erfahrungen von Frauen mit dem kosmetischen Ergebnis der Brustoperation untersuchen (Slatman 2011), stehen in dieser Arbeit die vielschichtigen Dimensionen körperlicher und leiblicher Auswirkungen, Beeinträchtigungen und Veränderungen aufgrund der fortgeschrittenen Brustkrebserkrankung im Mittelpunkt. Tabelle 2 zeigt die für die Literaturstudie wichtigsten und erfolgreichsten Suchstrings.

Tabelle 2: Ausgewählte Suchstrings in Datenbanken und relevante Treffer (Stand: 08.06.2021)

MEDLINE via PubMed		
Suche	**Suchstrings**	**Treffer (relevant)**
1	(»Breast Neoplasms« [Mesh] AND »Neoplasm Metastasis« [Mesh] OR »Palliative Care« [Mesh] OR »Terminal Care« [Mesh]) AND »Body Image« [Mesh])	40 (4)
2	»Inflammatory Breast Neoplasms« [Mesh] AND »Palliative Care« [Mesh]	5 (1)
3	»Breast Neoplasms« [Mesh] AND »Neoplasm Metastasis« [Mesh] AND »body image« [Mesh]	8 (3)
4	»Breast Neoplasms« [Mesh] AND (»Palliative Care« [Mesh] OR »Terminal Care« [Mesh]) AND body	37 (1)
5	»metastatic breast cancer« AND »body image«	25 (4)
6	»advanced breast cancer« AND »body image«	13 (1)
7	»Breast Neoplasms« [Mesh] AND »malignant fungating wound«	8 (1)
8	»living with advanced breast cancer«	15 (1)
CINHAL		
Suche	**Suchstrings**	**Treffer (relevant)**
1	(»metastatic breast cancer« OR »stage iv breast cancer« OR »advanced breast cancer«) AND (MH body image)	14 (4)
2	»breast cancer« AND »malignant fungating wound«	32 (2)

(Fortsetzung)

PsycINFO		
Suche	**Suchstrings**	**Treffer (relevant)**
1	(»metastatic breast cancer« OR »stage iv breast cancer« OR »advanced breast cancer«) AND »body image«	9 (1)

Abbildung 2 zeigt die Ergebnisse der systematischen Recherche unter Verwendung des PRISMA[20]-Diagramms (Page et al. 2021). Dabei handelt es sich um ein Flussdiagramm, in dem die Phasen der Literatursuche abgebildet sind (ebd.). Insgesamt wurden 201 Abstracts und 54 Volltexte gesichtet.

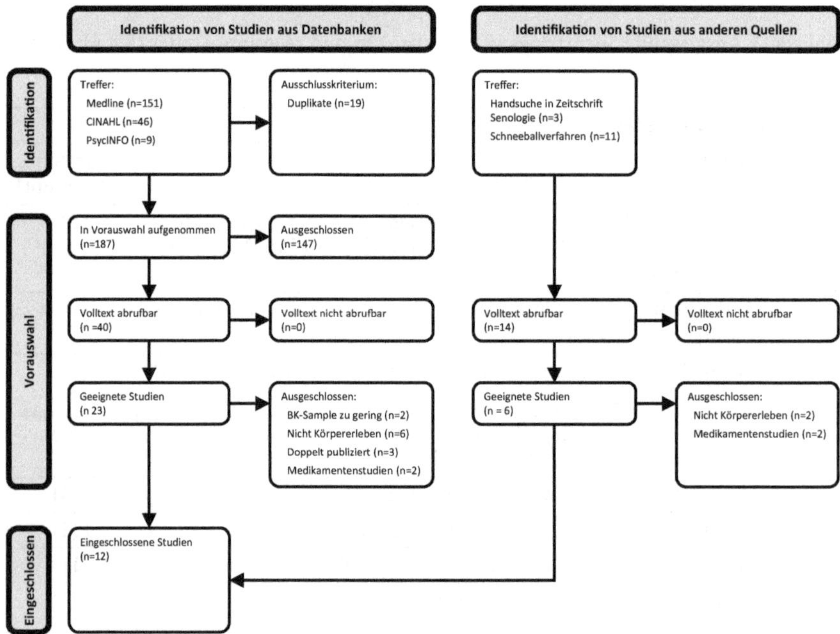

Abbildung 2*:* PRISMA-Flussdiagramm (Page et al. 2021, S. 5; eigene Übersetzung)

Unter dem englischen Begriff body experience (Übersetzung für Körpererleben) konnten keine relevanten Studien ermittelt werden. Da trotz der Suchbegriffe advanced, metastatic und palliative oftmals Artikel gefunden wurden, die sich auf die Phasen von Survivorship bzw. der Early palliative care (Willis et al. 2015) beziehen, war mindestens die Sichtung der Abstracts, meistens sogar des ge-

20 Die Abkürzung steht für Preferred Reporting Items for Systematic Reviews and Meta-Analyses. Die aktuelle Version des PRISMA Flussdiagramms ist bislang nicht in deutscher Sprache verfügbar. Verfügbar unter https://tinyurl.com/yxknwbfh, abgerufen am 12.12.2021.

samten Volltextes erforderlich. Ausgeschlossen wurden Medikamenten- und weitere klinische Interventionsstudien sowie Studien, die sich auf das Körperbild bei anderen Krebserkrankungen beziehen. Darüber hinaus wurden auch Studien ausgeschlossen, in denen ausschließlich die Lebensqualität sowie Ängste vor dem Sterben bzw. die Beschäftigung mit dem Tod im Vordergrund stehen. Nach dem Lesen weiterer Volltexte wurden Studien ausgeschlossen, in denen Frauen mit fortgeschrittenem Brustkrebs nur einen kleinen Teil der Untersuchungsgruppe ausmachen (bspw. Hinsley & Hughes 2007; Rhondali et al. 2015), lediglich Symptome benannt werden (bspw. Niklasson et al. 2017; Ten Tusscher et al. 2019; Tometich et al. 2018) oder eine Evaluation von Interventionen im Vordergrund steht (bspw. Ten Tusscher et al. 2019). Drei Artikel wurden ausgeschlossen, da die Daten derselben Studien mehrfach veröffentlicht wurden und diese keinen neuen Erkenntnisgewinn darstellen. Ausgeschlossen wurde die Veröffentlichung von Kissane et al. (2004), da sich die Daten auf die der eingeschlossenen Studie von Grabsch et al. (2006) beziehen (und der Schwerpunkt bei Kissane et al. 2004 auf dem Vergleich zwischen Frauen mit neudiagnostiziertem und fortgeschrittenem Brustkrebs bezieht) sowie je eine zweite Publikation von Probst et al. (2013b) und Lund-Nielsen et al. (2005b). Dagegen wurde eine zweite Publikation von McClelland (2017) eingeschlossen, die zwar aus der ersten Studie entstanden ist (McClelland et al. 2015), jedoch neue Aspekte hinsichtlich der Fragestellung thematisiert.

Eine ergänzende Recherche erfolgte als Handsuche in der deutschsprachigen Fachzeitschrift *Senologie* der Deutschen und Schweizerischen Gesellschaft für Senologie (beginnend bei der Erstausgabe im Jahr 2004 bis zur Ausgabe 02/2021). Dazu wurde mit den Suchbegriffen ›metastasierter/fortgeschrittener Brustkrebs‹ und ›Körperbild‹ gesucht. Zudem wurde eine umfangreiche Prüfung zitierter Literatur eingeschlossener Studien im Rahmen einer sogenannten Schneeballsuche durchgeführt. Hierbei konnten zwei für die thematische Analyse relevante Studien identifiziert werden (Luoma & Hakamies-Blomqvist 2004; Reed et al. 2012).

Schlussendlich konnten 12 Artikel, darunter acht qualitative Studien, eine deskriptive Studie und drei quantitative Studien, in die Literaturanalyse einbezogen werden.

2.1.1.3 Analyseprozess

Beim integrativen Review werden Studien mit qualitativen und quantitativen Designs sowie theoretische Arbeiten hinsichtlich Design, Methodik, Sample/Stichprobe, Analyse und theoretischer Konzepte untersucht (Whittemore & Knafl 2005). Die inhaltliche Zusammenführung aller Studien erfolgte anhand der thematischen Analyse nach Braun und Clarke (2006). Dabei handelt es sich um eine weit verbreitete Methode zur Identifizierung, Analyse und Synthese unterschiedlicher Themen. Die in Bezug auf die Fragestellung relevanten Inhalte aller eingeschlossenen Studien wurden zunächst verglichen und daraufhin thematisch zusammengefasst. Danach wurden die Inhalte nochmals überprüft, womit eine umfassende Bearbeitung aller relevanter Daten sichergestellt wird. Abschließend fand eine Diskussion zur Trennschärfe der Themen statt, die in bestimmten Fällen zur finalen Anpassung der identifizierten Themen führte.

2.1.2 Zur Güte der Studien

Die Untersuchung der Güte eingeschlossener Studien im Rahmen eines integrativen Reviews ist komplex (Whittemore & Knafl 2005). Inwieweit Studien unterschiedlicher Methodologien in Bezug auf ihre Güte verglichen und mitein ander in Bezug gesetzt werden können, geht auf eine jahrelange Diskussion zurück (Dixon-Woods et al. 2006). Traditionelle Evidenzbestimmungen schließen qualitative Studien grundsätzlich aus (Arbesman, Scheer & Lieberman 2008). Mit der Bestimmungsmatrix nach Tomlin und Borgetto (2011) liegt ein Beispiel vor, welches alle Arten von Forschungsergebnissen gleichrangig berücksichtigt[21] – allerdings zeigt das für dieses integrative Review vorgeschlagene Vorgehen eine deutliche Orientierung am Modell der evidenzbasierten Medizin. Das hat zur Folge, dass der deskriptiven Forschung keine Evidenz zugesprochen wird, zudem sind sowohl alle qualitativen als auch die quantitativen Studien lediglich dem untersten Level 4 zuzuordnen (ebd.). In der Zusammenfassung des Forschungsstands wird deutlich, dass im Rahmen dieser pflegewissenschaftlichen Arbeit alle eingeschlossenen qualitativen, deskriptiven und quantitativen Studien relevante Hinweise zur Fragestellung geben. Insbesondere die explorativen Studien werden als wertvoll für die vorliegende Arbeit angesehen, schließlich ist bei einem wenig beforschten Thema wie dem Körpererleben in der letzten Lebensphase zunächst Grundlagenforschung notwendig. Darüber hinaus sind aufgrund der vulnerablen Gruppen an Brustkrebs erkrankter Frauen bestimmte Designs wie Längsschnittstudien oder Vorher-nachher-Vergleiche methodisch nur eingeschränkt leistbar, wie die eingeschlossenen quantitativen Studien zeigen. Daher wird von einer tabellarischen Zuordnung im Rahmen einer Evidenzpyramide abgesehen (Tomlin & Borgetto 2011). Ausgehend von der eingangs erwähnten Diskussion von Dixon-Woods et al. (2006) hat eben diese Forscher*innengruppe mit dem Instrument Critical Interpretive Synthesis (CIS)

21 Neben den drei Komponenten der klinisch-experimentellen Forschung, der Versorgungsforschung und der qualitativen Forschung findet in der Evidenzpyramide nach Tomlin und Borgetto (2011) zudem die deskriptive Forschung Berücksichtigung.

eine Möglichkeit geschaffen, die Evidenz sowohl qualitativer als auch quantitativer Studien anhand eines einheitlichen Vorgehens zu berücksichtigen.

Die Qualität der Studien wurde anhand fünf operationalisierter Fragen geprüft (Dixon-Woods et al. 2006, S. 4):

1. Are the aims and objectives of the research clearly stated?
2. Is the research design clearly specified and appropriate for the aims and objectives of the research?
3. Do the researchers provide a clear account of the process by which their findings we reproduced?
4. Do the researchers display enough data to support their interpretations and conclusions?
5. Is the method of analysis appropriate and adequately explicated?

Zur Transparenz und Überprüfung der Bewertung wurde wie auch bei der Literatursuche die fachliche Meinung von methodisch erfahrenen Kolleg*innen eingeholt. Die Analyse wurde unabhängig voneinander durchgeführt. Sofern sich im Rahmen der Beurteilung Unterschiede zeigten, wurden diese diskutiert, bis eine Einigung erzielt wurde. Die Tabellen 3 bis 5 zeigen einen Überblick über die eingeschlossenen Studien, die nach den methodischen Zugängen unterteilt sind. Die Beantwortung der fünf Fragen nach Dixon-Woods et al. (2006) erfolgt anteilig innerhalb der Tabellen sowie im nachfolgenden Kapitel 2.1.3. Da sich die Unterkapitel ebenfalls anhand der unterschiedlichen Methodiken aufteilen, sind die Tabellen dort anteilig zu finden.

2.1.3 Die Studien im Überblick

Erste qualitative Studien mit relevanten Erkenntnissen im Hinblick auf die Fragestellung wurden in kurzen Abständen zwischen 2002 und 2005 publiziert (Davies & Sque 2002; Lund-Nielsen, Müller & Adamsen 2005a; Luoma & Hakamies-Blomqvist 2004). Die neuste Studie, die im Rahmen der Recherche ausfindig gemacht werden konnte, ist eine qualitative Erhebung aus dem Jahr 2017 (McClelland 2017). In Europa wurden fünf Studien durchgeführt, ebenso stammen fünf aus den USA und zwei aus Australien. Studien aus Deutschland konnten nicht identifiziert werden. In allen Studien wurden Frauen mit fortgeschrittenem Brustkrebs im UICC-Stadium IV befragt. Dennoch sind die einzelnen Samples bzw. Stichproben heterogen: Das Durchschnittsalter lag zwischen ca. 50 und 69 Jahren, die befragten Frauen hatten Knochen- oder viszerale Metastasen und erhielten verschiedene Therapien. Die körperlichen Auswirkungen sind aufgrund dieser Parameter unterschiedlich. Zudem befanden sich die Frauen zum Zeitpunkt der Befragung unterschiedlich lange im fortgeschrittenen

Stadium ihrer Erkrankung. So konnten einzelne Frauen noch einer Vollzeitarbeit nachgehen (Krigel et al. 2014; Probst, Arber & Faithfull 2013a), während sich andere Frauen am Lebensende beispielsweise in einem stationären Hospiz oder auf einer Palliativstation befanden (Fenton 2011). In allen Studien werden körperliche Aus- und Nebenwirkungen der fortgeschrittenen Brustkrebserkrankung beschrieben, wobei diese in den Studien unterschiedlich bezeichnet werden. Ohne theoretische Bezüge herzustellen bzw. Konzepte zu erläutern wird von body image (Fenton 2011; Grabsch et al. 2006; Krigel et al. 2014; Lund-Nielsen et al. 2005a; Luoma & Hakamies-Blomqvist 2004; McClelland et al. 2015; McClelland 2017; Probst et al. 2013a; Vilhauer 2008), appearance concerns (Mosher et al. 2013), self-image (Fenton 2011; Krigel et al. 2014; Lund-Nielsen et al. 2005a), changes in apperance und physical functioning (Luoma & Hakamies-Blomqvist 2004) gesprochen. In zwei Publikationen finden sich diesbezüglich keine Angaben (Davies & Sque 2002; Reed et al. 2012).

In allen Studien wurde ein ethisches Clearing eingeholt, die Patientin der deskriptiven Studie hat ihr schriftliches Einverständnis zur Veröffentlichung des Fallberichts gegeben.

Qualitative Studien

Bei den qualitativen Studien handelt es sich um Untersuchungen, an denen zwischen 10 und 44 Frauen teilgenommen haben. Vier Studien (Luoma & Hakamies-Blomqvist 2004; McClelland 2017; Mosher et al. 2013; Vilhauer 2008) sind qualitative Teilveröffentlichungen innerhalb größerer quantitativer Erhebungen oder klinischer Studien, wobei die qualitative Komponente als Pilotarbeit oder zur Vertiefung des Verständnisses quantitativer Ergebnisse eingesetzt wurde. Dadurch ist zu erklären, dass auch in den qualitativen Studien zum Teil quantifizierte Aussagen getätigt werden (Lund-Nielsen et al. 2005a; Mosher et al. 2013; Vilhauer 2008), was für qualitative Arbeiten eher unüblich ist. Als Methode der Datenerhebung wurden in sieben von acht Studien halbstrukturierte Interviews durchgeführt, wobei es sich einmal um Fokusgruppen (Krigel et al. 2014) und einmal um Telefoninterviews (Vilhauer 2008) handelt. Im Schnitt haben die Interviews zwischen 30 und 95 Minuten gedauert. In einer Studie kamen schriftliche Essays zur Anwendung (Mosher et al. 2013). Die Datenauswertung erfolgte jeweils in zwei Studien anhand eines phänomenologischen (Luoma & Hakamies-Blomqvist 2004; Probst et al. 2013a), und inhaltsanalytischen Ansatzes (Krigel et al. 2014; Vilhauer 2008) – ohne dabei auf die konkrete Technik einzugehen – sowie anhand einer thematischen Analyse (Lund-Nielsen et al. 2005a; McClelland 2017; Mosher et al. 2013). Davies und Sque (2002) haben mit der Grounded-Theory-Methodologie gearbeitet. Bei den inhaltsanalytischen und thematischen Auswertungen fehlen Angaben, ob die Kategorien und Themen induktiv oder deduktiv erarbeitet bzw. abgeleitet wurden.

Die Durchführung der Interviews erfolgte in Krankenhäusern (Grabsch et al. 2006; Lund-Nielsen et al. 2005a; Luoma & Hakamies-Blomqvist 2004), in Krebszentren (Krigel et al. 2014; McClelland 2017; Mosher et al. 2013; Reed et al. 2012), im Hospiz (Davies & Sque 2002), auf einer Palliativstation (Fenton 2011) sowie im häuslichen Umfeld der Frauen (Lund-Nielsen et al. 2005a; Probst et al. 2013a). Während die meisten Studien lokal bzw. regional durchgeführt wurden, erfolgte die Datenerhebung bei Vilhauer et al. (2008) in mehreren Bundesstaaten der USA, Probst et al. (2013a) befragten Frauen in drei Kantonen der Schweiz und in der Studie von Krigel et al. (2014) fanden die Interviews in unterschiedlichen Krankenhäusern statt.

Tabelle 3: Überblick qualitative Studien

Autor*innen, Jahr, Land	**- Gegenstand bzw. Ziele - Erhebungs-/Auswertungsmethode - zentrale Ergebnisse und Schlussfolgerungen**	**Sample: Frauen mit fortgeschrittenem Brustkrebs**
Davies und Sque, 2002, Großbritannien	- Entwicklung einer Theorie, die die Erfahrungen von Frauen mit fortgeschrittenem Brustkrebs in der letzten Lebensphase erklären kann - Halbstrukturierte Interviews/Grounded Theory - Das zentrale Phänomen ›Versöhnung mit einem anderen Ich‹ geht mit einer emotionalen Betroffenheit, Angst vor dem Krankheitsfortschritt und abnehmender Kontakthäufigkeiten zu Fachleuten einher. Dagegen versuchen die Frauen, mehr Unterstützung in der Familie zu erhalten – auch um einer sozialen Isolation entgegenzuwirken.	n = 8[22] ∅-Alter: 49,6 Jahre
Luoma und Hakamies-Blomqvist, 2004, Finnland	- Lebensqualität von Frauen mit fortgeschrittenem Brustkrebs - Halbstrukturierte Einzelinterviews/phänomenologische Auswertung - Die Frauen erleben unter Chemotherapie Einschränkungen in der körperlichen Funktionsfähigkeit, die zu Abhängigkeiten von anderen führen, Veränderungen des Aussehens und ihrer Rollen. Dies führt zu einem veränderten Lebensstil.	n = 25 ∅-Alter: k. A.
Lund-Nielsen et al., 2005, Dänemark	- Auswirkungen exulzerierender Wunden auf Weiblichkeit/Sexualität - Halbstrukturierte Interviews/thematische Analyse - Ohne geeignete Wundversorgung fühlen sich Frauen unwohl, haben Ängste und isolieren sich. Eine adäquate Wundversorgung kann zum Wohlbefinden beitragen.	n = 12 ∅-Alter: 69 Jahre

22 Im Fließtext ist eine Samplegröße von n = 10 angegeben, allerdings sind in der Tabelle zu demografischen Angaben der Studienteilnehmerinnen nur n = 8 ausgewiesen.

(Fortsetzung)

Autor*innen, Jahr, Land	– Gegenstand bzw. Ziele – Erhebungs-/Auswertungsmethode – zentrale Ergebnisse und Schlussfolgerungen	Sample: Frauen mit fortgeschrittenem Brustkrebs
McClelland, 2017, USA	– Bedeutung von Sexualität und Weiblichkeitskonzepten – Halbstrukturierte Interviews/thematische Analyse – Über die gesamte Lebensspanne versuchen Frauen, bestimmten Weiblichkeitskonzepten nachzueifern – auch in der letzten Lebensphase. Im Verlauf erleben sie ein persönliches ›Scheitern‹, da sie Schönheitsidealen nicht mehr entsprechen können.	n = 32 ∅-Alter: 56,8 Jahre
Vilhauer, 2008, USA	– Erfahrungen von Frauen mit metastasiertem Brustkrebs – Halbstrukturierte Interviews/Inhaltsanalyse – Frauen sorgen sich um ihr verändertes Aussehen und Sexualleben sowie um den Krankheitsfortschritt. Sie ziehen sich zunehmend aus dem Leben zurück.	n = 14 ∅-Alter: 51,6 Jahre
Mosher et al., 2013, USA	– Bedenken, die Frauen mit fortgeschrittenem Brustkrebs haben – Essay writing/thematische Analyse – Frauen sind durch körperliche Symptome belastet (u. a. aufgrund des veränderten Körperbilds), ihr gewohnter Alltag ist verändert. Ein offener Umgang mit der Erkrankung und die persönliche Sinnsuche können die Lebensqualität der Frauen verbessern.	n = 44 ∅-Alter: 57,9 Jahre
Probst et al., 2013a, Schweiz	– Erfahrungen von Frauen mit exulzerierenden Wunden – Halbstrukturierte Interviews/Interpretative phänomenologische Analyse – Die Frauen fühlen sich auf sich allein gestellt und haben unerfüllte Informationsbedürfnisse. Sie benötigen eine multiprofessionelle Versorgung, die u. a. die erlebten körperlichen und sozialen Einschränkungen adressiert.	n = 9 ∅-Alter: 60,2 Jahre
Krigel et al., 2014, USA	– Erfahrungen von Frauen mit metastasiertem Brustkrebs – Halbstrukturierte Interviews/qualitative Inhaltsanalyse – Die Frauen sorgen sich primär um Veränderungen ihrer Rollen sowie ihres Aussehens und Selbstbilds. Fachpersonen sollten praktische Probleme ansprechen und die Lebensqualität der Frauen unterstützen.	n = 15 ∅-Alter: 56,8 Jahre

Deskriptive Studie

Fenton (2011) zeigt mit ihrem Fallbericht verschiedene palliativpflegerische Maßnahmen und deren Auswirkungen bei einer 57-jährigen Frau mit einer fortgeschrittenem Brustkrebserkrankung. Im Vordergrund stehen Erfahrungen wie mit einem Lymphödem und exulzerierendem Tumorwachstum umgegangen wird. In diesem Zusammenhang wird u.a. die Bedeutung von Berührungen theoretisch aufgearbeitet.

Tabelle 4: Überblick deskriptive Studie

Autorin, Jahr, Land	**- Gegenstand bzw. Ziele - Erhebungs-/Auswertungsmethode - zentrale Ergebnisse und Schlussfolgerungen**	**Fall: Frau mit fortgeschrittenem Brustkrebs**
Fenton, 2011, Australien	- Bewusstwerdung der komplexen pflegerischen Aufgaben innerhalb der palliativen Sterbebegleitung (vor allem bei exulzerierendem Brustkrebs) - Fallbericht - Zunehmende Schmerzen, Fatigue und eine unversorgte, exulzerierte Hautmetastase führen zu einem sozialen Rückzug und machen im Verlauf eine stationäre Versorgung erforderlich. Die pflegerische Sterbebegleitung ist u.a. geprägt von gezielten Berührungen und Massagen. Diese werden angenehm erlebt und helfen u.a. im Umgang mit ihrem veränderten Körperbild. Palliativpflegende sollten sich ihrer komplexen Interventionen und deren Wirkungen bewusst sein.	57-jährige Frau mit inflammatorischem Brustkrebs und exulzerierendem Tumor

Quantitative Studien

In den drei quantitativen Studien (Grabsch et al. 2006; McClelland et al. 2015; Reed et al. 2012) wurden Daten mit anerkannten und validen Assessmentinstrumenten erhoben. Reed et al. (2012) verwendeten den Fragebogen Functional Assessment of Cancer Therapy-Breast QoL (FACT-B), Grabsch et al. (2006) und McClelland et al. (2015) setzten u.a. Fragebögen der European Organisation for Research and Treatment of Cancer (EORTC) ein. Hierbei handelt es sich um weltweit verbreitete krebsspezifische Instrumente zur Erfassung der Lebensqualität, die fortlaufend getestet werden und in zahlreichen Übersetzungen vorliegen. Während der EORTC QLQ C-30[23] allgemein zur Erfassung der Lebensqualität von Krebspatient*innen dient, liegt mit dem EORTC QLQ BR-23[24] ein spezifisches Instrument für an Brustkrebs erkrankte Frauen vor, in dem

23 Quality of Life Questionnaire of Cancer Patients.

24 Quality of Life Questionnaire of Breast Cancer Patients.

explizit nach bestimmten Körperbild-Aspekten gefragt wird. Das Instrument wird in den vorliegenden Studien ausschließlich zur schriftlichen Befragung von Frauen mit fortgeschrittenem Brustkrebs eingesetzt. Während Grabsch et al. (2006) das Ziel haben, die Häufigkeit psychosozialer Belastungen sowie die Lebensqualität von Frauen mit fortgeschrittenem Brustkrebs zu erheben, ist es das Ziel von McClelland et al. (2015), Faktoren zu identifizieren, die die Lebensqualität von Patientinnen mit Metastasen beeinflussen. Reed et al. (2012a) fragen zudem nach Unterstützungsbedürfnissen. Während die 227 Frauen in der Studie von Grabsch et al. (2006) über verschiedene öffentliche Krankenhäuser und durch Privatärzt*innen in Australien rekrutiert wurden, sind die 235 Frauen in der Studie von Reed et al. (2012a) in zwei Krebszentren in Großbritannien, die 113 Frauen in der Studie von McClelland et al. (2015) in einem US-amerikanischen Krebszentrum befragt worden.

Tabelle 5: Überblick quantitative Studien

Autor*innen, Jahr, Land	- Gegenstand bzw. Ziele - Erhebungs-/Auswertungsmethode - zentrale Ergebnisse und Schlussfolgerungen	Stichprobe: Frauen mit fortgeschrittenem Brustkrebs
Grabsch et al., 2006, Australien	- Prävalenzerhebung psychosozialer Belastungen von Frauen mit metastasiertem Brustkrebs und Erfassung der Lebensqualität - Randomisiert kontrollierte Studie, fragebogenbasierte Messung der Lebensqualität (u. a. EORTC QLQ-C30, QLQ-BR23), SPSS-Analysen - Frauen mit fortgeschrittenem Brustkrebs sind im erheblichen Maße psychosozial belastet (42 % haben eine psychische Störung), ihre Lebensqualität ist deutlich beeinträchtigt (ein Drittel fühlt sich weniger attraktiv, ein Viertel ist unzufrieden mit dem Körper, mehrheitlich hat das sexuelle Interesse nachgelassen). Frauen benötigen umfassende pflegerische und psychosoziale Begleitung, allerdings sind Breast Care Nurses noch nicht überall für Frauen verfügbar.	n = 227 ∅-Alter: 51,7 Jahre
Reed et al., 2012a, Großbritannien	- Erfassung der Lebensqualität von Frauen mit metastasiertem Brustkrebs - Querschnittsstudie, fragebogenbasierte Messung der Lebensqualität (u. a. FACT-B), SPSS-Analysen - Niedriges körperliches, soziales, emotionales und funktionelles Wohlbefinden; hohe Symptombelastung (34 % gaben Schmerzen an). Aufgrund der Unzufriedenheit der Frauen bzgl. mangelnder fachlicher Unterstützung werden alternative, vor allem ambulante Versorgungsstrukturen benötigt.	n = 235 ∅-Alter: 58 Jahre

(Fortsetzung)

Autor*innen, Jahr, Land	- Gegenstand bzw. Ziele - Erhebungs-/Auswertungsmethode - zentrale Ergebnisse und Schlussfolgerungen	Stichprobe: Frauen mit fortgeschrittenem Brustkrebs
McClelland et al., 2015, USA	- Erfassung der Lebensqualität von Frauen mit metastasiertem Brustkrebs, wobei besonderes Augenmerk auf das Körperbild gelegt wurde. - Querschnittsstudie, fragebogenbasierte Messung der Lebensqualität (u. a. EORTC QLQ-C30, QLQ-BR23), Regressionsanalysen - Das Körperbild beeinflusst die Frauen negativ, auch diejenigen mit nur kurzer Lebenserwartung. Dadurch ist das gesamte Wohlbefinden der Frauen beeinträchtigt. Unterstützungspersonen sollten die spezifischen Bedürfnisse der Frauen berücksichtigen und ihre Bedenken bzgl. des Aussehens besprechen.	n = 113 ∅-Alter: 58 Jahre

2.1.4 Ergebnisse zum Körpererleben von Frauen mit fortgeschrittenem Brustkrebs

Wie im Überblick zu den eingeschlossenen Studien angemerkt (*vgl. Kap. 2.1.3*), beziehen sich diese meist auf das Körperbild[25] (body image), also das primär kognitiv-technische Verständnis vom Körper – in keiner der Studien wird von body experience, also dem Körpererleben gesprochen. Zwar beziehen sich die Studienergebnisse primär auf körperliche Veränderungen einer fortgeschrittenen Brustkrebserkrankung, jedoch lassen sich auch vereinzelt Aussagen zu leiblichen Wahrnehmungen identifizieren. Daher wird bereits hier von Körpererleben gesprochen (eine Operationalisierung des Konzepts erfolgt in Kapitel 2.3.2).

Im Folgenden wird anhand der in das Review eingeschlossenen Studien die Frage nach den körperlichen Veränderungen von Frauen mit fortgeschrittenem Brustkrebs beantwortet. Dazu werden die Ergebnisse der Studien der thematischen Analyse nach Braun und Clarke (2006) unterzogen. Insgesamt konnten sechs Hauptthemen mit jeweils mehreren Subthemen ermittelt werden, die einen Überblick zum Forschungsstand des Körpererlebens von Frauen mit fortgeschrittenem Brustkrebs ermöglichen. Frauen mit einer fortgeschrittenen Brustkrebserkrankung sind sowohl mit brustkrebsspezifischen Folgen (optische

25 Das Körperbild umfasst einen Teilaspekt des Körpererlebens, der primär die Vorstellungen des eigenen Körpers adressiert. Ausführliche Erläuterungen sind Kapitel 2.3.1 zu entnehmen.

Veränderungen durch die Brustoperation oder ein exulzerierendes Tumorwachstum) als auch mit Aus- und Nebenwirkungen palliativer Therapien konfrontiert. Aufgrund spezifischer Symptome stehen die Frauen in engem ärztlichen Kontakt, indem sie Kontrolltermine und Untersuchungen wahr (Vilhauer 2008). Frauen berichten von körperlichen Veränderungen, die vor allem sichtbar sind (beispielsweise Brust- oder Haarverlust). Diese führen zu einem veränderten Aussehen, womit negative Gefühle verbunden sind. Anhand der Literatur lassen sich Strategien identifizieren, die es den Frauen ermöglichen mit ihren körperlichen Veränderungen im Alltag umzugehen.

Die ermittelten Haupt- und Subthemen werden als Überblick in Tabelle 6 zusammengefasst und nachfolgend gesondert erläutert (*vgl. Kap. 2.1.4.1 bis 2.1.4.6*).

Tabelle 6: Ergebnisse der thematischen Analyse. *Haupt- und Subthemen zum Körpererleben von Frauen mit fortgeschrittenem Brustkrebs*

Brustkrebsspezifische Folgen
Teilweiser Brustverlust Vollständiger Brustverlust Exulzerierendes Tumorwachstum Narben an der Brust Ungleiche Brüste
Aus- und Nebenwirkungen palliativer Therapien
Schmerzen, Fatigue, Haarverlust, Kurzatmigkeit, Hitzewallungen, Übelkeit (u. a. mit Erbrechen), Appetitlosigkeit und Geschmacksveränderungen, Gesichtsveränderungen, veränderte Sexualität, Nagelveränderungen, Lymphödeme, Schlafstörungen, Bewegungseinschränkungen
Sichtbare Veränderungen
Brustverlust Haarverlust Exulzerierendes Tumorwachstum Portnarbe Armlymphödem
Auswirkungen eines veränderten Aussehens
Unzufrieden sein mit dem Körper Sich weniger attraktiv fühlen Sich weniger weiblich fühlen
Der Körper zeigt Grenzen auf
Einschränkungen im Alltag Einschränkungen durch veränderte Rollen und Beziehungen Einschränkungen im Berufsleben

(Fortsetzung)

Strategien anwenden
Fatalismus Bewusster leben Verdrängung Sozialer Rückzug Unterstützung suchen

2.1.4.1 Brustkrebsspezifische Folgen

Die Kontakte zu Pflegefachpersonen und Ärzt*innen beschreiben insbesondere Frauen mit einem exulzerierenden Tumor als unangenehm, da sie ihnen ihren veränderten Körper zeigen müssen (Fenton 2011; Probst et al. 2013a). Zu den sichtbaren brustkrebsspezifischen Veränderungen zählen neben einer Exulzeration eines subkutan gelegenen Mammakarzinoms (Fenton 2011; Lund-Nielsen et al. 2005a; Probst et al. 2013a) ein teilweiser bzw. vollständiger Brustverlust (Krigel et al. 2014; Vilhauer 2008) sowie Narben an der Brust bzw. ungleichmäßige Brüste (Mosher et al. 2013).

2.1.4.2 Aus- und Nebenwirkungen palliativer Therapien

Das körperliche Erscheinungsbild wird neben den Auswirkungen der Brustkrebserkrankung durch verschiedene Therapien und Behandlungen beeinflusst (Vilhauer 2008). Zu den Aus- und Nebenwirkungen einer fortgeschrittenen Brustkrebserkrankung bzw. aufgrund palliativer Therapien zählen:

- Schmerzen (Davies & Sque 2002; Fenton 2011; Grabsch et al. 2006; Krigel et al. 2014; Lund-Nielsen et al. 2005a; Luoma & Hakamies-Blomqvist 2004; McClelland et al. 2015; Mosher et al. 2013; Probst et al. 2013a; Reed et al. 2012; Vilhauer 2008)
- Fatigue (Fenton 2011; Grabsch et al. 2006; Krigel et al. 2014; Lund-Nielsen et al. 2005a; Luoma & Hakamies-Blomqvist 2004; McClelland et al. 2015; Mosher et al. 2013; Vilhauer 2008)
- Haarverlust (Grabsch et al. 2006; Krigel et al. 2014; Luoma & Hakamies-Blomqvist 2004; Mosher et al. 2013; Vilhauer 2008)
- Kurzatmigkeit (Mosher et al. 2013; Reed et al. 2012; Vilhauer 2008)
- Hitzewallungen (Mosher et al. 2013)
- Übelkeit, z. T. mit Erbrechen (Luoma & Hakamies-Blomqvist 2004; Mosher et al. 2013; Reed et al. 2012)
- Appetitlosigkeit und Geschmacksveränderungen (Luoma & Hakamies-Blomqvist 2004; Mosher et al. 2013)

- Gewichtsveränderungen (Krigel et al. 2014; McClelland 2017; Mosher et al. 2013; Vilhauer 2008),
- Veränderte Sexualität (Grabsch et al. 2006; McClelland 2017; Vilhauer 2008)
- Nagelveränderungen (Mosher et al. 2013)
- Lymphödeme (Fenton 2011; Krigel et al. 2014)
- Schlafstörungen (Grabsch et al. 2006)
- Bewegungseinschränkungen, beispielsweise Gleichgewichtsschwierigkeiten bis zu Lähmungen (Mosher et al. 2013)

Diese Symptome beeinflussen das Körpererleben unterschiedlich. Insbesondere Nebenwirkungen wie Fatigue, Haarverlust, Übelkeit sowie Appetitlosigkeit treten bei bestimmten Chemotherapien unterschiedlich stark oder auch gar nicht auf (Luoma & Hakamies-Blomqvist 2004). Generell sind Schmerzen ein dominierendes Thema für Frauen mit einer fortgeschrittenen Brustkrebserkrankung, wie bis auf Davies und Sque (2002) und McClelland (2017) alle Studien zeigen:

> »May be it's because the pain is in my head that I'm confused and can't think straight, cause the pain is killing me. I can't think about anything else than the pain« (Luoma & Hakamies-Blomqvist 2004, S. 733).

Dabei variieren die Schmerzursachen, wobei die Lokalisation der Metastasen von großer Bedeutung ist. So zeigen Reed et al. (2012), dass Knochenmetastasen im Gegensatz zu viszeralen Metastasen mit einer deutlich stärkeren Schmerzsymptomatik verbunden sind. Schmerzen sind ebenfalls ein vorrangiges Symptom bei Frauen mit exulzerierenden Tumoren (Lund-Nielsen et al. 2005a; Probst et al. 2013a). Folgendes Zitat verdeutlicht dies eindrucksvoll:

> »I suffered so much from it. It was like somebody was stabbing your breast with a stick« (Probst et al. 2013a, S. 42).

Zudem treten Schmerzen infolge von Lymphödemen (Fenton 2011; Grabsch et al. 2006), in intimen Momenten, meistens beim Geschlechtsverkehr (McClelland 2017), oder aufgrund einer entfernten Brust, erlebt als Phantomschmerz, auf (Grabsch et al. 2006). Neben Schmerz ist Fatigue eines der häufigsten Symptome (Mosher et al. 2013). Bei der Hälfte der Frauen hat das sexuelle Interesse nachgelassen (Grabsch et al. 2006). Gründe für die veränderte Sexualität, neben dem veränderten Aussehen und dem damit verbundenen Gefühl weniger attraktiv zu sein, sind insbesondere Schmerzen (McClelland 2017), die beispielsweise durch vaginale Trockenheit aufgrund der Chemotherapie (Vilhauer 2008) ausgelöst werden.

Im Gegensatz zu Frauen mit einer heilbaren Brustkrebserkrankung sehen Frauen mit unheilbarem Brustkrebs ihren Körper als »time bomb« (Davies & Sque 2002, S. 587), da jederzeit eine Verschlechterung der gesundheitlichen Situation auftreten kann. Im gesamten Krankheitsverlauf zeigen sich immer wieder Symptome, die unkontrolliert sind und denen sich die Frauen nicht entziehen können (Reed et al. 2012). Körperliche Anzeichen wie beispielsweise ein Lymphödem lassen sie ständig an die Krankheit denken (Fenton 2011); ebenso ergeht es Frauen, die sich schwach und müde fühlen (Luoma & Hakamies-Blomqvist 2004). Erleben Frauen Schmerzen, so werden diese von einigen als Zeichen für einen Krankheitsfortschritt gedeutet und führen zu verstärkten Angstgefühlen (Mosher et al. 2013).

2.1.4.3 Sichtbare Veränderungen

Hauptsächlich beziehen sich körperliche Veränderungen in der gesichteten Literatur auf die veränderte Brust sowie den Haarverlust. Krigel et al. (2014) beschreiben einen Unterschied zwischen Haar- und Brustverlust: Ist der Haarverlust nicht optimal kaschiert und wird dadurch für andere sichtbar, empfinden manche diesen schlimmer als den Verlust einer Brust (Krigel et al. 2014; Luoma & Hakamies-Blomqvist 2004). Um nicht als kranke Frau wahrgenommen zu werden, tragen manche Frauen eine Perücke, dabei sorgen sie sich jedoch, dass diese als solche erkannt wird (Luoma & Hakamies-Blomqvist 2004). Befragte Frauen in der Studie von Mosher et al. (2013) sind traurig und zugleich verärgert über ihren Haarverlust. Ebenso haben sie Bedenken aufgrund der optischen Veränderungen ihrer Brust. Im Vergleich mit Daten von Frauen mit neudiagnostiziertem, heilbarem Brustkrebs kommen Grabsch et al. (2006) zu anderen Ergebnissen: Ihren Erkenntnissen nach äußern Frauen mit fortgeschrittenem Brustkrebs weniger Probleme mit dem Haar- als mit dem Brustverlust. Besonders dramatisch beschreiben Frauen die Wahrnehmung ihrer Brust, wenn diese durch eine Exulzeration verändert ist. Diese körperliche Veränderungen empfinden sie als emotional herausfordernd und traumatisch (Probst et al. 2013a). Die Wunde ist für sie ein sichtbares, entstellendes Zeichen für das Fortschreiten ihrer Brustkrebserkrankung:

> »It was growing so fast. First it ate away my breast and then it ate away further and further. Then it went round to my back. It is so embarrassing seeing it. It actually feels like I'm falling apart« (ebd., S. 42).

Neben dem in mehreren Studien genannten Brust- und Haarverlust betonen Kriegel et al. (2014), dass auch eine Portnarbe das Körperbild von Frauen negativ beeinflussen kann. Zu sichtbaren Veränderungen zählt auch ein Armlymphödem, welches einen hohen Leidensdruck auslösen kann (Fenton 2011).

2.1.4.4 Auswirkungen eines veränderten Aussehens

Grundsätzlich haben Frauen mit fortgeschrittenem Brustkrebs Bedenken gegenüber ihrem Körper und äußern sich unwohl zu fühlen und traurig über das veränderte Aussehen zu sein (Fenton 2011; McClelland 2017; Mosher et al. 2013; Vilhauer 2008). Die Frauen geben an sich weniger attraktiv und nicht mehr als Frau zu fühlen (Grabsch et al. 2006; McClelland 2017; Mosher et al. 2013; Vilhauer 2008) und bemerken, dass sie beunruhigter darüber sind, als sie ursprünglich angenommen haben (Mosher et al. 2013). In der Studie von McClelland (2017) spielt das Gewicht eine große Rolle; tatsächlich fühlen sich die meisten Frauen zu dick, was sie mehr belastet als die Diagnose selbst. Mehrere Forscherinnen schlussfolgern aufgrund sichtbarer körperlicher Veränderungen (veränderte Brust, ausgeprägtes Lymphödem), dass das Gefühl von Weiblichkeit bei Frauen mit fortgeschrittenem Brustkrebs angegriffen ist (Fenton 2011; Krigel et al. 2014; Lund-Nielsen et al. 2005a; McClelland 2017; Mosher et al. 2013; Vilhauer 2008). Nach Aussagen von Grabsch et al. (2006) beschreibt eine von drei Frauen, sich weniger attraktiv zu fühlen. Ein Viertel der Frauen gibt an unzufrieden mit dem eigenen Körper zu sein (ebd.).

Besonders Frauen mit exulzerierenden Tumoren nehmen drastische körperliche Veränderungen wahr (Lund-Nielsen et al. 2005a; Probst et al. 2013a). Die durch eine Exulzeration verursachten Wunden bluten, jucken, schmerzen, riechen unangenehm und Exsudat tritt aus.

> »Yes it came from your breast directly to your nose, well you smelt it yourself. That is awful. You cannot describe this smell. It is awful. Well it's as if somebody was mouldy. And I had a feeling that other people smelt it too. So I started to stuff towels and things in it to close it, so that the smell does not appear straightaway« (Probst et al. 2013a, S. 41).

Die Frauen haben das Gefühl in einem »grenzenlosen, verrottenden Körper zu leben«[26] (ebd., S. 38) und beschreiben, dass sie dadurch die Kontrolle über den Körper und das Leben verloren haben (ebd.).

2.1.4.5 Der Körper zeigt Grenzen auf

»Cancer changes everything« (Krigel et al. 2014, S. 334) – dieser Titel einer analysierten Studie fasst die Bedeutung zahlreicher Veränderungen und der damit verbundenen Auswirkungen für das Leben von Frauen mit fortgeschrittenem Brustkrebs zusammen. Grundsätzlich kann davon ausgegangen werden, dass die Frauen mit diversen Einschränkungen in ihrem Alltag konfrontiert sind (McClelland et al. 2015), die ein gewohntes, in Teilen planbares Leben unmöglich machen:

26 Eigene Übersetzung des Zitats »living in an unbounded body«.

»I am a person who lives in black and white and this disease has forced me into a gray area. This is torture at times. I am a planner. I want to know outcomes and it is impossible with this cancer« (Mosher et al. 2013, S. 287).

Die Ausführungen zeigen, dass sich die meisten Veränderungen negativ auf das Gefühlsleben der Frauen auswirken.

Frauen sind funktionell beeinträchtigt, da sie aufgrund therapiebedingter Nebenwirkungen – insbesondere Schmerzen, Fatigue, Kurzatmigkeit oder Lähmungen – in ihren täglichen Aktivitäten eingeschränkt sind (Luoma & Hakamies-Blomqvist 2004; Mosher et al. 2013; Vilhauer 2008). Stellenweise können sie diesen gar nicht mehr nachgehen, beispielsweise ist es manchen Frauen nicht mehr möglich aus dem Bett aufzustehen (Luoma & Hakamies-Blomqvist 2004; Mosher et al. 2013; Vilhauer 2008):

»They bring me my meals in bed, and it's so hard, because I just can't handle my normal everyday life by myself« (Luoma & Hakamies-Blomqvist 2004, S. 732).

Zu den eingeschränkten alltäglichen Aktivitäten zählen spazieren gehen, Auto fahren, sich um die Hausarbeit kümmern, Hobbys nachgehen (ebd.) wie ein Saunabesuch, der beispielsweise für Frauen mit exulzerierendem Tumor nicht möglich ist (Probst et al. 2013a), aber auch das selbstständige Ankleiden oder Zubereiten von Mahlzeiten (Mosher et al. 2013). Sind die Frauen auf Unterstützung angewiesen, fühlen sie sich hilflos und in ihrer Autonomie eingeschränkt (Krigel et al. 2014; Luoma & Hakamies-Blomqvist 2004). Einige Frauen äußern nur schwer Hilfe annehmen zu können (Luoma & Hakamies-Blomqvist 2004; Mosher et al. 2013):

»I have to learn to live with this disability no matter how much I hate it... now I have to depend on my family for little things like getting dressed, opening a jar, or buttering my toast« (Mosher et al. 2013, S. 288).

Die Tatsache von anderen Menschen abhängig zu sein belastet Frauen (ebd.), sie hoffen, dass diese Phase nur von kurzer Dauer ist:

»I hope that the period I'm totally dependent on other people wouldn't last very long. I hope that when the time comes, it wouldn't take that long, so that I wouldn't have to suffer the pains for too long« (Luoma & Hakamies-Blomqvist 2004, S. 735).

Neben funktionellen Beeinträchtigungen erleben Frauen soziale Einschränkungen im Familienleben. Sie können sich nicht mehr wie gewohnt um die Familie kümmern, was zu Rollen- und Beziehungsveränderungen führen kann (Krigel et al. 2014; Luoma & Hakamies-Blomqvist 2004; McClelland 2017). Je nach Hilfebedarf der Frau sind es eigene Kinder, die die Mutter unterstützen (Krigel et al. 2014). Aufgrund von Unzufriedenheit mit dem eigenen Körper (Grabsch et al. 2006) sowie dem Gefühl von Peinlichkeit (Mosher et al. 2013) erleben einige

Frauen ihren veränderten Körper als unangenehm, was zur Folge haben kann, dass sie ungern nackt sind (Grabsch et al. 2006) und die Lust an Sexualität abnimmt (Lund-Nielsen et al. 2005a; McClelland 2017; Vilhauer 2008) bzw. sie ein verändertes Intimleben praktizieren (McClelland 2017). Manche Frauen berichten dadurch von einer veränderten Paarbeziehung (Krigel et al. 2014; McClelland 2017), beispielsweise indem sie eine Entfremdung von ihrem Partner erleben (Vilhauer 2008):

> »And of course the sexual relationship has just fled. Tanked ... It's a big concern for my marriage ... We're not connected. He's said several times that he feels like we're brother and sister« (Krigel et al. 2014, S. 338).

Soziale Einschränkungen ergeben sich auch außerhalb der Familie. Der Körper zeigt den Frauen eine Grenze auf, sodass sie sich gegenüber gesunden Frauen als Außenseiterin fühlen (Luoma & Hakamies-Blomqvist 2004). Offensichtliche körperliche Veränderungen (Mosher et al. 2013; Probst et al. 2013a; Vilhauer 2008) sind zudem ein Auslöser für andere, erkrankte Frauen als »cancer patient« (Mosher et al. 2013, S. 338) zu bezeichnen. Frauen mit einer fortgeschrittenen Brustkrebserkrankung fühlen sich in der Öffentlichkeit nicht wohl (Lund-Nielsen et al. 2005a), umgekehrt erleben sie, dass sich andere ihnen gegenüber unbehaglich fühlen und Mitleid haben (Vilhauer 2008).

> »I don't really want to tell anybody that I'm like this. I don't want to talk about it to strangers, cause I feel that people would start to feel sorry for me or something like that... I don't want any of that. I don't think that I've changed that much as a person. I'm still the same person, even if I've got this disease. That's probably why I don't want to talk about it to anyone« (Luoma & Hakamies-Blomqvist 2004, S. 735).

Der Körper mit seinen sichtbaren Veränderungen trägt somit einschränkend dazu bei, dass ein normaler zwischenmenschlicher Umgang nur schwer möglich ist.

Einschränkungen im Berufsleben ergeben sich für diejenigen im Erwerbsalter. Frauen beschreiben ein Gefühl der Wertlosigkeit (Mosher et al. 2013) wenn sie gezwungen sind ihre Arbeitszeit zu verkürzen oder den Arbeitsplatz aufzugeben (Luoma & Hakamies-Blomqvist 2004; Mosher et al. 2013; Vilhauer 2008):

> »My identity was always tied into my professional life... and now that's been taken away from me« (Mosher et al. 2013, S. 288).

Dadurch dass der veränderte Körper den Frauen immer wieder Grenzen aufzeigt und das Privat- sowie Berufsleben nicht wie gewohnt weiterlaufen können, kommt es bei den Frauen zu Gefühlen der Frustration (Krigel et al. 2014; Mosher et al. 2013). Dennoch nehmen sie auch positive Gefühle wahr und können gute Tage erleben, wenn sich Schmerzen, Fatigue, Schläfrigkeit und Übelkeit in Grenzen halten (Luoma & Hakamies-Blomqvist 2004):

»I prefer to take one day at a time and live it up, but still live a fairly normal life« (ebd., S. 736).

2.1.4.6 Strategien anwenden

Aus den Studien lassen sich fünf Strategien zum Umgang mit körperlichen Veränderungen ableiten.

1. Fatalismus. Einige der erkrankten Frauen lassen eine gewisse Gleichmütigkeit gegenüber der eigenen Lebenssituation erkennen:

»I have decided to let nature takes its course, that's the way I want to live my life now, and I know I am going to do it« (Davies & Sque 2002, S. 587).

Gleichzeitig versuchen sie der Krankheit positive Aspekte abzugewinnen wie beispielsweise Momente bewusster erleben zu können sowie gelassener und aufgeschlossener zu sein:

»I'm constantly aware of losing something. I try to soak up experiences. I try to live it up. Somehow, my life has become more intense, and I don't want to miss anything, to let anything slip away, I can't waste any moments. And my attitude towards other people has changed, I'm really much more understanding now, even towards people that I used to consider as complete jerks. I've become more tolerant, approving and broadminded« (Luoma & Hakamies-Blomqvist 2004, S. 735).

Praktische Aufgaben zu bewältigen, die für sie als gesunde Frau selbstverständlich waren, für die kranke Frau aber eine Herausforderung darstellen, kann zur Zufriedenheit mit der eigenen Leistung führen:

»I'm somewhat proud of myself that I've managed to water the plants. Of course, it's not really a big deal« (ebd., S. 734).

2. Bewusster leben. Tagtäglich mit den Auswirkungen der Krankheit sowie den therapiebedingten Aus- und Nebenwirkungen zu leben, führt auch zu einer Beschäftigung mit dem Sterben und der eigenen Endlichkeit. Eine Frau berichtet, dass es ihr gelingt bewusster zu leben:

»It makes you more aware of your mortality. It makes you more aware of the people around you. It makes you more aware of yourself. You know, maybe you think a little deeper than you used to. You realise what's even more important and what's less important« (Krigel et al. 2014, S. 338).

3. Verdrängung. Während manche Frauen mit der täglichen Herausforderung beschäftigt sind ihre körperlichen Veränderungen zu akzeptieren, gelingt es anderen Frauen nicht, sich mit dem veränderten Aussehen zu versöhnen. Die Gründe sind verschieden: Manche Frauen merken, dass sie einen gesunden Zustand nicht mehr erreichen können (Davies & Sque 2002), bei anderen überwiegt ein gefühlter Kontrollverlust (Vilhauer 2008). Als Reaktion darauf neigen sie dazu die Krankheit zu verdrängen (Fenton 2011; Luoma & Hakamies-Blomqvist 2004) um eine gewisse Normalität aufrechterhalten zu können. Sie versuchen bewusst Symptome und den damit verbundenen Krankheitsfortschritt auszublenden, da dieser an das Sterben erinnert (Fenton 2011). Insbesondere Frauen mit massiven körperlichen Veränderungen (bspw. Exulzeration eines subkutan gelegenen Mammakarzinoms, Lymphödem) versuchen mit der Situation möglichst allein zurechtzukommen (Probst et al. 2013a) und sie zu ertragen (Fenton 2011). Wenn möglich kaschieren sie sichtbare Zeichen. Eine Frau mit einem Armlymphödem erhofft sich durch das Tragen langärmliger Kleidung den Kompressionsarmstrumpf zu verstecken (ebd.). Auch Frauen mit exulzerierenden Tumoren versuchen mit Kleidung von ihren Wunden und der Wundversorgung abzulenken (Lund-Nielsen et al. 2005a; Probst et al. 2013a). Problematisch ist auch, dass der Wundgeruch bleibt und die nässenden und blutenden Wunden ein regelmäßiges Umziehen mit Erneuerung des Verbands erforderlich machen (ebd.). Das ist besonders für die Frauen herausfordernd, die Sozialkontakte haben (Lund-Nielsen et al. 2005a), weshalb sich viele in häuslicher Umgebung am sichersten fühlen (Probst et al. 2013a).

4. Sozialer Rückzug. Beeinträchtigungen des äußeren Erscheinungsbildes führen dazu, dass die Bereitschaft der Frauen sich in der Öffentlichkeit zu bewegen und andere Menschen zu treffen schwindet:

> »Right now I'm trying to wrap up my life as neat as I possibly can, before I die, you know. So, I'm very hard on myself, you know… I'm hard on every aspect of my life. I'm hard [on myself] because I'm not thin, you know, attractive… I don't want anybody to see me. I'm fat, you know. I used to be pretty, but I'm not anymore« (McClelland 2017, S. 35).

Diese Haltung bzw. dieses Verhalten kann sogar zur Isolation führen (Davies & Sque 2002; Luoma & Hakamies-Blomqvist 2004). Frauen mit exulzerierenden Tumoren meiden bewusst andere Menschen (Lund-Nielsen et al. 2005a) und versuchen daher nach Möglichkeit ihre Wunden selbst zu versorgen (Probst et al. 2013a). Einige finden es schlimm keinen BH sowie bestimmte andere Kleidungsstücke tragen zu können (Lund-Nielsen et al. 2005a). Somit sind sie von adäquatem Verbandsmaterial abhängig, mit dem sie sich gut und sicher fühlen können – erst dann ist der Kontakt zu anderen Menschen für sie vorstellbar (ebd.). Machen die Frauen in der Öffentlichkeit negative Erfahrungen, zu denen für sie Mitleid (Luoma & Hakamies-Blomqvist 2004) sowie stigmatisierende Kommentare (Probst et al. 2013a) zählen, fühlen sie sich unwohl und ziehen sich zurück (Luoma & Hakamies-Blomqvist 2004).

5. Unterstützung suchen. In der Literatur finden sich zudem Beispiele, dass es Frauen wichtig ist Unterstützung zu bekommen. Frauen berichten, dass sie außerhalb der Familie wenig Bereitschaft zur Unterstützung sehen (Vilhauer 2008). Zum einen gibt es Außenstehende, die das fortgeschrittene Krankheitsstadium unmittelbar mit dem Sterben verbinden und dieses den Frauen auch signalisieren (Luoma & Hakamies-Blomqvist 2004; Vilhauer 2008), zum anderen gibt es Menschen, die die Situation verharmlosen und nicht nachvollziehen können, dass das Lebensende naht (Mosher et al. 2013). In beiden Fällen erleben Frauen negative Gefühle wie Wut oder Traurigkeit und vermeiden es über die Krankheit zu sprechen (Luoma & Hakamies-Blomqvist 2004; Mosher et al. 2013; Vilhauer 2008). Sie wägen genau ab, wem sie sich anvertrauen; über ihre Behandlungen, aber auch den Progress sprechen sie in erster Linie mit der Familie (Mosher et al. 2013) oder Mitbetroffenen (Vilhauer 2008). Fenton (2011) zeigt anhand einer Fallstudie auf, als wie wichtig – neben der familiären Unterstützung – die psychosoziale Unterstützung von spezialisierten Pflegefachpersonen und einem Palliative-Care-Team erachtet wird (ebd.). Das Selbstbewusstsein und das Wohlbefinden werden durch körpernahe Angebote wie Handmassagen, Nagelpflege oder das Lackieren der Fingernägel in der Lieblingsfarbe positiv beeinflusst (ebd.). Dass sich Berührungen positiv auswirken, zeigen auch Vilhauer et al. (2008), die beschreiben, dass Massagen von den Frauen als angenehm empfunden werden. Um ihr Wohlbefinden zu steigern suchen Frauen im Krankheitsverlauf zunehmend nach komplementären Behandlungen wie Akupunktur, Meditation oder Pflanzentherapie (ebd.). Auch wenn einige Frauen den medizinischen Therapien, die sie in Anspruch nehmen, feindlich gegenüberstehen, gibt es andere, die die Möglichkeit therapiert zu werden mit Hoffnung verbinden:

> »But these treatments just make me sick. I've felt quite good about myself that I'm doing fine, but these cytostatic treatments. They just wipe you off your feet. It's comforting as long as something is being done, I feel that there's hope as long as I'm being treated« (Luoma & Hakamies-Blomqvist 2004, S. 733).

Aus den Ausführungen zu den Haupt- und Subthemen wird deutlich, dass der Fokus der Betrachtungen zumeist auf dem Körper liegt. Das leibliche Erleben der Frauen, aber auch die Bedeutung von Beziehungen für das Körpererleben werden im Rahmen der identifizierten Studien kaum adressiert. Daraus ergibt sich, dass Aussagen zum Gesamtkörpererleben nur rudimentär getroffen werden können, wie im Folgenden diskutiert wird.

2.1.5 Diskussion

Grundsätzlich geben die Studien einen Einblick in das veränderte Körpererleben von Frauen mit einer fortgeschrittenen Brustkrebserkrankung, auch wenn deren Fragestellungen und Forschungsziele einen anderen Schwerpunkt haben. Einzig

McClelland et al. (2015) und McClelland (2017) gehen in einem Teilaspekt ihrer Studien explizit auf das Thema Körperbild ein. Die thematische Analyse im Rahmen dieses Reviews erfolgt somit aus einer körperfokussierenden Perspektive, und zwar vor dem Hintergrund der Frage, welche körperlichen Veränderungen die Frauen erfahren, wie sie diese erleben und wie sie mit diesen umgehen. Die Forschenden der untersuchten Studien haben jedoch andere Konzepte im Blick: Lebensqualität (Grabsch et al. 2006; Luoma & Hakamies-Blomqvist 2004; McClelland et al. 2015; Reed et al. 2012), psychosoziale Belastungen (Grabsch et al. 2006), Krankheitserfahrungen (Davies & Sque 2002; Fenton 2011; Krigel et al. 2014; Probst et al. 2013a; Vilhauer 2008), Auswirkungen auf Weiblichkeit und Sexualität (Lund-Nielsen et al. 2005a; McClelland 2017). Daher beruhen Aussagen zu körperlichen Veränderungen überwiegend auf deskriptiven Betrachtungen. Dies gilt es bei der Diskussion der Ergebnisse zu berücksichtigen.

Im Ergebnisteil des Reviews zeigt sich, dass Frauen mit fortgeschrittenem Brustkrebs überwiegend mit körperlichen Veränderungen konfrontiert sind. Die Ursachen sind brustkrebsspezifisch und/oder therapiebedingt. Alle Studien geben diesbezüglich Hinweise, wobei Gemeinsamkeiten, Unterschiede, Häufigkeiten, aber auch Widersprüche deutlich werden. Im Folgenden werden neben inhaltlichen auch methodische Aspekte diskutiert. Zum Hauptthema ›sichtbare Veränderungen‹ findet sich in den untersuchten Studien insbesondere die Thematisierung von Brust- bzw. Haarverlust. Auffällig in den Studien von Mosher (2013) und Krigel (2014) ist, dass Aussagen von befragten Frauen, beispielsweise die, sich nach einer Mastektomie nicht mehr als Frau zu fühlen, nicht dem Zeitpunkt der lokal begrenzten Primärerkrankung oder der Metastasierung zugeordnet werden können. So entsteht der Eindruck, dass eine Aussage, die retrospektiv getroffen wird, auch zum Zeitpunkt der Befragung noch Gültigkeit hat. Dies ist aber durchaus fraglich. Schließlich kann ein Brust- oder auch Haarverlust, der möglicherweise viele Jahre zurückliegt, in der aktuellen Lebenssituation anders empfunden werden als zum Zeitpunkt des Auftretens. Diese Studien verallgemeinern somit Erkenntnisse über eine begrenzte Phase der Erkrankung auf einen zum Teil deutlich größeren Zeitraum. Anders verhält es sich bei den Beispielen exulzerierender Tumoren (Fenton 2011; Lund-Nielsen et al. 2005a; Probst et al. 2013a). Hierbei sind die Veränderungen eindeutig der fortgeschrittenen Brustkrebserkrankung zuzuschreiben. So nennen die Autor*innen zahlreiche Ursachen, die ausschließlich auf diese Patientinnengruppe zutrifft, wie beispielsweise Gerüche, Exsudat und die damit verbundenen Schwierigkeiten, die das Körpererleben beeinflussen. Da die Anzahl der Frauen mit exulzerierenden Tumoren aber nur einen kleinen Teil der Frauen mit fortgeschrittener Erkrankung ausmacht, können diese Erkenntnisse zum Erleben körperlicher Veränderungen nicht umstandslos auf die gesamte Gruppe der Frauen mit metastasiertem Brustkrebs übertragen werden.

In der Einleitung wurde bereits auf Veröffentlichungen verwiesen, die sich mit dem Thema der weiblichen Identität bei Frauen mit einer neudiagnostizierten, heilbaren Brustkrebserkrankung beschäftigen (*vgl. Kap. 1.2.1*). Auch einige der analysierten Studien beschäftigen sich mit Auswirkungen eines veränderten Aussehens. Hier scheint das Thema Weiblichkeit zentral, schließlich ist das Item ›feeling less feminine‹ eine Antwortmöglichkeit im standardisierten EORTC-Lebensqualitätsfragebogen. Während Aussagen aus der Studie von Kriegel at al. (2014) wie beispielsweise »That changed at the first diagnosis and the first mastectomy. I just never felt like I was a woman, no sexuality« (ebd., S. 338) eindeutig auf die Erstdiagnose Bezug nehmen, fragt der EORTC explizit das Befinden in den letzten Wochen ab. Grabsch et al. (2006) kommen zu dem Ergebnis, dass sich etwa ein Drittel der befragten Frauen in der letzten Lebensphase weniger attraktiv fühlt. Interessant ist, inwiefern durch die Vorgabe der Antwortmöglichkeit, ob Frauen ihre Attraktivität und Weiblichkeit durch die Folgen der Erkrankung eingeschränkt sehen, der Aussage eher zugestimmt wird, als dass sie in einer offenen Befragung spontan geäußert wird. McClelland (2017) schlussfolgert aufgrund ihrer Ergebnisse, dass sich gegenwärtige gesellschaftliche Ideale über ›Frausein‹ und Sexualität negativ auf Frauen mit begrenzter Lebenserwartung auswirken. Mit Ausnahme der zwei Studien zum Erleben exulzerierender Tumoren (Lund-Nielsen et al. 2005a; Probst et al. 2013a) sowie der Untersuchung von McClelland (2017) kommen die Themen Weiblichkeit und Attraktivität im Kontext von Palliative Care in den anderen qualitativen Studien nicht vor. Die besprochenen Untersuchungen der Auswirkungen eines veränderten Aussehens bleiben daher in Bezug auf die hier verfolgte Fragestellung wenig aussagekräftig und werden als kritikwürdig eingeschätzt.

Die Beeinträchtigungen der Körperlichkeit (vgl. Hauptkategorie ›Der Körper zeigt Grenzen auf‹) sowie die Strategien zeigen sich in den Studien zwar äußert vielfältig, sie stehen allerdings in keiner der Studien im Mittelpunkt der Untersuchung, sondern werden lediglich als begleitende Erkenntnisse thematisiert. Vielfach wird dabei die eingeschränkte körperliche Leistungsfähigkeit am häufigsten benannt. Inwieweit bestimmte Strategien wie beispielsweise sozialer Rückzug oder Verdrängung eine Relevanz für die körperliche Verfassung bzw. das Körpererleben haben, bleibt offen.

In Bezug auf die Fragestellung dieser Literaturstudie bleiben die Daten der quantitativen Forschungsvorhaben ebenso wie die der ausgewählten qualitativen Studien in ihrer Aussagekraft oftmals begrenzt bzw. führen zu weiterem Klärungs- und Diskussionsbedarf. Mosher et al. (2013) versäumen es etwa darauf hinzuweisen, welche Rückfragen zu den schriftlichen Erfahrungsberichten für weitere Interpretationen hilfreich wären. Krigel et al. (2014) weisen zwar darauf hin, dass die Befragung von Frauen in Fokusgruppen dazu führen kann, dass die Teilnehmerinnen zu neuen Gedanken angeregt werden, nicht aber darauf, dass es dadurch auch zu einseitiger Beeinflussung in der Verstärkung der Zurückhaltung einzelner Teilnehmerinnen kommen kann. Zudem verzichten sie ohne Erklärung darauf, ihre Methode in Bezug auf die besonderen Anforderungen, die die einzigartige und höchst vulnerable Lebenssituation der teilnehmenden Frauen verlangt, zu diskutieren. Methodische Auffälligkeiten zeigen sich außerdem in den inhaltsanalytischen Studien (Krigel et al. 2014; Probst et al. 2013a; Vilhauer 2008). Fraglich (und insbesondere auch nicht angemessen diskutiert) ist, wie bei der geringen Anzahl an Teilnehmerinnen (zwischen 9 und 15 Frauen) insbesondere der Aspekt der Datenreduktion berücksichtigt werden konnte – schließlich gilt diese als ein wichtiger Analyseschritt innerhalb der Methodik qualitativer Inhaltsanalysen. Die Ergebnisse dieser Studien können darüber hinaus in ihrer begrenzten Tiefe zwar einfließen, lassen eine weitergehende Interpretation in Bezug auf das Körpererleben aber nicht zu (Vilhauer 2008).

Die begrenzte Möglichkeit zur Weiterverwendung der Daten aus den Studien zeigt sich insbesondere anhand der Symptome Schmerz, Fatigue und Kurzatmigkeit. Die meisten der Studien zeigen die Bedeutung, aber auch die Häufigkeit dieser Aus- und Nebenwirkungen für Frauen in der letzten Lebensphase. Unklar bleibt allerdings, wie Frauen diese Symptome tatsächlich erleben. Zudem konzentrieren sich die Forschenden überwiegend auf die negativen Folgen einer fortgeschrittenen Brustkrebserkrankung, wie im Hauptthema ›Körper zeigt Grenzen auf‹ dargestellt wurde. Dennoch betonen Luoma und Hakamies-Blomqvist (2004), dass die Frauen auch gute Zeiten haben können. Inwieweit sich Wohlbefinden bemerkbar macht und Einfluss auf die Lebenssituation nimmt, bleibt jedoch unklar.

Vor dem Hintergrund der heterogenen Zusammensetzung des Samplings bzw. der Stichproben, insbesondere bezogen auf den Gesundheitszustand – schließlich sind einige Frauen noch erwerbsfähig – sowie der unterschiedlichen thematischen Ausrichtungen und explorativen Zugänge der Studien sowie der fehlenden wechselseitigen Bezüge der einzelnen Komponenten untereinander ist der Forschungsstand als reduzierter Einblick in die Situation von Frauen mit fortgeschrittener Brustkrebserkrankung mit Blick auf das Körpererleben in der letzten Lebensphase zu werten.

2.1.6 Schlussfolgerungen der empirischen Betrachtungen

Die zuvor aufgezeigten Diskussionspunkte zu den Ergebnissen des Reviews führen unmittelbar zu Schlussfolgerungen, die auch im folgenden Kapitel der Problemdarstellung wieder aufgegriffen werden. Vor dem Hintergrund der aufgezeigten offenen Fragen und Limitationen der eingeschlossenen Studien zeigen sich diverse für die vorliegende Forschungsarbeit zu berücksichtigende Aspekte.

Da bislang keine Studie zum Forschungsthema in Deutschland durchgeführt wurde, sollen Frauen im deutschen Gesundheitssystem befragt werden. Umfangreiche Kenntnisse zum Körperbild liegen für erkrankte Frauen im Frühstadium vor. Diese gilt es zu erweitern, da mit dem Review gezeigt werden konnte, dass das Körpererleben auch für Frauen mit kurzer Lebenserwartung von Bedeutung ist. Wie bereits in der Einleitung aufgezeigt, kann eine Metastasierung symptomlos beginnen und jahrelang andauern. Daher wird das Sample der eigenen Grounded-Theory-Studie auf Frauen eingegrenzt, die sich in der letzten Lebensphase befinden *(vgl. Kap. 4.2.4)*. Um eine konkrete Vorstellung über diesen Zeitraum zu haben, wird in den theoretischen Ausführungen eine Definition der letzten Lebensphase erarbeitet *(vgl. Kap. 2.2)*.

Die dargestellten Studien haben gezeigt, dass ohne das Hinzuziehen theoretischer Konzepte bestimmte Themen wie Körperbild oder Weiblichkeit nicht umfänglich betrachtet werden können. Im Zusammenhang mit der Auseinandersetzung um den theoretischen Forschungsstand werden daher für die vorliegende Studie relevante Konzepte diskutiert und konkretisiert.

Empirisch wird es von Bedeutung sein, welche körperlichen und leiblichen Erfahrungen Frauen machen. So schlussfolgern beispielsweise McClelland et al. (2015), dass das Körpererleben sorgfältiger betrachtet werden sollte. Dazu gehört beispielsweise die Krankheitsgeschichte von Beginn an zu erfassen sowie auf das Körpererleben als gesunde Frau einzugehen. Um die verschiedenen bekannten Facetten umfassend betrachten zu können wird daher mit der Grounded-Theory-Methodologie eine Forschungsmethode gewählt, die für die Untersuchung wenig erforschter Gegenstandsbereiche steht (Mey & Mruck 2009; Strübing 2008). Ziel der Grounded-Theory-Methodologie ist es, die Perspektive der Beforschten abzubilden, um letztendlich erklärende Theorien zur Beschreibung und Erklärung menschlichen Verhaltens entwickeln zu können (Morse & Field 1998; Strauss & Corbin 1996). Der Anspruch der hier durchgeführten Studie besteht demnach darin, herauszufinden was Frauen mit fortgeschrittener Brustkrebserkrankung in Bezug auf ihr körperliches und leibliches Erleben in der letzten Lebensphase erleben und was sie in diesem Zusammenhang ggf. eint. Ein theoretisches Sampling stützt dabei die Ausprägung der einzelnen Dimensionen und Eigenschaften einzelner Subthemen unterstützen.

Inwieweit die Ergebnisse auf die Versorgungspraxis übertragen werden können, wird am Ende der Arbeit diskutiert. Allerdings kann bereits vorweggenommen werden, dass einige der im Rahmen der systematischen Recherche analysierten Studien die Bedeutung von Gesundheitsfachpersonen, u. a. von spezialisierten Pflegefachpersonen (Breast Care Nurses) hervorheben (Fenton

2011; Grabsch et al. 2006; Reed et al. 2012). Diese können Frauen in der Auseinandersetzung mit Fragen im Zusammenhang mit ihrem Körpererleben unterstützen (McClelland et al. 2015).

Da die hier berücksichtigte Forschung weder umfassend die individuellen Verläufe einer fortgeschrittenen Brustkrebserkrankung noch die subjektiven Erfahrungen und Bedürfnisse hinsichtlich körperlicher Veränderungen erfasst, bedarf es nachfolgend den gesonderten Betrachtungen zur letzten Lebensphase sowie zum Körpererleben. In den theoretischen Ausführungen werden die relevanten Konzepte zunächst vorgestellt und dann kritisch beleuchtet.

2.2 Theoretische Betrachtungen zur letzten Lebensphase

Anhand der medizinischen Aspekte (*vgl. Kap. 1.2.2*) sowie der Ausführungen zum empirischen Forschungsstand in Bezug auf das Körpererleben von Frauen mit einer fortgeschrittenen Brustkrebserkrankung (*vgl. Kap. 2.1.4*) ist erkennbar, dass die Phase der Metastasierung wenige Monate bis viele Jahre andauern kann und das Krankheitsgeschehen in dieser Zeit äußerst heterogen ist. In der vorliegenden Arbeit geht es um das Körpererleben von Frauen, deren Erkrankung weit fortgeschritten ist. Dieses Kapitel dient dazu, den Zeitraum der letzten Lebensphase im Kontext chronischer Krankheitsverläufe unter Berücksichtigung theoretischer Modelle zu definieren. Auf Basis grundlegender sowie theoretischer Erkenntnisse (*Kap. 2.2.1–2.2.3*) wird eine Arbeitsdefinition entwickelt, die abschließend in Kapitel 2.2.4 aufgezeigt wird.

2.2.1 Grundlegende Erkenntnisse zur letzten Lebensphase

In der Auseinandersetzung mit der letzten Lebensphase stellt sich sowohl die Frage nach der zeitlichen Bestimmung des Beginns dieser Phase als auch nach ihrer zeitlichen Dauer. Wissenschaftliche Antworten auf diese Fragen liefern Vertreter*innen der Alter(n)sforschung und der Palliative-Care-Diskurse. Ganz allgemein betrachtet beginnt die letzte Lebensphase im Alter – beispielsweise hat Remmers (2011) ein weit gefasstes Verständnis, indem er die letzte Lebensphase grundsätzlich dem hohen Alter zuordnet. Da es im Rahmen der vorliegenden Arbeit um Frauen mit einer fortgeschrittenen Brustkrebserkrankung geht, werden im Folgenden ausschließlich Aspekte zur letzten Lebensphase beleuchtet, die im Kontext von Krankheit diskutiert werden.[27]

27 Somit kann für diese Arbeit auf den bestehenden begrifflichen Diskurs der Begriffe um Alter

Aus Perspektive des Lebenslaufs beginnt für Schaeffer (2005) die letzte Lebensphase »faktisch mit dem Wissen um die tödliche Diagnose« (ebd., S. 89). Das Versorgungskonzept Palliative Care ist, wie eingangs beschrieben, umfassend und reicht daher von einer Early palliative care über End-of-life care bis zur Versorgung Verstorbener und der anschließenden Begleitung der Angehörigen. Die Vielfalt der damit verbundenen Ausrichtungen von Palliative Care erschwert eine eindeutige Beschreibung u. a. der Situation und eine zeitliche Verortung von Menschen in einer letzten Lebensphase (Van Mechelen et al. 2013, S. 206). Kern und Nauck (2006; Nauck 2001) unterscheiden zwischen Rehabilitations-, Terminal- und Finalphase. Dabei orientieren sich die drei Phasen an »der noch verbleibenden Aktivität des Patienten« (Thöns & Gerhard 2013, S. 150) sowie an der »geschätzten zeitlichen Prognose« (ebd.):

> »Die Rehabilitationsphase definiert die Phase der letzten Monate, selten Jahre, in der trotz der Erkrankung ein weitgehend normales aktives Leben möglich ist. In dieser Phase der zeitbegrenzten Rehabilitation wird eine Wiederherstellung bzw. längerfristige Erhaltung der Mobilität der Patienten angestrebt. Gleichzeitig wird durch den ganzheitlichen Therapieansatz mit psychosozialer und spiritueller Begleitung sowie der Auseinandersetzung mit der Erkrankung eine Rehabilitation der geistigen Leistungsfähigkeiten der Patienten gefördert. Dies geschieht u. a. mit dem Ziel, dass der Patient bis zuletzt sein Leben so aktiv wie möglich gestalten kann. Die Terminalphase (lat. terminus=Grenze) beschreibt den Zeitpunkt von einigen Wochen, manchmal Monaten, vor dem Tod, in denen die Aktivität aufgrund der Erkrankung trotz guter Schmerztherapie und Symptomkontrolle zunehmend eingeschränkt wird. Der Begriff (Prä-) Finalphase umschreibt die eigentliche Sterbephase und bezieht sich auf die letzten 72 Stunden des Lebens« (Kern & Nauck 2006, S. 2).

Während Kern und Nauck (2006) den einzelnen Phasen ungefähre Zeiträume zuschreiben, geben Radbruch und Payne (2011) einen gesamten zeitlichen Rahmen für das Lebensende an:

> »Versorgung am Lebensende kann synonym für Palliativversorgung und Hospizversorgung verwendet werden, wobei das Lebensende als Zeitrahmen von 1–2 Jahren verstanden wird, während dem der Patient, die Familie und die Behandler realisieren, dass die Erkrankung lebensbegrenzend geworden ist« (ebd., S. 220).

Da sich die Klassifikation der Rehabilitations-, Terminal- und Finalphase in der Fachdisziplin nicht konsequent durchgesetzt hat, wie eine Recherche in unterschiedlichen Lehrbüchern zu Palliative Care gezeigt hat (bspw. Steffen-Bürgi, Schärer-Santschi, Staudacher & Monteverde 2017) – die Begriffe Terminal- und Finalphase werden mitunter synonym verwendet –, wird unter pflegewissenschaftlichen Gesichtspunkten dem Standpunkt von Thöns und Gerhard (2013)

---

und hohes Alter, welcher innerhalb der Gerontologie geführt wird, verzichtet werden (Bolze 2020).

gefolgt, anstelle der zeitlichen Prognosen das je individuelle Krankheitsbild sowie das Verhalten der jeweiligen Person bis zum Tod als Definitionsmerkmale zu verwenden.

Als Ergebnis ihres systematischen Reviews haben Van Mechelen et al. (2013) Schlüsselelemente herausgearbeitet, die aus ihrer Perspektive zur Beschreibung der letzten Lebensphase nicht fehlen dürfen. Wie von Thöns und Gerhard (2013) empfohlen, wird dabei die persönliche Geschichte der Menschen zugrunde gelegt, weshalb der Krankheitsverlauf, die Art der Erkrankung und ihr Fortschreiten sowie der Therapieansatz und die Beachtung des Outcomes (bspw. Schmerzkontrolle und Lebensqualität) im Fokus der letzten Lebensphase stehen (ebd., Van Mechelen et al. 2013). Diese Aspekte zeigen sich auch in der Beschreibung bei Kern und Nauck (2006), die die letzte Lebensphase als einen dynamischen Prozess beschreiben, der insbesondere durch körperliche, psychische und soziale Symptome und Probleme gekennzeichnet ist (Krumm et al. 2008). Genauer gesagt ist die letzte Lebensphase wie auch das Sterben mit »vielfältigen Abschieden und Sorgen, aber auch mit leiblichen Prozessen, mit körperlich und psychisch fordernden Veränderungen, mit totalen Schmerzen, Leiden und leidvollen Situationen sowie mit existenziellen Themen und Fragestellungen« (Riedel, Lehmeyer & Treff 2020b, S. 331) verbunden.

Zusätzlich wird davon ausgegangen, dass Patientinnen mit metastasiertem Brustkrebs im Allgemeinen mehr als drei Zyklen einer palliativen Chemotherapie erhalten, bevor die Behandlung eingestellt wird (Bergqvist & Strang 2017). Braga et al. (2007) sprechen diesbezüglich von einer Aggressivität an Therapien in den letzten drei Lebensmonaten.[28] Aufgrund der »Medikalisierung« (Remmers 2019, S. 21), also eine kritisch zu betrachtende »Ausdehnung von Behandlungsmöglichkeiten« (Remmers 2011, S. 163), gestaltet sich die letzte Lebensphase der unheilbar erkrankten Menschen in der Praxis häufig als die Zeit »höchster Behandlungsintensität« (ebd., S. 163).

> »Zu den ethischen Konflikten, die durch die Medikalisierung des Lebensendes und der Sterbephase im engeren Sinne ausgelöst werden, gehören Probleme der medizinischen Überversorgung, die für den Patienten nicht von Nutzen und möglicherweise mit erheblichem zusätzlichen Leiden verbunden sind, sodass die Lebensverlängerung einer Sterbeverlängerung gleichkommt« (Körtner 2020, S. 10).

Die Bedeutung und Notwendigkeit einer (professionellen und dauerhaften) Betreuung und Begleitung wird dadurch ggf. erforderlich (Nauck 2001).

---

28 Die US-amerikanische Kampagne Choosing Wisely hat auch in Deutschland Anklang gefunden mit dem Ziel, palliativmedizinische Ansätze in die Onkologie zu integrieren (van Oorschot, Ruellan & Lordick 2016). Bzgl. der Vermeidung von Fehlversorgung sowie der Überversorgung am Lebensende wurden entsprechende Empfehlungen erarbeitet (Leitlinienprogramm Onkologie 2020b).

Alle bisher aufgezeigten Erklärungsansätze bzw. Definitionen sind defizit- und belastungsorientiert, wie Riedels (2018) Ausführungen verdeutlichen, die einen gänzlich anderen Ansatz wählt. Ihrer Auffassung nach handelt es sich bei der letzten Lebensphase um die

> »Summe des jeweils spezifischen Augenblicks, der für sich Lebensqualität, Würde, Respekt und eine relationale Autonomie – das heißt eine Autonomie, die Menschen durch getroffene Entscheidungen nicht isoliert, sondern miteinander verbindet – einfordert« (ebd., S. 90).

Bis hierhin zeigt sich, dass unterschiedliche Perspektiven vorliegen, eine einheitliche Definition zur letzten Lebensphase jedoch fehlt (Sitte 2018; Thöns & Gerhard 2013). Unter Berücksichtigung der besonderen Lebenssituation der Frauen mit fortgeschrittenem Brustkrebs werden im Folgenden Modelle, die eben diese Phase fokussieren, zugrunde gelegt. Ziel ist es, die bislang aufgezeigten Erklärungen zur letzten Lebensphase theoretisch weiterzuverfolgen und ggf. zu ergänzen.

2.2.2 Pflegetheoretische Modelle im Kontext chronischer Krankheit

Der Zeitraum, in dem Frauen unheilbar an Brustkrebs erkrankt sind, kann sich je nach Lokalisation der Metastasen und dem Ansprechen auf eine palliative Therapie jahrelang hinziehen (Levit, Balogh, Nass & Ganz 2013). Brustkrebs im fortgeschrittenen Stadium ist, wenn eine Heilung ausgeschlossen ist, eine chronische Erkrankung (Jakisch 2014). Trotz dieser Einordnung, die auch dazu geführt hat, bestimmte Erkrankungen offiziell in die strukturierten Behandlungsprogramme der gesetzlichen Krankenversicherung aufzunehmen, gibt es auch kritische Stimmen, die Menschen in eine dauerhafte Patient*innen-Rolle gedrängt sehen, in der diese stigmatisiert werden und die Krankheit eine omnipotente Stellung einnimmt (Tritter & Calnan 2002). Mit derartigen Zuschreibungen sollte also behutsam umgegangen werden – aufgrund dieser Haltung wurde bereits der Umgang mit dem Identitätsbegriff einleitend kritisiert (*vgl. Kap. 1.2.1*). Grundsätzlich wird die Auffassung geteilt, dass chronische Krankheiten den gesamten Lebensverlauf beeinflussen können und somit dazu beitragen, dass nahezu alle Lebensbereiche eine Veränderung erfahren (Keller 2012b; Sachverständigenrat für die Konzertierte Aktion im Gesundheitswesen 2002; Schaeffer & Haslbeck 2016):

> »Insbesondere die Entstehung und der Verlauf einer chronischen Erkrankung werden als Prozess begriffen, der mit physiologischen Veränderungen, aber auch individuellem Wandel im Gesundheitszustand, dem psychischen Befinden und Veränderungen bis

hin zu Beeinträchtigungen aller Lebensbereiche einhergehen kann« (Lorenz-Krause 2005, S. 13).

Allerdings müssen dabei zwei Aspekte beachtet werden: Zum einen ist das spezielle Krankheitsbild zu berücksichtigen – denn anders als die Lebenssituationen beispielsweise von Menschen mit einem Diabetes mellitus oder Asthma bronchiale sind Frauen mit einer fortgeschrittenen Brustkrebserkrankung unmittelbar bei Diagnosestellung mit der Begrenztheit ihres Lebens konfrontiert und entsprechende Aus- und Nebenwirkungen der Erkrankung sowie der damit verbunden Therapien gehören für sie bis zum Lebensende dazu. Zum anderen sollte vermieden werden, mit den Veränderungen ausschließlich negative Aspekte zu assoziieren.

Im Folgenden werden pflegewissenschaftliche Modelle mit Bezug zur letzten Lebensphase zugrunde gelegt, die im Kontext chronischer Krankheit erarbeitet wurden. Dazu zählen das ›Trajekt- bzw. Verlaufskurvenmodell‹ (Corbin & Strauss 1998a), das Phasenmodell ›Verlauf des Bewältigungshandelns bei chronischer Krankheit‹ (Schaeffer & Moers 2008), das ›Modell der Pflege chronisch Kranker‹ (Grypdonk 2005) sowie das ›Shifting Perspectives Model of Chronic Illness‹ (Paterson 2001). Während die Arbeiten von Corbin und Strauss sowie von Schaeffer und Moers zu den vielfach rezipierten Konzepten zählen, finden sich die Modelle von Grypdonk und Paterson nur selten in pflegewissenschaftlichen Arbeiten. Der Fokus der folgenden Ausführungen liegt darauf, die Gemeinsamkeiten und Unterschiede der Modelle sowie deren Bedeutungen im Kontext der letzten Lebensphase darzustellen, um eine anschließende Diskussion zu ermöglichen.

Corbin und Strauss (2004; 1998a) stellen in ihrem Trajektmodell[29] das Bewältigungshandeln chronischer Krankheit in den Mittelpunkt. Auch Schaeffer und Moers (2008) beschreiben »das Erleben und [den] Umgang mit der Krankheit« (ebd., S. 13) als zentrales Element ihres Phasenmodells.

Beide Modelle, die sich neben der zeitlichen Perspektive auch auf Interaktionen, subjektives Erleben und individuelle Reaktionen beziehen, sind als dynamischer Phasenverlauf[30] konzipiert, der mit einem vermeintlich gesunden

29 Die englische Bezeichnung trajectory bedeutet wörtlich übersetzt Flugbahn, Verlauf bzw. Bahnkurve. Das Trajektmodell ist ein übergeordnetes Konzept und umfasst Phasen der Krankheitsverläufe, Projektionen und Verlaufskurven (Lorenz-Krause 2005).

30 Je nach Quelle variieren die Phasen des Trajektmodells. Corbin (1998) beschreibt neun Phasen: (1) Pre-trajectory, (2) Trajectory onset, (3) Stable, (4) Unstable, (5) Acute, (6) Crisis, (7) Comeback, (8) Downward, (9) Dying (ebd., S. 36). In einer deutschen Veröffentlichung (Woog 1998) beschreiben Corbin und Strauss (1998a) acht Phasen: (1) Vor der Pflege- und Krankheitsverlaufskurve, (2) Einsetzen der Pflege- und Krankheitsverlaufskurve, (3) Krise, (4) Akut, (5) Stabil, (6) Instabil, (7) Verfall, (8) Sterben (Corbin & Strauss 1998a, S. 13). Das sogenannte Phasenmodell nach Schaeffer und Moers (2008) umfasst sechs Phasen: (1) Im Vorfeld der Diagnose, (2) Manifestation chronischer Krankheit, (3) Restabilisierung (4)

Lebensabschnitt beginnt (›Vor der Pflege- und Verlaufskurve‹ bzw. ›Im Vorfeld der Diagnose‹) und mit dem Sterben endet. In beiden Modellen beschreibt die zweite Phase den Beginn der Krankheit. Es folgt die Phase der Krise (Corbin & Strauss 2004; 1998a) bzw. der Restabilisierung (Schaeffer & Moers 2008). Die »permanenten, unvorhersehbaren Wechsel« (ebd., S. 8) insbesondere in den Phasen Krise, akut, stabil und instabil haben im Trajektmodell »den Charakter einer spiralförmigen Kurve« (ebd.), die zusammengefasst bei Schaeffer und Moers in der Phase ›Leben im Auf und Ab der Krankheit‹ wiederzufinden sind. Diese Phasen sind in Bezug auf Dauer und Abfolge »in Abhängigkeit von der Art und dem Verlauf der Erkrankung sowie der Bewältigung durch erkrankte Personen und ihr soziales Umfeld« (Pfeffer 2018, S. 7) variabel, sodass wiederholte Wechsel und Übergänge möglich sind.

Ausgangspunkt des Trajektmodells, welches im Palliativkontext entwickelt wurde (Corbin & Strauss 2004; Lorenz-Krause 2005), sind die Erkenntnisse der Studie Awareness of Dying (Glaser & Strauss 1974). Die 1965 erstmalig publizierten und 1974 erstmals in deutscher Sprache veröffentlichten Ergebnisse (Heiser 2018) zeigen, dass eine Bewusstheit des nahen Todes für die Sterbenden selbst, aber auch für Angehörige und Pflegepersonal im Krankenhaus selten vorhanden war.

Auch wenn in das Phasenmodell von Schaeffer und Moers (2008) eine Studie über Fallverläufe von Sterbenden eingeflossen ist, basieren die Ausarbeitungen inhaltlich in erster Linie auf teils gemeinsam, teils getrennt durchgeführten unterschiedlichen qualitativen Studien über chronische Krankheiten, die sich überwiegend auf die Themen HIV und Aids, chronischer Schmerz, komplexe Medikamentenregime und chronische Krankheit im Alter beziehen (Schaeffer & Moers 2008).

Beide Modelle haben Verbreitung im Handlungsfeld der Onkologie im Allgemeinen (Dorsett 1991) sowie im Kontext Brustkrebs (Grötken, Hufnagel & Sen 2005; Wiedemann 2018) gefunden. In einer Studie wurden Krankheitsverläufe von Frauen mit fortgeschrittener Brustkrebserkrankung auf Basis des Trajektmodells untersucht (Reed & Corner 2015). Bei den befragten zehn Frauen im Alter zwischen 40 und 78 Jahren betrug die Dauer des Krankheitsverlaufs nach der Diagnose bis zum Tod zwischen dreizehn Monaten und sieben Jahren (im Durchschnitt vier Jahre). Reed und Corner (2015) bestätigen die von Corbin und Strauss identifizierten Phasen des chronischen Krankheitsverlaufs – fassen dabei allerdings die sich abwechselnden Phasen Stable, Unstable, Acute, Crisis und Comeback zusammen – und zeigen anhand dieser Phasen charakteristische Beispiele aus der Lebenswelt unheilbar erkrankter Frauen auf (*vgl. Abb. 3*).

Leben im Auf und Ab der Krankheit, (5) Einsetzen der Abwärtsentwicklung, (6) Beschleunigung der Abwärtsentwicklung, Sterben (ebd S. 26).

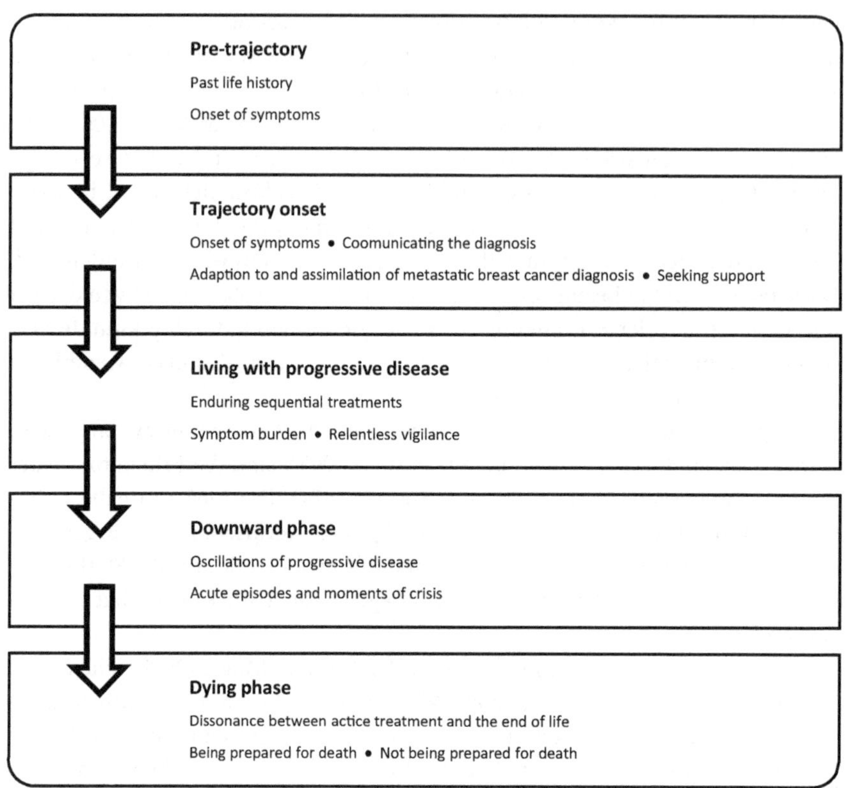

Abbildung 3: Metastatic breast cancer illness trajectory phases (Reed & Corner 2015, S. 361)

Ausgehend von den individuell verlaufenden Phasen innerhalb des Trajektmodells identifizieren Reed und Corner (2015) drei typische Krankheitsverläufe: 1. »ticking over nicely«, 2. »is there no end to it«, 3. »it's a rollercoaster« (ebd., S. 362 f.). Diese unterscheiden sich bezüglich der Dauer und der Intensität – während Frauen mit Knochenmetastasen eher einen längeren und zumeist stabilen Verlauf erleben (ticking over nicely), ist bei Frauen mit anderen bzw. multiplen Metastasen ein deutlich aggressiverer Verlauf zu erkennen. ›Is there no end to it‹ steht für einen aggressiven, schnell fortschreitenden Krankheitsverlauf, in dem sie überwiegend mit der Bewältigung unkontrollierbarer Symptome konfrontiert sind. Dagegen zeigt der Verlauf ›it's a rollercoaster‹, dass trotz der Schwere der Krankheit neben Progression und zahlreichen Therapien auch eine Rückkehr zu einem vorherigen Niveau bei gutem körperlichem oder seelischem Befinden möglich ist.

Bis hierhin lässt sich festhalten, dass die vorgestellten Modelle insgesamt hilfreich für die vorliegende Forschungsarbeit sein können, ausgewählte Phasen allerdings höhere Relevanz erhalten als andere – schließlich beziehen sich nicht alle Phasen auf den Zeitraum der letzten Lebensphase. So wird, da den Frauen die Bedeutung der fortgeschrittenen Brustkrebserkrankung bewusst ist, die Diagnosephase ausgeklammert. Auf Grundlage der Erkenntnisse von Glaser und Strauss sowie Kübler-Ross[31], deren Arbeiten sich auf die Auseinandersetzung mit dem bevorstehenden Tod beziehen, wird in der vorliegenden Arbeit zudem die Sterbephase nicht berücksichtigt. Die Sterbeprozessmodelle geben »eine Erklärung für mögliches Verhalten am Lebensende« (Sitte 2018, S. 71) und leisten somit einen »wichtigen Beitrag zum Verständnis des Sterbeprozesses« (Bardenheuer 2012, S. 426). Weglage (2014) weist darauf hin, dass sich die Modelle auf das »Erleben der allerletzten Lebensphase, den Übergang zwischen Leben und Tod« (ebd., S. 47) beziehen. In ihrer pflegewissenschaftlichen Untersuchung zeigt sie verschiedene Anpassungsstrategien palliativ betreuter Menschen auf. In diesem Zusammenhang legt Weglage (2014) ebenfalls Modelle zu chronischer Krankheit zugrunde und kommt zu dem Schluss:

> »Palliativ betreute Menschen befinden sich in der letzten Lebensphase, wenn sie sich in der *Phase der Verschlechterung* bzw. der *Abwärtsentwicklung* befinden, nicht aber in der *Sterbephase*« (Weglage 2014, S. 44).

Entgegen der Schlussfolgerungen von Weglage (2014) wird neben der Abwärtsentwicklung/dem Verfall auch das ›Leben im Auf und Ab‹ der letzten Lebensphase zugeordnet. Anhand der typischen Krankheitsverläufe lässt sich aus den Ausführungen bei Reed und Corner (2015) erkennen, dass die Erfahrungen, mit einer fortgeschrittenen Brustkrebserkrankung zu leben, zumeist auf die Phasen ›living with progressive disease‹ und ›downward phase‹ bezogen sind. Bereits die ersten empirischen Ergebnisse zeigen sich wiederholende Wechsel von unterschiedlichen Krisen sowie akuten, stabilen und instabilen Verläufen, wie auch Schaeffer und Moers (2008) anhand ihres Phasenmodells zeigen:

> »Das Auf und Ab des Krankheitsverlaufs mit insgesamt abwärts weisender Verlaufstendenz provoziert immer wieder neue Irritationen, verunsichert die oft unter großer Anstrengung vorgenommenen Bewältigungsbemühungen stets aufs Neue und wirft immer wieder andere Herausforderungen auf« (Schaeffer & Moers 2008, S. 19).

Mit voranschreitendem Verlust körperlicher und psychischer Integrität sowie einem endgültigen Verlust der Handlungsfähigkeit führt das ›Leben im Auf und Ab‹ zum ›Einsetzen der Abwärtsentwicklung‹ und schließlich auch zur ›Beschleunigung der Abwärtsentwicklung‹ (Schaeffer & Moers 2008). In der Phase

31 Kübler-Ross (2014) entwickelte ein Phasenmodell zum psychischen Erleben des Sterbens, welches 1971 in deutscher Sprache erstmalig erschien und inzwischen mehrfach neu aufgelegt wurde. Sie beschreibt fünf Phasen, die Menschen am Lebensende erleben: (1) Nicht-Wahrhaben-Wollen, (2) Zorn, (3) Verhandeln, (4) Depressionen und (5) Zustimmung (ebd.). Innerhalb der einzelnen Phasen wird das Körpererleben nicht thematisiert.

des Verfalls (Corbin & Strauss 1998a) steht eine zunehmende Behinderung und ein verstärktes Auftreten von Krankheitssymptomen mit zunehmender »Verschlechterung der körperlichen und geistigen Verfassung« (Lorenz-Krause 2005, S. 18) im Vordergrund. Während die ausgewählten zeitlichen Perspektiven als hilfreich zur weiteren Konkretisierung der Definition der letzte Lebensphase verstanden werden, werden die Erläuterungen zu den Modellen zum Teil kritisch eingeschätzt, da diese auf einer negativen bzw. problemorientierten und damit einseitigen Begründungslinie beruhen. Insgesamt ist auffällig, dass sich ein Großteil pflegewissenschaftlicher Untersuchungen im Kontext Palliative Care auf eben diese problemfokussierten Betrachtungen stützt – dies ist möglicherweise darin begründet, dass über das Erleben und die subjektiven Erfahrungen palliativ betreuter Menschen nur wenige Erkenntnisse vorliegen, was aus forschungsmethodischer Perspektive »ethischen Skrupeln geschuldet sein« (Weglage 2014, S. 49) kann. Wie später gezeigt wird *(vgl. Kap. 4.2.3, 4.2.4)*, bestehen Vorbehalte gegenüber Forschungen mit derart vulnerablen Teilnehmenden, weshalb Erkenntnisse zur Situation von Menschen in Palliativsituationen vornehmlich aus der »Outsiderperspektive« (ebd., S. 49) vorliegen. Dennoch existieren Untersuchungen, die beispielsweise zeigen, dass Menschen in der letzten Lebensphase mit der »Maximierung der ihnen verbleibenden Lebenszeit« (ebd., S. 166) beschäftigt sind, weshalb Strategien u. a. auf die »Gewinnung und Gestaltung von Leben ausgerichtet« (ebd., S. 219) sind.[32]

Während die aufgezeigten Verlaufsmodelle mit ihren individuellen Krankheitsphasen eine Abwärtsentwicklung[33] aufzeigen, die bis zum Tod führt, berücksichtigen Grypdonk (2005) und Paterson (2001) mit ihren Arbeiten einen anderen Schwerpunkt zum Erleben chronischer Krankheit. Da diese Modelle fortlaufende prozesshafte Geschehen fokussieren, bei denen komplexe Interaktionen zwischen Erkrankten und ihrer Umwelt im Mittelpunkt stehen, werden diese theoretischen Betrachtungen als notwendige Ergänzung zu den bereits besprochenen Phasenmodellen angesehen.

Die Perspektive im ›Modell der Pflege chronisch Kranker‹ ist unmittelbar »am Erleben orientiert« (Grypdonk 2005, S. 18). Ausgangspunkt Grypdonks war es

---

32 An dieser Stelle sei ausdrücklich darauf verwiesen, dass es sich hierbei überwiegend um die Situation unheilbar erkrankter Menschen handelt. Anders zeigt sich dies in der Gerontologie, für die Kruse (2017) beispielsweise darauf verweist, eine »notwendige Differenzierung zwischen Alter und Krankheit« vorzunehmen (ebd., S. 38).

33 In einem Diskussionsbeitrag nehmen Corbin und Strauss (1998b) Stellung zu Missverständnissen, die bzgl. ihres Modells der Pflege- und Krankheitsverlaufskurve vorliegen. So betonen sie u. a., dass der Verlauf einer Krankheit »nicht zwangsläufig eine Abwärtskurve« beschreiben muss (ebd., S. 129). Da es bei Frauen mit einer fortgeschrittenen Brustkrebserkrankung zwar zu stabilen Krankheitsphasen kommen kann, diese aber dennoch zu einer Verschlechterung und damit zum Sterben führt, wird auch im Rahmen der vorliegenden Arbeit von einer Abwärtsentwicklung gesprochen.

herauszufinden, wie das Krankheitserleben individuell wahrgenommen wird. Nach ihrem Ansatz steht »nicht die Krankheit, sondern die Person [...] im Vordergrund« (ebd., S. 21). Dadurch wird Krankheit nur als ein zusätzlicher Aspekt der Lebenswirklichkeit angesehen, auf den unterschiedlich reagiert werden kann. Die Beziehung eines Menschen zu seinem durch eine chronische Krankheit veränderten Körper wird demnach durch zwei verschiedene Haltungen beeinflusst (ebd.). Während einige Erkrankte eine passive Rolle einnehmen, da sie das Gefühl haben, »sich auf den Körper nicht verlassen [zu] können« (Grypdonk 2005, S. 23), gehen andere aktiv mit ihrer Krankheit um und versuchen, »Sinn im Leben zu finden« (ebd., S. 25). Je besser dies gelingt, desto eher gelingt es, »das Leben über die Krankheit zu stellen« (Schaeffer & Moers 2008; Seidl & Walter 2005). Im Kontakt mit Patient*innen gilt es herauszufinden, wie die einzelne Person handelt. Während Grypdonk (2005) mit ihren theoretischen Überlegungen auf ein Handlungsmodell für Pflegefachpersonen abzielt, beschreibt Paterson (2001; 2003) mit ihrem Modell ›Shifting Perspectives Model of Chronic Illness‹ einen Perspektivwechsel von der Krankheit zum Wohlbefinden (und umgekehrt). Im englischsprachigen Original wird von illness und wellness gesprochen. Paterson (2001) versteht unter wellness

> »an appraisal of the chronic illness as an opportunity for meaningful change in relationships with the environment and others. The person attempts to create consonance between self-identity and the identity that is shaped by the disease, the construction of the illness by others, and by life events« (ebd., S. 23).

Deutschsprachige Publikationen, die das Modell von Paterson nutzen, übersetzen wellness mit Wohlbefinden (bspw. Chabloz-Süssenbach, Sailer Schramm, Stoll & Spirig 2016; Mentrup & Schnepp 2012) ohne den Begriff bzw. die Übersetzung jedoch zu erläutern. Wie oben im Zitat von Paterson (2001) deutlich wird, versuchen Menschen mit einer chronischen Krankheit mit dieser sinnvoll umzugehen, indem sie einen Einklang zwischen der Identität als Mensch sowie der Identität als erkrankter Mensch herstellen. Ziel ist es, sich auf das Leben und nicht auf den erkrankten Körper zu konzentrieren (ebd.). Diese Erklärung ist auch in der Definition von Wohlbefinden von der Weltgesundheitsorganisation zu finden (Röhrle 2018) und stellt für die vorliegende Arbeit einen wichtigen Bezugspunkt dar. Mit Blick auf die eigene empirische Untersuchung soll u. a. herausgearbeitet werden, ob und inwieweit Frauen mit fortgeschrittener Brustkrebserkrankung in ihrer letzten Lebensphase neben belastenden und beeinträchtigenden Faktoren auch Wohlbefinden – und sei es in ausgesuchten Facetten – erleben. Das Konzept Wohlbefinden, Hülsken-Giesler und Remmers (2020) sprechen auch von »Wohlergehen« (ebd., S. 123f.), soll dabei wie folgt bestimmt werden: Wohlergehen bzw. Wohlbefinden lässt sich in drei unterschiedliche Dimensionen klassifizieren, nämlich »als Erfüllung objektiver Bedürfnisse« (ebd., S. 124), »als das Erlangen von Freude und das Vermindern von Leid« (ebd.) sowie »als Befriedigung subjektiver Präferenzen« (ebd., S. 124). Entgegen der Begriffsbestimmung zum Wohlbefinden, die Frank (2017) vornimmt und in der sie Wohlbefinden als einen Zustand bezeichnet, der sich »im Wesentlichen aber durch positive Affekte und kognitiv durch Zufriedenheit« (ebd., S. 5) operationalisieren lässt, fragen Hülsken-Giesler und Remmers (2020) gezielt danach, »inwieweit auch Erfahrungen des Leids und seiner Verarbeitung zu einem das personale Selbst stabilisierenden Gefühl des Wohlergehens beitragen« (ebd., S. 125). Diese Frage ist bei der gezielten Betrachtung der Lebenswirklichkeit der Frauen mit fortgeschrittener Brustkrebserkrankung zu berücksichtigen *(vgl. Kap. 5).*

Im Gegensatz zu den vorgestellten Phasenmodellen wird beim ›Shifting Perspectives Model of Chronic Illness‹ (Paterson 2001) von einem gegenseitigen Wechselspiel des subjektiven körperlichen und seelischen Befindens ausgegangen. Krankheit und Wohlbefinden stehen demnach wechselweise im Vorder- und Hintergrund *(vgl. Abb. 4).* Diese Bestimmung erinnert an die Verlaufsphasen eines ›Leben im Auf und Ab‹. Allerdings findet sich in den Ansätzen von Schaeffer und Moers (2008) sowie von Corbin und Strauss (1998a) kein Konzept, das positive Aspekte im Krankheitsverlauf etwa im Sinne des Wohlbefindens angemessen abzubilden vermag.

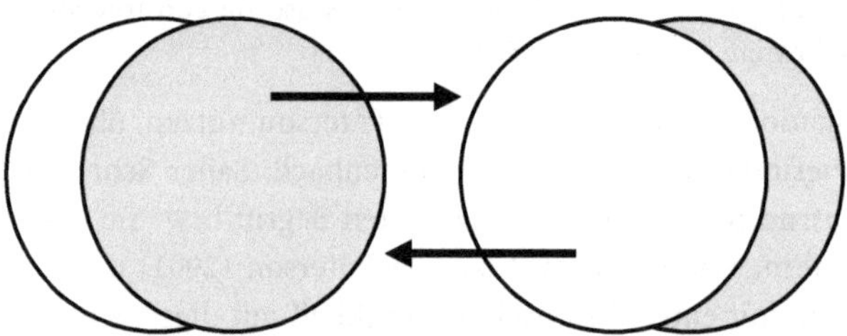

Abbildung 4: Shifting Perspectives Model of Chronic Illness (Paterson 2001, S. 23)

Das vergleichsweise wenig bekannte Modell ist nach Recherchen bislang nur selten im Rahmen von onkologischen Studien bzw. Studien mit palliativem Schwerpunkt zum Einsatz gekommen (vgl. Chabloz-Süssenbach et al. 2016). Durch die Parallelen zu Grypdonks Modell, die mit ihren Arbeiten an das Trajektmodell anknüpft, wird besonders der Perspektivwechsel »von der Krankheits- hin zur Lebensorientierung« (Schaeffer & Moers 2008, S. 19) deutlich,

> »weil – so die zentrale Erkenntnis und These – chronische Krankheit nur einen Teil des Lebens chronisch kranker Menschen ausmacht und sie die Erkrankten zugleich mit

> zahlreichen Veränderungen ihres bisherigen Lebens konfrontiert, die ebenso wie die Krankheit der Bewältigung harren« (ebd., S. 10).

Im Folgenden soll der Perspektivwechsel genauer untersucht werden.

2.2.3 Wechselseitige Erlebensperspektiven: Krankheit und Wohlbefinden

Ausgehend von dem Modell Patersons (2001) werden die wechselseitigen Erlebensperspektiven zu Krankheit und Wohlbefinden unter Berücksichtigung weiterer wissenschaftlicher Positionen diskutiert.

Dabei wird die Auffassung geteilt, dass »chronisch Erkrankte durch die Krankheit zwar phasenweise in ihrer Autonomie, Handlungsfähigkeit und ihren sozialen Teilhabemöglichkeiten eingeschränkt [sind], phasenweise hingegen nicht« (Schaeffer & Moers 2008, S. 12). Allerdings ist bislang unzureichend untersucht, inwiefern Frauen mit einer fortgeschrittenen Brustkrebserkrankung sich als gesund und krank zugleich erleben. Bevor eigene empirische Erkenntnisse vorliegen, wird zunächst der theoretische Forschungsstand beleuchtet. Dazu werden die Kategorien Krankheit und Wohlbefinden separat betrachtet.

2.2.3.1 Krankheit im Vordergrund

Die für die Frauen weitreichenden Aus- und Nebenwirkungen der fortgeschrittenen Brustkrebserkrankung führen dazu, dass sie diese wahrnehmen; sie erleben Symptome u. a. als »Unterbrechung gewohnter Abläufe« (Benner & Wrubel 1997, S. 29) und sorgen sich aufgrund dieser. Benner und Wrubel (2017) bezeichnen dieses Krankheitserleben als Kranksein und grenzen es damit vom Konzept Krankheit ab:

> »Kranksein ist die menschliche Erfahrung von Verlust oder Dysfunktion, während Krankheit die Manifestation von Anomalien auf zellulärer, geweblicher oder organischer Ebene meint« (ebd., S. 29).

Wichtig hierbei ist, dass mit dem Kranksein eine unmittelbare Verbindung zum Körpererleben entsteht: Das Kranksein führt für die jeweilige Person zu einer »kognitiven Auseinandersetzung mit dem, was wir körperlich-leiblich wahrnehmen und erfahren« (Lenz 2018, S. 90). Das individuelle Erleben des Krankseins hat außerdem persönliche Konsequenzen zur Folge (Benner & Wrubel 1997). Remmers und Hardinghaus (2016) zeigen dies beispielsweise anhand realer Fallbeschreibungen, nämlich inwieweit unkontrollierbare, schmerzhafte Leidenszustande zu einem Gefühl des körperlichen »Aus-der-Bahn-geworfenseins« (ebd., S. 255) führen und somit eine krankheitsbezogene Fokussierung entsteht. Ein chronisch Kranker weiß oftmals nicht, was auf ihn zukommt: »Sein

Körper reagiert oft unerwartet. Er ist unzuverlässig geworden und schwieriger zu interpretieren« (Grypdonk 2005, S. 18). Zentrale Erkenntnis des Reviews von Rasmussen et al. (2010) ist, dass unheilbar an Krebs erkrankte Menschen in der letzten Lebensphase eine zunehmende Verschlechterung ihres Körpers wahrnehmen. Es wird davon ausgegangen, dass im Verlauf einer chronischen Erkrankung die Krankheit im Vordergrund auch eine schützende Funktion einnimmt, beispielsweise indem besonders auf körperliche Veränderungen oder auf das Ansprechen auf eine Therapie geachtet wird und Kontrolltermine wahrgenommen werden. Bei Verschlimmerung der Erkrankung, einer Zunahme an spürbaren Symptomen, die ggf. zu körperlichen Einschränkungen führen, können sich Beziehungen zu anderen Menschen verändern (Pfeffer 2018; Reed 2013). Die chronische Krankheit kann als destruktiv für sich selbst und andere angesehen werden, wenn sie als Belastung und überwiegend mit Gefühlen des Leidens erlebt wird (Paterson 2001). Verharren Einzelne bewusst in den erlebten Symptomen, führt das Dreßke (2008) zu der Annahme, die Menschen bewahrten sich damit eine Identität als kranke Person, wodurch sich ihnen die Möglichkeit biete, Aufmerksamkeit von der sozialen Umgebung zu erhalten. Wie zuvor geäußert, sollten Zuschreibungen – insbesondere anhand diskussionswürdiger Kategorien, wozu Identität gezählt wird, – kritisch eingeordnet werden. Ausgehend von der These Remmers (2018), »Palliativpatienten sind keine durch die Schwere ihrer Erkrankung, durch zunehmende Bewusstheit endlichen Lebens vollends gewandelte Patienten« (ebd., S. 70), führt der Zustand des unheilbar Krankseins nicht zwangsläufig zu einer Wesensveränderung. Genau das bringt Paterson mit dem ›Shifting Perspectives Model of Chronic Illness‹ zum Ausdruck. Inwieweit die wechselseitigen Erlebensperspektiven tatsächlich bei Frauen mit einer fortgeschrittenen Brustkrebserkrankung vorkommen, ist Bestandteil der empirischen Untersuchung.

Das Phänomen Leiden

Da neben dem empirischen Forschungsstand (*vgl. Kap. 2.1*) auch erste Ergebnisse darauf hindeuten, dass Frauen mit einer fortgeschrittenen Brustkrebserkrankung leidvolle Erfahrungen machen, wird nun dem Phänomen Leiden Raum gegeben – auch wenn dadurch ein Ungleichgewicht zugunsten der zuvor kritisierten Problemfokussierung erfolgt. Paterson (2001) erklärt einleitend zur Perspektive Krankheit im Vordergrund, dass diese charakterisiert sei »by a focus on the sickness, suffering, loss, and burden associated with living with a chronic illness« (ebd., S. 23). Dominiert die Krankheitsphase, so sei das Leiden als ein zentrales Phänomen insbesondere in der letzten Lebensphase wahrzunehmen (Remmers 2015; Riedel 2020). Hingegen scheint das Leiden im Phasenmodell bei Schaeffer und Moers (2008) als einziges Phänomen in der Phase ›Beschleunigung der Abwärtsentwicklung‹ und ›Sterben‹ vorzukommen – Schaeffer und Moers (ebd.) gehen davon aus, dass die Menschen in diesem Zeitraum ihre Krankheit »erdulden« (ebd., S. 26) müssen. Zudem weisen sie den chronisch Erkrankten in der letzten Lebensphase die Rolle als »leidender Patient« (ebd.) zu. Auch in der lateinischen Bezeichnung ›Patient = leidend, erleiden‹ wird die passive Rolle von Menschen in Hilfesituationen deutlich. Dabei ist das Leiden als subjektives Erlebnis wahrzunehmen (Bozzaro 2015b; Bozzaro 2016; Riedel 2018), was bedeutet, dass »ausschließlich der Patient die Deutungshoheit über die Bewertung seines Zustands als leidvoll oder als unerträglich hat« (Bozzaro 2015b, S. 99). Anders gesagt:

> »Ob und inwieweit ein Symptom oder eine Situation als leidvoll empfunden und erlebt wird, hängt von der individuellen Empfindsamkeit und von subjektiven Bewertungsmaßstäben ab« (Bozzaro 2015a, S. 389).

Verbunden mit der Individualität stellt das Phänomen Leiden ein äußerst komplexes Geschehen dar (Krikorian, Limonero & Maté 2012; Riedel 2018, 2020), wodurch es zu Schwierigkeiten kommt, »welche Symptome und Situationen überhaupt mit dem Begriff des Leidens erfasst werden« (Bozzaro 2015a, S. 389). Neben körperlichen Symptomen einer fortschreitenden, unheilbaren Erkrankung, die aus medizinischer Perspektive oftmals ausschließlich im Fokus stehen, »zeigt sich seit einigen Jahren eine Verschiebung und Ausweitung hin zu sozialen, psychoexistenziellen und spirituellen Zuständen, die als unerträglich leidvoll geschildert werden« (ebd., S. 390). In der Literatur finden sich ein »breit gefächertes Verständnis des Leidensbegriffs« (ebd., S. 390) und eine damit einhergehende Erweiterung auf psychische, persönliche, existenzielle (Längle 2009, S. 21) und spirituelle Leidenserlebnisse (Steffen-Bürgi 2017, S. 45).

Leiden geht einher »mit spezifischen Erfahrungen (Isolation, Verletzlichkeit, Verlusten) und auch mit Verzweiflung« (Riedel 2018, S. 91). An dieser Stelle ist es wichtig zu betonen, dass sich Leiden zwar auf der Symptomebene durch Schmerzen äußern und dadurch u.a. zu Sorgen, Belastungen und Rollenveränderungen führen kann (Reed 2013), Leiden allerdings nicht mit Schmerz gleichzusetzen ist (Carnevale 2009). Neben Schmerzen können auch Ängste oder Not als subjektive Leidensphänomene betrachtet werden (Remmers 2010). Ebenso kann ein »erlebter Verlust von Schönheit, Attraktivität und körperlicher Integrität« (Beyer 2008, S. 264) Schamreaktionen auslösen, die wiederum zu einem leidvollen Erleben führen. Auf der lebenspraktischen Ebene des Einzelfalls gestaltet sich Leiden grundsätzlich höchst individuell. Remmers und Hardinghaus (2016) sprechen in diesem Kontext sogar von einem »biographische[n] Sinn« (ebd., S. 248), wobei das »leidende Subjekt […] nicht nur an seiner Krankheit, sondern an einem auf somatischer Ebene sich artikulierenden, freilich tiefergehenden Problem« (ebd.) leidet. Zudem ist das Leiden ein dynamisches Phänomen, da es zu Wechselwirkungen des »jeweils situativen Erleidens«

(Riedel 2018, S. 91) im Sinne einer »Leidensdynamik« (ebd.) kommen kann. Bozzaro (2015b) geht weiter davon aus, dass mit Leiden Zustände und Erfahrungen in Verbindung gebracht werden,

> »die als negativ erlebt und beurteilt werden und die somit den unmittelbaren Impuls hervorrufen, etwas gegen ihr Fortbestehen zu unternehmen. Dieser Tatsache trägt die Medizin dadurch Rechnung, dass sie das Lindern von Schmerz und Leid explizit als eine ihrer zentralen Aufgaben benennt« (ebd., S. 94).

Durch die Weiterentwicklung von Palliative Care und die damit angestrebte Verbesserung oder Aufrechterhaltung der Lebensqualität wird oftmals fälschlicherweise von einer vollumfänglichen Kontrolle von Leiden ausgegangen:

> »Die Medikalisierung des Leidens habe durch den Glauben, Leiden sei medizinisch bzw. medikamentös behandelbar und heilbar, ernsthafte Auswirkungen auf Patienten, ihre Familien und die klinische Praxis. Oft erwarten sie etwas, das nicht geleistet werden kann« (Steffen-Bürgi 2017, S. 43).

Es kann Situationen geben, in denen als unerträglich[34] und entwürdigend empfundenes Leiden durch pflegerisch-medizinische Hilfen nicht gemildert werden bzw. »ein qualvolles Sterben nicht immer verhindert werden kann« (Remmers 2005, S. 168), sodass der Wunsch aufkommt, das Leben eigenständig zu beenden (Remmers 2015). Da die Debatte um Sterbehilfe in der vorliegenden Arbeit nicht Thema ist, wird auf weitere Ausführungen verzichtet.

Zusammenfassend ist an dieser Stelle zu sagen, dass Leiden ein subjektives, individuelles und somit höchst komplexes Phänomen darstellt. Inwiefern Frauen mit einer fortgeschrittenen Brustkrebserkrankung leiden, können die Ergebnisse der vorliegenden empirischen Untersuchung zeigen. In der Analyse der Daten ist es wichtig, den Fokus nicht nur auf das Krankheitserleben zu legen, sondern, wie das Modell von Paterson verdeutlicht, auch das Wohlbefinden im Blick zu haben.

2.2.3.2 Wohlbefinden im Vordergrund

Der Wechsel von Gefühlen des Krankseins bzw. des Leidens hin zum Wohlbefinden ist durch eine Wiedererlangung von Kontrolle und Zuversicht gekennzeichnet (Paterson 2001), wie im Folgenden näher ausgeführt wird.

Sich nicht auf das Kranksein zu konzentrieren, ermöglicht eine Fokussierung sozialer, emotionaler und spiritueller Aspekte des Lebens. Somit »können chronisch erkrankte oder sterbende Menschen auch im Prozess der Erkrankung ein hohes Maß an Gesundheit verwirklichen – nämlich dann, wenn sie offen für

34 Bozzaro (2015a) weist in diesem Zusammenhang auf die Schwierigkeit »im Umgang mit dem Begriff ›unerträgliches Leiden‹ im medizinischen Kontext« (ebd., S. 389) hin.

mögliche seelisch-geistige Entwicklungsprozesse oder für Anregungen aus ihrer Umwelt sind« (Kruse 2006, S. 47).

Bereits 1996 wurde im Rahmen einer phänomenologischen Studie untersucht, dass sich der Eindruck »health within illness« (Lindsey 1996, S. 466) bei chronisch Erkrankten durch Gefühle wie beispielsweise Selbstachtung, aber auch aufgrund der Möglichkeit, Gestaltungsspielräume zu haben, entwickelt. Als zentrale Voraussetzung subjektiven Wohlbefindens nennen Remmers und Kruse (2014) die »Möglichkeit der Herstellung oder Aufrechterhaltung von Kontinuität« (ebd., S. 222). Das ›Wohlbefinden im Vordergrund‹ zeigt eine Haltung, mit der chronischen Erkrankung als Chance zur Entwicklung sinnvoller Veränderungen mit sich und anderen umzugehen (Corbin & Strauss 2004). Diese kann durchaus zu »Reifungsmöglichkeiten« (Remmers & Kruse 2014, S. 216) führen:

> »Selbst im Falle starker funktioneller oder kognitiv bedingter Einschränkungen der Leistungsfähigkeit ist in vielen Fällen davon auszugehen, dass auch von sterbenden Menschen persönliche Lebensziele, Werte, Motive aktualisiert und verwirklicht werden können« (Remmers & Kruse 2014, S. 224).

Dabei profitieren die Menschen in vielerlei Hinsicht. Ein gutes Befinden kann ebenso zu bedeutenden Veränderungen des Rollenverständnisses der Menschen und ihres sozialen Umfeldes führen (Lindsey 1996; Paterson 2001): Schließlich ist es das Bedürfnis von Menschen, auch in der letzten Lebensphase »in ihrer Freiheits- und Subjektfähigkeit anerkannt und respektiert« (Remmers 2011, S. 163) zu werden, damit sie als »aktives Subjekt« (Remmers 2014a, S. 47) handeln können. Dies gelingt jedoch nur, wenn entgegen eines medizinisch geprägten häufig dichotomen Verständnisses von Gesundheit und Krankheit (*vgl. Kap. 2.4*) ein umfassendes Verständnis von Gesundheit entwickelt wird. Kruse (2006) zeigt mit seinen Untersuchungen zur »psychischen Verarbeitung chronischer Erkrankungen im Alter sowie zur Einstellung älterer sterbender Menschen zu ihrer eigenen Endlichkeit« (ebd., S. 43), dass sich »neben spezifischen Krankheitssymptomen« (ebd.) insgesamt vier Merkmale bestimmen lassen, »die in zentraler Weise Erleben und Verhalten chronisch erkrankter und sterbender Menschen beeinflussen: ›Selbstständigkeit, Selbstverantwortung, Mitverantwortung, bewusst angenommene Abhängigkeit‹« (ebd., S. 43f.).

Die soeben aufgezeigten allgemeinen sowie die folgenden spezifischen Erkenntnisse zum Wohlbefinden im Kontext Palliative Care sind hilfreiche Aspekte für die weitere Arbeit. So werden die Äußerungen von Kruse (2012) und Remmers (2014b), dass es möglich ist, unterschiedliche Momente oder Zeiträume des persönlichen Wohlbefindens und der Lebensqualität bis zum Tod zu erleben, als unstrittig erachtet. In einer späteren Arbeit ergänzt Remmers (2019) diesen Gedanken um die Aussage, dass in einer palliativen Lebensphase »persönlich gewünschte Gestaltungs- und Entwicklungsaufgaben« (ebd., S. 23) vorkommen können. Durch Recherchen zum ›Shifting Perspectives Model of Chronic Illness‹ konnte eine Studie im Kontext von Palliative Care ermittelt werden, die sich in ihren Ergebnissen zu Übergängen (Transitionen) bei Menschen mit einer Krebserkrankung in den letzten Lebensmonaten auf eben dieses Modell bezieht (Chabloz-Süssenbach et al. 2016). Chabloz-Süssenbach et al. (2016) betonen, dass Hoffnungen zu haben sowie »die Neuplanung des Alltagslebens und die Anpassung der Geschwindigkeit, um Ordnung in den Veränderungen zu bewahren oder wiederherzustellen« (ebd., S. 179) zum Wohlbefinden beitragen können. Auch eine qualitative Studie zeigt, dass Frauen mit rezidivierendem Brustkrebs mit der Neubewertung persönlicher Werte beschäftigt sind, um einen Sinn in ihrer Erkrankung ausfindig machen zu können (Sarenmalm, Thoren-Jonsson, Gaston-Johansson & Ohlen 2009). Für Paterson (2001) scheint der Aspekt der Handlungsfähigkeit eine zentrale Rolle im Kontext des Wohlbefindens einzunehmen. Dabei versuchen die chronisch erkrankten Menschen, sich bewusst von ihrem erkrankten Körper zu distanzieren, um nicht primär als krank angesehen zu werden (ebd.). Hier lässt sich unmittelbar die Bedeutung des Körpererlebens erkennen, die in Kapitel 2.3 ausführlich behandelt wird.

2.2.4 Schlussfolgerungen der theoretischen Betrachtungen

Die bisherigen grundlegenden und theoretischen Ausführungen, aber auch die Ergebnisse des Forschungsstandes zeigen, wie wichtig es ist, eine genaue Vorstellung über den Zeitraum der letzten Lebensphase zu haben – zu heterogen sind die unterschiedlichen Auffassungen, zu häufig wird der Begriff ohne Erklärung verwendet. Zur Erarbeitung einer Arbeitsdefinition werden die theoretischen Modelle zum Erleben chronischer Krankheit als hilfreich angesehen, da diese eine Eingrenzung bestimmter Phasen und damit einhergehender Erlebensperspektiven ermöglichen. Gemeinsamkeit aller vier beschriebenen Modelle ist, dass sie einen Erklärungsansatz zum Erleben chronisch erkrankter Menschen bieten. Jedoch scheinen die Modelle unverbunden nebeneinanderzustehen. Diese scheinen bislang theoretisch nicht in Bezug zueinander gesetzt worden zu sein. Dabei lassen sich Parallelen herausarbeiten, wie die Ausführungen zum ›Trajekt- und Phasenmodell‹ sowie zum ›Shifting Perspectives Model of Chronic Illness‹ und zum ›Modell der Pflege chronisch Kranker‹ zeigen. Zwar kommt es im Verlauf einer chronischen Erkrankung durch unvermeidliche krankheits- bzw. therapiebedingte Veränderungen zu ›Rückschritten‹ – diese finden sich in den problem- und defizitorientierten Betrachtungen der Phasenmodelle, dargestellt auch in Form von »negativen Verlaufskurven« (Lorenz-Krause 2005, S. 8), die zu Abwärtsbewegungen tendieren –, jedoch sind unheilbar erkrankte Menschen in Palliativsituationen auch mit der »Maximierung der ihnen verbliebenen Lebenszeit« (Weglage 2014, S. 166) beschäftigt. Neben der oftmals einseitigen Sicht auf den Krankheitsverlauf durch professionelle Begleiter*innen betonen dagegen Paterson (2001; 2003) und Grypdonk (2005), dass es neben dem Krankfühlen auch ein gutes körperliches oder seelisches Befinden geben kann. Insbesondere die Perspektive des Wohlbefindens wird als wichtige Ergänzung der Phasenmodelle gesehen, weshalb in Kapitel 2.4 eine kritische Auseinandersetzung mit den Konzepten von Gesundheit und Krankheit im deutschen Gesundheitswesen geführt wird. Im Verlauf der empirischen Untersuchung wird dem Hinweis von Schaeffer und Moers (2008) nachgegangen, die es als sinnvoll erachten, in Bezug auf die theoretischen Modelle »einzelne Aspekte zu vertiefen oder pflegewissenschaftliche Akzente zu setzen« (ebd., S. 9). Ebenso wird der Vorschlag von Corbin und Strauss (1998b), die »Verwendung des Modells zur Erforschung anderer chronischer Krankheiten, zur Erforschung neuer Stadien des Pflege- und Krankheitsverlaufs« (ebd., S. 136), im Rahmen der Theorieentwicklung berücksichtigt. In der nun folgenden Arbeitsdefinition zur letzten Lebensphase werden die für die vorliegende Studie wichtigsten Aspekte zusammengefasst:

> Die letzte Lebensphase von Frauen mit einer fortgeschrittenen Brustkrebserkrankung wird als Lebensabschnitt verstanden, der nach einem unbestimmten Zeitraum, in dem die Frauen mit der Diagnose leben, beginnt und der Sterbephase vorausgeht. Diese Phase ist geprägt von wechselhaften Verläufen und Erfahrungen, wobei die Frauen unterschiedliche Gefühle des Krankseins (insbesondere das ›sich nicht mehr auf den eigenen Körper verlassen können‹), aber auch des Wohlbefindens (insbesondere die Sinnfindung in der letzten Lebenszeit) erleben. Die Verläufe und Erfahrungen werden oftmals durch zahlreiche Therapien und damit verbundene Aus- und Nebenwirkungen beeinflusst. Phasenweise benötigen die Frauen gar keine, weniger oder mehr Unterstützung im Alltag. Eine zunehmende Progredienz der Erkrankung erfordert oftmals eine professionelle palliative Begleitung, wobei eine spezialisierte ambulante oder stationäre Versorgung meistens in Krisensituationen sowie bei zunehmendem körperlichem Verfall, verbunden mit individuell komplexen Leiderfahrungen, in Anspruch genommen wird.

Die theoretischen Modelle sowie die Arbeitsdefinition zeigen, dass die Phasen chronischer Krankheit sowie die letzte Lebensphase nicht statisch sind. Neben der wechselseitigen Erlebensperspektive finden sich in der Literatur weitere prozesshafte Entwicklungen, die gemäß des Transitionskonzepts nach Meleis (2010; Meleis, Sawyer, Im, Messias & Schumacher 2000) als Übergänge bezeichnet werden (Kralik, Visentin & Van Loon 2006). Allgemein wird davon ausgegangen, dass »Menschen mit fortgeschrittenen Krebserkrankungen […] verschiedene Übergänge erleben« (Chabloz-Süssenbach et al. 2016, S. 172), wozu beispielsweise der Wechsel von der Erwerbsarbeit zur Frührente oder aber von einer Therapie zur nächsten gemeint sein kann. Frauen identifizieren sich verändernde Zustände im Fortschreiten ihrer Brustkrebserkrankung als Veränderungen des körperlichen, emotionalen und sozialen Wohlbefindens (Schulman-

Green et al. 2011). Dabei werden die Übergänge als »psychische Anpassungs prozesse, die im Rahmen von Veränderungsprozessen stattfinden« (Chabloz-Süssenbach et al. 2016, S. 172) verstanden. In der vorliegenden Arbeit werden wechselhafte Zustände innerhalb der letzten Lebensphase sichtbar *(vgl. Kap. 5)*. Dabei stehen nicht die einzelnen Verläufe im Vordergrund, sondern körper- und leibliche Veränderungen; und zwar in Bezug darauf, inwiefern Frauen in der letzten Lebensphase diese emotional erleben und ihnen begegnen.

2.3 Theoretische Betrachtungen zum Körpererleben

Nachfolgend werden unter Berücksichtigung einschlägiger Literatur zunächst die grundlegenden Konzepte Körper und Leib so aufgearbeitet, dass im Anschluss der Oberbegriff Körpererleben für die vorliegende Forschungsarbeit diskutiert werden kann. Dabei wird ein Exkurs zum Körperbild unternommen, da dieses Konzept in der Wissenschaftswelt, aber auch in der Pflegepraxis dominiert, allerdings oftmals begrifflich unscharf eingeordnet wird.

2.3.1 Die grundlegenden Konzepte Körper und Leib

Die in Kapitel 2.3.2 dargestellten Operationalisierungen zum Körpererleben erfordern eine vorherige Auseinandersetzung mit den grundlegenden Konzepten Körper und Leib, da sich diese in Teilaspekten und je nach zugrundeliegender Definition im umfassenden Terminus Körpererleben wiederfinden.

Zunächst werden die Konzepte einzeln besprochen. Eine »substantielle Trennung« (Schaufler 2002, S. 16), die entweder den Körper oder den Leib fokussiert, findet sich in zahlreichen Publikationen wieder. Umso wichtiger erscheint eine »theoretische Zusammenführung« (ebd.) von Körper und Leib, wie sie auch hier verfolgt wird. Die Verschränkung erfolgt nach einer kurzen Einführung zu Körper und Leib. Bereits die Ausführungen zum Körper machen deutlich, wie unterschiedlich die Konzepte, zum Teil auch widersprüchlich, verstanden werden.

Körper

Eine einheitliche Vorstellung des Körpers gibt es nicht, vielmehr lassen sich in den verschiedenen Epochen und Disziplinen zahlreiche Perspektiven erkennen. Die zwei wesentlichsten Pole der Diskussion sind einerseits die Vorstellung vom Körper als Objekt und andererseits die Sichtweise auf den Körper in Verbundenheit mit dem Geist. Eine wichtige Rolle nimmt dabei die Bedeutung des Subjekts als »Einheit von Bewegen und Wahrnehmen« (Langenbach & Koerfer

2006, S. 205) in Verbindung mit der Umwelt ein, die bereits von Weizsäcker, Begründer der anthropologischen Medizin, beschrieben hat. Gegenstand der Diskussion und Kritik ist dabei die von den Subjekteigenschaften abstrahierte Vorstellung vom Körper und damit die Frage, ob eine solche Abstraktion von subjektiver Wahrnehmung und Sicht auf den Körper überhaupt möglich sei. Im Folgenden werden einzelne Perspektiven näher beleuchtet, an denen die widersprüchlichen Aspekte in der wissenschaftlichen Auseinandersetzung deutlich werden. Die Frage nach dem Zusammen- oder Auseinanderfallen von Körper und Geist bzw. Leib und Seele beschäftigte bereits die Philosophen der Antike, die davon ausgingen, dass der Natur eine zweckhafte Realität eingeschrieben sei (Röd 2000). Die Perspektive einer strikten Trennung von Körper und Geist wurde schließlich durch die Begründung einer – mit dem Siegeszug der Naturwissenschaften im 17. Jahrhundert verbundenen – naturwissenschaftlich fundierten Philosophie zum Paradebeispiel für die Theorie Descartes, der den Leib »in eine vom Geist kontrollierte und beherrschte Körper-Maschine und in einen erforsch- und beeinflussbaren (Seelen-) Apparat« (Blum-Lehmann 2015, S. 36) auftrennte – hier verstanden als eine technische Herangehensweise an Körper und Geist, wobei auf den durch Freud, den Begründer der Psychoanalyse, geprägten psychischen Apparat (Nitzschke 2011) angespielt wird. Auf dieser Grundlage entwickelte sich eine zunehmend naturwissenschaftliche Perspektive auf den isolierten Körper, die sich bis heute wiederfindet. So ist in der Biologie der Körper zunächst die materielle Gestalt eines Lebewesens. In der Physik ist er ein Objekt, das Raum einnimmt und Masse hat. Geometrisch betrachtet ist der Körper eine dreidimensionale Figur, die durch Grenzflächen beschrieben werden kann. Als »anatomisches Objekt der Physiologie und Medizin« (Fuchs, 2004, S. 41) ist ein Körper »kontinuierlich ausgedehnt« (Lindemann, 2017, S. 60) und somit ertastbar. Ursprünglich durch die Medizin, inzwischen aber auch durch die Pflegewissenschaft, so urteilen einige Autor*innen, wird der Körper heute wieder zunehmend als »Maschine« (Remmers 2016a, S. 27; Uzarewicz & Moers 2012, S. 102) verstanden, welcher bei Störungen repariert werden kann (Fesenfeld, 2006; Remmers, 2016a). Aus externer Sicht, beispielsweise durch den ärztlichen Blick, aber auch durch diverse Eingriffe und Manipulationen am Körper sowie durch naturwissenschaftliche Forschung (Böhme, 2003) erscheint der Körper somit als »beherrschbar, beliebig manipulierbar« (Remmers, 2016a, S. 39). Bienstein und Schnell (2004) sehen in einer einseitigen Perspektive auf den »funktionstüchtigen Menschen« (ebd., 142) die Gefahr einer damit verbundenen Normierung des Menschenbildes. Umso beachtenswerter wird es, den Körper als Subjekt wahrzunehmen; dieser Aspekt gewinnt über die letzten Dekaden zunehmend an Bedeutung (Joraschky, 1986; Remmers, 2011, 2014a). Zudem gilt es, die vorteilhaften Möglichkeiten einer ›Körperfokussierung‹ zu berücksichtigen, die etwa durch die Zivilisationsentwicklung sowie durch medizinische Fortschritte ausgelöst wurden: Dazu zählen beispielsweise die allgemeine Verbesserung der (gesundheitlichen) Lebensverhältnisse aufgrund hygienischer Maßnahmen (vgl. Herlyn 1997) sowie die speziellen chirurgischen Entwicklungen in der Brustkrebstherapie (von der radikalen Mastektomie, also der Entfernung der gesamten Brust, hin zu schonenderen Verfahren wie der heutzutage überwiegend brusterhaltenden Therapie) (vgl. Marquard & Wiedemann 2020a) und auch die Einführung des Mammografiescreenings im Rahmen von Maßnahmen zur Brustkrebsfrüherkennung (vgl. Kiechle 2016).

Leib

Bei Descartes wurden die Begriffe Körper und Leib synonym verwendet und bildeten den begrifflichen Widerpart zum Begriffspaar Leib und Seele. Während einige Autor*innen aus den Sozialwissenschaften heute eine Unterscheidung zwischen Körper und Leib ablehnen und dies mit der möglichen Reproduktion des Körper-Geist-Dualismus begründen, wie er für Descartes Theorie bestimmend war (Fuchs 2000), sehen andere in der Verwendung beider Begriffe ein besonderes Potenzial zur Thematisierung von objektiven und subjektiven Perspektiven auf den Menschen (Gugutzer 2015b). Der Leibbegriff und damit das Interesse an der subjektiven Wahrnehmung der Menschen hat auch in der Pflegewissenschaft seinen Platz. Im Gegensatz zum gegenständlichen Körper bricht die Phänomenologie der Leiblichkeit mit dem »Vorurteil der objektiven Welt« (Schnell, 2004a, S. 15). Die Einbeziehung des Subjekts nahmen die »anthropologische Medizin und Phänomenologie […] zum Anlass, in den 50er Jahren das Natürlichste, nämlich die Ganzheitlichkeit der Leiblichkeit, wieder in Erinnerung zu rufen« (Joraschky, 1986, S. 34) – dabei gilt von Weizsäcker als Wegbereiter für ein Medizinverständnis[35], welches durch eine konsequente Anwendung des biografischen Ansatzes die Möglichkeit schaffen soll, sich auf das Innerste des Menschen einzulassen und dabei den Umgang des Menschen mit sich selbst sowie der Menschen untereinander im Blick zu haben (Hoffmann 2006; Rattner & Danzer 1997). Der Leibbegriff scheint allerdings inzwischen in vielen Disziplinen und Überlegungen an Bedeutung verloren zu haben (Becker 2019), es ist sogar von einer »Leibvergessenheit« (Blum-Lehmann, 2015, S. 35) die

35 Rattner und Danzer (1997) beschreiben von Weizsäcker als »Pionier einer philosophierenden Medizin« (ebd., S. 57). Sein Verständnis von Medizin beschreibt von Weizsäcker wie folgt: »Wenn aber in der naturwissenschaftlichen Medizin die Aufnahme auch des Psychischen eine Ergänzung bedeutet, so besagt für die (psychoanalytische) Psychologie die Hinzunahme des Körperlichen eine Ergänzung. Beide Ergänzungen können nicht durch einfache Addition erfolgen, beide werden zu einer einheitlichen Medizin und hoffentlich auch einer Versöhnung der bisher getrennten Lager führen, bei der aber etwas neues Drittes entsteht. Dabei wird also sowohl aus der Psychoanalyse etwas anderes hervorgehen, wie auch das anatomisch-physiologische Bild, dessen die Pathologie sich bedient, verändern müssen« (von Weizsäcker 1997, S. 97).

Rede. Auch wenn Leib als Begriff in der Alltagssprache nur selten verwendet wird, so kann aufgrund der sprachlichen Verwendung in Redewendungen (Fuchs, 2013; Sorgo, 2003) eine »unbewusste Vertrautheit mit leiblichen Erfahrungen« (Blum-Lehmann, 2015, S. 27) vernommen werden.

Der Leib dient, das hat längst Merlau-Ponty festgestellt, als »Orientierungsnullpunkt« (Joraschky 1986, S. 35; Schnell 2004, S. 13). Bereits Plessner formulierte, dass das »Dasein an leibliche Erfahrungen gebunden« (in Lindemann, 1993, S. 32) ist. Schnell (2004a) führt den Gedanken fort, indem er die Menschen als »leiblich existierende Lebewesen« (ebd., S. 9) beschreibt. Im Gegensatz zum Körper ist der Leib nicht in eindeutige Körperregionen zu unterteilen. Beim Versuch, den Leib zu spüren (im Gegensatz zum Körper), sind einzelne Regionen wahrzunehmen, die Schmitz (2011) als sogenannte »Leibes-inseln« (ebd., S. 8) bezeichnet. Somit ist das Phänomen des Spürens bedeutsam, denn »durch den Leib nehmen wir etwas wahr« (Becker, 2019, S. 257) – konkreter ausgedrückt ist durch leibliche Wahrnehmung das Selbst sowie die gegenständliche Umwelt erfahrbar. In diesem Zusammenhang wird die Positionalität, ein von Plessner geprägter Begriff aus der philosophischen Anthropologie bedeutsam. Dabei wird »von der originären und unaufhebbaren Doppelgegebenheit eines ›Außen‹ und ›Innen‹« (Ströker 1986, S. 35) ausgegangen, wodurch »das allgemeine Grundverhältnis eines Lebendigen zu seiner Umgebung« (ebd.) gekennzeichnet ist. Plessners Überlegungen zufolge wird Positionalität als ein Verhältnis zur ›Mitte‹ als Zentrum des Lebendigen verstanden, das unterschiedlich je nach Organisationsprinzip des Lebendigen durch Offenheit oder Geschlossenheit charakterisiert ist und daher eine »mehr oder weniger bewusste bzw. reflexive Wahrnehmung des eigenen Umweltbezugs« (Villa 2011, S. 222) ermöglicht. Demnach differenziert sich die Positionalität in zentrische und exzentrische Positionalität. Mit der zentrischen Positionalität ist ein Leben gemäß eines »nicht relativierbare[n] Hier-und-Jetzt-Prinzip[s] der eigenen Existenz« (ebd.) gemeint, welches sowohl auf Menschen als auch auf Tiere zutrifft. Beispielsweise ist die Erfahrung eines zentrierten Schmerzes »ein Extremfall des Erlebens im Hier und Jetzt des eigenen Leibes« (Lindemann 2017, S. 61). Dagegen gilt die exzentrische Positionalität ausschließlich als charakteristisch für das menschliche Leben:

> »Dabei tritt je nach Umständen entweder der Körper als dingliches Objekt, das man ›hat‹, in den Vordergrund, oder der Leib als Medium der Beziehungen und Empfindungen zur Welt« (Hülsken-Giesler & Remmers 2020, S. 24).

Dadurch, dass es den Menschen im Gegensatz zum Tier möglich ist, die subjektive Wahrnehmung des eigenen Körpers aus einer außenliegenden Perspektive zu reflektieren, sind sie in der Lage, in ein Verhältnis zu sich selbst zu treten: Der Mensch lebt »nicht aus einer strukturell unverrückbaren Mitte in seine Umwelt hinein, sondern erlebt sich gegen sie versetzt und erfährt darin zugleich seine Weltoffenheit« (Ströker 1986, S. 36). Mit der Möglichkeit des Körperbewusstseins fungiert der »Körper als Wahrnehmungsmedium« (Meyer 2011, S. 37). Diese »voll[e] Reflexivität ist dem lebendigen Körper auf der tierischen Stufe verwehrt« (Plessner 1982, S. 9). Die Wahrnehmung des Leibes erfolgt ausschließlich durch Selbsterfahrung: »die Tatsache, dass der Leib mein Leib ist und ich deshalb unausweichlich mit dem, was mir von ihm widerfährt, sei es Last oder Lust, fertig werden muss« (Böhme, 2003, S. 12). Das Leibempfinden ist maßgeblich dafür entscheidend, wie Empfindungen dem reflexiven Bewusstsein zugänglich werden.

Verschränkung von Körper und Leib

Gegenwärtige Körper/Leib-Debatten werden insbesondere in der Soziologie bearbeitet (Gugutzer 2017; Gugutzer, Klein & Meuser 2017). Gugutzer (2015b; 2016) prägt den Begriff body turn, der nach seiner Auffassung als »Wende hin zum Körper« (Gugutzer 2016, S. 70) verstanden wird. »Diese Körperwende zeigt sich in der eminent gestiegenen Aufmerksamkeit, die Körperthemen im Alltagsleben, den Medien und den Wissenschaften erhalten haben« wie Gugutzer (ebd.) näher ausführt. Er hat verschiedene gesellschaftliche und kulturelle Gründe des body turn ermittelt (ebd.); u. a. zählen die Frauenbewegung und der Feminismus dazu, die es auch im Rahmen der späteren Diskussion der eigenen Forschungsarbeit zu berücksichtigen gilt. Die Philosophin de Beauvoir gilt als wegbereitend für die Gender Studies. Sie hat die Rolle der Frau in ›Das andere Geschlecht‹ erstmalig 1951 beschrieben und damit einer feministischen Perspektive auf Alltag und Wissenschaft zu steigender Prominenz verholfen. Bei de Beauvoir wird deutlich, wie sehr Körper und Leib Gegenstand von Machtstrukturen sind, und dass diese auch aus wissenschaftlicher Perspektive benannt und infrage gestellt werden müssen. So thematisierte sie die männliche Denkweise über Frauen und ihre Körper als Objekte und rief Frauen dazu auf, zu mündigen Subjekten zu werden und eigenen Bedürfnissen mehr Raum zu geben (Galster 2010). Als gegenwärtige Vertreterinnen der Gender Studies sind insbesondere die Frauen Butler und Villa zu nennen. Gendertheoretische Ansätze gehen davon aus, dass »die Unterschiede zwischen den Geschlechtern durch kulturelle und soziale Variablen bedingt und somit sozial konstruiert sind« (Franke, 2012, S. 207). Damit zeigen nicht nur die feministischen Debatten, dass der Körper eine umstrittene Realität darstellt. Auch die aktuellen Gender Studies stellen Zuschreibungen zu typischen Frauen- bzw. Männerkörpern infrage.

Im Anschluss an die Annäherung der Konzepte Körper und Leib bleibt festzuhalten, dass eine

> »Begriffsabgrenzung von Körper und Leib [...] nicht einfach [ist], auch wenn jeder einzelne Unterschiede benennen kann, denn die konnotativen Felder der beiden Begriffe sind historisch in einem steten Wandel begriffen« (Brähler 1986, S. 5–6).

Allerdings ist über die Möglichkeit oder Unmöglichkeit, das Leibsein und den physischen Körper zu verbinden, vielfach geschrieben worden (Blum-Lehmann 2015), ebenso von einer »Verschränkung« (Lindemann, 2017, S. 62) beider Komponenten. Deutlich wird dies etwa durch die Phänomenologie der Leiblichkeit (Merleau-Ponty 1966): Während Körper und Geist zum Teil wie oben beschrieben als dualistische Einheiten betrachtet werden (Schnell, 2004a, 2004b), betonen verschiedene Theoretiker wie Husserl, Merleau-Ponty, Plessner und Waldenfels den »eigenen Stand des Leibes« (Schnell, 2004a, S. 9). Husserl prägte den Satz:

> »Hätte ich keinen Leib, wäre mir nicht mein Leib, mein empirisches Ich [...] gegeben, so könnte ich also keinen anderen Leib, keinen anderen Menschen ›sehen‹ [...]. Fremden Leib kann ich nur erfassen in der Interpretation eines dem meinen ähnlichen Leibkörpers als Leibes und damit als Trägers eines Ich (eines dem meinen ähnlichen)« (Husserl in Luft & Wehrle 2017, S. 225).

Er beschreibt damit die Fähigkeit der Fremderfahrung, die Zusammengehörigkeit von fremdem Leibkörper und eigenem Leib wahrzunehmen. Diese Perspektive zeigt, dass jeder Mensch »mit Haut und Haaren leiblich« ist (Schnell, 2016, S. 45). Plessner hat das Verhältnis von Körper und Leib als »Verschränkung« (Lindemann, 2017, S. 64) beschrieben und deutete diesen Zustand zu seiner Zeit als »modernes Phänomen« (ebd.). Von Merleau-Ponty stammt der Begriff der Ambiguität, mit der er die Zwischenleiblichkeit (der Körper in Verbindung mit anderen) beschrieben hat. Merleau-Ponty sieht den Leib als »dritte Seinsweise« (Schnell, 2016, S. 46) an und meint damit jene zwischen einer »dualistischen Auffassung von Körper und Seele« (ebd.). Für Merleau-Ponty war es »unakzeptabel allein vom Körper zu sprechen, weil damit das Objekthafte betont wird, an dem etwas verrichtet werden kann und nicht das Faktum, dass ich selbst dieser einer Welt sich zuzuwendende Leib bin« (Merleau-Ponty 1966, S. 99 in Schnell, 2016, S. 46). Schmitz (2011; 2014) nutzt als Kernbegriff seiner philosophischen Betrachtungen den Leib und bezieht sich dabei u.a. auf Merleau-Ponty. Ohne dabei auf beispielsweise visuelle oder taktile Reize abzustellen, geht es Schmitz darum, dass der Leib gespürt werden kann, »bevor Sinne und Wahrnehmung ins Spiel kommen« (Becker, 2019, S. 257). Die zuvor erwähnten »Leibesinseln« (Schmitz, 2011) verweisen darauf, dass leibliche Erfahrungen auch räumlich anders strukturiert sind als klar abgrenzbare Körperregionen. In diesem Ansatz ist eine klare Stärkung der Subjektivität in der Auseinandersetzung mit dem leiblichen Körper erkennbar. Die neue Phänomenologie nach Schmitz wird daher treffend als Leibphilosophie bezeichnet (ebd). Wie bereits

Plessner hat auch Schmitz die Differenz von Körper und Leib begrifflich darzustellen und die »Aspekte von Körper und Leib systematisch aufeinander zu beziehen« (Lindemann, 2017, S. 57) versucht.

> »Die Leibphänomenologie als Basis vermag die reine Funktionalität des Körperlichen zu überwinden, denn durch sie können eben auch Zugänge zu leiblichen Regungen wie Angst, Unwohlsein, Wut und Trauer geschaffen und somit auch kommunizierbar werden« (Becker, 2019, S. 262).

Nach Schnell (2016) stellt die Existenz der Leiblichkeit die Möglichkeit dar, zwischen Leib und Körper überhaupt unterscheiden zu können. Der Leib kann als ausführendes Organ des Körpers betrachtet werden, der bewusst (wie beispielsweise beim Phänomen Schmerz) und unbewusst zu spüren vermag. Sich dem inneren Befinden zu nähern, macht es dem Menschen möglich, »gelebte Erfahrung zu verkörpern, also körperlich-leiblich zum Ausdruck zu bringen« (Hülsken-Giesler, 2016, S. 59). Erst die bewussten leiblichen Regungen führen dazu, dass die Selbstverständlichkeit von Gesundheit durch Krankheiten in den Hintergrund gerät (Fuchs, 2004).

Der Körper tritt dann spürbar hervor, wenn Menschen »hinfällig und sterblich, pflegebedürftig, behindert, leidend und krank« (Schnell, 2004a, S. 10) sind. Fuchs (2013) beschreibt diese Erfahrung des Krankseins als Störung und Entfremdung des Leibs:

> »Etwas an meinem leiblichen Sein entzieht sich meiner Verfügung, schränkt meine Freiheit ein und hindert mich am Lebensvollzug. Mein bis dahin unauffälliger Leib stellt sich mir in den Weg und wird zu dem Körper, den ich habe. […] Eben dadurch wird er zum Körper, an den ich gebunden bin; das ›Sein‹ wird zum ›Haben‹« (Fuchs 2013, S. 87).

Ausgehend vom biologischen Verständnis kann der Körper als lebendige Einheit in Bezug auf Krankheitszeichen objektiv untersucht werden. Im Gegensatz zum Konstrukt des biomechanischen Körperverständnisses geht es in leib-phänomenologischen Ansätzen um »spezifische Funktionen der Selbst- und Fremdwahrnehmung, der Symbolbildung und des qua Sprache, Gestik, Mimik vermittelten sinnhaften Ausdrucks subjektiver Erlebnis- und Empfindungswelten« (Remmers, 2016a, S. 28).

Insbesondere die Pflege zeichnet sich durch eine besondere Bedeutung der Ambiguität des Körpers, nämlich diesen sowohl als räumlich und zeitlich gebundenen, materialisierten Körper als auch als Leib zu verstehen, aus – in der verschränkenden Perspektive von Körper und Leib wird das »Proprium der Pflege« (ebd, S. 27) deutlich; schließlich sind Körper und Leib als »zentrale Bezugskategorie« (Hülsken-Giesler, 2016, S. 57; Remmers, 1997; Remmers, 2000) des pflegerischen Handelns zu verstehen.

Körpererleben

Die Konzepte Körper und Leib sowie deren Verschränkungen sind für die vorliegende Arbeit von besonderer Bedeutung, da sie eine hohe Relevanz für das Körpererleben haben (Küchenhoff 2013). Auseinandersetzungen um das Wechselspiel dieser Konzepte bestehen seit den Anfängen der traditionellen Phänomenologie und verlieren nicht an Aktualität (Joraschky 1986). Obwohl uns die deutsche Sprache ermöglicht, überhaupt zwischen Körper und Leib zu differenzieren – dies bewerten Küchenhoff und Argawalla (2012) als »hilfreich« (ebd., S. 13) –, folgert Küchenhoff (2016) dennoch, dass es »uns offenbar schwer[fällt], nicht in Dichotomien zu denken« (ebd., S. 111). Dies wird beispielsweise anhand des folgenden Zitats deutlich, in dem vereinfacht der »Körper von außen gesehen, der Leib dagegen von innen erfahren« (Blum-Lehmann 2015, S. 25) wird. Entsprechend komplex gestaltet sich daher der Versuch, den Begriff Körpererleben zu definieren, da es sich um einen Oberbegriff handelt, der sich aus verschiedenen Einzelbegriffen bzw. Konzepten zusammensetzt. Röhricht et al. (2005) stellen eine Weiterentwicklung des Konzepts Körpererleben im deutschsprachigen Raum fest, was zu einer Zunahme an entsprechenden Publikationen führt (Geuter 2015): Eine Recherche im Onlineverzeichnis der Deutschen Nationalbibliothek sowie in der Datenbank SpringerLink ergab zahlreiche Treffer zum Körpererleben (englisch: body experience). Die Perspektiven auf das Konzept Körpererleben sind dabei aufgrund der psychotherapeutischen, psychiatrischen, psychologischen, theologischen, ethnologischen, soziologischen, sozial-, medien- und sprachwissenschaftlichen sowie der naturwissenschaftlichen, technikbezogenen und feministischen Blickwinkel äußert heterogen[36] (Abraham & Müller 2010). Als besonders hilfreich für die Begriffsklärung zum Körpererleben erwiesen sich vier Publikationen:

- Konsensuspapier zur terminologischen Abgrenzung von Teilaspekten des Körpererlebens in Forschung und Praxis (Röhricht et al. 2005)
- Körperbild und Persönlichkeit. Die klinische Evaluation des Körpererlebens mit der Körperbild-Liste (Küchenhoff & Agarwalla 2013)
- Klassifikation des Körpererlebens und körperpsychotherapeutische Hauptströmungen (Schatz 2002)
- Konzepte, Daten und Methoden zur Analyse des Körpererlebens (Wiedemann 1986)

Hierbei handelt es sich um Arbeiten aus den Bereichen der Psychotherapie, Psychiatrie und Psychosomatik. Allen Beschreibungen des Körpererlebens liegt

36 Inwiefern die Pflege und Pflegewissenschaft im Zusammenhang sowohl mit theoretischen, aber auch empirischen Arbeiten zum Körpererleben bislang wenig in Erscheinung treten, wird in Kapitel 2.4 diskutiert.

ein gemeinsames mehrdimensionales Verständnis zugrunde, weshalb das Körpererleben als Oberbegriff verstanden wird (Küchenhoff & Agarwalla 2013; Röhricht et al. 2005). Die Absicht, das Körpererleben für die Forschung, aber auch im Rahmen der klinischen Versorgung erfassbar zu machen, eint alle Publikationen. Unterschiede bestehen zunächst aufgrund unterschiedlicher methodischer Zugänge bzw. Blickwinkel.

Eine zehnköpfige Expert*innengruppe um Röhricht hat eine terminologische Abgrenzung von Teilaspekten vorgenommen (Röhricht et al. 2005), Küchenhoff und Argawalla (2013) nähern sich dem Körpererleben über die Zuordnung von Dimensionen, Schatz (2002) klassifiziert nach unterschiedlichen Perspektiven und Wiedemann (1989) beschreibt verschiedene Relevanzen des Körpers in Bezug auf die Untersuchung des Körpererlebens. Die unterschiedlichen Operationalisierungen werden nachfolgend vorgestellt, in Beziehung gesetzt und diskutiert, um abschließend eine Arbeitsdefinition aufzustellen *(vgl. Kap. 2.3.3)*. Zunächst wird ein Exkurs zum Begriff Körperbild unternommen, da einerseits Röhricht et al. (2005) sowie Küchenhoff und Argawalla (2013) dieses Konzept als Teilaspekt bzw. Fundament zur Definition des Körpererlebens verstehen. Andererseits besteht die Möglichkeit der begrifflichen Unterscheidung von Körper und Leib im angloamerikanischen Sprachraum nicht – diese subsummieren sich unter dem Begriff body. Internationale Wissenschaftler*innen gebrauchen den Terminus body image (Röhricht 2009a), weshalb sich hierzulande ebenfalls der Begriff Körperbild durchgesetzt und etabliert hat. Aus dem empirischen Forschungsstand wurde bereits deutlich, dass wissenschaftliche Studien überwiegend zum Körperbild vorliegen.

Körperbild

Der Körperbildbegriff hat eine lange Entwicklungsgeschichte[37], wobei dieser eng mit dem Körperschema zusammenhängt. Da in der Literatur diesbezüglich ein »divergenter Sprachgebrauch« (Lemche 2009, S. 9) festzustellen ist, gilt es die Bezüge zu klären. Zu den frühesten Ausführungen von Körperbildphänomenen gehören Dokumentationen zu Erfahrungen des Phantomschmerzes aus dem 16. Jahrhundert (McCrea, Summerfield & Rosen 1982). Seit Beginn des 19. Jahrhunderts wird das Körperbild von Wissenschaftler*innen verschiedenster Disziplinen untersucht und beschrieben. Entscheidende Grundlagen für die Körperbildforschung haben Pick, Head und Holmes sowie Schilder gelegt. Sowohl für Pick als auch für Head und Holmes ist das neurologisch ausgerichtete Konzept des Körperschemas zentral. Dieses beruht auf der Annahme, dass Menschen in der Lage sind, die Position und Haltung ihres Körpers im Raum

37 Weiterführende, detaillierte Abhandlungen zum Körperbild finden sich beispielsweise bei Lemche und Loew (2009), Ebert-Hampel (1990) und Joraschky (1986).

exakt bestimmen zu können (Rosenberg 2003). In den Anfängen der Körperbildforschung hat Pick 1908 die Wahrnehmungen des realen Körpers sowie die Vorstellungen vom Körper im Raum beschrieben und meint damit das Körperschema, welches sich am eigenen Körper orientiert. Drei Jahre später publizierten Head und Holmes einen Bezugsrahmen zur Körperwahrnehmung, der auf sensorischen Eindrücken von Lage und Position des Körpers auf neuronaler Ebene basiert (Joraschky 1986). Schilder hat sich ebenso wie seine Vorgänger zunächst mit dem Raumbild des Körpers befasst (Röhricht 2009a), welches er jedoch um die Komponente des Bewusstseins ergänzte (Schilder 1923). Knapp zehn Jahre später entwickelte er eine umfangreiche Konzeption zum Körperbild, die neben neurophysiologischen auch psychologische sowie soziale bzw. interpersonale Komponenten enthält (Schilder 1935). Hierin sieht Schnell (2016) ein begriffliches Missverständnis; seiner Auffassung nach geht es Schilder primär um das Körperschema als »Raumbewusstsein vom eigenen Körper« (ebd., S. 49). Dennoch gilt Schilder als Pionier der Körperbildforschung (Küchenhoff 2013). Auch Shontz (1969) nimmt keine Trennung der beiden Körperkonzepte vor, da er der Bedeutung des Körperbildes neben Körperselbst, Körperphantasie und Körperkonzept auch das Körperschema zuordnet. Price (1990) hat das Körperbild mittels drei Komponenten beschrieben: der Körperrealität/»body reality« (Wirklichkeit), des Körperideals/»body ideal« (Wunsch über das Aussehen) und der Körperpräsentation/»body presentation« (Auftreten und Darstellung) (ebd., S. 587). Price hat aus pflegewissenschaftlicher Perspektive damit Neuland betreten und wurde vielfach zitiert. Um eines der ersten umfassenden deutschsprachigen Werke hat sich Salter (1999) verdient gemacht (ihr Werk wurde u. a. ins Deutsche übersetzt).

Grundsätzlich wird davon ausgegangen, dass es sich beim Körperbild um kognitiv-bewusste Erfahrungen und Erinnerungen handelt, die als »dynamisch wandelbar« (Küchenhoff & Agarwalla 2013, S. 19) gelten und daher »affektiv hoch aufgeladen« (ebd.) sind. Das Körperbild wird durch primäre Bezugspersonen geprägt und entwickelt sich: »Körperpräsentationen sind daher Niederschläge von Interaktionserfahrungen« (ebd., S. 19). Zudem wird das Körperbild durch diverse Medien beeinflusst, Körperkult und gesellschaftliche Schönheitsideale orientieren sich an Bildern und Erfahrungsberichten anderer (Blum-Lehmann 2015, S. 37). Bauer et al. (2016) beschreiben, dass Erleben und Verhalten mit persönlichen Bewertungen eines Menschen verbunden sind und verweisen in diesem Zusammenhang auf den »menschliche[n] Hang zur Bewertung des eigenen Handelns und Tuns« (ebd., S. 23 f.). Die Bewertung kann zu einem bewussten Schönheitshandeln führen (Degele 2004; Krause 2018) und möglicherweise dazu beitragen, dass eine »subjektive[n] Unzufriedenheit« (Bauer et al. 2016, S. 49) entsteht. Zusammenfassend beschreibt der Körperbildbegriff etwas Wichtiges: »eine reflexive Struktur, gleichsam den mentalen Spiegel der eigenen Körperlichkeit, und eine integrative Struktur, die physiologische, psychologische und soziale Einflüsse auf den Körper zusammenfasst« (Küchenhoff 2016, S. 113).

Dennoch wird in Erklärungen missverständlicherweise oftmals eine Leiberfahrung eingeschlossen, wie Röhricht et al. (2005), aber auch Küchenhoff und Argawalla (2012) feststellen. Die unterschiedlichen Blickwinkel aus der Forschung und klinischen Praxis auf den gesunden, aber auch erkrankten Körper weisen uneinheitliche Definitionen zum Körperbild auf (Küchenhoff & Agarwalla 2012; Uschok 2016). So stellen Küchenhoff und Argawalla (2012) beispielsweise ein wichtiges Unterscheidungskriterium zu den Ausführungen von Röhricht et al. (2005) fest und sehen die Notwendigkeit, auch von »unbewussten Körperbildern« (Küchenhoff & Agarwalla 2012, S. 8) zu sprechen. Sie erachten es als wichtig, nicht ausschließlich von kognitiven und sprachlichen Erfahrungsdimensionen zu sprechen, da viele Störungen unbewusst verlaufen. An dieser Stelle kann festgehalten werden, dass sich das Körperbildkonzept aus zahlreichen Komponenten zusammensetzt, aufgrund der vielen verschiedenen Blickwinkel und Perspektiven der Begriff in der Literatur allerdings nicht einheitlich verwendet wird. Bereits 1999 konstatierten Thomspson et al., es sei »heikel« (in Küchenhoff & Argawalla 2012, S. 4), das Körperbild definieren zu wollen, da auch sie eine Beliebigkeit im Umgang mit verschiedenen Termini bzw. Komponenten des Körperbilds feststellten. Dass Röhricht et al. (2005) sogar eine »inflationäre[r]« (ebd., S. 2) Nutzung des Konzepts Körperbild unterstellen, geht auf die Ausdifferenzierungen des Körpererlebens zurück. Vor diesem Hintergrund fordert Küchenhoff (2016), diesen Begriff »nicht mehr unreflektiert« (ebd., S. 113) zu gebrauchen. Der Auffassung von Küchenhoff und Argawalla (2012) folgend ist das Körperbild »eine integrative psychische Struktur, die sich inhaltlich wandelt, aber in jeder Entwicklungsperiode die Aufgabe hat, die Erfahrungsebenen körperlicher Reifung, körperlicher Interaktion und emotionaler Zustände zu integrieren und mit Fantasien, Wünschen und Gedanken zu verbinden. Das Körperbild ist also eine dynamische psychische Struktur […]« (ebd., S. 8f.).

Schließlich wird in den Ausführungen zum Körperbild deutlich, dass es einen engen Zusammenhang zum Erleben gibt; beide Aspekte »gehören untrennbar zusammen« (Küchenhoff 2016, S. 112). Daher geht eine ausschließliche Fokussierung auf das Körperbild mit der falschen Annahme einher, sich ein »Bild von unserem Körper« (ebd.) machen zu können.

> Denn »das Erleben des eigenen Körpers indes geht über dieses Bild hinaus, das bewusste Nachdenken über den eigenen Körper findet seine Grenze an der unbewussten Besetzung des Körpers oder an der jeder Abbildung sich widersetzenden körperlichen Empfindung oder dem körperlichen Grundgefühl. So ist das Körperbild von der Bildlosigkeit des Körpers gleichsam umgeben, die mentale Reflexion darüber, wer ich selbst

bin und wie ich mich körperlich erlebe, wird immer wieder gebrochen durch Körpergefühle, deren Sprache es immer erst und nachträglich zu entziffern gilt« (Küchenhoff 2016, S. 112).

2.3.2 Operationalisierungen des Konzepts Körpererleben

Im Folgenden werden vier Operationalisierungen zum Körpererleben vorgestellt und miteinander in Beziehung gebracht (Küchenhoff & Agarwalla 2013; Röhricht et al. 2005; Schatz 2002; Wiedemann 1986). Es kann bereits vorweggenommen werden, dass alle Publikationen für die vorliegende Studie wichtige und relevante Erkenntnisse zur Bedeutung des Körpererlebens liefern.

Begonnen wird mit der konzeptionell umfangreichsten Arbeit, die als Konsensuspapier vorliegt und in einem zweijährigen Prozess auf Basis wissenschaftlich publizierter phänomenologischer Studien erstellt wurde (Röhricht et al. 2005). Das Expertenwerk zeichnet sich durch eine intensive Auseinandersetzung mit den relevanten Körperkonzepten aus, indem zur besseren Vergleichbarkeit wissenschaftlicher Publikationen die englischsprachigen Begriffe mit aufgeführt sind (bspw. Körpererleben = body experience). Wie Tabelle 7 zu entnehmen ist, formiert sich das Körpererleben demnach aus sechs Teilaspekten. Die in der Fachwelt bekannten und weit verbreiteten Konzepte Körperschema und Körperbild werden in der Systematik nach Röhricht et al. (2005) um die Teilaspekte Körperempfinden, Körper-Kathexis, Körper-Ich und Körperbewusstheit ergänzt.

Tabelle 7: Terminologische Abgrenzung von Teilaspekten des Körpererlebens (adaptiert nach Röhricht et al. 2005, S. 6)

Teilaspekte des Körpererlebens	Erläuterung (und Stimuli)
Körperschema	Größenwahrnehmung, Wahrnehmung von Gestalt und Raum (Ausdehnung und Grenzen), Orientierung am Körper (kinästhetische, taktile, propriozeptive Stimuli)
Körperempfinden	intero- und exterozeptive Wahrnehmung der physischen Realität (optische, auditorische, olfaktorische, thermische, nozizeptive Einflüsse)
Körperbild	formales Wissen, Fantasien, Gedanken, Einstellungen den Körper betreffend, Bedeutungszuschreibungen (Erfahrungswissen, Lernwissen, körperbezogene Fantasien)
Körper-Ich	Unterscheidung von ich/du, innen/außen, leibliche Integrität, leibliche Identität, Bewegungs-/Handlungsinitiation, Koordination (Identitäts-Kohärenzerleben)

(Fortsetzung)

Teilaspekte des Körpererlebens	Erläuterung (und Stimuli)
Körper-Kathexis, Körper-Emotionen	Körperbesetzung, Körperzufriedenheit, Aufmerksamkeit den Körper bestreffend, Ganzheitsempfindung, Scham, Stolz (Lust-Unlust-Gefühle, Partial-Triebe, biologischer Instinkt)
Körperbewusstheit	Gewahrsein der eigenen Leiblichkeit in all ihren Aspekten/ Ausprägungen, reflektierte Körpererfahrung (körperbezogene Selbstreflexion)

Das Körperschema nimmt eine »basale Funktion in der Lokalisation des Körpers« (Röhricht et al. 2005, S. 5) ein. Ergänzt wird es durch das Körperempfinden, welches die Innen- und Außenwahrnehmung der physischen Realität beschreibt. Durch verschiedene Wahrnehmungsformen der Körpergrenzen können autonome, bewusstseinsunabhängige Reaktionen hervorgerufen werden. Das Körperbild verstehen Röhricht et al. (2005) als überwiegend kognitiven Einstellungsprozess zum eigenen Körper, der in Kombination mit evaluativen Anteilen Einfluss auf das Gesamtkörpererleben nimmt. Das Körper-Ich wird dem Körperbild zugeordnet und »übernimmt eine regulierende Schlüsselrolle« (ebd., S. 6). Besonderes Augenmerk liegt bei diesem Konzept auf der Tatsache der Selbstentwicklungsmöglichkeiten im Rahmen der Identitätsbildung. Ein in der Literatur oft vernachlässigter Teilaspekt ist der der emotionalen Fokussierung auf den Körper, hier versprachlicht als Körper-Kathexis. Als letzter Teilaspekt des Körpererlebens wird die Körperbewusstheit aufgeführt, die als kognitiv-evaluatives Korrektiv auf alle anderen Teilbereiche einwirkt und das »Gewahrsein der eigenen Leiblichkeit« (ebd.) einschließt. Zudem wird das Körpererleben durch gesellschaftliche und kulturelle Faktoren beeinflusst und ist somit in ein Netzwerk externer Determinanten eingebunden, welches als Kontinuum zwischen einem somatischen und einem kognitiv-evaluativen Pol verstanden werden soll (ebd.). Mit der Entscheidung, das Körpererleben als Oberbegriff zu verstehen, sprechen sich Röhricht et al. (2005) gegen den durch Bielefeld (1986) geprägten Begriff der Körpererfahrung aus, da sie dem Erleben eine deutliche »Integrationsleistung« (Küchenhoff & Agarwalla 2013, S. 4) zusprechen. Diese kommt bei der Körpererfahrung, bei der es um die erworbenen Erfahrungen mit dem Körper im Entwicklungsverlauf geht, nicht vor.

Die terminologischen Abgrenzungen weisen durch die Verwendung der komplexen Körperkonzepte wie beispielsweise Körperbild oder Körperschema ein hohes Abstraktionsniveau auf. Dieses wird als hilfreich erachtet, da die teils historisch geprägten Begriffe in vielen Publikationen wiederzufinden und zahlreich erläutert sind. Mithilfe der Systematik (*vgl. Tab. 7*) erfahren die Termini eine Zuordnung, womit gleichzeitig jedoch eine Problematik verbunden ist. Die

Konzepte können wegen ihrer Komplexität und Genauigkeit in Bezug auf die jeweils einzelnen Definitionen im Rahmen der vorliegenden qualitativen und explorativen Forschungsarbeit ein Hindernis darstellen, weshalb es als nötig erachtet wird, allgemeinere Perspektiven einzubeziehen, die eher einen erlebensorientierten Charakter haben. Nachfolgend wird daher eine andere Systematik der Begriffsklärung – die Annäherung erfolgt über verschiedene Dimensionen des Körpererlebens – in den Blick genommen.

Küchenhoff und Argawalla schlagen wie auch Röhricht et al. (2005) vor, den Begriff Körpererleben als Oberbegriff zu verwenden (Küchenhoff & Agarwalla 2012, 2013). Sie lehnen sich an die Terminologie des Konsensuspapiers an, grenzen sich aber bzgl. des Verständnisses zum Körperbild ab (vgl. Exkurs Körperbild). Für sie ist das Körperbild eine »dynamische psychische Struktur, die die Teilaspekte des Körpererlebens immer neu zu einer Struktur des Erlebens verdichtet« (Küchenhoff & Agarwalla 2012, S. 9). Das Körperbild wird wie auch bei Röhricht et al. (2005) als Teilaspekt des Körpererlebens gesehen, es tritt durch die sechs beschriebenen Dimensionen *(vgl. Abb. 5)* aber nicht prominent in Erscheinung. Es zeigt sich viel mehr in der Dimension des vorsprachlichen/außersprachlichen und sprachlich fassbaren Körpererlebens. Gemeint ist damit die Diskrepanz zwischen einem artikulierbaren und einem sprachlich nicht fassbarem Körperempfinden, da es ihrer Auffassung nach niemals umfänglich gelingen kann, das »Körpererleben ganz in Sprache zu überführen« (Küchenhoff & Agarwalla 2013, S. 7), denn »schließlich fällt es schwer, die Unverfügbarkeit körperlicher Erfahrungen angemessen zu beschreiben und zu berücksichtigen« (Küchenhoff 2016, S. 112). Dieser methodisch wichtige Aspekt ist gegenüber der Klassifikation von Röhricht et al. (2005) gänzlich neu und wird für die vorliegende Arbeit als äußerst relevant erachtet, weshalb forschungsmethodische Begründungen im Zusammenhang der Erhebung von Körpererleben diesem Aspekt besondere Aufmerksamkeit widmen müssen (*vgl. Kap. 4.1.4.2*). Neben diesem Verständnis von Körperbild sind für das Autorenpaar die Entwicklung von Bewusstsein und Gefühlen zum eigenen Körper sowie das Phänomen der Zwischenleiblichkeit als »Vorläufer« (Küchenhoff & Agarwalla 2013, S. 18) des Körpererlebens essenziell, um das Phänomen Körpererleben angemessen zu diskutieren. Auf dieser Basis beschreiben sie fünf Dimensionen, die das Körpererleben ihrer Auffassung nach ausmachen *(vgl. Abb. 5)*.

Die weiteren Dimensionen sind inhaltlich den Ausführungen von Röhricht et al. (2005) sehr nah, allerdings lassen sie sich aufgrund der Zugangsweise über Dimensionen nicht immer eindeutig einem Teilaspekt der Systematisierung nach Röhricht et al. (2005) zuordnen. So kann das partielle und ganzheitliche Körpererleben (im Sinne der Plessnerschen Unterscheidung von Körper-Haben und Leib-Sein) beispielsweise den Teilaspekten des Körper-Ich, aber auch des Körperschemas zugeordnet werden; Küchenhoff und Argawalla (2012) betonen in

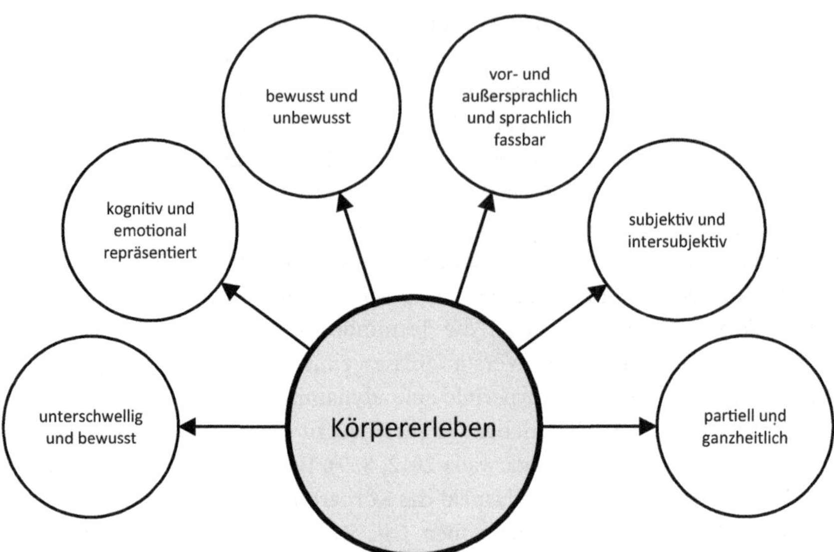

Abbildung 5: Dimensionen des Körpererlebens (Küchenhoff & Agarwalla 2013, S. 7f.; eigene Darstellung)

diesem Zusammenhang, dass Wahrnehmungen isoliert, aber auch holistisch erfolgen, sie können sogar »die Gesamtheit des körperlichen Selbstverhältnisses, ja auch der gesamten Identität umfassen« (ebd., S. 8). Vor dem Hintergrund dieser Problematik werden die Dimensionen nach Küchenhoff & Argawalla (2012) nun knapp skizziert[38] und abschließend einer Gesamtbewertung unterzogen.

Mit dem unterschwelligen und bewussten Körpererleben beschreiben Küchenhoff und Argawalla (2012) einerseits die Wahrnehmung zur Außenwelt (vgl. Körperempfinden) und andererseits das Spüren des eigenen Körpers (vgl. Körperbewusstheit) – sowohl durch ein unwillkürliches, aber auch ein reflektiertes Bewusstsein kann eine Aufmerksamkeitszentrierung auf den Körper erfolgen (vgl. Körper-Kathexis). Die Autor*innen nutzen die Dimension des kognitiven und emotionalen Körpererlebens (vgl. Körperbild und Körper-Emotionen), um die Auseinandersetzung mit dem frühkindlich geprägten Körperbild, das durch wahrgenommene Affekte und durch Emotionen beeinflusst wird, in ihr Modell zu integrieren. Von einem bewussten und unbewussten Körpererleben sprechen sie, wenn es im Rahmen einer differenzierten Betrachtung von Körpererfahrungen zu einer übermäßigen Bedeutung einzelner Körperpartien kommt (vgl. Körper-Kathexis, Körperbewusstheit). Schließlich

38 Sofern möglich werden weitere Zuordnungen von Teilaspekten zu den Dimensionen im Weiteren in Klammern angegeben.

formulieren Küchenhoff und Argawalla (2013) die Dimension des subjektiven und intersubjektiven Körpererlebens, welches »auf der geteilten Körpererfahrung auf[baut]« (ebd., S. 19). Damit verweisen sie auf das Phänomen der Zwischenleiblichkeit und betonen die entwicklungsphysiologischen Prägungen des Körpererlebens aufgrund von Beziehungserfahrungen, die ebenso für das Körperbild entscheidend sind (vgl. Körperbewusstheit, Körperbild, Körperempfinden, Körper-Ich). »In dieser subjektiven Fundierung des Erlebens hat das Körpererleben eine ursprünglich verbindende Funktion« (ebd.). Die Bedeutung des Körpererlebens liegt im Wechselspiel zwischen verschiedenen Vorstellungen von Körpern:

> »Bislang wurde nur der Einzelne und sein Körper betrachtet; tatsachlich ist der Körper in der Philosophie lange als Inbegriff der Eigenheitssphäre eines Menschen angesehen worden, also als etwas, das der Andere nicht erspüren kann, das nur jedem allein zugänglich ist. Diese Perspektive auf den Körper aber ist erweitert worden. Das Körpererleben erschließt sich nicht nur vom Einzelnen her, sondern aus der Begegnung mit dem Anderen. Nicht nur weil der Begriff sprechend und schön ist, sondern auch weil das mit ihm bezeichnete Konzept wichtig ist, benutze ich gern den Begriff der Zwischenleiblichkeit, und er ist eine Wortschöpfung, die wir ebenfalls Maurice Merleau-Ponty verdanken: ›Intercorporeite‹ heißt sie im französischen Original« (Küchenhoff 2016, S. 117).

Im Gegensatz zur Klassifikation von Röhricht et al. (2005) – die Teilkonzepte bleiben trotz phänomenologisch orientierter Zugangsweise komplex und abstrakt, sodass ein Resümee im Sinne einer Definition schwerfällt – kann anhand der Ausführungen von Küchenhoff und Argawalla (2013) das Körpererleben als umfassender »Ausdruck für all das, was sich unter dem subjektiven Zugang zum eigenen Körper« (ebd., S. 8) versteht, zusammengefasst werden. Sie schließen daher auf der Bedeutungsebene eine »Ganzkörpererfahrung oder eine einheitliche Leiberfahrung« (ebd.) wie bei Röhricht et al. (2005) aus. Somit versteht sich das Körpererleben nicht nur durch die Beziehung der einzelnen Teilaspekte zueinander, sondern der Körper wird durch eigene subjektive Erfahrungen erlebt sowie auch in Beziehung mit anderen:

> »Außerdem gehört das Körpererleben nicht nur dem Einzelnen, sondern es wird immer auch intersubjektiv generiert oder geteilt, das Bild des eigenen Körpers wird ergänzt und unterlaufen durch die Zwischenleiblichkeit. Körpererleben und Körperbild, Körperbild und Selbstbild, körperliches Selbst und Zwischenleiblichkeit sind dialektisch aufeinander bezogen« (Küchenhoff 2016, S. 121).

Auch wenn sich die Dimensionen des subjektiven und intersubjektiven Körpererlebens in verschiedenen Terminologien bei Röhricht et al. (2005) wiederfinden lassen, so ist dort insbesondere der letzte Gedanke zur Intersubjektivität treffend formuliert. Hierbei zeigt sich ein wesentlicher Vorteil, welcher durch die

Dimensionen abgebildet wird. Der beschreibende Charakter ermöglicht vor allem eine Nachvollziehbarkeit, die nur weniger Erklärungen bedarf. Zudem werden neue Aspekte des Körpererlebens berücksichtigt, die insbesondere in Bezug auf die vorliegende Arbeit als essenziell erachtet werden. Der Körper spielt für Küchenhoff und Argawalla (2013) »zweifellos eine zentrale Rolle bei der Verarbeitung von Emotionen« (ebd., S. 6); am Beispiel der Phänomenologie der Berührung treten diese Überlegungen besonders in den Vordergrund (ebd., S. 20). Emotionen sind dabei, wie auch kognitive Zugänge, jeweils von unterschiedlichen Beziehungserfahrungen geprägt (Küchenhoff & Argawalla, 2013, S. 21). Während die Vorteile dieser Systematisierung überwiegen, soll dennoch auf die wenig trennscharfe Unterteilung der Dimensionen des unterschwelligen und bewussten sowie des bewussten und unbewussten Körpererlebens aufmerksam gemacht werden. In beiden Fällen wird die Aufmerksamkeitszentrierung bzw. die Bedeutung einzelner Körperpartien beschrieben, die zweifellos für die vorliegende Arbeit von großer Bedeutung sind. Das wurde bereits im Forschungsstand deutlich, wenn beispielsweise aufgrund eines exulzerierenden Tumors eine Ablenkung vom sichtbar veränderten Körper kaum möglich ist (*vgl. Kap. 2.1.4*). Viele der genannten Dimensionen bzw. Teilaspekte finden sich auch in einer früheren Operationalisierung wieder, die bereits 2002 durch Schatz erarbeitet wurde. Schatz gelingt es, durch die Formulierung eindeutigerer Perspektiven einzelne Phänomene des Körpererlebens zu beschreiben. In Erweiterung der oben genannten Erklärungen zum Körpererleben wird durch den Perspektivenansatz die Lebenswelt von Menschen nicht bloß berücksichtigt, sondern sogar ausdrücklich in den Mittelpunkt gestellt, und beinhaltet damit einen für die vorliegende Arbeit besonders bedeutenden Ansatz des Körpererlebens. Zum Zeitpunkt der Publikation im Jahr 2002 wurde der Körper in der deutschsprachigen Literatur überwiegend in Hinblick auf objektivierbare Prozesse beschrieben, was Schatz (2002) dazu veranlasste, dem »Körper als Objekt« (ebd., S. 77) ein subjektives Pendant zur Seite zu stellen. Ziel war es, wie auch bei den zuvor aufgezeigten Operationalisierungen eine Grundlage zur »Entwicklung geeigneter psychologischer Messinstrumente zur Erfassung des Körpererlebens« zu schaffen (ebd.).

Tabelle 8 zeigt sieben verschiedene Perspektiven des Körpererlebens.

Tabelle 8: Klassifikation des Körpererlebens (adaptiert nach Schatz, 2002)

Perspektiven des Körpererlebens	Erläuterung
Medizinisch-biologisch	Der objektive Körper
Individual	Der subjektiv erlebte und expressive Körper
Relational	Der Körper in Beziehung

(Fortsetzung)

Perspektiven des Körpererlebens	Erläuterung
Autonom	Körperliche Prozesse des ›Überlassens‹
Chronologisch	Der Körper als Träger von Vergangenheit, Gegenwart und Zukunft
Räumlich	Der Körper und die Bewegung im Raum
Kreativ	Der schöpferische Körper

Die Klassifikation des Körpererlebens ist so aufgebaut, »dass mit jedem Perspektivenwechsel neue Körperphänomene zur bisherigen Betrachtung des Körpers hinzukommen bzw. bereits betrachtete Phänomene qualitativ neue Bedeutungen erhalten« (ebd., S. 77). In der Systematik nach Schatz (2002) werden inhaltliche Überschneidungen zu den vorherigen Ausführungen deutlich. Das betrifft vor allem individuale, relationale, autonome, chronologische und räumliche Perspektiven, ebenso werden aber zwei zusätzliche Aspekte genannt, die im Kontext der vorliegenden Arbeit interessant sind und sich zudem vorteilhaft auf die Erstellung der Arbeitsdefinition auswirken. Ausgangspunkt der Arbeit ist die von Schatz (2002) als einseitig kritisierte Perspektive, die ausschließlich medizinisch-biologische Aspekte fokussiert, wobei der objektive Körper nach dem dichotomen Prinzip gesund versus krank als untersuch- und behandelbar gilt (Unterscheidung Krankheit und Kranksein, *vgl. Kap. 2.2.3*). Es steht also, um noch einmal die Plessnersche Perspektive hervorzuheben, das ›Körper-Haben‹ im Vordergrund; die im Bereich der Gesundheitsversorgung den Körper schlicht als manipulierbaren Gegenstand betrachtet. Dass diese Haltung im aktuellen Gesundheitssystem nach wie vor existent ist und mitunter zu problematischen Herangehensweisen führt, wird in Kapitel 2.4 diskutiert. Mit dieser Perspektive gelingt es Schatz (2002), den Kontext des Körpererlebens in seiner Bedeutung für die Gesundheitsversorgung zu definieren, aus der sich bestimmte Herausforderungen an das Körpererleben ergeben. Da allerdings diese Perspektive zum »Verständnis einer Vielzahl von Beschwerden nicht ausreicht« (ebd., S. 78), verweist Schatz auf weitere Perspektiven. Ein zweiter gegenüber den bereits vorgestellten Klassifikationen neuer Aspekt bezieht sich auf die kreative Perspektive des Körpererlebens, die auf die schöpferische Möglichkeit des Körpers abzielt – für die vorliegende Arbeit interessant ist daran vor allem die aktive bzw. handlungsorientierte Ebene. Der Körper, der selbst »Ausgangspunkt der Betrachtung« (ebd., S. 80) sein kann, bringt beispielsweise an Brustkrebs erkrankte Frauen mit Haarverlust aufgrund eines gefühlten Unbehagens dazu, einen künstlichen Haarersatz bzw. eine textile Kopfbedeckung zu tragen. Dieser schöpferische Prozess könnte auch mit der Körperpräsentation, einem Teilaspekt des Körperbildes, gleichgesetzt werden, allerdings würde dabei die individuelle Bedeutsamkeit im Umgang mit dem Körper auf der sprachlichen Ebenen verloren gehen.

Auch die anderen Perspektiven sind in ihrer Wortwahl unterschiedlich, jedoch lassen sich inhaltliche Überschneidungen zu einzelnen Teilaspekten (Röhricht et al. 2005) und Dimensionen (Küchenhoff & Agarwalla 2013) erkennen. Auch für Schatz (2002) sind die Aspekte der Subjektivität, aber auch der Intersubjektivität für das Körpererleben von Bedeutung. Im Rahmen seiner Klassifikation spricht er von der individualen sowie der relationalen Perspektive. Dabei ist das innerlich subjektiv Erlebte von einem körperlichen Ausdruck zu unterscheiden. Es kann zu Übereinstimmungen, aber auch Unterschieden kommen, weshalb eine differenzierte Betrachtung des Erlebens essenziell ist. Kommen zum Erlebten Gefühle hinzu, so kommt es zu einer »Bedeutungsverleihung« (ebd., S. 78) für das subjektive Körpererleben. Geuter (2015), der in seinem Buch *Körperpsychotherapie* die Perspektiven des Körpererlebens nach Schatz reflektiert, führt dazu aus: »Im Spüren konstituiert sich Subjektivität« (ebd., S. 138). Durch beispielsweise »Haltung, Gestik, Mimik, Verspannungen« (Schatz 2002, S. 78) tritt die individuale Perspektive zum Vorschein, wobei eine Vielzahl an Phänomenen schwer darstellbar ist. Die relationale Perspektive des Körpererlebens beschreibt den Körper in Beziehung und meint zum einen, wie jemand mit sich selbst, aber auch mit anderen in Beziehung tritt. »Der Körper vermittelt Beziehung und Beziehung wird durch den Körper vermittelt« (ebd., S. 79). Das Körpererleben ist dadurch grundlegend für jedwede Beziehungsgestaltung. Die autonome Perspektive lässt sich am Beispiel von Gefühlen und Emotionen beschreiben, wobei körperliche Prozesse des Überlassens stattfinden. Dieser Aspekt findet sich ebenfalls im Modell von Röhricht et al. (2005) – sie sprechen von Körper-Emotionen, aber auch von einer Körperbewusstheit – sowie bei Küchenhoff und Argawalla (2013) – sie sprechen von der kognitiven und emotional repräsentierten Dimension des Körpererlebens. An dieser Stelle der Klassifikation ist auffällig, dass eine dezidiert leibphänomenologisch begründete Perspektive fehlt. Dabei könnte diese viel treffender die Prozesse des Überlassens beschreiben – schließlich werden spürbare Phänomene wie beispielsweise Schmerzen selbst erfahren. Die bereits positiv herausgestellte Unterscheidung über die Möglichkeit bzw. Unmöglichkeit der Artikulation des Körpererlebens zeigt sich auch bei Schatz (2002). Wie auch Küchenhoff und Argawalla (2013) geht Schatz davon aus, dass es Bereiche von Empfindungen gibt, die ein Leben lang nichtsprachlich bleiben. Ein neuer Aspekt des Körpererlebens findet sich jedoch in der Auffassung, dass Phänomene körperlich erinnert werden können. Nach Schatz (2002) verfügen Menschen über ein »körperliches Gedächtnis« (ebd., S. 79); Erfahrungen sind lerngeschichtlich verwurzelt, sodass auch körperlich »etwas geahnt« (ebd.) werden kann. Diese verknüpften Gedanken führen Schatz dazu, von einer chronologischen Perspektive zu sprechen, in der der Körper als Träger von Vergangenheit, Gegenwart und Zukunft verortet ist.

Mit Blick auf die eigene empirische Forschungsarbeit ist es aus wissenschaftlicher Perspektive treffender, das Körpererleben als außersprachlich bzw. sprachlich fassbar zu beschreiben, wie Küchenhoff und Argawalla (2012) es vorschlagen. Bei der räumlichen Perspektive ergänzt Schatz (2002) das von Röhricht et al. (2015) aufgezeigte Körperschema neben der Raumwahrnehmung um die »Fortbewegung« (ebd., S. 79) und das »Erkunden des Raums und die Bewegungslust« (ebd.).

Die Ausführungen nach Schatz (2002) werden aufgrund des situations- und erlebensnahen Zugangs zu verschiedenen Körperphänomenen als wichtig erachtet. Als wertvoller und im Rahmen dieser Klassifikation zusätzlicher Gedanke für die vorliegende Arbeit wird in der medizinisch-biologischen Perspektive der Aspekt gesehen, vor allem die Bedeutung medizinischer Therapien in der letzten Lebensphase und damit einhergehender körperlicher Einschränkungen in den Blick zu nehmen und zu erfassen, wie diese das Körpererleben beeinflussen. Unklar ist, weshalb die Publikation von Schatz (2002) in den Arbeitsprozessen von Röhricht et al. (2015) und Küchenhoff und Argawalla (2013) nicht einbezogen wurde. Möglicherweise ist die fehlende wissenschaftliche Fundierung ein Grund. Auch die älteste Quelle (Wiedemann 1986), aus der die Strukturkomponenten des Körperbildes stammen, sind in den aufgezeigten Klassifizierungen nicht berücksichtigt. Besagter Beitrag zur Begriffsklärung des Körpererlebens ist aber von besonderem Wert für die Arbeit, da sich Wiedemann (1989) dem Körpererleben aus einer anderen Perspektive widmet. Er stellt das Körpererleben als Untersuchungsfokus in den Mittelpunkt und beschäftigt sich mit diesem anhand von drei verschiedenen Strukturkomponenten des Körpers *(vgl. Abb. 6)*.

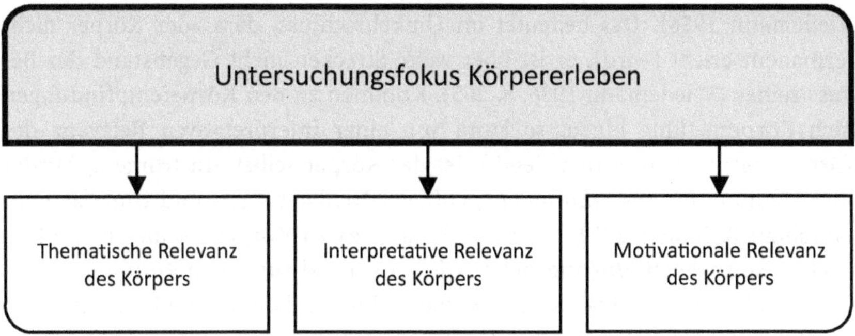

Abbildung 6: Strukturkomponenten des Körpererlebens (Wiedemann 1986, S. 207; eigene Darstellung)

Im Vergleich zu den drei vorgestellten Klassifikationen ist die Begriffsklärung von Wiedemann (1989) mit drei beschriebenen Strukturkomponenten äußerst übersichtlich, aber dennoch inhaltlich umfassend, da es auch hierbei das Ziel war, den Körper bzw. das Körpererleben klinisch-empirisch erfassbar zu machen. Sowohl die thematische als auch die interpretative Relevanz finden sich inhaltlich in den Klassifikationen bei Röhricht et al. (2005), Küchenhoff und Argawalla (2012) und Schatz (2002) insbesondere bzgl. der Aspekte der Aufmerksamkeitszentrierung auf den Körper sowie des subjektiven Körpererlebens wieder. Die motivationale Relevanz ist allenfalls im Teilaspekt des Körperbildes und hier speziell in Bezug auf die Körperpräsentation inhaltlich bereits enthalten, allerdings scheint der Handlungsaspekt hierbei weitreichender zu sein – bei der Datenauswertung und der damit verbundenen Ausarbeitung eines Handlungs- und Interaktionsmodells werden die Strategien vor dem Hintergrund eines körperlichen und leiblichen Erlebens von Bedeutung sein. Während des Literaturstudiums konnte eine weitere Publikation ermittelt werden (Abraham & Müller 2010), die dieselben drei Merkmale des Körpers bzw. des Körpererlebens thematisiert, jedoch ohne Bezug zu Wiedemanns Ausführungen zu nehmen. Die Soziologin und Politikwissenschaftlerin Abraham sowie die Politikwissenschaftlerin Müller konstatieren für das Körpererleben ein (a) »Handeln, das dem Körper geschieht«, (b) »Handeln, das über den Körper geschieht«, (c) »Handeln des Körpers« (ebd., S. 23). In der folgenden Erklärung der Strukturkomponenten werden daher beide Publikationen berücksichtigt.

Der Körper erfährt eine thematische Relevanz, indem sich »unter besonderen Umständen […] die Aufmerksamkeit auf ihn [zentriert]« (Wiedemann 1986, S. 205). Anders formuliert kommt es zu einem »Handeln, das dem Körper geschieht« (Abraham & Müller 2010, S. 23), wodurch körperliche Prozesse und Zustände an oder im Körper wahrgenommen werden (Abraham & Müller 2010; Wiedemann 1986). Das bedeutet im Umkehrschluss, dass »der Körper nicht permanent erlebt [wird], er ist über weite Strecken nicht Gegenstand des Bewusstseins« (Wiedemann 1986, S. 205). Kommen zu den Körperempfindungen auch Körpergefühle hinzu, so kann von einer interpretativen Relevanz des Körpers gesprochen werden (ebd.). Ist der Körper selbst »Instrument, Mittler oder Medium unseres Empfindens, Fühlens, Denkens, Tuns und Unterlassens« (Abraham & Müller 2010, S. 23), so kommt es zu Körperdeutungen wie beispielsweise angenehm/unangenehm, die »positional auf einem Kontinuum […] erlebt« (Wiedemann 1986, S. 205) werden. »Ebenso können die Deutungen assoziativ sein oder mehr oder minder strukturiert mit Analogien und Metaphern umschrieben sein (Beispiel: das ist so wie, als ob)« (ebd.). Im Rahmen der motivationalen Relevanz sieht Wiedemann (1989) das Körpererleben als »Ausgangspunkt von Handlungsprogrammen« (ebd., S. 205). Für Abraham und Müller (2010) wird der Körper als »eigenständige Empfindungseinheit« (ebd.,

S. 23) bzw. »Medium unseres Agierens« (ebd.) gesehen, der in der Lage ist, »in eigenmächtiger Weise« (ebd.) Regie zu übernehmen, und damit »den bewussten Willen phasenweise oder partiell, mitunter aber auch total außer Kraft« (ebd.) setzt. Wichtig dabei ist, dass dies »körpereigene[n] Reaktionsformen zur Abwehr oder zur Überwindung von Krankheit, aber auch bei allen Vorgängen, die sich unterhalb der Ebene des Bewusstseins im Vorbewussten und Unbewussten abspielen und sich einer bewussten Kontrolle entziehen« (ebd.) betrifft. Aus den Strukturkomponenten bzw. Beschreibungen des Körpererlebens wird ein Zusammenwirken von Kognitionen und Emotionen in Bezug auf den Körper deutlich, welches Wiedemann (1986) wie folgt zusammenfasst: »Körperliche Empfindungen interagieren mit kognitiven Strukturen, die in beträchtlichem Ausmaß sowohl emotionale Reaktionen wie auch Handlungsmöglichkeiten beeinflussen« (ebd., S. 203).

Während alle vier Klassifikationen wesentliche Aspekte des Körpererlebens mit unterschiedlichen Vor- und Nachteilen in der begrifflichen Darstellung zeigen, schafft Wiedemann mit seiner Systematik einen nachvollziehbaren und übersichtlichen Rahmen, der sich im Kontext der Arbeit als hilfreich darstellt. Die beschriebenen Relevanzen ermöglichen einen umfassenden Zugang zum Körpererleben, der gleichzeitig verhindert, in vorgefertigten Konzepten zu denken, um somit im Sinne der Grounded-Theory-Methodologie möglichst offen auf den Forschungskontext eingehen zu können.

Abschließend werden die einzelnen Zugänge der Klassifikationen zusammengefasst und Schlussfolgerungen abgeleitet, um schließlich eine Arbeitsdefinition zum Körpererleben festzuhalten.

2.3.3 Schlussfolgerungen der theoretischen Betrachtungen

Wie auch bei der letzten Lebensphase handelt es sich beim Körpererleben um ein viel diskutiertes Phänomen, welches aus unterschiedlichen Blickwinkeln und Perspektiven und von diversen Disziplinen operationalisiert wurde, aber durchaus auch ohne systematischen Zugang beschrieben wird. Grundsätzlich lässt sich festhalten, dass bei den vorgestellten Publikationen – abgesehen von der Klassifikation von Röhricht et al. (2005) – ein nachvollziehbarer Begründungsrahmen zur Operationalisierung des Körpererlebens fehlt. Diese methodische Schwäche gilt auch für die Arbeiten von Küchenhoff und Argawalla (2012), die jedoch das Vorgehen der Autorengruppe um Röhricht et al. (2005) kritisieren. Sie werfen der Expertengruppe vor, die Erklärungen nicht mit bereits bestehenden Konzepten in Bezug gesetzt zu haben, und stellen grundsätzlich eine »geringe[n] Bereitschaft der Forschungsgemeinschaft […], neue oder wiederentdeckte Konzepte zu rezipieren und zu integrieren« (ebd., S. 6) fest. Auffällig ist, dass die ersten vorliegenden Begriffsklärungen von Wiedemann (1989) und Schatz (2002) in den neueren Ausarbeitungen u.a. von Röhricht et al. (2005) sowie von Küchenhoff und Argawalla (2013) nicht berücksichtigt wurden. Somit haben die als wertvoll erachteten Beiträge bislang keinen bedeutsamen Einzug in wissenschaftliche Arbeiten gehalten. Gleiches gilt für die Publikation von Küchenhoff und Argawalla (2013). Einzig das 2005 erschienene Konsensuspapier (Röhricht et al. 2005) ist in der Fachwelt angenommen worden – immerhin haben sich seitdem knapp 40 deutschsprachige Veröffentlichungen dieser begrifflichen Operationalisierungen bedient, darunter eine Veröffentlichung aus dem Bereich der Pflegewissenschaft (Wiedemann 2018). Das bedeutet wiederum, dass so gut wie keine Erfahrungen oder gar Überprüfungen der meisten Konzepte für pflegewissenschaftliche Fragestellungen vorliegen.

Unabhängig von den methodischen Limitationen sowie dem eher geringen Verbreitungsgrad scheint es unstrittig zu sein, dass es sich beim Körpererleben um einen Oberbegriff handelt, der verschiedene Körperkonzepte bzw. Vorstellungen vom Körper einschließt, wobei diese »selbstverständlich nicht als ›trennscharf‹ verstanden werden, sondern sie heben jeweils einen bestimmten Fokus des Gesamtgefüges, in das der Körper eingebettet ist, in besonderer Weise heraus« (Abraham & Müller 2010, S. 25). Die Mehrdeutigkeit des Begriffs Körpererleben beziehen Abraham und Müller (2010) »auf zentrale und unhintergehbare Konstitutionsbedingungen unserer körperlich gebundenen Existenz« (ebd., S. 23), womit sie verschiedene Bedeutungen des Körpers ansprechen:

> ein »Objekt oder Gegenstand, über den wir verfügen können und müssen, und als ein Mittel oder Medium, das uns – in wiederum verzwickter doppelter Weise – nicht nur das Wahrnehmen, Erleben, Erkennen und Handeln ermöglicht, sondern das wir zugleich auch selbst sind« (ebd.).

Mit Blick auf die Ausführungen zu Körper und Leib zu Beginn dieses Unterkapitels *(vgl. Kap. 2.3.1)* fällt auf, dass der Körper in diesem Zusammenhang für Merkmale des Leibes steht. Unter Berücksichtigung leiblicher Erfahrungen wie beispielsweise Schmerzen zeigt sich die Notwendigkeit des Begriffs Körpererleben, durch den nicht bloß ein dichotomes Nebeneinanderstehen von Körper und Leib, sondern vielmehr deren Verschränkung an Bedeutung gewinnt.

Die folgende Arbeitsdefinition fasst abschließend die für die vorliegende Arbeit relevanten Aspekte des Körpererlebens zusammen. Dabei werden aus allen vorgestellten Klassifikationen die als besonders wichtig erachteten Aspekte literaturgestützt subsumiert:

Das Körpererleben wird als »bewusste Erfahrung und Beurteilung des Körpers als Ganzes verstanden« (Strauss & Richter-Appelt 1986, S. 6), wodurch »unter anderem die Festlegung einer Grenze zwischen Körper und Umwelt und die Unterscheidung von Ich und Nicht-Ich« (du Bois 1990, S. 4) bewirkt wird. Den Menschen ist es möglich, sich ein Bild vom eigenen Körper zu machen (Küchenhoff 2016) und zudem »durch den Leib« (Becker 2019, S. 257) Phänomene und Emotionen wahrnehmen und spüren zu können – letztere werden unterbewusst reguliert und nur unter besonderen Bedingungen wie beispielsweise bei Trauer oder Freude wahrgenommen (Joraschky 1986; Wiedemann 1986). Es kommt zu einer »Vermischung von Denken und Fühlen« (Schaufler 2002, S. 71), die »charakteristisch für das Körpererleben und die Körperwahrnehmung« (ebd.) ist. Neben dem subjektiven Zugang wird der Körper auch durch andere und mit anderen erlebt (Zwischenleiblichkeit), hier ist der Beziehungsaspekt wichtig. Kommt zum Denken und Fühlen auch ein Handeln hinzu (Abraham & Müller 2010), kann das Körpererleben als – ggf. auch kreativer – »elementarer Ausdruck menschlichen Lebens« (Brähler 1986, S. 11) und somit als »Lebenswirklichkeit« (ebd., S. 10) verstanden werden.

Auch wenn, wie im empirischen Forschungsstand *(vgl. Kap. 2.1)* gezeigt, zumeist von Körperbild (body image) gesprochen wird, »wurde deutlich, dass dies nur eine Komponente des Körpererlebens sein kann« (Küchenhoff 2016, S. 112). Zweifellos handelt es sich um eine bedeutsame Komponente, denn das Körperbild hat »keinen festen Rahmen, es muss immer neu stabilisiert und bestätigt werden. […]. Auf die reflexive Integration im Körperbild aber ist das Körpererleben kontinuierlich angewiesen« (Küchenhoff 2016, S. 113).

Durch körperliches Erleben, so Küchenhoff (2016), kann das Selbst ständig infrage gestellt werden – aufgrund leiblicher Erfahrungen werden Vorstellungen von sich unterwandert. In Bezug auf die qualitative Studie wird es eine methodische Herausforderung sein, über das Körpererleben, das immer auch eine »Grenzerfahrung« (Küchenhoff 2016, S. 112) darstellt, zu sprechen. Denn wie beispielsweise durch Küchenhoff und Argawalla (2013) angemerkt besteht eine Schwierigkeit in der sprachlichen Fassbarkeit, Körpererleben ist schließlich »nur entlang dieser Grenzerfahrung verstehbar« (ebd.). Dieser Aspekt soll als empirisch bedeutsames Merkmal des Körpererlebens im Verlauf der Arbeit stets berücksichtigt werden.

Im folgenden Kapitel 2.4 werden nun die theoretischen Konzepte zur letzten Lebensphase und zum Körpererleben im Kontext der Pflege betrachtet, um Hinweise für die Datenerhebung identifizieren zu können.

2.4 Verschränkende Perspektiven von letzter Lebensphase und Körpererleben

Eines der gegenwärtig bedeutsamsten Krankheitsmodelle ist medizinisch geprägt – die Kenntnisse und das Verständnis beruhen auf pathophysiologischen Begründungszusammenhängen. Nach dem biomedizinischen Krankheitsverständnis[39] wird angenommen, dass eine Krankheit und damit einhergehende Störungen konkrete Ursachen haben, die behandelbar sind (Franke 2012). In den Ausführungen zur letzten Lebensphase und zum Körpererleben zeigen sich Probleme, die im Rahmen solcher Auffassungen von Krankheit entstehen. In Bezug auf die vorliegende Arbeit kann die Perspektive, aus der die »Krankheit als biomedizinische Zuschreibung« (Meier et al. 2018, S. 3) verstanden wird, nicht außer Acht gelassen werden, schließlich ist nach Auffassung von Fuchs (2000) im Kranksein eine Entzweiung festzustellen, die sich als »Fremdwerden des Leibes und als Hervortreten des Körpers aus der Leiblichkeit« (ebd., S. 131) zeigt. Viel wichtiger erscheint jedoch eine weitere Perspektive, bei der die »Krankheit als Erfahrung des Krankseins im Sinne einer Selbstzuschreibung« (Meier et al. 2018) aufgefasst wird. Zudem ergänzen Meier et al. (2018) aus Sicht der medizinischen Soziologie eine dritte Perspektive, die eine »sozialrechtliche Zuschreibung von Krankheit, welche einen sozialrechtlichen Anspruch der Betroffenen impliziert« (ebd., S. 3) zusammenfasst.

Im Folgenden werden Erkenntnisse zur letzten Lebensphase sowie zum Körpererleben aus pflegerischer Perspektive ergänzt (*vgl. Kap. 2.4.1*), da bislang beide Konzepte ausschließlich aus theoretischer Perspektive betrachtet wurden. Ausgehend von den Arbeitsdefinitionen zur letzten Lebensphase *(vgl. Kap. 2.2.4, S. 73)* sowie zum Körpererleben *(vgl. Kap. 2.2.3, S. 94)* wird dabei deutlich, dass beide für die vorliegende Arbeit grundlegenden Konzepte – wenn sie in Kombination betrachtet werden – für die Pflege unvollständig sind. Vor diesem Hintergrund ergeben sich Konsequenzen für die Pflege und Pflegewissenschaft, die abschließend diskutiert werden (*vgl. Kap. 2.4.2*).

2.4.1 Letzte Lebensphase und Körpererleben im Kontext Pflege

In der Pflege liegen zahlreiche Veröffentlichungen zur Beschreibung von und zum Umgang mit Körperphänomenen vor. Allgemeine, aber auch spezialisierte pflegetheoretische bzw. pflegefokussierte Ausarbeitungen zum Thema Körper und Leib sind nach der Erstauflage des Körperbild-Buchs von Salter (1999) im deutschsprachigen Raum maßgeblich von Uzarewicz mit Moers (2012), Remmers (2016a), Hülsken-Giesler (Hülsken-Giesler 2008; 2016a), Georg (2016), Uschok (2016) und Schnell (2016) publiziert worden. Inhaltlich fehlt allerdings der palliative Blickwinkel, weshalb es in den weiteren Ausführungen auch darauf ankommt, verschiedene Quellen zu den Themen Körpererleben, letzte Lebensphase und Palliative Care miteinander zu verschränken.

39 Neben dem biomedizinischen Modell existiert u. a. auch das biopsychosoziale Modell *(vgl. Kap. 2.4.2).*

Dualistische Paradigmen wie beispielsweise Körper und Leib bzw. Krankheit und Gesundheit sollten aufgelöst werden. Die Einschätzung von Brieskorn-Zinke (2019), »Körperorientierung der klassischen Medizin beherrscht in weiten Teilen nach wie vor den Umgang mit Krankheit und Gesundheit« (ebd., S. 167), wird ebenso geteilt wie diverse Feststellungen bzgl. veränderter Patient*innenrollen, die eine Patient*innenzentrierung und damit u. a. eine Einführung des Subjekts in die Medizin erkennen (Brähler 1986; Joraschky, Loew & Röhricht 2009; Remmers 2016b). Insbesondere im Kontext von Palliative Care in Verbindung mit dem Körpererleben erscheint es daher wichtig, den Fokus auf verbindende Merkmale zu legen. Nicht nur in der Begleitung des Sterbeprozesses ist ein Konzept, welches die Trennung von Körper, Geist und Seele vorsieht, als unbefriedigend zu werten (Brieskorn-Zinke 2019). Diese schon mehrfach erwähnte Segmentierung sollte ebenso für den gesamten Verlauf der Palliativversorgung überwunden werden. Die Grundannahmen sind zumindest überwiegend im Verständnis von Palliative Care berücksichtigt, auch wenn die leibliche Komponente fehlt, wie folgendes Zitat verdeutlicht:

> »So ist Palliative Care ein Konzept, das den Menschen nicht nur als Träger einer zum Tode führenden Erkrankung versteht, sondern in einem hermeneutischen Prozess zu erfassen versucht, welche Auswirkungen die Lebensbedrohung und die damit einhergehenden körperlichen Einschränkungen, sozialen Veränderungen und spirituellen Fragen auf all sein Menschsein haben« (Goudinoudis 2018, S. 196).

Die im Zitat angesprochenen körperlichen Veränderungen und die Auswirkungen auf das Menschsein werden individuell erfahren. Daher kommt »dem Körpererleben des Menschen […] eine wichtige Bedeutung zu, da es die Lebenswirklichkeit des Menschen widerspiegelt« (Brähler 1986, S. 3f.). So hat Schatz (2002) im Rahmen seiner Klassifizierung des Körpererlebens zwar die medizinisch-biologische Perspektive an den Anfang gestellt, davon ausgehend aber sechs weitere Perspektiven und damit weitreichende Phänomene des Körpererlebens beschrieben (*vgl. Kap. 2.3.2*).

Die oben zitierte Aussage von Goudinoudis (2018), wie auch andere Definitionen zu Palliative Care, lassen die Interpretation zu, dass es im Wirkungskreis des biomedizinischen Krankheitsmodells nicht möglich ist, dem Menschen mit seinen vielfältigen Erlebensdimensionen zu begegnen. Aus diesem Grund werden die Modelle zu chronischer Krankheit, die bis auf stabile Situationen ausschließlich verschiedene Phasen des Krankseins fokussieren (bspw. Krise oder instabile Situationen), als problematisch erachtet. Im Fokus sind überwiegend körperliche Aspekte, sodass es zu einem ›in den Vordergrund treten‹ des Körpers im Kranksein kommt.[40] Insbesondere die Perspektive des Wohlbefindens im

40 Hier sei auch angemerkt, dass eine solche Perspektive nur in Regionen mit überdurch-

›Shifting Perspectives Model of Chronic Illness‹ von Paterson (2001) widerspricht ebenso den ausschließlich krankheitsorientierten Modellen wie auch den Verlaufsmodellen, die eine Abwärtsentwicklung fokussieren – schließlich sind chronisch erkrankte Menschen nicht dauerhaft mit Krankheitsanzeichen beschäftigt. Daher »wird der Körper nicht permanent erlebt, er ist über weite Strecken nicht Gegenstand des Bewusstseins« (Wiedemann 1986, S. 205). Der Körper erfährt »erst unter besonderen Umständen« eine Aufmerksamkeit. Beispielsweise bemerken Frauen mit Lebermetastasen nicht ihren Bauch als Organ, sondern nehmen darin vielmehr ein Druckgefühl oder Schmerzen wahr. Dabei spielen komplexe Erklärungsschemata und Urteilsheuristiken eine entscheidende Rolle« (ebd., S. 206). »Was interpretativ relevant wird, hängt vor allem davon ab, ob ein offensichtlicher Zusammenhang mit dem Ereignis vorhanden ist« (ebd., S. 206). Beispielsweise interpretieren Frauen ihre Bauchschmerzen als Progress ihrer Lebermetastasen. Kommen zu den Körperempfindungen auch Körpergefühle hinzu, so erleben Frauen u. a. Verunsicherung oder Angst (ebd.). Corbin und Strauss (2004) zählen drei Möglichkeiten auf, worauf sich die Wahrnehmungen eines veränderten Körpers beziehen können: (1) »die Unfähigkeit des Körpers eine Aktivität auszuführen«, (2) »das Erscheinungsbild des Körpers« und (3) »das physiologische Funktionieren des Körpers auf zellulärer Ebene« (ebd., S. 67). Das gewählte Beispiel zu den Lebermetastasen ließe sich auf alle drei Komponenten beziehen. Viel wichtiger mit Blick auf die verschränkenden Perspektiven ist aber die Tatsache, dass innerhalb krankheitsdominierender Phasen gleichermaßen auch Zeitpunkte des Wohlbefindens vorkommen können und zudem Erfahrungen des Krankseins im Verlauf eine ständige Anpassung bzw. Integration erfahren:

> »Und doch ist es für den Patienten, der im Umgang mit seinem Körper aus seelischen Gründen leidet, vital wichtig, dass er sich selbst verstehen kann, dass es ihm möglich ist, sich nicht nur einer Krankheit ausgeliefert zu fühlen, sondern zu erkennen, dass er sie auch hervorbringt und gestaltet, und dass der verstehende Zugang möglicherweise die für den Ausdruck eines verborgenen Sinns eingeengte, gleichsam missbrauchte Körperlichkeit wieder zu befreien erlaubt« (Küchenhoff 2013, S. 45).

Bis hierhin beziehen sich die theoretischen Ausführungen zum Körpererleben auf Modelle mit überwiegend salutogenetischem Verständnis, welches vom gesunden Körpererleben ausgeht (Schatz 2002). Nun soll den Körperphänomenen mit Bezug zu krankhaften Veränderungen begegnet werden. Insgesamt sind »Probleme mit dem Körper […] allgegenwärtig« (Orbach 2016, S. 44) – die

---

schnittlich guter Gesundheitsversorgung entstehen kann. Innerhalb des deutschen Gesundheitssystems lässt sich daraus also tatsächlich eine Praxis entwickeln. In vielen anderen Teilen der Welt ist die Realität einer Nicht-Behandelbarkeit zu einem deutlich früheren Zeitpunkt gegeben.

wissenschaftliche Datenlage zeigt, dass die Unzufriedenheit mit dem eigenen gesunden Körper nicht Ausnahme oder Einzelfall, sondern »statistische Normalität« (Langer 2016, S. 58) ist. Kommen zu den ›gesunden Körperproblemen‹ zusätzliche krankheits- und therapiebedingte körperliche Veränderungen hinzu, können Gefühle der Unzufriedenheit verstärkt werden. Im weiteren Verlauf dieses Kapitels wird im Hinblick auf die Datenanalyse und spätere Diskussion Bezug zur pflegerischen Praxis genommen.

Bei einer chronischen Krankheit können, in Abhängigkeit vom Schweregrad der Erkrankung, die Leistungsfähigkeit und das Aussehen des Körpers anhaltend verändert sein (Corbin & Strauss 2004). Missempfindungen und Beschwerden können erste, für die jeweilige Person spürbare Anzeichen einer veränderten Wahrnehmung des Körpers sein (Brähler 1986). Veränderungen manifestieren »sich am eigenen Körper; einem Körper, der fremd wird und das eigene Leben bedroht« (Richter & Friebertshäuser 2013, S. 316). Ein »kranker, verletzter, hinfälliger, sterbender, ängstlicher, peinlich entblößter Leib steht im Mittelpunkt der therapeutischen Beziehung« (Fuchs 2004, S. 41) und erzeugt dadurch ethische Fragestellungen. »Schwerkranke Patienten sind nun in besonderer Weise mit den Makeln eines desintegrierten Körpers behaftet« (Dreßke 2008, S. 115), weshalb Pflegefachpersonen in besonderem Maße mit der »Sicherstellung der Körperfunktionen an den Körpergrenzen betraut« sind (ebd.).

Neben klassischen Versorgungsthemen ist es zunächst grundsätzlich wichtig, eine Beeinträchtigung des Körpererlebens überhaupt wahrzunehmen. Hierzu gibt die phänomenologische Studie von Vas et al. (2018) interessante Einblicke. Von den 13 befragten Gästen eines britischen Hospizes, darunter eine Frau mit metastasiertem Brustkrebs, wurde bei allen unabhängig von Geschlecht oder Diagnose eine Beeinträchtigung des Körperbildes festgestellt: Die befragten Menschen in der letzten Phase ihres Lebens schildern eine Diskrepanz zu ihrem Körper und berichten von Verlusterfahrungen bzgl. körperlicher Aspekte. Eine starre Orientierung zum früheren Selbst wirkt sich nachteilig auf ihre Bewältigungsfähigkeiten aus. Um die Anpassung an körperliche Veränderungen infolge einer tödlich verlaufenden Erkrankung zu erleichtern, schlussfolgern Vas et al. (2018) auf die Notwendigkeit adäquater Begleitung durch spezialisierte Gesundheitsberufe. Für Fuchs (2004) stellt der leibliche Umgang mit Patient*innen ein besonderes Merkmal der Pflege dar. Als Kern professioneller Pflegearbeit führt Hülsken-Giesler (2016a) die »Arbeit mit dem Körperleib eines Pflegenden am Körperleib eines Pflegeempfängers« (ebd., S. 55) an und bezieht den Leibbezug der Professionellen mit ein. Dadurch wird der »Körperleib als Ausgangspunkt von Situationsdefinitionen« (ebd.) zur Begründung pflegerischen Handelns einbezogen. Hier schließt sich die Auffassung von Remmers (2006) an, der für das »originär Pflegerische im Umgang mit den durch Krankheit und Leiden ausgelösten Problemen« (ebd., S. 185) eine besondere Aufmerksamkeit fordert.

Wie bereits anhand der empirischen Hintergründe gezeigt, nimmt der Begriff Körperbild einen großen Stellenwert in der Wissenschaftswelt ein. Auch in der Pflegepraxis ist das Körperbild inzwischen ein bekanntes Phänomen. Uschok (2016) spricht von einem »negativ veränderten Körperbild[es]« (ebd., S. 15), welches seiner Meinung nach in der Pflege eine immer größere Rolle einnimmt, und führt dies auf den Stellenwert eines gesunden und attraktiven Körpers in der Gesellschaft zurück. Geht es um die Erfassung körperlicher Veränderungen, so existiert bereits seit 1973 die Pflegediagnose Körperbildstörung. Die North American Nursing Diagnosis Association (NANDA) hat die Definition inzwischen mehrmals angepasst. Aktuell wird die Diagnose ›Gestörtes Körperbild‹ wie folgt definiert: »Verwirrung bezüglich des mentalen Bildes über das eigene physische Selbst« (Herdmann & Kamitsuru 2019, S. 326). Von einem negativen, aber auch gestörten Körperbild zu sprechen, wird als problematisch erachtet, da hierbei eine medizinische Perspektive eingenommen wird, aus der heraus der Körper pathologisiert wird und damit krankheits- und nicht gesundheitsbezogene Aspekte fokussiert werden. Dadurch besteht die Gefahr, körperliche Veränderungen nur verkürzt wahrzunehmen. Die Auseinandersetzung mit dem Körperbild verleitet in der Praxis möglicherweise dazu, voreilig eine Störung zu interpretieren, obwohl es zunächst für eine bestimmte Zeit nachvollziehbar und verständlich ist, körperliche Veränderungen nicht akzeptieren zu wollen. Da viele Veränderungen nicht nur temporär auftreten, scheint es zudem adäquater, von einem veränderten Körperbild zu sprechen. Price (1995) hat eine umfassende Definition des altered body image beschrieben:

> »A state of personal distress, defined by patient, which indicates that the body no longer supports self-esteem, and which is dysfunctional to individuals, limiting their social engagement with others. Altered body image exists when coping strategies (individual and social) to deal with changes in body reality, ideal or presentation, are overwhelmed by injury, disease, disability or social stigma« (Price 1995, S. 170).

Price (1990) definiert das Körperbild als wechselseitige Beziehung zwischen der Körperrealität, dem Körperideal sowie der Körperpräsentation (*vgl. Kap. 2.3.2*). Diese Komponenten finden sich auch in dem Körperbildmodell von Bauer, Legenbauer und Vocks (2016) wieder; allerdings sprechen sie von Wahrnehmung, Gedanken, Gefühlen und Verhalten, die sich aufeinander beziehen und sich gegenseitig bedingen. Dieses Modell hat bereits in den Kontext Pflege Einzug gehalten (Uschok 2018) und ist auch für Breast Care Nurses sowie für Fachkräfte in der Onkologie als theoretische Grundlage zur Erfassung und Planung von Interventionen beschrieben (Marquard 2020). Bei genauerer Betrachtung fällt jedoch auf, dass die Komponenten mehr als eine »Verwirrung bezüglich des mentalen Bildes über das eigene physische Selbst« (Herdmann & Kamitsuru 2019, S. 326) umfassen. Auch hier zeigt sich, dass die Kritik am Körperbildbegriff, der offensichtlich eine Leiberfahrung nicht ausschließt, berechtigt ist (Küchenhoff & Agarwalla 2012; Röhricht et al. 2005).

Für die Pflege und Pflegewissenschaft ergeben sich aus den bisherigen Überlegungen Konsequenzen für den Umgang in kontextuellen Strukturen von Gesundheit und Krankheit sowie in Bezug auf die Erfassung des Körpererlebens einerseits und die individuelle Betrachtung der Patient*innen andererseits, wie im folgenden Kapitel 2.4.2 ausgeführt wird.

2.4.2 Konsequenzen für die Pflege und Pflegewissenschaft

Die Therapie einer Primärerkrankung mit dem Ziel der Kuration, aber auch die palliative Behandlung einer fortgeschrittenen Brustkrebserkrankung gestalten sich äußerst vielfältig. Fortwährend werden neue Medikamente und damit Behandlungsmöglichkeiten erforscht und in der Praxis angewendet. Die Begleitung der Frauen findet zumindest zu einem überwiegenden Teil im Kontext eines noch immer dominierenden biomedizinischen Krankheitsverständnisses statt. Eine erste Konsequenz für die Pflege und Pflegewissenschaft zielt auf ein Bewusstwerden des Gesundheits- und Krankheitsverständnisses zu unterschiedlichen Zeitpunkten bzw. in verschiedenen Phasen einer tödlich verlaufenden Brustkrebserkrankung ab. Damit sind professionelle Akteur*innen in sämtlichen palliativen Versorgungsstrukturen adressiert, die durch ein multidimensionales und multiprofessionelles Verständnis geprägt sind und sich dadurch sowohl im Rahmen des biomedizinischen Modells als auch innerhalb erweiterter Ansätze beispielsweise aus der Psychosomatik und der Therapie chronischer Schmerzen bewegen. Die Modelle zum Gesundheits- bzw. Krankheitsverhalten und zum Erleben chronischer Krankheit *(vgl. Kap. 2.2.2)* stehen dem gegenwärtigen dominierenden biomedizinischen Krankheitsmodell gegenüber (Egger 2005; Wiedemann 2018). Mit dem Bestreben, ein »Theoriegerüst für die Beziehung zwischen Körper und Geist« (Egger 2005, S. 4) zu schaffen, wird zugleich die Unzulänglichkeit des dichotomen Gefüges von Gesundheit und Krankheit innerhalb der biologisch-medizinischen Wissenschaft deutlich (Franke 2012) – unter diesen Voraussetzungen wird dann vom biopsychosozialen Modell gesprochen (Egger 2005). Ob es überhaupt gelingen kann, ein umfassendes Verständnis von Gesundheit zu haben, in dem neben Krankheitsaspekten ebenso das Wohlbefinden von Menschen mit einer chronischen Erkrankung im Sinne eines wechselseitigen und damit zusammengehörigen Befindens betrachtet wird (Kruse 2006), bezweifeln Resch und Westhoff (2013). Sie bezeichnen die Absicht zur »Vollständigkeit des Bildes vom Menschen« (ebd., S. 32) als »Illusion« (ebd.). Auf dieser Argumentationslinie findet sich ebenso die wichtige Debatte zum Begriff Ganzheitlichkeit wieder. Bereits vor mehr als 20 Jahren empfahl Stemmer (1999), das Ziel der Ganzheitlichkeit aufzugeben. Aus pflegepraktischer sowie pflegewissenschaftlicher Perspektive erscheint es relevant, die Ausgangsperspektive professioneller Haltung zu reflektieren und die nach wie vor strittige Frage, »ob Krank-Sein zugleich bedeutet, eine Krankheit zu haben, und Gesund-Sein dementsprechend das Nichtvorhandensein einer Krankheit ist« (ebd., S. 89) aufzugeben. Im Sinne der Verschränkung ist eine eindeutige Zuordnung einer Person zu einem der beiden Zustände nicht erstrebenswert. Als Konsequenz sollte vielmehr das Spannungsfeld unterschiedlicher Perspektiven als Anreiz dienen, Prozesse und Übergänge nicht ausschließlich unter dem Blickwinkel ›Krankheit im Vordergrund‹ zu betrachten, und somit für Menschen in einer palliativen Lebensphase einen Rahmen zu schaffen, in dem »persönlich gewünschte Gestaltungs- und Entwicklungsaufgaben« (Remmers 2019, S. 23) möglich sind.

Eine zweite Konsequenz ergibt sich aus den Möglichkeiten, Informationen zum Körper erfassen zu können, und gleichzeitig dem Bestreben, die Individualität Einzelner im Blick zu haben. Unabhängig von einem spezifischen Pflege- oder Klassifikationsmodells ist es die Aufgabe, kritisch zu betrachten, ob eine »sprachliche Erschließung der fremden Erfahrung in Form von rational begründeten Interaktionen« (Hülsken-Giesler 2016a, S. 60) überhaupt möglich ist:

> »Bei jedem Nachdenken über den Körper ist zu prüfen, wie die theoretische Erfassung des Körpers diesen leichtfertig reduziert oder seine insistierende Unbeherrschbarkeit glättet und verharmlost. Das wiederum bedeutet, dass eine Theorie des Körpererlebens nicht bloß positiv und affirmativ sein kann, sondern immer auch negativ-kritisch vorgehen muss, beispielsweise indem sie die (selbst-)kritische Frage zulässt, wo die Theorie ihren Gegenstand gerade nicht erreicht, sondern verfehlt, wo also dem Köper durch seine theoretische und diskursive Bearbeitung Gewalt angetan wird« (Küchenhoff 2016, S. 111).

In Bezug auf das Modell der Sterbephasen von Kübler-Ross (2014) fordern Telford et al. (2006) Angehörige von Gesundheitsberufen dazu auf, weniger die Modelle im Blick zu haben als vielmehr den Fokus auf die Individualität der Menschen zu legen. Auch bei der Erfassung des Körperbildes besteht die Gefahr, vordergründig krankheitsassoziierte Aspekte zu sehen, wie sie von der klassischen Medizin adressiert werden – so gerät die Pflege als Beziehungsberuf, der sich u. a. durch einen deutlichen Körper- und Leibbezug auszeichnet, immer mehr in Handlungs- und Erklärungsnot (Brieskorn-Zinke 2019). Es besteht die Annahme, pflegeberufliches Handeln sei auch eine Spür- und Berührungspraxis, die durch körpernahe Kommunikation und Interaktion gekennzeichnet ist (Böhnke 2010, 2012), genauer gesagt, »dass der eigentliche Gegenstand der Pflege nicht der Körper – getrennt von einem ›Ich‹ – sein kann, sondern der Leib sein muss, in dem alle Lebensvollzüge zusammenfließen« (Moers 2012, S. 112).

Hieraus lässt sich eine einseitige Perspektive erkennen, die zu der Befürchtung führt, dass sich entweder ausschließlich auf das Körperbild (Uschok 2016) oder die Leibphänomenologie (Becker 2019; Brieskorn-Zinke 2019; Uzarewicz & Moers 2012) konzentriert wird. Somit führt die Pflege selbst den kritisierten Dualismus fort. Aber auch die »Leibphänomenologie als Erkenntnismethode« (Brieskorn-Zinke 2019, S. 167) hat sich bislang in der Pflegepraxis nicht durchgesetzt. Das Körpererleben tritt aus pflegewissenschaftlicher Perspektive bisher wenig in Erscheinung – dabei sind Beobachtungen leiblicher Regungen wie Schmerz, Angst, Atemnot, Unruhe, Scham und Ekel in der palliativen Pflege von besonderer Bedeutung (ebd., S. 268).

Weitere Überlegungen zum Körpererleben in Pflegesituationen werden auf Basis der Diskussion zum Erleben der befragten Frauen hinsichtlich der Relevanz für die Pflegepraxis abgeleitet und besprochen *(vgl. Kap. 6.3).*

2.5 Schlussfolgerungen der zusammenfassenden Betrachtungen

Mit den Ausführungen in diesem Kapitel 2 sind neben dem empirischen Forschungsstand die theoretischen Vorstellungen zur letzten Lebensphase sowie zum Körpererlebens dargestellt worden.

> »Der Körper wird notwendig angeeignet, und er bleibt doch ebenso notwendig unverfügbar. Diese Unverfügbarkeit des Körpers macht den Reichtum körperlicher Erfahrungen aus, aber sie kann auch Angst machen« (Küchenhoff, 2016, S. 112).

Anhand dieses Zitats wird u. a. deutlich, dass sich Frauen mit einer fortgeschrittenen Brustkrebserkrankung ihrem Körpererleben nicht entziehen können. Im Verlauf der Erkrankung können aufgrund invasiver Maßnahmen sowie durch einen Progress der Krankheitssituation körperliche Veränderungen zunehmen und sich positiv, aber auch negativ entwickeln. Theoretisch und empirisch ist es daher von Interesse, wie sich das Körpererleben in der letzten Lebensphase gestaltet. Die dazu diskutierten Konzepte zeigen, dass deren Vielfalt insbesondere in empirischen Publikationen zu einer inkonsistenten Verwendung von Begriffen führt, was wiederum eine Vergleichbarkeit der Studien erschwert bzw. unmöglich macht. Der empirische und theoretische Bezugsrahmen dient daher dazu, das Forschungsthema fundiert vorzubereiten. Unter Berücksichtigung des eigenen Vorwissens (*vgl. Kap. 4.2.2*) sowie der dargestellten theoretischen Konzepte ist im Verlauf der Datenerhebung und Datenauswertung im Rahmen der Grounded-Theory-Methodologie eine ständige Reflexion diesbezüglich erforderlich. Je nach Vertreter der GTM wird unterschiedlich mit dem eigenen Vorverständnis umgegangen. Bei Strauss und Corbin (1990) – diesem methodischen Ansatz wird hier gefolgt *(vgl. Kap. 4.2.1)* – ist ein reflexiver Umgang mit Vorwissen ausdrücklich erwünscht. Forschungsliteratur sowie theoretische Modelle werden unter methodischen Gesichtspunkten als »sensibilisierende Konzepte« (Mey & Mruck 2011, S. 32) verstanden.

Im folgenden Kapitel 3 werden nun unter Berücksichtigung der sensibilisierenden Konzepte die Problemdarstellung und Forschungsfragen sowie die Zielsetzung der vorliegenden qualitativen Studie konkretisiert.

3 Forschungsgegenstand

Die vorherigen Ausführungen zum empirischen und theoretischen Forschungsstand tragen dazu bei, dass bereits in der Einleitung dargestellte Erkenntnisinteresse im nächsten Schritt zu einem konkreten Forschungsgegenstand weiterzuentwickeln. Die bereits an unterschiedlichen Stellen identifizierten Diskussionspunkte und Forschungslücken werden zunächst in der Problemdarstellung (*vgl. Kap. 3.1*) zusammengefasst, woraus sich eine zentrale Forschungsfrage (*vgl. Kap. 3.2*) sowie weitere begleitende Fragen ergeben. Vor diesem Hintergrund werden abschließend Forschungsziele (*vgl. Kap. 3.3*) abgeleitet.

3.1 Problemstellung

Während über die spezifischen Bedürfnisse sowie psychosozialen Belastungen von Frauen mit einer heilbaren Brustkrebserkrankung viel bekannt ist (*vgl. Kap. 2.1*), ist das subjektive Erleben von Menschen mit einer unheilbaren Krebserkrankung nur selten Bestandteil von Untersuchungen (Schulman-Green et al. 2011). Unklar ist, wie Frauen, die mit dieser Diagnose leben, über ihren Körper, ihr Aussehen und ihre Funktionalität denken (McClelland 2017). So zeigt eine Grobrecherche in PubMed via Medline, dass das veränderte Körperbild zwar ein dominierendes Thema ist – in den letzten fünf Jahren wurden mehr als 260 Artikel und Bücher veröffentlicht[41] – allerdings konnten nur wenige Studien im Kontext einer fortgeschrittenen Brustkrebserkrankung in der letzten Lebensphase identifiziert werden *(vgl. Kap. 2.1)*. Die Sichtung von Palliative-Care-Lehrwerken für Pflegeberufe (Lexa 2019; Steffen-Bürgi et al. 2017) zeigt, dass das Thema Körper nicht prominenter Inhalt ist. Es dominieren symptomorientierte Kapitel zu Schmerzen, Kachexie etc. (Steffen-Bürgi et al. 2017). Daher wird angenommen, dass das Körpererleben auch bei anderen fortgeschrittenen Krebserkrankungen ein vernachlässigtes Thema ist. Allerdings wird bereits anhand der

41 Suchkombination »Breast Neoplasms«[Mesh] AND »Body Image« (Stand: 31.05.2021).

Ergebnisse der Literaturanalyse deutlich, dass körperliche Veränderungen für Frauen mit einer fortgeschrittenen Brustkrebserkrankung von Bedeutung sind. Gleichzeitig liegen insgesamt nur wenige detaillierte Studien zu den Gefühlen und Beeinträchtigungen von Frauen in dieser Lebensphase vor – deutschsprachige Untersuchungen fehlen bisweilen gänzlich. Unabhängig von konkreten Krankheitsbildern oder gar Krankheitsphasen machen die theoretischen Ausführungen zu den unterschiedlichen Vorstellungen von Körper und Leib deutlich, dass es als bedauerlich angesehen werden kann, »dass das subjektive Körpererleben immer noch vernachlässigt wird« (Küchenhoff & Agarwalla 2012, S. 5). Von »theoretischen Vereinseitigungen« (Hülsken-Giesler 2016a, S. 58) spricht Hülsken-Giesler (ebd.), wenn er die Konzeptionalisierungen von Körper und Leib in der Pflegewissenschaft diskutiert (2008; 2016a), da »entweder der Körper in seiner Materialität betont wird ohne dabei aber ›gelebte Erfahrung' angemessen berücksichtigen zu können, oder aber umgekehrt die Schwierigkeit darin besteht, die körperlich-materialistischen Aspekte des Menschseins angemessen in leibtheoretische Bezüge einzubinden« (Hülsken-Giesler 2016a, S. 58). Sowohl in psychologischen als auch pflegewissenschaftlichen Untersuchungen wird das Körperbild (body image) national sowie international vielfach untersucht. Untersuchungen zu Körperlichkeit beschränken sich allerdings »auf die Wahrnehmung des äußeren Erscheinungsbildes und diesbezüglicher Zufriedenheit bzw. Ängste« (Küchenhoff & Agarwalla 2012, S. 5). Die Fokussierung auf das Körperbild stellt lediglich einen Teilaspekt des deutlich komplexeren Oberbegriffs Körpererleben dar (*vgl. Kap. 2.3.1*).

In Bezug auf Frauen mit einer fortgeschrittenen Brustkrebserkrankung zeigt sich zudem, dass Aspekte wie Zufriedenheit oder auch Wohlbefinden nicht im Fokus der wissenschaftlichen Untersuchungen sind. Im Vordergrund stehen zumeist Symptome und problematisierte Auswirkungen in der letzten Lebensphase (Kern & Nauck 2006). Während die Verlaufsmodelle eher eine Abwärtsentwicklung aufzeigen, berücksichtigen die Modelle von Paterson (2001) und Grypdonk (2005) die wechselseitigen Perspektiven zum Kranksein mit einem Erleben von Wohlbefinden. Vor dem Hintergrund der Verlaufsmodelle zeigt sich im empirischen Forschungsstand, dass bestimmte Empfindungen, die die adjuvante Behandlungsphase betreffen, offensichtlich unreflektiert auch für die Situation in der letzten Lebensphase angenommen werden – das zeigt sich insbesondere beim Brust- und Haarverlust (*vgl. Kap. 2.1.4*). Es ist jedoch unklar, wie sich körperliche Verlusterfahrungen bei Frauen im Verlauf einer Brustkrebserkrankung entwickeln. Um Rückschlüsse auf die letzte Lebensphase ziehen zu können, ist eine eindeutige Definition notwendig – bislang wird dieser Begriff ohne oder nur mittels unscharfer Erklärungen verwendet (*vgl. Kap. 2.2*).

Aus den aufgezeigten Forschungslücken zum Körpererleben von Frauen mit einer fortgeschrittenen Brustkrebserkrankung in der letzten Lebensphase ergeben sich verschiedene Forschungsfragen, die anschließend begründet aufgezeigt werden.

3.2 Forschungsfragen

Die vorausgegangene Ausdifferenzierung des Erkenntnisinteresses (*vgl. Kap. 1, 2*) ist eng mit dem methodischen Vorgehen verbunden. In der qualitativen Forschung und insbesondere bei der Grounded-Theory-Methodologie wird die Fragestellung zu Beginn offen formuliert und erfährt erst im Verlauf des Forschungsprozesses eine Präzisierung und Konkretisierung (Truschkat, Kaiser & Reinartz 2005). Im Rahmen der Literaturanalyse sowie zu Beginn der Forschungsarbeit lautete die leitende Frage: Welche körperlichen Veränderungen erfahren Frauen mit fortgeschrittenem Brustkrebs und wie erleben sie diese? Diese wurde zu Beginn der Datenerhebung sowie -Analyse angepasst, sodass die zentrale Forschungsfrage lautet:

Wie gestaltet sich das Körpererleben von Frauen mit einer fortgeschrittenen Brustkrebserkrankung in der letzten Lebensphase?

Die Auseinandersetzungen mit dem empirischen und theoretischen Forschungsstand sowie erste Felderfahrungen tragen dazu bei, detaillierte Unterfragen zu elaborieren und operationalisieren. Zur »Präzisierung der Fragestellung« (Przyborski & Wohlrab-Sahr 2014, S. 3) liefert insbesondere der Beitrag Konzepte, Daten und Methoden zur Analyse des Körpererlebens von Wiedemann (1986) wichtige Erkenntnisse, da er drei konkrete Ebenen zur Betrachtung des Untersuchungsfokus Körpererleben (*vgl. Tab. 9*) aufzeigt. Durch diese Ebenen lassen sich der präzisierten Forschungsfrage Begleitfragen zur Seite stellen, die es ermöglichen, die beschriebenen Forschungslücken *(vgl. Kap. 3.1)* zu schließen, die gerade im Hinblick auf das Erleben chronischer Krankheit (*vgl. Kap. 2.2.2*) bestehen. Auf diese Weise wird die Grundlage geschaffen, um anhand der Ergebnisse der vorliegenden Arbeit verlässliche Aussagen zum Körpererleben in der letzten Lebensphase treffen zu können. In der folgenden Tabelle 9 werden die Begleitfragen dargestellt.

Tabelle 9: Begleitfragen zur Forschungsfrage

Untersuchungsfokus Körpererleben (Wiedemann 1986, S. 205)	**Begleitfragen**
Thematische Relevanz des Körpers »Wahrnehmung von körperlichen Prozessen und Zuständen«	Welche körperlichen Veränderungen nehmen Frauen mit fortgeschrittenem Brustkrebs wahr?
Interpretative Relevanz »Der Körper wird nicht uninterpretiert erlebt – zu den Körperempfindungen kommen Körpergefühle.«	Wie empfinden und beurteilen Frauen ihren Körper im Verlauf ihres Lebens und der (fortgeschrittenen) Brustkrebserkrankung?
Motivationale Relevanz »Das Körpererleben ist Ausgangspunkt von Handlungsprogrammen.«	Inwiefern wirken sich körperliche Veränderungen und leibliches Erleben auf den Alltag der erkrankten Frauen aus?

3.3 Zielsetzung

Aus der Problemdarstellung und der Konkretisierung der Forschungsfrage ergeben sich verschiedene Ziele, die im Folgenden zusammengefasst werden.

Das primäre Ziel, nämlich einen pflegewissenschaftlichen Beitrag zur Theorieentwicklung zu leisten, ergibt sich bereits aus dem methodischen Vorgehen *(vgl. Kap. 4.1.2)*. Mit der Grounded-Theory-Methodologie ist schon wörtlich die Entwicklung eines theoretischen Modells verknüpft. Mit der vorliegenden Forschungsarbeit ist die Absicht verbunden, anhand des rekonstruierten subjektiven Körpererlebens der befragten Frauen mit einer fortgeschrittenen Brustkrebserkrankung eine sogenannte Theorienskizze oder bereichsspezifische Theorie zu konstruieren (Mey & Mruck 2011), die Auskunft über das Körpererleben in der letzten Lebensphase gibt. Die Theorieentwicklung findet »zyklisch im realen Lebensweltkontext der untersuchten Personen« (Seifert 2016, S. 13) statt. Dazu werden die bestehenden theoretischen Konzepte (*vgl. Kap. 2.2 und 2.3*) herangezogen. Bei den vorliegenden theoretischen Ausarbeitungen geht es vor allem darum, neuere Erkenntnisse aus der soziologischen und philosophischen Körperforschung einzubeziehen und im Kontext von Palliative Care unter Berücksichtigung verschiedener chronischer Verläufe in der letzten Lebensphase für die Pflegewissenschaft zu diskutieren.

Auf Grundlage dieses theoretischen Modells, das das Forschungsthema vollständig erfasst, können weitere, sekundäre Ziele verfolgt werden. Diese sind einerseits auf die Frauen in der letzten Lebensphase und andererseits auf Menschen des sozialen Umfelds sowie professionelle Begleiter*innen gerichtet. Idealerweise können Frauen mit einer fortgeschrittenen Brustkrebserkrankung von einem gesellschaftlichen Bewusstsein für ihre Erkrankung profitieren, wenn dadurch beispielsweise Hemmnisse in Alltagskontakten abgebaut werden sowie

Verständnis gefördert wird. Profitieren vom wachsenden Erkenntnisstand zum Körpererleben sollen auch Frauen, bei denen aufgrund »schwerer Leidenszustände und Einbußen das sinnliche Wahrnehmungs- und Ausdrucksvermögen in wachsendem Maße rudimentär verblasst« (Remmers & Hardinghaus 2016, S. 261) und die ihr subjektives Erleben somit nicht mehr selbstständig kommunizieren können. Die Forschungsergebnisse zum Körpererleben in der letzten Lebensphase können dazu beitragen, dass Deutungsvermögen helfender Personen zu erweitern und zu spezifizieren. Diese können die neuen Erkenntnisse nutzen, um spezifische Begleitungs- und Unterstützungsangebote abzuleiten.

4 Methodologie und Methode

In diesem Kapitel wird zunächst die Forschungsperspektive beleuchtet (*vgl. Kap. 4.1*), im Anschluss wird der Forschungsprozess dargelegt (*vgl. Kap. 4.2*) und mit Beispielen aus der vorliegenden empirischen Arbeit untermauert.

4.1 Forschungsperspektive

Die Forschungsperspektive beinhaltet zunächst die Wahl für einen methodischen Zugang, mit dem das Forschungsanliegen grundsätzlich bearbeitet werden kann. So ist »die Wahl einer wissenschaftlichen Methodik [...] eine Festlegung hinsichtlich des Modus' der Interaktion mit dem fokussierten Gegenstand und damit [...] eine Entscheidung über die Wahl der Fakten« (Breuer 1996, S. 9).

Für den empirischen Teil der Arbeit wurde bereits in den vorherigen Kapiteln deutlich, dass die Zielstellung ausschließlich mit einem qualitativen Zugang erreicht werden kann. Hierzu werden in Kapitel 4.1.1 zentrale Begründungen dargelegt und mit Erläuterungen ergänzt. Im nächsten Schritt wird die Methodologie der Grounded Theory (GTM) vorgestellt. Dazu werden grundsätzliche Annahmen der GTM beschrieben (*vgl. Kap. 4.1.2*) und schließlich die paradigmatischen Grundsätze der GTM für den Forschungsprozess aufgezeigt (*vgl. Kap. 4.1.3*). Anschließend folgen in Kapitel 4.1.4 spezifische methodische Betrachtungen zur letzten Lebensphase (*vgl. Kap. 4.1.4.1*) sowie zum Körpererleben (*vgl. Kap. 4.1.4.2*), die im Rahmen qualitativer Forschung für die vorliegende Arbeit relevant sind.

4.1.1 Methodologische Positionierung und Prinzipien qualitativer Forschungsansätze

Die Frage nach der wissenschaftlichen Grundhaltung stellt sich zu Beginn eines jeden Forschungsvorhabens. Ausgangspunkt der methodischen Ausrichtung sowie der Planung des Forschungsprozesses stellt das zu untersuchende Thema dar. Wie aus der Literaturübersicht deutlich geworden ist (*vgl. Kap. 2.1*), kann die formulierte Forschungsfrage[42] mit dem gegenwärtigen Forschungsstand nicht umfassend beantwortet werden. Empirische Aussagen zum subjektiven Erleben von Frauen mit einer fortgeschrittenen Brustkrebserkrankung in Deutschland, die das Körpererleben fokussieren, fehlen bisher (*vgl. Kap. 1.2.3, 2.1*). Grundsätzlich gibt es nur wenige Erkenntnisse über die »Erfahrungswelten von Palliativpatienten und Hospizgästen in Deutschland« (Schnell, Dunger & Schulz-Quach 2019, S. V). Somit ist ein »offener, sinnverstehender Zugang mittels qualitativer Verfahren« (Mey & Mruck 2009, S. 100) angemessen. Konkreter ausgedrückt:

> »Es geht meist mit Bezug auf Max Weber und Alfred Schütz um die Gewinnung der Innensicht des Subjekts, also um Eindrücke, Wünsche, Ängste, Welt- und Fremddeutungen etc. Zugespitzt: Diese Forschungsrichtung will Subjektives ausgraben, sammeln, sortieren, analysieren und manchmal bewerten oder nur dokumentieren. Insbesondere das Narrative Interview und die Biographieforschung gehen diesen Fragestellungen nach – und die Grounded Theory. Forscher/innen, welche dieser Fragestellung nachgehen, verstehen ihre Arbeit in der Regel als ›qualitative Sozialforschung‹« (Reichertz 2016, S. 33).

Der Terminus ›qualitative Sozialforschung‹ im soeben aufgeführten Zitat wird von zahlreichen Methodiker*innen unterschiedlicher Disziplinen verwendet, die damit qualitative Daten und Auswertungsmethoden meinen (Keller 2012a). Damit grenzen sie diese von quantitativen Verfahren ab – an dieser Stelle sei auf beispielhafte Methodenbücher verwiesen, die dies bereits im Titel beschreiben (Flick 2012; Lamnek & Krell 2016; Mey & Mruck 2010). Allerdings betonen Lamneck und Krell (2016), dass es »eine verbindliche oder einheitliche Methodologie qualitativer Sozialforschung nicht gibt« (ebd., S. 39) zu unterschiedlich sind deren grundlagentheoretischen Positionen und Verfahren. Reichertz (2016) schlussfolgert, »es [sei] nicht mehr angemessen […], alle ›qualitativen‹ Methoden und Methodologien als eine Einheit mit einem gemeinsamen Fundament darzustellen« (ebd., S. V). Nur von qualitativ zu sprechen, scheint demnach nicht nur verkürzt, sondern in Bezug auf die Datenerhebung und Datenauswertung

42 Wie gestaltet sich das Körpererleben von Frauen mit einer fortgeschrittenen Brustkrebserkrankung in der letzten Lebensphase?

auch äußerst ungenau. Reichertz empfiehlt daher, wie auch Kleemann et al. (2009), ergänzend von ›interpretativer Forschung‹ zu sprechen:

> »Anders als in der quantitativ-empirischen Sozialforschung gibt es innerhalb der interpretativen Ansätze keine vollständig einheitliche Methodologie. Vielmehr bauen einzelne Ansätze auf unterschiedlichen methodologischen Prämissen auf. Dies wird auch daran ersichtlich, dass Vertreter unterschiedlicher Richtungen ihre Ansätze wahlweise als ›hermeneutische‹, ›rekonstruktive‹, ›qualitative‹ oder ›nichtstandardisierte Sozialforschung‹ bezeichnen. Bei aller Differenz weisen diese Ansätze aber grundlegende Gemeinsamkeiten auf, die es gerechtfertigt erscheinen lassen, sie zusammenfassend mit dem Oberbegriff ›interpretative Sozialforschung‹ zu bezeichnen« (Kleemann et al. 2009, S. 14).

Die Begriffe qualitative und interpretative (Sozial-)Forschung finden sich in der deutschsprachigen wie auch der internationalen Forschung. Eine aufeinander bezugnehmende Diskussion um die ›richtige Bezeichnung‹ ist allerdings nicht festzustellen. Für die Pflegewissenschaft konnte diese methodische Debatte bislang nicht identifiziert werden. Die jüngsten Methodenbücher zur Gesundheits- und Pflegeforschung fokussieren sowohl qualitative als auch die quantitativen Forschungsansätze (Brandenburg, Panfil, Mayer & Schrems 2018; Haring 2019; Mayer 2015). Nach dem Verständnis, dass die »Positionen des Interpretativen Paradigmas eine besondere Affinität zu qualitativen Forschungsmethoden« (Keller 2012a, S. 19) aufweisen, wird eben dieses Paradigma in Kapitel 4.1.3 weiterverfolgt und im Zusammenhang mit der Grounded-Theory-Methodologie betrachtet.

Auch wenn die Argumente zur Nutzung des Begriffs der interpretativen Forschung nachvollziehbar sind, wird hier unter der Kapitelbezeichnung ›Prinzipien qualitativer Forschungsansätze‹ die qualitative Forschung als »Sammelbegriff« (Lamnek & Krell 2016, S. 39) verstanden, der historisch entstanden ist und sich bis heute in Lehre und Wissenschaft etabliert hat. Dazu gehört auch, dass innerhalb der qualitativen Forschung eine Vielzahl an Methoden existiert, mit denen die Datenerhebung sowie Datenanalyse durchgeführt werden kann.

Nach diesem Exkurs sollen nun die Prinzipien qualitativer Forschungsansätze im Vordergrund stehen, die schließlich als Fundament für die Methodenwahl der vorliegenden Forschungsarbeit gedient haben. Daher noch einmal zurück zur Ausgangssituation, nämlich den Einsatzmöglichkeiten qualitativer Forschung: »Qualitative health research largely focuses on the illness experiences, including injury, chronicity, birth, and death and dying« (Morse 2010, S. 1462).

In der Pflegewissenschaft nimmt die qualitative Forschung eine wichtige Rolle ein, »wenn es darum geht, kranke Menschen besser zu verstehen und deren Sichtweisen in pflegerische Interventionen einfließen zu lassen« (Mayer 2016, S. 6). Auch wenn ein direktes Erleben von Menschen nie umfänglich nachvollziehbar ist – zumal es der betreffenden Person oftmals selbst nicht zugänglich ist

(Mead 2020) – so ermöglichen qualitative Zugänge eine vertiefte Einsicht in die Sinn- und Bedeutungsstrukturen der handelnden Akteur*innen (Flick 2012). Bei diesem induktiven Ansatz werden Hypothesen und Theorien aus dem Datenmaterial entwickelt, wobei die Datensammlung und Analyse gleichzeitig durchgeführt werden (Morse 1998).

Unabhängig der bestehenden Vielfalt an qualitativen Forschungsorientierungen und konkreten Erhebungs- und Auswertungsverfahren[43] beschreiben beispielsweise Mruck und Mey (2000), Kruse (2015) und Lamnek und Krell (2016) zentrale interpretative paradigmatische Prinzipien, die für die gesamte qualitative Sozialforschung gelten. Diese sind zum Teil deckungsgleich und inhaltlich unterschiedlich stark ausdifferenziert. Drei Prinzipien werden nachfolgend zusammenfassend dargestellt: Offenheit, Kommunikation und Fremdverstehen.

Erste Grundhaltung, die bei allen Autor*innen beschrieben ist, ist das Prinzip der Offenheit. Die Offenheit bezieht sich auf den Forschungsgegenstand sowie auf den gesamten Forschungsprozess. Dabei ist das Vorgehen zum einen geprägt von einem sensiblen und reflektiven Umgang der Forschenden mit ihrem Vorwissen – Mruck und Mey (2000) bezeichnen dies zusätzlich als »Fremdheitspostulat« (ebd., S. 4) – und zum anderen vom explorativen Charakter, sich dem Untersuchungsgegenstand entdeckend bzw. erkundend anzunähern und nicht, wie es in der quantitativen Forschung üblich ist, formalisierte Hypothesen zu prüfen.

Zweites Prinzip qualitativer Forschung, welches ebenfalls von allen (Kruse 2015; Lamnek & Krell 2016; Mruck & Mey 2000) geteilt wird, ist die Kommunikation. Für die qualitative Sozialforschung wird die »Teilhabe der Forschenden bzw. die Kommunikation zwischen Forscher(inne)n und Beforschten als konstitutives und reflexionsbedürftiges Element des Verstehensprozesses erachtet« (Mruck & Mey 2000, S. 4).

Insbesondere die Interviewforschung ist ein »vielschichtiger interaktiver Prozess komplexer Kommunikation« (Kruse 2015, S. 43):

> »Die bewusste Wahrnehmung und Einbeziehung des Forschers und der Kommunikation mit den ›Beforschten‹ als konstitutives Element des Erkenntnisprozesses ist eine zusätzliche, allen qualitativen Ansätzen gemeinsame Eigenschaft: Die Interaktion des Forschers mit seinen ›Gegenständen‹ wird systematisch als Moment der ›Herstellung‹ des ›Gegenstandes‹ selbst reflektiert« (von Kardorff 1995, S. 4).

43 Die Anfänge qualitativer Sozialforschung gehen auf Studien an der Chicago School in den USA zurück, während eine Spezifizierung verschiedener Auswertungsmethoden überwiegend in Europa, besonders im deutschsprachigen Raum, stattgefunden hat und immer noch stattfindet (Heiser 2018).

Drittens bildet das Fremdverstehen das Erkenntnisprinzip qualitativer (Kruse 2015). Dabei meint Verstehen eine Annäherung an die subjektiven Sichtweisen der Forschungsteilnehmenden , die es so weit wie möglich zu rekonstruieren gilt:

> »Anders als in alltäglichen Verstehensprozessen werden die Fremdverstehensprozesse im wissenschaftlichen Erkenntnisprozess systematisch kontrolliert, indem sie einem Prozess der Entschleunigung bzw. Verlangsamung sowie der Selbstreflexion unterzogen werden« (Kruse 2015, S. 92).

Die hier aufgezeigte Forschungsperspektive lässt sich zusammenfassend als verstehend-interpretative Denkweise charakterisieren, die zunächst allgemeine Prinzipien qualitativer Forschung berücksichtigt und, wie im Folgenden gezeigt wird, anhand einer Methodologie (*vgl. Kap. 4.1.2*) und mittels konkreter Methoden (*vgl. Kap. 4.2.1*) durchgeführt wird.

4.1.2 Grounded-Theory-Methodologie

Die 1965 erstmalig erschienene Studie ›Awareness of Dying‹[44] (Interaktion mit Sterbenden) gilt als bekannteste theoriebildende Forschungsarbeit von Glaser und Strauss (1974, hierbei handelt es sich um die erste Übersetzung ins Deutsche), die zugleich den Entwicklungsprozess einer inzwischen über 50-jährigen Geschichte der GTM[45] eröffnet hat. Anknüpfend an die Veröffentlichung der Studienergebnisse gelang es Glaser und Strauss bereits zwei Jahre später, ein methodisches Standardwerk zur GTM[46] zu präsentieren, mit dem eine theoriebildende und nicht wie bislang üblich lediglich beschreibende Forschungsmethode ausführlich beschrieben wurde. Für die damals überwiegend quantitativ und deduktiv aufgestellte Forschungstradition war dies eine Revolution. Es gelang ihnen, den Graben zwischen formaler Theorie und empirischer Forschung, der die Soziologie in den USA der 1950er und 1960er Jahre charakterisierte, zu überwinden. Ziel war es, eine Theorie aus Daten zu generieren und diese nicht auf Basis bestehender Konzepte an die Daten heranzutragen. Darüber hinaus setzten

44 Der Studie zur Entwicklung der GTM ist im Buch ›Meilensteine qualitativer Sozialforschung‹ ein eigenes Kapitel gewidmet (Heiser 2018, S. 205f.).

45 In der Methodenliteratur variieren die Begrifflichkeiten zur Grounded Theory (GT). Aufgrund der zahlreichen Weiterentwicklungen und Ausdifferenzierungen der GT handelt es sich nicht mehr um eine einzige Methode, wie u. a. Strübing (2018), Mey und Ruppel (2016) und Kruse (2015) herausstellen. Während Strübing (2018) plädiert, von einem »Forschungsstil« (ebd., S. 24) zu sprechen, sieht Kruse (2015, S. 97) in der GT ein Forschungsparadigma. Für die vorliegende Arbeit wird dem Vorschlag von Mey und Ruppel (2016) gefolgt, die von der Grounded-Theory-Methodologie als Forschungsansatz sprechen, während sie mit Grounded Theory die Theorie als Ergebnis der Forschung meinen (ebd.).

46 Der englischsprachige Titel lautet: The Discovery of Grounded Theory: Strategies for Qualitative Research.

sich beide Forscher für ein Verständnis der qualitativen Methoden als eigenständige, theoriegenerierende und diese Theorie im Verlauf der Forschung auch überprüfende Verfahren ein, anstatt sie auf explorative Vorarbeiten für quantitative Studien zu beschränken. In beiderlei Hinsicht kommt Glaser und Strauss eine Pionierrolle zu (Przyborski & Wohlrab-Sahr 2014).

Ursprünglich als Team arbeitend haben Glaser und Strauss ihre Arbeiten getrennt weitergeführt. Strauss hat sich eine Zeit gemeinsam mit Corbin einzelnen Methodenelementen zugewandt, die in dieser Forschungsarbeit verfolgt werden (*vgl. Kap. 4.2*). Inzwischen wird die GTM laufend weiterentwickelt und modifiziert, sodass eine »Vielzahl (nationaler, disziplinärer) Verfahrensvorschläge und Auslegungsversuche« (Mey & Mruck 2011, S. 12) entstanden sind (Lamnek & Krell 2010; Reichertz & Wilz 2016). Die Frauen Corbin, Charmaz, Clarke und Morse stehen für die sogenannte second generation der GTM (Morse et al. 2009).[47] Deutschsprachige Modifikationen liegen durch Breuer (2019) zur Reflexiven Grounded Theory vor. Die GTM kann somit als facettenreiche »Forschungsstrategie und als Ensemble von Methodenelementen« (Mey & Mruck 2011, S. 11) verstanden werden, weshalb die Beschäftigung mit der GTM »eine breite Auseinandersetzung mit der Literatur zur GTM« (Berg & Milmeister 2007, S. 186) voraussetzt. Im Sinne einer »reflexiven Auseinandersetzung mit und Aneignung der GTM« (Mey & Mruck 2011, S. 44) wurde sich in dieser Arbeit mit »theoretischen Hintergründen und Basisannahmen ebenso vertraut [ge]macht wie mit den verschiedenen Varianten vorgeschlagenen [sic] Prozeduren« (Mey & Mruck 2020, S. 530). Entsprechende Erläuterungen finden sich in den jeweiligen Unterkapiteln von Kapitel 4.2.

Bei der GTM handelt es sich um einen qualitativen Forschungsansatz, der insbesondere für wenig erforschte Gegenstandsbereiche empfohlen wird, um die Perspektive der Beforschten abbilden zu können (Mey & Mruck 2009; Strauss & Corbin 1996; Strübing 2008). Genutzt wird dieser »über ihre Ursprungsdisziplin Soziologie hinaus in allen sozial-, human-, wirtschafts- und technikwissenschaftlichen Fächern« (Mey & Mruck 2020, S. 529). Die GTM kommt weltweit zur Anwendung und »gilt heute als der am weitesten verbreitete qualitative Forschungsstil« (ebd., S. 529). Ein inhaltlicher Schwerpunkt sind Gesundheitsthemen; so untersuchen viele GTM-Studien erfolgreich Fragestellungen, die auf Handlungsmöglichkeiten und Interaktionen von chronisch erkrankten Menschen abzielen (Mey & Mruck 2009). Die GTM ist daher aus gesundheitsbezogener Perspektive eine wichtige Forschungslinie – auch in der Pflegewissenschaft (Mey & Mruck 2020).

47 Die unterschiedlichen Positionen von den namentlich aufgeführten »Vätern und Töchtern« (Mey & Mruck 2011, S. 16) der GTM sind ausführlich beschrieben.

Zu den zentralen Elementen einer GTM im Forschungsprozess gehören neben den theoretischen Kodierprozessen das theoretische Sampling sowie die Durchführung ständiger Vergleiche, »die zwischen Phänomenen und Kontexten gezogen werden und aus denen erst die theoretischen Konzepte erwachsen« (Mey & Mruck 2011, S. 22f.). Durch paralleles Erheben und Analysieren der Daten entstehen Kategorien, die dann als ›gesättigt‹ gelten, wenn weiteres Datenmaterial zu keiner neuen Eigenschaft einer Kategorie beitragen kann (*vgl. Kap. 4.2.6.1*). Als Ziel der GTM steht die Entwicklung erklärender Theorien zur Beschreibung und Erklärung menschlichen Verhaltens im Vordergrund (Morse 1998).

> »Mit Verfahren der interpretativen Sozialforschung wird eine ›gegenstandsbezogene‹ respektive ›empirisch begründete Theoriebildung‹ [...] angestrebt. Diese Bezeichnungen gehen auf die Grounded Theory zurück, die von den beiden US-amerikanischen Soziologen Barney Glaser und Anselm Strauss [...] entwickelt wurde. Der Anspruch dieses Ansatzes ist es, auf der Grundlage einer explorativ ausgerichteten Forschung und dem Prinzip der Offenheit theoriefähige Erklärungsansätze zu generieren. Es geht ihm also darum, anhand der aus empirischen Untersuchungsfällen gewonnenen Erkenntnisse theoretische Verallgemeinerungen abzuleiten« (Kleemann et al. 2009, S. 24).

Es geht somit um eine »Entdeckung einer Theorie, die systematisch von aus der Sozialforschung stammenden Daten abgeleitet ist« (Glaser & Strauss 1967, S. 2), was eine »handlungs- und interaktionsorientierte Methode der Theorieentwicklung« (Strauss & Corbin 1996, S. 83) darstellt. Eine entdeckte gegenstandsbezogene Theorie soll »für die Akteure im untersuchten Handlungsfeld rezipierbar [sein] [...] und zu einem verbesserten Verständnis ihrer Praxis beitragen« (Strübing 2018, S. 31). Wird eine theoretische Sättigung nicht erreicht, so empfehlen Mey und Mruck (2011) von einer »Theorie-Skizze« (ebd., S. 29) zu sprechen, die in Folgeprojekten geprüft werden müsse.

Im Folgenden Kapitel wird die GTM in das interpretative Paradigma eingeordnet, was zu einem tieferen Verständnis des gewählten Forschungsstils beitragen soll.

4.1.3 Grounded-Theory-Methodologie im interpretativen Paradigma

Unter dem Begriff des interpretativen Paradigmas werden verschiedene theoretische Ansätze zusammengefasst; unter anderem zählen der Symbolische Interaktionismus sowie die sogenannte Chicagoer Schule dazu (Lamnek & Krell 2016; Meuser 2018). Inhaltliche Gemeinsamkeit besteht in der »Auffassung, dass jegliche soziale Ordnung auf interpretativen Leistungen der Handelnden beruht« (Meuser 2018, S. 123):

»Die unterschiedlichen Akzentuierungen des Interpretativen Paradigmas haben ihre gemeinsamen sozialtheoretischen Ausgangspunkte in der Betonung des aktiven und kreativen menschlichen Zeichen- und Symbolgebrauchs, des permanenten Zusammenspiels von Deuten und Handeln in konkreten Situationen sowie der interaktiven Herstellung sozialer Ordnungen« (Keller 2012a, S. 17).

Glaser und Strauss, die Begründer der GTM, sind in unterschiedlichen wissenschaftstheoretischen Schulen beheimatet. Im Gegensatz zu Glaser, der durch die Columbia School geprägt wurde und seinen methodischen Schwerpunkt auf quantitative Forschung gelegt hat, war Strauss ein Schüler von Blumer, was ihn wissenschaftstheoretisch im Sinne des Symbolischen Interaktionismus in der Tradition der Chicagoer Schule[48] geprägt hat (vgl. Abels 2010; Strübing & Schnettler 2004). Der Symbolische Interaktionismus ist als Oberbegriff für »eine bestimmte Betrachtungsweise innerhalb der empirischen Sozialwissenschaft« (Strübing & Schnettler 2004, S. 319) zu verstehen, welcher zunächst unter philosophischen, psychologischen und soziologischen Aspekten insbesondere von Mead als Sozialbehaviorismus bezeichnet und geprägt wurde (Gudehus & Wessels 2018). Geografischer Ausgangspunkt war die Universität von Chicago – »in ihren Grundpositionen stützte sie sich auf wichtige philosophische Grundannahmen des US-amerikanischen Pragmatismus« (Keller 2012a, S. 27) –, an der neben Mead später auch Blumer die Arbeiten weitergeführt hat. Blumer (2004)[49] sieht in den Arbeiten Meads »die Grundlagen des symbolisch-interaktionistischen Ansatzes« (ebd., S. 321). Blumer selbst gilt als Mitbegründer und Namensgeber des Symbolischen Interaktionismus, in dem es um die »Erforschung des menschlichen Zusammenlebens und Verhaltens« (ebd.) geht. Genauer gesagt versteht sich der Symbolische Interaktionismus »v.a. als eine Handlungstheorie und basiert auf der Idee, dass Bedeutungen, soziale Beziehungen, Situationen und Objekte als symbolisch entstandene und symbolisch vermittelte Prozesse in Interaktionen erst produziert werden« (Göymen-Steck & Völcker 2016, S. 128).

Auch die Arbeit mit der GTM ruht »zweifellos [auf] Verstehensprozessen« (Reichertz & Wilz 2016, S. 61) menschlichen Verhaltens. An dieser Stelle ist besonders der Einfluss des Pragmatismus erkennbar, der als wesentliche Denktradition in den symbolischen Interaktionismus eingeflossen ist.

48 »Bei der Chicago School of Sociology handelt es sich um einen soziologischen Arbeitszusammenhang an der University of Chicago, der in den ersten Jahrzehnten des 20. Jahrhunderts eine weltweit führende und bis heute richtungsweisende Rolle bei der Verbindung von theoretischen Grundpositionen des Interpretativen Paradigmas mit (qualitativer) empirischer Sozialforschung in großstädtischen Kontexten inne hatte« (Keller 2012a, S. 21).

49 Hierbei handelt es sich um einen in die deutsche Sprache übersetzten Grundlagentext, der im Sammelband ›Methodologie interpretativer Sozialforschung‹ von Strübing und Schnettler veröffentlicht wurde.

»Der Pragmatismus ist eine Philosophie des Handelns, die sich dafür interessiert, wie Menschen im Handeln der Welt begegnen, wie sie die praktischen Probleme ihres Lebens angehen. Menschen entwickeln dabei Routinen des Deutens und Handelns, aber sie zeigen auch Kreativität, wenn sie Störungen oder Irritationen erfahren. Dann probieren sie neue Deutungen der Welt und Strategien des Handelns aus« (Keller 2012a, S. 34).

Vor dem Hintergrund der damals wie heute immer wieder berücksichtigten Ansätze von Descartes versuchen die Pragmatisten, zu denen ebenfalls Strauss zählt, »Kritik gegenüber dichotomen Konstruktionen« (Strübing 2018, S. 31) zu üben, denn für die »Untersuchung sozialer Prozesse ist nicht die Getrenntheit, sondern die Verbundenheit von Handelnden mit ihrer Umwelt zentral« (ebd., S. 31).

Sowohl theoretisch als auch methodisch weisen die GTM und der Symbolische Interaktionismus eindeutige Gemeinsamkeiten auf. Charakteristisch sind die bereits erwähnte verstehend-interpretative Denkweise und die Frage, »wie soziale Phänomene aus Interaktionen aufgebaut sind und welche Rolle dabei Deutungsprozesse der Beteiligten und die wechselseitige Abstimmung dieser Deutungsprozesse spielen« (Keller 2012a, S. 85). Auch die häufig zitierten drei Prämissen des Symbolischen Interaktionismus, die Blumer (2004) entwickelt hat, zeigen Parallelen zur GTM:

1. Menschen handeln gegenüber Dingen[50] auf Grundlage persönlicher Bedeutungen. Im Symbolischen Interaktionismus wird den »Bedeutungen, die die Dinge für die Menschen haben, ein eigenständiger zentraler Stellenwert zuerkannt« (ebd., S. 323).
2. Die Bedeutung von Dingen resultiert aus sozialen Interaktionen, die als ein Prozess zu verstehen sind, der »menschliches Verhalten formt« (ebd., S. 328). Der »Ursprung der Bedeutung« (ebd., S. 323) ist auf einen interpretativen Prozess zurückzuführen. Dieser ist »einzig notwendig, die Bedeutung, die in dem Ding selbst steckt, zu erkennen« (ebd., S. 324).
3. »Der Gebrauch von Bedeutungen durch einen einzelnen« (ebd., S. 325) beinhaltet »in seinen Handlungen einen Interpretationsprozess« (ebd.). Grundsätzlich können Menschen Interaktionen mit sich selbst eingehen, aus dem Kontakt mit anderen wird eigenes Handeln abgeleitet bzw. wird dieses auf Kontakte ausgerichtet (ebd.).

50 Damit sind »physische Gegenstände, wie Bäume oder Stühle; andere Menschen, wie eine Mutter […]; Kategorien von Menschen, wie Freunde […]; Institutionen, wie eine Schule […]; Leitideale, wie individuelle Unabhängigkeit oder Ehrlichkeit; Handlungen anderer Personen, wie ihre Befehle oder Wünsche; und solche Situationen, wie sie dem Individuum in seinem täglichen Leben begegnen« gemeint (Blumer 2004, S. 322).

Für die eigene empirische Arbeit kann anhand der beschriebenen Prämissen das qualitative Vorgehen im Sinne der GTM als geeignet betrachtet werden. Wie bereits im zuvor dargestellten Forschungsgegenstand (*vgl. Kap. 3*) beschrieben, soll der Untersuchungsfokus auf der thematischen, interpretativen sowie motivationalen Relevanz des Körpers liegen (*vgl. Tab. 9*). Es gilt herauszufinden, wie sich bei Frauen mit einer fortgeschrittenen Brustkrebserkrankung das Phänomen des Körpererlebens darstellt, welche Bedeutung körperliche und leibliche Veränderungen für sie und ihr Leben haben, inwieweit Veränderungen ihr Verhalten beeinflussen und schließlich, ob und wie sich ihr Handeln auf andere bzw. im Kontakt mit anderen auswirkt.

Nachdem eine primär allgemeine methodologische Forschungsperspektive aufgezeigt wurde, folgen nun spezifische methodische Überlegungen zur Forschung im Kontext der letzten Lebenshase sowie in Bezug auf das Körpererleben.

4.1.4 Methodische Betrachtungen

Ausgehend von den theoretischen Betrachtungen zur letzten Lebensphase und zum Körpererleben, die in den Kapiteln 2.2 und 2.3 ausgeführt wurden, werden nun entsprechende methodische Überlegungen angestellt, die eine Bedeutung für die Forschung zum Körpererleben von Frauen mit einer fortgeschrittenen Brustkrebserkrankung haben und damit als Vorbereitung zur Planung des Forschungsprozesses (*vgl. Kap. 4.2*) unerlässlich sind. Dabei werden die Aspekte beleuchtet, die zum einen die Begründung und damit Legitimation für ein qualitatives Forschungsdesign aufgreifen und zum anderen die besonderen Charakteristika im Forschungsprozess deutlich machen.

4.1.4.1 Forschung zur letzten Lebensphase

Forschung in der letzten Lebensphase bedeutet für die vorliegende Studie eine Untersuchung von Frauen, deren Brustkrebs fortgeschritten ist. In der letzten Lebensphase über subjektive Perspektiven und individuelle Erlebniswelten nachzudenken und diese einer fremden Person mitzuteilen, fordert angesichts der vulnerablen Lebenssituation spezifische ethische Überlegungen anzustellen (*vgl. Kap. 4.2.3*).

In diesem Zusammenhang ist der Mangel an entsprechendem Wissen ein wichtiges Kriterium für die Legitimation empirischer Untersuchungen im Kontext Palliative Care. Obwohl beispielsweise Schmidt et al. (2016) einen Anstieg an Forschungsarbeiten im Palliativkontext beobachten, stellt Pleschberger (2015) nur kurz zuvor ein »Schattendasein der Pflegeforschung in Hospizarbeit und Palliative Care« (ebd., S. 67) fest. Bereits Cicely Saunders hat für eine vertiefte Betrachtung des Forschungsgebiets plädiert, um Menschen in einer Palliativsituation bedarfsgerechte Versorgungsangebote machen zu können:

> »Forschungen in Hospiz- und Palliativeinrichtungen erfüllen dabei den Zweck, gesicherte und evidenzbasierte Daten zu erhalten (z. B. zum Schmerz) oder Phänomene zu entdecken und zu beschreiben. Solche Forschungsergebnisse können die Versorgungsqualität erhöhen und tragen dazu bei, konkrete Praxisprobleme zu lösen« (Krutter, Nestler & Osterbrink 2015, S. 12).

Dazu ist es unerlässlich, die Menschen zu beforschen und mit den Menschen zu forschen, um die es geht – auch wenn sie schwerkrank sind (Morse 2000). Schließlich sind die Forschungsergebnisse von Menschen, deren Erkrankung heilbar ist, in der Regel nicht generalisierbar für Menschen, deren Krankheit tödlich verläuft (Alexander 2010).

Wie bereits in Kapitel 4.1.1 gezeigt, nehmen qualitative Forschungsansätze in der Palliative Care einen besonderen Stellenwert ein (Simon & Bausewein 2008). Dieser Zugang wird empfohlen, da die »Absicht [besteht,] die subjektiven Perspektiven und individuellen Erlebniswelten der Betroffenen zu erfassen« (Schmidt et al. 2016, S. 396) und Grundlagenwissen im Kontext von Palliative Care immer noch fehlt. Man geht ferner davon aus, dass Menschen in einer Palliativsituation »in unmittelbarer Weise profitieren« (Krutter et al. 2015, S. 16), wenn sie im Rahmen von Interviews die Möglichkeit bekommen, »über sich, ihre Situation und ihr Leben zu erzählen« (ebd.). Qualitative Forschung ist auch hierzu besonders geeignet (ebd.).

Die Anwendung der Grounded-Theory-Methodologie in der vorliegenden Arbeit ist naheliegend, da die Methode im Rahmen der Studie *Awareness of Dying* entwickelt wurde (*vgl. Kap. 4.1.2*), in diesem Forschungskontext vielfach zur Anwendung kommt und wichtige Ergebnisse liefert (bspw. Schnell et al. 2019; Schnell & Schulz-Quach 2019; Schnell, Schulz, Heller & Dunger 2015; Stiel et al. 2010). Stiel und Kolleg*innen (2010) haben sich explizit mit den Herausforderungen und Strategien dieser Methode im Kontext von Palliative Care beschäftigt. Implikationen ergeben sich überwiegend für die Rekrutierung und Datenerhebung: Zum einen beziehen sich die Herausforderungen auf die Kontaktaufnahme und den Umgang mit Menschen in der letzten Lebensphase, zum anderen auf sogenannte Gatekeeper, die den Zugang zu den Forschungsteilnehmenden ermöglichen können. Gatekeeper sind wichtig, da sie »aufgrund ihrer klinischen Erfahrungen entscheiden, welche Personen angesprochen werden und welche nicht« (Black 2014, S. 80). Unterschiedliche Studien zeigen, dass Gatekeeper oftmals Vorbehalte haben und daher zurückhaltend sind, die potenziellen Studienteilnehmer*innen anzusprechen, und somit den Zustimmungsprozess erschweren (Alexander 2010; Eriksson & Andershed 2008; Gysels et al. 2013; Schmidt et al. 2016). Einen möglichen Grund benennen Schmidt et al. (2016):

> »Auch können ethische und persönliche Bedenken von Mitarbeiterinnen und Mitarbeitern aus der Versorgung, die der Forschung am Lebensende eher kritisch gegenüberstehen, die Studiendurchführung erschweren« (Schmidt et al. 2016, S. 400).

Bei den Forschungsteilnehmenden geht es wiederum um den Willen an Forschung teilzunehmen, gleichzeitig aber auch um erschwerte Bedingungen, da sich die Menschen größtenteils in einer kritischen Lebenssituation befinden.

In der Literatur finden sich Hinweise dazu, dass Menschen in einer Palliativsituation motiviert sind an Studien teilzunehmen (Alexander 2010). Diese Erfahrung hat sich beispielsweise im Rahmen eines Forschungsprojekts zu Kommunikation und Konflikten in der Palliativpflege gezeigt (Garthaus, Marquard, Wendelstein, Kruse & Remmers 2019; Marquard et al. 2018a; Wendelstein et al. 2016). Allerdings bedeutet die Rekrutierung von Menschen mit lebenszeitbegrenzenden Krankheiten, dass diese aufgrund ihrer gesundheitlichen Situation oftmals auch an kurzen Studien nicht teilnehmen können oder sich ihr Zustand so schnell verschlechtert, dass eine Teilnahme nicht mehr möglich ist (Stiel et al. 2010). Auch ein akutes Schmerzgeschehen kann die Datenerhebung beeinflussen, da dieses Symptom dann im Vordergrund stehen kann (Morse 2000). Insgesamt lässt sich für die Durchführung von Interviews schlussfolgern, diese möglichst kurz zu halten und Pausen einzuplanen, insbesondere dann, wenn Interviewteilnehmer*innen körperlich schwach oder eingeschränkt kommunikationsfähig sind (Schmidt et al. 2016; Stiel et al. 2010): »Hierfür muss die Forschung aber entsprechend offen sein und rasch auf Situationsänderungen reagieren können« (Krutter et al. 2015, S. 16).

Aus den genannten Gründen ist in der Forschung mit Menschen in der letzten Lebensphase mit erschwerten Bedingungen in der Rekrutierung und oftmals auch mit kleineren Fallzahlen als gewünscht zu rechnen. Daher ist es wichtig, sich »von Anfang an des Problems fehlender Daten bewusst« (Black 2014, S. 82) zu sein, wodurch Forschende mit möglichen Beeinträchtigungen ihres Studienerfolgs konfrontiert sind (Stiel et al. 2010). Beispielsweise konnten in einer GTM-Studie von Stiel et al. (2010) nur 12 Patient*innen interviewt werden. Auch andere GTM-Forschungsarbeiten in Palliative-Care-Kontexten beschreiben ähnliche Schwierigkeiten und kleine Fallzahlen (Lloyd-Williams, Kennedy, Sixsmith & Sixsmith 2007; Radwany et al. 2009; Schmidt et al. 2016). Aufgrund eigener Forschungserfahrungen schließen beispielsweise Stiel et al. (2010), dass in palliativmedizinischen GTM-Forschungsprojekten eine Sättigung mit kleinem Sample zu erreichen ist. Dagegen sind Schmidt et al. (2016) der Auffassung, es müsse bei unzureichender theoretischer Sättigung vom theoretischen Sampling zu einer Gelegenheitsstichprobe abgewichen werden. In der Folge muss die

Verallgemeinerung der Theorie kritisch diskutiert werden (Stiel et al. 2010, S. 1001). Die Herausforderungen in der Rekrutierung sind mit einem hohen Zeitaufwand verbunden, was Stiel et al. (2010) zu methodischen Empfehlungen veranlasst: Um ein theoretisches Sampling zu ermöglichen, sind für die Teilnehmer*innenrekrutierung ein großes Einzugsgebiet sowie realistische Ein- und Ausschlusskriterien zu wählen. Sind die Daten aufgrund eines niedrigen Samplings begrenzt, so kann durch Triangulation der Patient*innenbefragung mit der Perspektive von Fachleuten oder Familienmitgliedern die Größe des Samples erweitert werden. Steinhart et al. (2020) beschreiben Gründe sowie Herausforderungen für das Teilen und Öffnen qualitativer Daten im Sinne einer Sekundärnutzung. Unabhängig davon plädieren Stiel et al. (2010) dafür, dass GTM-Studien ausschließlich von erfahrenen Forschenden, die mit der Methode und den damit verbundenen komplexen Analyseverfahren vertraut sind, durchgeführt werden sollten.

Für die vorliegende Arbeit bedeutete dies einen zeitlich intensiven und komplexen Forschungsprozess. Dieser zeigte sich bereits im Verlauf der Rekrutierung von Interviewteilnehmerinnen, welche sich als besondere Herausforderung dargestellt hat (*vgl. Kap. 4.2.4*).

4.1.4.2 Forschung zum Körpererleben

Äquivalent zu den zuvor dargestellten Überlegungen im Kontext der letzten Lebensphase gilt es ebenso, in der Forschung zum Körpererleben spezielle methodische Aspekte zu berücksichtigen. So konnte in Kapitel 2.3.1 gezeigt werden, dass »der Körper ›mehr‹ und ›etwas anderes‹ ist, als die (sprachlich-diskursiven, visuellen, naturwissenschaftlichen) Bilder, die wir uns von ihm machen [...]« (Abraham 2010, S. 367).

Dass »das Körpererleben erst in der sprachlichen Symbolisierung Gestalt gewinnt und nur gedeutet zugänglich ist« (Wiedemann 1986, S. 200), ist an dieser Stelle besonders bedeutsam. Daher stehen in diesem Unterkapitel Fragen nach geeigneten Methoden und dem Umgang mit Daten im Fokus.

Zuerst geht es daher darum, wie das Körpererleben empirisch untersucht werden kann. Küchenhoff und Argawalla (2013) widmen ein Kapitel ihres Buches den methodischen Möglichkeiten. Hier wird deutlich, dass es primär um die Forschung im Kontext des Körperschemas oder des Körperbildes geht. Im theoretischen Rahmen der vorliegenden Arbeit (*vgl. Kap. 2.3*) wurde herausgearbeitet, dass das Körpererleben als Oberbegriff verstanden wird. Demnach wäre es verkürzt, die Zugangsweisen lediglich aus wahrnehmungspsychologischer bzw. persönlichkeitspsychologischer Perspektive (Küchenhoff & Agarwalla 2013; Strauss & Richter-Appelt 1986) zu betrachten. Disziplinen wie die Psychologie, Medizin und Soziologie bedienen sich zahlreicher quantitativer, standardisierter

Verfahren. Gugutzer (2015a) stellt fest, dass der Körper »für die quantitative Sozialforschung [...] im Großen und Ganzen kein methodisches Problem« (ebd., S. 137) darstellt; beispielsweise sind Fragebögen und dazugehörige statistische Berechnungen etabliert (ebd.). Da eine Objektivierung der subjektiven Körperwahrnehmung nicht beabsichtigt ist, ist diese Vorgehensweise mit Blick auf die vorliegende Forschungsarbeit nicht umsetzbar. Im Folgenden soll es nicht um kritische Äußerungen bzgl. standardisierter Verfahren im Kontext des Körpererlebens (bspw. Slatman 2011; Wiedemann 1986) gehen, sondern darum, welche methodischen Empfehlungen als Zugang zum Körpererleben vorliegen. Denn klar ist, ein individuelles Körpererleben kann nicht quantitativ abgebildet werden (Wiedemann 1986). Trotz bestehender Herausforderungen in der Datenerhebung scheinen folglich qualitative Methoden geeignet zu sein. In der gesichteten Literatur waren ausschließlich Interviews als Erhebungsmethode genannt. Denn: »Das Interview ermöglicht es, unbewusste innerseelische Vorgänge zu externalisieren und damit dem Bewusstsein und der Reflexion zugänglich zu machen« (Küchenhoff & Agarwalla 2013, S. 58).

In der Literatur finden sich Verweise bzw. Empfehlungen zur konkreten Anwendung des problemzentrierten (Joraschky 1996) bzw. des fokussierten Interviews (Brähler 1986). Letzteres ist für Brähler besonders zur Erfassung bestimmter Körperszenen relevant; hierbei können folgende Fragen im Fokus stehen: Welche Bereiche des Körpers waren/sind vorzugsweise relevant? Welche Veränderungen ergeben sich aus der Biografie? Auch Wiedemann (1986) empfiehlt, die Untersuchungen zum Körpererleben an bestimmten Szenen festzumachen. Unabhängig eines konkreten Interviewtyps sprechen sich Küchenhoff und Argawalla (2013) für die Möglichkeit eines subjektiven Untersuchungsansatzes aus, der den Teilnehmenden »ermöglicht, sich frei und in Zusammenhängen auszudrücken, also persönlichen Narrativen zu folgen« (ebd., S. 59), »um den Kontext oder die Bedeutungszusammenhänge zu erfassen« (ebd.). Im Rahmen der Befragung von Frauen mit einer fortgeschrittenen Brustkrebserkrankung wird angesichts dessen mit leitfadengestützten Interviews gearbeitet, da diese die nötige Offenheit, gleichzeitig aber auch eine Fokussierung auf das Körpererleben möglich machen.

Im zweiten Teil geht es um datenspezifische Aspekte. Hierbei stellt Gugutzer (2015a) für die qualitative Sozialforschung eine Herausforderung fest: »Hier wird zumindest immer wieder gesagt, dass es mit dem Körper als Forschungsobjekt ein zentrales Problem gibt, nämlich seine ›Sprachlosigkeit‹« (ebd., S. 138). Zur Sprachlosigkeit zählt Gugutzer (2017) auch ein »Versprachlichungsproblem« (ebd., S. 391). Damit meint er den Sonderfall, den diese Art des Sprechens über den eigenen Körper für gewöhnlich darstellt. Aus diesem Grund greifen die Befragten im Rahmen von Datenerhebungen auf »Adhoc-Konstruktionen« (Wiedemann 1986, S. 208), also spontane Äußerungen zurück. Die Studienteilnehmer*innen müssen dazu die eigene Leib- und Körperbiografie reflektieren – Gugutzer (2017) spricht in diesem Zusammenhang von einem »Aufmerksamkeitsproblem« (ebd., S. 93). Die Daten beruhen also auf Selbstbeobachtungen, die »explizit oder implizit im System der Sprache ausgedrückt« (Wiedemann 1986, S. 200) werden. Das führt zu einem weiteren Grund des Versprachlichungsproblems, denn »hervorzuheben ist nochmals ausdrücklich, dass es hier um zum großen Teil unbewusstes, vorsprachliches Wissen geht, sodass den Emotionen eine zentrale Rolle zukommt. Zu diesen Emotionen (Körpererleben) Zugang zu erhalten und sie in Beziehung zum situativen Erleben und den eigenen Handlungsmöglichkeiten zu setzen, ist somit durchaus kompliziert« (Küchenhoff & Agarwalla 2013, S. 59).

Das hat zwei aktive Deutungsprozesse zur Folge. Zunächst muss die an der Studie teilnehmende Person ihre Gedanken und Gefühle zum Körper verbalisieren und im Weiteren ist die forschende Person damit betraut, »Konzeptualisierungen der Untersuchten als Daten ab[zu]bilden« (Wiedemann 1986, S. 200). Die Daten zum Körpererleben sind somit »Deutungen von Deutungen« (ebd.), was Gugutzer (2017) dazu veranlasst, von einer weiteren methodischen Herausforderung zu sprechen, welche er als »hermeneutisches Spiralen-Problem« (ebd., S. 391) bezeichnet. Die verschiedenen Übersetzungsarbeiten finden unter Berücksichtigung der »zur Verfügung stehenden kulturellen Wissensbestände und Deutungsmuster« (Gugutzer 2015a, S. 139f.) statt. Die forschende Person ist mit dem persönlichen Vorwissen sowie der eigenen Sozialisation konfrontiert, was sich direkt auf die Erhebung und Auswertung der Daten auswirkt und dem Gedanken einer objektiven Forschung widerspricht (ebd.).

Durch die methodologischen Ausführungen erfährt die empirische Untersuchung eine wissenschaftliche Rahmung. Es hat sich gezeigt, dass ein qualitativ interpretativer Zugang geeignet ist, das Körpererleben von Frauen mit einer fortgeschrittenen Brustkrebserkrankung zu untersuchen. Die Grounded Theory bildet als Methodologie die wissenschaftliche Basis für die vorliegende Studie. Im Kontext der letzten Lebensphase sowie in Bezug auf das Körpererleben sind methodische Aspekte zu beachten, die es im Forschungsprozess zu berücksichtigen gilt. Im folgenden Kapitel 4.2 werden anhand des Grounded-Theory-Ansatzes nach Strauss und Corbin die spezifischen qualitativen Elemente der Forschungsarbeit aufgezeigt.

4.2 Forschungsprozess

Wie bereits in Kapitel 1.3 unter den methodischen Vorbemerkungen angemerkt, handelt es sich beim Forschungsprozess nicht um einen linearen Prozess, sondern um parallel verlaufende Arbeitsschritte: »Forschen im Sinne der GTM erfordert einen ständigen Wechsel zwischen Handeln (Datenerhebung) und Reflexion (Datenanalyse und Theoriebildung)« (Mey & Mruck 2011, S. 23). Praktisch »benötigt die Generierung von Theorie aus Empirie wiederkehrende Zyklen, in denen Erhebung, Auswertung und Theoriebildung eng verschränkt sind« (ebd., S. 15). Entgegen des zirkulären bzw. iterativen Vorgehens in der konkreten Umsetzung der Forschung werden die einzelnen Arbeitsschritte des Forschungsprozesses nacheinander beschrieben, wobei Querverweise unvermeidlich sind. Zudem werden, wann immer dem Verständnis dienend, konkrete Beispiele aus dem Forschungsprozess aufgeführt. Dabei wird der Anspruch verfolgt, sich vor allem eng an den Empfehlungen von Strauss und Corbin (1996) zu orientieren:

> »Dazu gehört das Auflisten aller speziellen Vorgehensweisen oder methodischen Schritte, die über die [...] vorgestellten Verfahren hinausgehen. Das hilft dem Leser beim Beurteilen der Angemessenheit ihrer gesamten Forschung. Und es verdeutlicht den Lesern, wie Ihre Forschung sich von anderen Arten qualitativer Forschung unterscheidet. Auf diese Weise schaffen Sie mehr Offenheit darüber, wie Ihr Vorgehen im Einzelnen [sic] beschaffen war und wo seine potentiellen Unangemessenheiten liegen« (Strauss & Corbin 1996, S. 221).

Im Zuge der Bearbeitung der Methodenliteratur, insbesondere durch Publikationen zum Schreibstil in der Wissenschaft (Davis 2020; Massmünster 2014; Reichertz 2015), kam es zu Überlegungen, dahingehend darüber nachzudenken, »in welchem Maße es angebracht sein kann, über sich selbst als forschende Person zu schreiben« (Massmünster 2014, S. 524):

> »Wann ist das ›Ich‹ für das Nachvollziehbarmachen eines Arguments oder einer Interpretation hilfreich? Welche Funktionen nimmt das selbstthematisierende Schreiben im Argumentationsstrang ein? Inwiefern hilft die Selbstthematisierung bei der Textgenerierung im Rahmen der Datenanalyse, und wie viel Platz ist für Selbstthematisierung in der ›Reinschrift‹, die beispielsweise als wissenschaftliche Qualifikationsarbeit eingereicht wird«? (ebd., S. 523).

Insbesondere um die Beziehung als Forscherin zum Gegenstand und zum Feld der Studie und darüber hinaus deutlich zu machen, als Forscherin Teil der Ergebnisse zu sein (Devereux 1988; Schmidt 2008)[51], wird in einzelnen Abschnitten der nachfolgenden Kapitel der Schreibstil anteilig von der dritten Person zur ersten Person gewechselt.

51 »Jeglicher Verhaltenswissenschaftler kann die Tatsache nicht einfach ignorieren, dass die Interaktion zwischen Objekt und Beobachter auch auf das Verhalten des untersuchten Subjekts Einfluss nimmt. Auch während des Datengewinnens empfiehlt es sich für den Beobachter, ständig sich selbst und sein Tun zu verstehen versuchen« (Schmidt 2008, S. 48).

4.2.1 Grounded Theory nach Strauss und Corbin: Entscheidungen zur Vorgehensweise

Da es eine einheitliche und verbindliche Grounded-Theory-Methodologie nicht gibt, sondern verschiedene Ansätze und Modifikationen vorliegen, ist es unerlässlich, eine Entscheidung für eine konkrete Variante zu treffen. Um dem Forschungsanliegen gerecht werden zu können, Erkenntnisse zum komplexen Phänomen des Körpererlebens von Frauen mit einer fortgeschrittenen Brustkrebserkrankung in der letzten Lebensphase zu erhalten, wurde das Vorgehen nach Strauss und Corbin gewählt. Dieses ist nach Auffassung von Mey und Ruppel (2016) das im deutschsprachigen Raum am häufigsten genutzte Verfahren innerhalb der GTM. Die Gründe zur Wahl des Vorgehens entstanden auch aus der Kontrastierung mit dem Vorgehen nach Glaser.

Bevor die in Kapitel 4.1.2 aufgezeigten Modifizierungen der GTM entwickelt wurden, sind aufgrund eines Methodenstreits zwischen Glaser und Strauss zwei Varianten der GTM entstanden, die neben Gemeinsamkeiten vor allem gegensätzliche wissenschaftliche Positionen aufweisen. Aufgrund der »zwei ko-existierende[n] Richtungen der GT« (Strübing 2011, S. 262) äußert Strübing (2011), dass »Forschende, die [sich] auf GT berufen, nicht umhinkommen, sich für die eine oder die andere der beiden Varianten zu entscheiden« (ebd.). Eine Gemeinsamkeit sieht Strübing (2014) in der »praktische[n] Brauchbarkeit der Untersuchungsergebnisse« (ebd., S. 77), die nur durch eine »enge und systematische Verbindung zwischen empirischen Daten und Theorie zu erreichen ist« (ebd.). Der größte Unterschied in der GTM nach Glaser beziehungsweise Strauss liegt im Umgang mit dem Vorwissen der Forschenden. Während Glaser für einen zurückhaltenden Umgang mit Vorwissen steht, spricht sich Strauss für einen bewussten Umgang mit Vorwissen[52] im gesamten Forschungsprozess aus.

Aufgrund der beruflichen Biografie und den damit verbundenen zahlreichen Vorarbeiten im gewählten Forschungskontext seitens der Forscherin (*vgl. Kap. 4.2.2*) orientiert sich die hier durchgeführte Studie an der Vorgehensweise und damit der methodischen Weiterentwicklung von Strauss, die er teilweise gemeinsam mit Corbin ausgearbeitet hat (Strauss & Corbin 1990, deutsche Übersetzung 1996). Mey und Mruck (2011) bezeichnen Strauss und Corbin hinsichtlich des Vorwissens als deutlich liberaler als Glaser. Als Vorwissen können theoretische und empirische Quellen, vorangegangene Forschungs-

52 Auch unabhängig des eigenen Vorwissen wird es als unmöglich erachtet, dass es eine »Vorwissens-Abstinenz« überhaupt geben kann (Strübing 2011, S. 263): »Eine völlige Unvoreingenommenheit ist aufgrund der Wahrnehmungsweisen von sozialer Realität praktisch gar nicht möglich« (Truschkat et al. 2005, S. 4). Strübing (2011) urteilt daher, die Glasersche Vorgehensweise sei »wissenschaftstheoretisch haltlos« bzw. »in sich inkonsistent« (ebd., S. 263).

erfahrungen, Berufserfahrung und persönliche Erfahrungen verstanden werden. Der Einbezug von Literatur kann die theoretische Sensibilität anregen, Hinweise für das Theoretical Sampling geben sowie der »Validierung« (ebd., S. 31) der (Zwischen-)Ergebnisse dienen:

> »Strauss hingegen steht für ein wesentlich differenzierteres und forschungslogisch besser begründetes Verfahren, das insbesondere der Frage des Umgangs mit theoretischem Vorwissen sowie im Hinblick auf die Verifikationsproblematik sorgfältiger ausgearbeitet ist« (Strübing 2011, S. 273).

Ein weiterer Unterschied in den Vorgehensweisen nach Glaser und Strauss findet sich im Kodierprozess. Ziel ist bei beiden Ansätzen die Ausarbeitung einer sogenannten Kernkategorie, die bei Glaser durch zwei Kodierschritte und die Zuordnung der Daten zu Kodier-Familien und bei Strauss und Corbin durch drei Kodierschritte und die konsequente Anwendung eines Kodierparadigmas *(vgl. Kap. 4.2.7.2)* erreicht werden kann (Lamnek & Krell 2010; Strübing 2011). Insbesondere aufgrund der Kritik Strübings (2011) gegenüber Glaser, mit seinem Vorgehen würden theoretische Kodes durch die »Hintertür« (ebd., S. 274) an die Daten herangetragen, da eine Liste soziologischer Basiskonzepte (Kodier-Familie) als Vorgabe dient, wird dessen Ansatz als ungeeignet für die eigene Arbeit betrachtet. Dem gegenüber scheint das Kodierparadigma als »pragmatische Heuristik« (ebd., S. 269) »für ein wesentlich differenzierteres und forschungslogisch besser begründetes Verfahren« (ebd., S. 273) zu stehen, was nicht nur in Bezug auf das Vorwissen, sondern auch »im Hinblick auf die Verifikationsproblematik sorgfältiger ausgearbeitet ist« (ebd.).

Schlussendlich wird der Ansatz von Strauss und Corbin mit dem Ziel verbunden, durch zahlreiche Verfahrensschritte »den Konzepten in der Grounded Theory ihre Präzision und Spezifität zu verleihen« (Strauss & Corbin 1996, S. 44), um schlussendlich eine dem Wort ›grounded‹ angemessene »induktiv abgeleitete, gegenstandsverankerte Theorie über ein Phänomen zu entwickeln« (ebd., S. 8). Es besteht daher der Anspruch, die »alltägliche[n] Wirklichkeit« (ebd.) der an der Studie teilnehmenden Frauen abzubilden. Hierzu werden Zusammenhänge zwischen ursächlichen, kontextuellen und intervenierenden Bedingungen sowie Strategien und Konsequenzen herausgearbeitet, die dem zentralen Phänomen unterliegen (*vgl. Kap. 4.2.7.2*). Gemäß dem zugrundeliegenden Forschungsparadigma, dem Symbolischen Interaktionismus, kommt den Strategien eine besondere Bedeutung zu. Die im Ergebniskapitel beschriebenen Handlungsstrategien *(vgl. Kap. 5.1.4)* der Frauen im Umgang mit körperlichen und leiblichen Veränderungen unterstreichen, dass die Wahl der Variante geeignet ist, weil dadurch auf der Basis von spezifischem Vorwissen nach dem individuellen Körpererleben gefragt und vor allem pflegerelevantes Geschehen im Zusammenhang mit Kontext, Ursachen, Bedingungen und Konsequenzen betrachtet werden kann.

Wie bereits erwähnt, spielt das Vorwissen hierbei eine besondere Rolle; dieses wird im folgenden Kapitel zur Rolle der Forscherin näher beleuchtet.

4.2.2 Rolle der Forscherin und Umgang mit Vorwissen

Eine empirische Untersuchung, wie die vorliegende, entsteht nicht durch Zufall, sondern lässt sich retrospektiv biografisch erläutern und anhand zahlreicher Vorarbeiten und Erfahrungen erklären.

> »Sozialforscher sind keine Methoden-Roboter, sondern Menschen aus Fleisch und Blut, mit Leib und Seele. Sie begeben sich in leibhaftigen Kontakt zu einem Thema und in ein Forschungsfeld. Sie agieren als durch ihre Lebensgeschichte und ihre disziplinäre Sozialisation geprägte Angehörige einer Institution. Sie besitzen einen ›Appeal‹ […] für ihre Untersuchungspartnerinnen und das Untersuchungsfeld, der sich in der Feldinteraktion manifestiert« (Breuer, Muckel & Dieris 2019, S. 84).

Die Beschäftigung mit dem Erleben einer Brustkrebserkrankung im Allgemeinen und mit dem Körperbild im Besonderen begleiten mein gesamtes klinisches und wissenschaftliches Leben. Bereits zu Beginn des Studiums und parallel auch in der Arbeit in einem Brustkrebszentrum beschäftigte ich mich sowohl theoretisch als auch praktisch mit Fragen zu körperlichen Auswirkungen einer Brustkrebserkrankung. Erkenntnisse daraus flossen wiederum in andere Projekte ein, beispielsweise in die Konzeption und Durchführung von Weiterbildungskursen für Breast Care Nurses, die Implementierung von pflegerischen Beratungsangeboten für an Brustkrebs erkrankte Frauen und deren Bezugspersonen in verschiedenen Brustkrebszentren, die Durchführung einer Advanced Nursing Practice für gynäkologisch-onkologische Patientinnen, die Einführung und Begleitung eines Case Managements für an Brustkrebs erkrankte Versicherte bei einer Krankenkasse und schließlich in die Planung und Durchführung spezifischer universitärer Lehrangebote. Meine Expertise brachte ich auch in diverse berufspolitische Tätigkeiten ein, u. a. als Mandatsträgerin für den Deutschen Pflegerat (DPR) im Nationalen Krebsplan, in der S3-Leitlinie Psychoonkologie sowie in der Bundesfachgruppe Mammachirurgie beim Institut für Qualitätssicherung und Transparenz im Gesundheitswesen (IQTIG).

Motiviert durch oftmals fehlende deutschsprachige Literatur in meinem Arbeitsfeld publizierte ich zu verschiedenen Themen im Kontext Brustkrebs. In Bezug auf die Forschungsfragen erschienen bereits zahlreiche Veröffentlichungen meinerseits, die sich explizit mit der Thematik Körperbild und Brustkrebs (Marquard 2016, 2020; Marquard et al. 2004), aber auch mit spezifischen körperlichen Auswirkungen einer Brustkrebserkrankung wie beispielsweise therapiebedingtem Haarverlust (Marquard & Biedermann 2020) und Schmerzen im Krankheitsverlauf (Wommelsdorf, Marquard & Wiedemann 2020) sowie der Rolle und Ausbildung spezialisierter Pflegefachpersonen in der Begleitung von an Brustkrebs erkrankten Frauen befassen (Eicher et al. 2012; Marquard 2008, 2011; Marquard & Wiedemann 2008; Marquard & Wiedemann 2020b).

Im Rahmen meiner Mitarbeit in einem qualitativen Forschungsprojekt zur Kommunikation und Konflikten in der Palliativpflege[53] (Garthaus et al. 2019; Marquard et al. 2018a; Marquard, Garthaus, Wendelstein, Remmers & Kruse 2018b) erweiterte ich den Fokus zusätzlich auf das wissenschaftliche Spektrum der Palliative Care. Durch das Miterleben und Gestalten des Forschungsprozesses sammelte ich wichtige Erfahrungen für die eigene Studie, wobei ich insbesondere von den Felderfahrungen profitieren konnte (*vgl. Kap. 4.2.4*).

Ohne die jahrelangen pflegepraktischen und pflegewissenschaftlich-theoretischen Arbeiten wäre mir die Planung und Durchführung der Studie in der vorliegenden Art nicht möglich gewesen. Besonders deutlich wird dies im folgenden Zitat:

> »Die Nähe zu kranken, hilfebedürftigen Menschen und ihren Familien und die Kompetenz der Forscherinnen und Forscher mit professionellem Hintergrund […], helfen die richtigen Fragen zu stellen und aufgrund solcher Forschungen Antworten zu geben, die für die Versorgung und die professionellen Interventionen unverzichtbar sind« (Schnepp 2014, S. 10).

Das eigene Vorwissen, auch durch das Lesen von Fachliteratur, gilt es »anzuerkennen und zu nutzen« (Strauss & Corbin 1996, S. 33). Ich orientiere mich dabei an ausgewählten Empfehlungen von Strauss und Corbin (ebd.), nämlich das Wissen in Bezug auf die theoretische Sensibilität zu nutzen, als Anregung zur Entwicklung von Fragen zu nutzen, in der theoriegeleiteten Datenerhebung einzusetzen und als Gültigkeitsnachweis zu verwenden.

In der Rolle als Forscherin ist neben dem Vorwissen ein weiterer Aspekt relevant, der die eigene Person betrifft, denn die Auseinandersetzung mit dem Körpererleben anderer wirkt auf unterschiedlicher Art auf das Selbstbild zurück. Grundsätzlich kann »Forschen als leibgebunden-engagierte Tätigkeit« (Breuer et al. 2019, S. 83) betrachtet werden. In der speziellen Situation, über das Körpererleben zu forschen, ist »die Leiblichkeit der Forscherperson in jeder Sekunde wissenschaftlichen Arbeitens, also auch beim einsamen Denken, Lesen und

53 Das DFG-Projekt ›Kommunikationsprobleme und Konflikte in der Palliativpflege. Ein exploratives Forschungsprojekt zur Verbesserung der Versorgungsqualität am Lebensende‹ fand unter kooperativer Leitung von Prof. Dr. H. Remmers (Universität Osnabrück) und Prof. Dr. Dr. A. Kruse (Universität Heidelberg) von 2014 bis 2017 statt (Projektnummer: 260627283).

Schreiben« (Gugutzer 2017, S. 388) Teil des Forschungsprozesses. Der ›Forscherleib‹, eine Wortschöpfung, die vielfach in der Literatur zu finden ist, dient als Erkenntnisquelle, wodurch der Bezug zum Forschungsthema »persönlicher oder intimer« (Gugutzer 2015c, S. 137) wird. Das bedeutet, nicht nur über den Körper zu forschen, sondern sich selbst als »leibhaftige Forscherin« (Gugutzer 2017, S. 389) wahrzunehmen. Während der Datenerhebung gilt es, diesen »kommunikativ-interaktiven Charakter des Datenerhebungskontextes zu reflektieren« (ebd., S. 388).

Ein letzter Aspekt, der die Rolle als Forscherin betrifft, bezieht sich auf die Teilnehmerinnen der Studie. Schnell und Schulz (2019) weisen auf eine Diversität zwischen Menschen in der letzten Lebensphase und ihren Begleiter*innen hin. In ihrer Studie verdeutlicht die Aussage eines Palliativpatienten eine wesentliche fehlende Gemeinsamkeit, die mir als Forscherin im Gespräch und insbesondere im Moment des Verabschiedens immer präsent war: »Der Weiterlebende ist froh, wenn er wieder draußen ist und der Sterbende versucht zu schlafen« (ebd., S. 20). In meiner Rolle als Forscherin wurde mir umso mehr deutlich, wie sehr ich mit meiner, im Rahmen der Dissertation, beruflichen Zukunft beschäftigt bin. Das Zitat einer Interviewpartnerin im Hospiz, welches sie im Anschluss an Erzählungen zu vergangenen Urlauben anbringt und wonach sie für einige Zeit nicht in der Lage ist weiterzusprechen, bringt den Unterschied zwischen ihrem Lebensende und der Zukunft anderer auf den Punkt: *[...] Und ja, das Leben geht weiter, für andere, für mich ... [...].*[54]

An dieser Stelle wird bereits die vulnerable Lebenssituation von Frauen mit fortgeschrittener Brustkrebserkrankung deutlich, weshalb nachfolgend die forschungsethischen Prinzipien der Studie vorgestellt werden. Schließlich sind »forschungsethische Fragen [...] immanenter Bestandteil der empirischen Forschungspraxis und stellen sich in allen Phasen des Forschungsprozesses – von der Themenwahl und Zielsetzung über das Studiendesign, den Zugang zum Feld, Verfahren der Datenerhebung und Auswertung bis hin zu Fragen der Publikation und Verwertung von Forschungsergebnissen« (von Unger 2014, S. 16).

54 An dieser Stelle wird erstmals eine interviewte Frau zitiert. Während Guillements, französische Anführungszeichen, auf publizierte, wissenschaftliche Zitate sowie auf schriftliche Zitate von Gatekeepern hinweisen, werden in der gesamten Arbeit die Zitate von Interviewteilnehmerinnen ausschließlich durch kursive Schrift gekennzeichnet. Um absolute Anonymität gewähren zu können, wird auf einen Verweis zum konkreten Interview verzichtet (vgl. Hinweise zum Datenschutz in diesem Kapitel). Die Zitate dienen als »Belegquellen des Erkenntnisprozess[es]« und »fungieren [...] als Bestandteil einer sich entwickelnden Argumentation« (Kruse 2015, S. 637).

4.2.3 Forschungsethische Überlegungen

Die »Forschung ›am Menschen‹« (von Unger, Narimani & M'Bayo 2014, S. 1) ist als sozialer Prozess zu verstehen, »der ethische Fragen aufwirft« (ebd.), so beginnen von Unger et al. (2014) ihren Sammelband zur ›Forschungsethik in der qualitativen Forschung‹, den sie an Sozialwissenschaftler*innen adressieren. Ethische Aspekte bereits in der Forschungsplanung zu berücksichtigen gehört seit mehreren Jahren zu einem zentralen Merkmal der Pflegewissenschaft. Die Pflegewissenschaft kann sogar »in Deutschland als Vorreiterin einer Etablierung forschungsethischer Maßnahmen im Bereich der Forschung nicht-medizinischer Heilberufe angesehen werden« (Schnell & Dunger 2018, S. 27).

Dazu hat möglicherweise u. a. das Grundlagen- und Arbeitsbuch von Schnell und Heinritz (2006) beigetragen, welches mittlerweile in der zweiten Auflage vorliegt (Schnell & Dunger 2018). Zudem hat die Deutsche Gesellschaft für Pflegewissenschaft 2016 einen Kodex vorgelegt, der »die ethischen Standards der empirischen Pflegeforschung fest[legt], die für die Forschung verpflichtend umgesetzt werden müssen« (Stemmer & Bartholomeyczik 2017, S. 1). Grundsätzlich kommt der Ethikkompetenz in der Pflege immer mehr Bedeutung zu:

> »In allen Settings pflegeberuflichen Handelns prägen ethische Fragestellungen den Alltag. Die Komplexität von Pflegesituationen, die Vulnerabilität pflegebedürftiger Menschen und die Pluralität der gesellschaftlichen Wertvorstellungen verlangen ethisch begründete Entscheidungen und die Entwicklung eines tragfähigen Arbeitsbündnisses mit dem pflegebedürftigen Menschen. Pflegeethische Reflexion ist demzufolge ein genuines Element professionellen Pflegehandelns […]« (Riedel et al. 2017, S. 161).

Vor diesem Hintergrund konnte auch während der Datenerhebung ein ethisch-sensibler Umgang der Gatekeeper, vorzugsweise durch Pflegedienst- oder Stationsleitungen aus Krankenhäusern und Hospizen, festgestellt werden, da beispielsweise Fragen zum Ethikvotum oder zu datenschutzrechtlichen Aspekten des Forschungsvorhabens gestellt wurden.

Bereits bei der Planung der Studie wurden ethische Überlegungen angestellt, die in einem Ethikantrag zusammengefasst wurden. Das gesamte Forschungsvorhaben wurde der zuständigen Ethikkommission der Universität Osnabrück zur Begutachtung vorgelegt und im Oktober 2015 unter bestimmten Auflagen genehmigt. Dazu zählte beispielsweise, keine Frauen mit Hirnmetastasen zu interviewen, die bereits kognitiv beeinträchtigt sind.

Die für die vorliegende Studie aufkommenden ethischen Fragen werden im Folgenden kontextspezifisch erläutert und es wird begründet, weshalb ein bestimmtes Vorgehen »angemessen und vertretbar ist (oder auch nicht)« (von Unger et al. 2014, S. 2), und zwar unter »methodischen und methodologischen Fragen einschließlich der (Selbst-)Reflexivität« (ebd.) der Forscherin.

Das ethische Forschungshandeln der Studie zum Körpererleben bei fortgeschrittenem Brustkrebs orientiert sich an

- den rechtlichen Bestimmungen gemäß Bundesdatenschutzgesetz (2018),
- der Deklaration von Helsinki[55] (Weltärztebund 2013; Wiesing & Ehni 2014),
- dem Belmont Report[56] (Michl & Paul 2014; The National Commission for the Protection of Human Subjects of Biomedical and Behavioral Research 1979) sowie dem bereits erwähnten
- Ethikkodex Pflegeforschung der Deutschen Gesellschaft für Pflegewissenschaft (Stemmer & Bartholomeyczik 2017).

Die Beachtung der rechtlichen und fachlichen Bestimmungen fließt in diverse Grundprinzipien ethischer Forschung ein, die je nach Autor*in unterschiedlich systematisiert und kategorisiert werden. Für die vorliegende Arbeit wird die Systematik von Schnell und Dunger (2017) gewählt, die insgesamt vier Kernprinzipien ethischer Überlegungen aufgestellt haben, die für jede Art der Forschung gelten und damit unverzichtbar sein sollen: ethische Prognose, informierte Zustimmung, ethische Prävention und Datenschutz.

1. Ethische Prognose. Zu Beginn einer Forschungsarbeit gilt es, eine »vorausschauende Einschätzung zur Auswirkung und zu den Risiken der Teilnahme an dem Forschungsprojekt« (Stemmer & Bartholomeyczik 2017, S. 372) vorzunehmen. Als »Schlüsselbegriff der Forschungsethik« (Schnell & Heinritz 2006, S. 43) gilt das Konzept der Vulnerabilität, welches im Kontext der Pflegeforschung (Schrems 2017, 2020) und damit für die vorliegende Studie entscheidend ist. Grundsätzlich ist davon auszugehen, dass Menschen mit einer unheilbaren Krankheit, wenn der Tod absehbar ist, vulnerabel sind (Remmers 2010; Riedel et al. 2020a; Riedel et al. 2020b).

> »Patienten mit infauster Prognose sind besonders vulnerabel. Zwar gehören sie in der Regel nicht zu den zwei klassischen Kategorien vulnerabler Patienten, den Minderjährigen und den einwilligungsunfähigen Volljährigen. Aber die existentielle Ausnahmesituation, den Tod vor Augen zu haben, gekoppelt mit gravierenden somatischen und psychosozialen Krankheitssymptomen, kann die Autonomiefähigkeit beeinträchtigen« (Jox 2014, S. 238).

55 Auch wenn die Deklaration von Helsinki primär medizinische Forschung adressiert, so ist beispielsweise die Aussage des Grundsatzes 13, dass »Gruppen, die in der medizinischen Forschung unterrepräsentiert sind, […] einen angemessenen Zugang zur Teilnahme an der Forschung erhalten« sollten – besonderen bei klinischer und psychosozialer Vulnerabilität von Palliativpatienten –, äußerst relevant (Weltärztebund 2013, S. 3).

56 Der Belmont Report aus dem Jahr 1979, verfasst von einer Nationalen Kommission zum Schutz von Forschungssubjekten in den USA, nennt explizit terminal kranke Patienten (terminally ill) und betont, dass es der Respekt vor diesen und anderen vulnerablen Patienten gebietet, ihnen die Teilnahme an Forschungsstudien anzubieten (The National Commission for the Protection of Human Subjects of Biomedical and Behavioral Research 1979).

Ähnlich beschreibt es Remmers (2010): »Es gibt kaum eine andere Lage menschlichen Daseins, in der sich die Ungeschütztheit und Versehrbarkeit, die Vulnerabilität eines Menschen in so extremer Weise darstellt, als die des Sterbens« (ebd., S. 43).

Frauen mit einer fortgeschrittenen Brustkrebserkrankung sind verletzlich, da sie »aufgrund ihrer besonderen Lebenssituation durch die Teilnahme an einem Forschungsvorhaben in besonderem Maße belastet oder gar gefährdet werden könnten« (Schnell & Heinritz 2006, S. 43). Die Frauen sind damit konfrontiert, unheilbar erkrankt zu sein, sie erleben körperliche Einschränkungen und Verluste, die mit Belastungen auch im sozialen Leben einhergehen. Sowohl eigene Forschungserfahrungen als auch Erfahrungen anderer Forscher*innen (Alexander 2010; Bloomer, Hutchinson, Brooks & Botti 2018) zeigen, dass von Dritten angenommen wird, Forschung mit vulnerablen Menschen sei für diese zu belastend; empirisch belegt ist diese Annahme bislang nicht (Alexander 2010). Dagegen liegen sogar zahlreiche Erkenntnisse vor, dass Menschen in einer vulnerablen Lebenssituation eine Studienteilnahme als für sich nützlich und sinnvoll erachten[57] (ebd.), was auch mit dieser Studie bestätigt werden kann. Beispielsweise vermeiden es kranke und sterbende Menschen, mit den ihnen nahestehenden Menschen über das bevorstehende Sterben zu sprechen, um sie nicht zusätzlich zu belasten. Daher nehmen sie gern die Gelegenheit wahr, mit Außenstehenden im Rahmen einer Forschung zu sprechen: *[…] möchte ich da offen drüber reden können und das kann ich jetzt bei Ihnen […].*

Eine ethische Prognose gilt es sowohl vorab als auch im Verlauf der Datenerhebung zu antizipieren.

> »In Bezug auf die letzte Lebensphase, angesichts der Endlichkeit des Gegenüber[s] aber auch in Anbetracht der Vulnerabilität der Beteiligten und Betroffenen sowie der Vielfalt an existenziellen Themen und Fragestellungen, ist die achtsame Sorge beziehungsweise eine (Palliative) Care-Praxis, die die Achtsamkeit zur Grundlage macht, besonders bedeutsam« (Riedel et al. 2020b, S. 333).

57 Alexander (2010) führt acht verschiedene Beweggründe auf, aus denen vulnerable Personen an Forschung teilnehmen. Beispielsweise spricht er von ›therapeutischer Katharsis‹ und meint damit, dass die Studienteilnehmenden durch das Teilen von Geschichten mit einer empathischen Person wertfreie und interessierte Zuhörer*innen haben. Durch das Erzählen ihrer Geschichten können Menschen in der Lage sein, eigene, neue Einblicke und Erkenntnisse erlangen, und ggf. den Sinn ihres Lebens, trotz auswegloser Situation, wiederfinden. Schließlich kann es Forschungsteilnehmer*innen helfen, wenn sie signalisiert bekommen, dass sie nicht allein sind und dass ihre Gefühle verständlich sind (vgl., S. 176). Somit sollte Menschen mit unheilbaren Erkrankungen in der letzten Lebensphase das Recht auf Studienteilnahme werden (Alexander 2010; Jox 2014), schließlich wäre es unethisch, dies nicht zu tun (Alexander 2010). Andernfalls würde im Sinne eines »protektiven Paternalismus« gehandelt werden (Jox 2014, S. 350).

Auch wenn sich das Zitat inhaltlich auf ›Sorgen am Lebensende‹ bezieht, stimmt es von der Aussage ebenso mit einer ethisch-reflexiven Vorgehensweise im Rahmen des Forschungsprozesses überein. Ein achtsames Vorgehen betrifft zunächst die Ein- und Ausschlusskriterien des Samplings (*vgl. Kap. 4.2.4*). Frauen, die aufgrund von Hirnmetastasen kognitiv eingeschränkt sind, werden ebenso nicht zur Teilnahme angefragt wie Frauen, deren gesundheitlicher Zustand so stark beeinträchtigt ist, dass der Sterbeprozess bereits begonnen hat oder sie nicht mehr in der Lage sind, der Studienteilnahme zuzustimmen.

Mit den Gatekeepern wurde das Vorgehen genau besprochen, da sich die Forscherin anschließend darauf verlassen musste, dass das Anschreiben *(vgl. Anlage 1)* nur an Frauen weitergegeben wird, die die definierten Kriterien erfüllen. Daher wurde das Anschreiben so formuliert, dass auf Begriffe wie palliativ oder letzte Lebensphase, die die Frauen nur unnötig auf ihren Zustand hingewiesen hätten, verzichtet wurde – mit der Absicht, unnötige Belastungen zu vermeiden. Da davon auszugehen war, dass die Frauen zum Teil körperlich eingeschränkt sind und Schmerzen haben, wurde das Informationsschreiben »lesbar, verständlich, präzise, aussagekräftig und an den Probanden adressiert« (Schnell & Heinritz 2006, S. 76) verfasst. Während des Interviews hatte die Forscherin insbesondere die »situative Vulnerabilität« (Riedel et al. 2020b, S. 330) der Frauen im Blick, um auf möglicherweise während des Gesprächs aufkommende Belastungsreaktionen eingehen zu können. Vor diesem Hintergrund war die Datenauswertung davon geprägt, genau zu überprüfen, ob und welche weiteren Interviews erforderlich sind, denn: »Im Bereich der Forschung am Lebensende ist die stetige Überprüfung der theoretischen Sättigung nach jeder Datenerhebung noch konsequenter zu verfolgen, um eventuelle Belastungen für die Studienteilnehmerinnen und Studienteilnehmer zu vermeiden bzw. diese möglichst gering zu halten« (Schmidt et al. 2016, S. 405).

Mit den Frauen, die über soziale Netzwerke rekrutiert wurden, wurde zu Beginn per E-Mail oder telefonisch kommuniziert, um das Zutreffen der definierten Kriterien zu überprüfen.[58]

2. Informierte Zustimmung. Die potenziell teilnehmenden Frauen wurden im Vorfeld ausführlich über das Studienvorhaben informiert. Sie erhielten ein Informationsschreiben, in dem sie u. a. über die Relevanz sowie die Inhalte der

58 Als unkritisch wurde es erachtet, wenn die Frauen die Forscherin selbst angeschrieben bzw. angerufen und nach einem Interview gefragt haben. Anders verhielt es sich, wenn die Forscherin Frauen bei Facebook aufgrund eindeutiger Beiträge und Profile (häufig war im Namen des Profils der Begriff metastasierter Brustkrebs zu finden) ausfindig gemacht und angeschrieben hat. Hierbei wurde versucht, einen günstigen Zeitraum abzuwarten, das bedeutet zu warten, bis ein Eintrag der Forscherin das Gefühl vermittelte, sie könne die Frau mit ihrer Anfrage kontaktieren. Dagegen meldete sie sich nicht, wenn erkennbar war, dass Frauen beispielsweise aufgrund eines onkologischen Notfalls in Behandlung waren.

Forschungsarbeit informiert wurden (*vgl. Anlage 1*). Ebenso wurden darin die etwaige Dauer und der Ablauf des Interviews angegeben bzw. beschrieben. Das Schreiben wies zudem auf die Möglichkeit für Nachfragen hin.

Unmittelbar vor Beginn des Interviews wurde den Interviewteilnehmerinnen in einem persönlichen Gespräch das Prinzip der Freiwilligkeit der Teilnahme anhand der Einwilligungserklärung (*vgl. Anlage 2*) erläutert. Sie erhielten Informationen über ihre Rechte als Teilnehmende sowie zum Umgang mit den erhobenen Daten. Ihnen wurde zudem mitgeteilt, dass sie jederzeit ohne Angabe von Gründen die Studienteilnahme beenden können, wovon allerdings keine der Frauen Gebrauch machte. Die Einwilligungserklärung wurde in zweifacher Ausfertigung unterschrieben, sodass jeweils ein Original bei der teilnehmenden Frau verblieb.

3. Ethische Prävention. Nach Abwägung von Schaden und Nutzen galt es Vorsorge zu treffen, dass sich die Interviewteilnehmerinnen während und nach der Datenerhebung wohl und sicher fühlen. Dazu fanden die Interviews an einem geschützten Ort statt, welchen die Frauen bestimmten (*vgl. Kap. 4.2.5*). Auch war es den teilnehmenden Frauen überlassen, sich für ein gegenseitiges Siezen oder Duzen während des Gesprächs zu entscheiden. Wäre es zu einer krisenhaften Situation gekommen, so hätte das Interview unter- bzw. abgebrochen werden können. Das war in der Studie nicht erforderlich. Allerdings gab es in mehreren Interviews Momente, in denen die Frauen die Situation als emotional herausfordernd empfanden und Pausen gemacht wurden, wie folgendes Zitat beispielhaft verdeutlicht: [...] *Ach, auch diese Momente müssen sein und ich muss diese zulassen. Das ist für mich ganz wichtig, dass ich es dann zulasse [weint] [...].* Nachdem diese Teilnehmerin in ihrer Haltung bestärkt wurde, führte sie weiter aus:

> *[...] Ich bin froh, dass ich es rauslassen konnte, ich bin froh, dass ich Dir Rede und Antwort stehen konnte, ich bin froh, dass ich es gesagt habe, weil man spricht noch nicht oft und laut genug darüber und das ist mir, ist für mich ein Bedürfnis, laut und oft darüber zu sprechen, auch wenn es mich beutelt, auch wenn ich dann weine, weil es mich emotional dahinrafft [räuspert sich]. Aber es ist wichtig, darüber zu sprechen und es war mir ein Bedürfnis und es wird mir jederzeit weiter ein Bedürfnis sein, egal wie es mich beutelt.*

Die Konfrontation mit dem eigenen Sterben zeigte sich auch darin, dass einige der Frauen von sich aus auf das Thema Suizid zu sprechen kamen. Bei keiner von ihnen gab es jedoch akut oder in der Vergangenheit eine erkennbare Aktivität, Selbstmord oder assistierte Sterbehilfe tatsächlich in Betracht zu ziehen. Vielmehr schien es sich hierbei um ein Gedankenspiel im Rahmen der objektiv denkbaren Möglichkeiten zu handeln. In einigen Gesprächen wurden Gedanken zum frühzeitigen Sterben beschrieben. Den Frauen wurde Gehör geschenkt, zudem ergaben sich Nachfragen, um abschätzen zu können, wie die gegenwärtige Haltung der Frauen diesbezüglich ist. Nach Rücksprachen wurde ersichtlich, dass sich die Frauen ausschließlich in einem Gedankenprozess befinden und Sterbehilfe lediglich als Möglichkeit gesehen wird, ohne diese weiter verfolgt zu haben:

> ***B.:*** *[…] ich meine, ich habe auch schon mal gesagt, dass, es gibt ja auch immer noch die Schweiz oder Holland, wenn ich das so entscheiden würde, wollte- Aber ich habe mich noch nicht schlau gemacht in dem, soweit ist es also noch nicht, aber das ist auch eine Option.*
> ***I.:*** *Das haben Sie im Kopf?*
> ***B.:*** *Ja, das ist auch eine Option*
> ***I.:*** *Haben Sie das schon mal mit jemandem besprochen?*
> ***B.:*** *Ich habe das vielleicht mal fallen lassen, aber….*

Nach Beendigung der Audioaufzeichnung wechselte die Forscherin von der Interviewsituation zu einem informellen Gespräch. Dies gab den Frauen zum einen die Möglichkeit, eventuell bedrückende Gedanken und Aspekte erneut aufzunehmen. Zum anderen konnte durch ein Alltagsgespräch der Versuch unternommen werden, Abstand von der Forschungsthematik zu erhalten. Das Angebot eines unterstützenden Gesprächs im Nachgang des Interviews wurde von keiner der Frauen angenommen – eine Frau sagte sogar, dass gerade das Interview sie unterstützt habe, ihre *Gefühle rauslassen zu können*; die Möglichkeit an einem Interview teilzunehmen habe sie als *Sahnehäubchen* empfunden. Eine Frau gab sogar die Frage nach der Unterstützung zurück und sagte: *Darf ich Dir eine Frage stellen? Wie ist das für Dich, wenn Du diese Interviews machst? Berührt es Dich? Ich finde das Thema so hart […].*

Zudem wurde den Frauen die Möglichkeit gegeben, die Forscherin jederzeit zu einem späteren Zeitpunkt zu kontaktieren, wenn dies gewünscht oder erforderlich war. Zwei Frauen teilten einige Tage nach dem Interview ihre persönlichen Reflexionen per E-Mail mit, beispielsweise hatte einer Frau das Gespräch gutgetan:

> *[…] Ich wollte Dir nur nochmal sagen, dass ich das Interview sehr angenehm fand und es mich gefreut hat, Dich kennenzulernen! Auch wenn manche Themen einen sehr berühren, habe ich den Vormittag sehr genossen, manchmal erkennt man bei solchen Situationen ja auch noch Dinge, die man vorher gar nicht bedacht hat oder nicht gleich an sich erkannt hat! Was ich in unserem Gespräch über mich erfahren habe, ist schwer zu erklären. Ich hatte den Eindruck, dass ich bei Dingen reagiert hab, bei denen ich es nicht erwartet habe. Ich war zum Beispiel verwundert über meine Reaktion auf Deine Frage, ob ich finde, dass der Krebs etwas an meinem Äußeren verändert hat. Ich bin gar nicht eitel, trage meine ersten Falten mit Stolz und wundere mich nicht, dass ich nicht mehr aussehe wie mit 20, aber da kamen mir die Tränen. Das ist nicht schlimm, aber es hat mich gewundert. Ich habe generell sehr lange über unser Gespräch nachgedacht und mir*

viele Gedanken dazu gemacht. Das ist nicht schlimm, ich bin ein total ›verkopfter‹ Mensch und ich finde das eigentlich auch gut, es bedeutet, dass das Gespräch ›Tiefe‹ hat und das schätze ich sehr. Ich hoffe, Du verstehst, was ich meine. […]

4. *Datenschutz.* Die Erhebung, Verarbeitung und Nutzung personenbezogener Daten erfordert ein gewissenhaftes, datenschutzrechtliches Vorgehen, welches durch das Bundesdatenschutzgesetz vorgegeben ist. Gemäß den Empfehlungen von Schnell und Heinritz (2006, S. 49ff.) sowie den Auflagen der Ethikkommission der Universität Osnabrück wurden folgende Maßnahmen vorgenommen:

- Die erhobenen Daten werden sicher aufbewahrt und sind ausschließlich der Forscherin zugänglich, papierbasierte Daten werden im verschlossenen Büro an der Universität aufbewahrt, Audiodateien sowie Transkripte werden passwortgeschützt elektronisch gespeichert.
- Sämtliche Daten wurden anonymisiert – die Ethikkommission hat als Auflage vorgesehen, die Frauen vor dem Interview darauf hinzuweisen, dass die Stimme nicht anonymisiert wird. Für alle anderen Daten wurden Codes generiert, sodass ausschließlich der Forscherin ein Zurückführen der Daten auf einzelne Personen möglich ist.
- Direkte Identifizierungsmerkmale (bspw. Eigennamen, Orte, Namen von Krankenhäusern) wurden gelöscht. Schützenswerte Daten in Interviewtranskripten wurden reduziert und systematisch verändert, um eine Re-Identifizierung auszuschließen.
- Nach Abschluss der Forschung werden die Audiodateien gelöscht. Die Daten werden anonymisiert für maximal fünf Jahre aufbewahrt, sodass eine Überprüfung der Forschungsergebnisse anhand der Rohdaten möglich ist und um diese für weitere Forschungsintentionen zu verwenden.
- Komplette Interviews werden nicht veröffentlicht. Auszüge, welche keine Rückschlüsse auf den Interviewten zulassen, können beispielsweise im Rahmen von Publikationen veröffentlicht werden.
- Dritte erhalten nur zu wissenschaftlichen Zwecken Einblick in die gewonnenen pseudonymisierten Daten.
- Die Gatekeeper erhalten keine Einsicht in die Primärdaten sowie in die aufbereiteten Daten.

Vor jedem Interview wurde auf den Umgang mit den Daten sowie die Pseudonymisierung und Anonymisierung hingewiesen. Im ersten Interview, welches die Forscherin im Rahmen eines anderen Forschungsprojekts geführt hat, kam es zu Irritationen bei der Anrede beim Namen:

I.: *Frau (Name), ich danke Ihnen ganz herzlich >*
B.: *Name? Haben Sie jetzt gesagt?*

I.: *Ihren Namen?*
B.: *Ja.*
I.: *Ja?*
B.: *Ja, ich denke, das ist anonym-, -misiert.*
I.: *Das wird hinterher alles.*
B.: *Ach hinterher*
I.: *Das wird alles gelöscht.*
B.: *Okay.*
I.: *Also das … Ich, ich kann, ich, ich, ich kann auch Ihren Namen nicht nennen im Gespräch, aber hinterher wird das rausgelöscht. Ich dachte nur, >*
B.: *Okay.*
I.: *> wenn wir sprechen, ist es schöner für Sie. Aber keine Sorge, >*
B.: *Okay.*
I.: *> Das wird hinterher gelöscht.*
B.: *Alles klar.*

Bei den nachfolgenden Teilnehmerinnen wurde das Verfahren angepasst und die Frauen wurden nicht mehr mit Namen angesprochen – auch, weil die Aufzeichnungen überwiegend von externen Dienstleistern transkribiert wurden.

Der Aspekt des Datenschutzes ist auch im Kontext von Veröffentlichungen von besonderer Bedeutung. Um eine absolute Anonymisierung sicherzustellen, wird eine »Reanonymisierung [verfolgt], das heißt, [dass] die Wiederherstellung des Personenbezugs, technisch unter keinen Umständen mehr möglich ist« (Schaar 2014, S. 97). Das bedeutet, dass den hier veröffentlichten Zitaten sowie den Angaben zum Sample keine Codes zugeordnet werden, da sich diese unter Umständen für Gatekeeper, aber auch Familienangehörige aufgrund besonderer Merkmalsausprägungen durch deren »Zusatzwissen« (ebd., S. 95) zuordnen ließen.

Es lässt sich zusammenfassen, dass »forschungsethische und methodische Fragen eng miteinander verknüpft« (von Unger et al. 2014, S. 2) sind. Forschung im Kontext von Palliative Care ist mit »einer Vielzahl praktischer und methodischer, aber auch ethischer und juristischer Probleme und möglicherweise mit konkreten Belastungen für schwerst- und sterbenskranke Patienten behaftet« (Alt-Epping & Nauck 2014, S. 364). In der Forschung zeigt sich eine »ethisch relevante Beziehungsgestaltung« (Schnell & Dunger 2018, S. 294), schließlich ist die Beziehung zwischen Forscherin und Interviewteilnehmerin asymmetrisch. Daher wurde im Vorfeld, im Verlauf und auch nach der Datenerhebung zwischen potenziellem Nutzen und den möglichen Belastungen für die Interviewteilnehmerinnen abgewogen. Grundsätzlich wird davon ausgegangen, dass der Nutzen jeweils überwiegt. Primär ist von einem Fremdnutzen, einem wissenschaftlichen Nutzen auszugehen:

> »Fremdnutzen bezeichnet den Nutzen, der nicht für den einzelnen Studienteilnehmer selbst, sondern für Dritte abfällt, insb. für die Allgemeinheit und damit für andere, v. a. zukünftige Patienten. Er umfasst in erster Linie den allgemeinen medizinisch-wissenschaftlichen Erkenntnisgewinn« (Graf von Kielmansegg 2014, S. 207).

Trotz gelegentlich auftretender belastender Momente kann im Nachhinein für einige Interviewteilnehmerinnen ein individueller Nutzen (Eigennutzen) festgestellt werden. Es geht dabei um einen Nutzen, der sich unmittelbar aus der Studienteilnahme ergibt und nicht erst Folge wissenschaftlicher Ergebnisse ist (ebd.). Wie gezeigt, gab es entweder noch im Gespräch oder auch Tage später die Rückmeldung von Frauen, es hätte ihnen gutgetan, offen zu sprechen und über bestimmte Aspekte nachdenken zu können.

Schließlich zeigen einschlägige Publikationen, die sich auf Forschung in der letzten Lebensphase beziehen, dass es notwendig ist, Untersuchungen und damit auch Unterstützungsangebote künftig stärker am Bedarf der Patient*innen zu orientieren, was mit einer klinischen Relevanz von Fragestellungen einhergeht (Alt-Epping & Nauck 2014; Keeley 2008). Mithilfe der Ergebnisse sollen Pflegefachpersonen im Bereich der Onkologie und Palliative Care eine umfassendere und damit verbesserte Sichtweise auf ihre Patientinnen ermöglicht bekommen und dadurch in ihrer Professionalität gefördert werden.

4.2.4 Feldzugang und Rekrutierung

Um eine möglichst genaue Vorstellung vom Feld zu haben, werden nachfolgend die Erfahrungen mit den Gatekeepern sowie mit den Frauen mit fortgeschrittener Brustkrebserkrankung beschrieben.

Ein- und Ausschlusskriterien

An der Studie können erwachsene Frauen teilnehmen, die

- eine fortgeschrittene Brustkrebserkrankung mit Metastasen oder einen exulzerierenden Tumor haben,
- um das Fortschreiten ihrer Erkrankung wissen,
- ggf. palliative Therapien und/oder pflegerische Unterstützung kurzfristig oder dauerhaft erhalten bzw. erhalten haben und
- deutschsprachig sind.

Von dem verbindlichen Kriterium, die Frauen sollen pflege- oder hilfebedürftig sein, wurde nach wenigen Interviews abgesehen – zum einen aus dem Grund, dass Hilfebedarf oftmals von kurzer Dauer ist und eine pflegebedürftige Situation erst in einem sehr späten Krankheitsstadium auftritt, und zum anderen, weil oftmals zwar Hilfe erforderlich ist, diese von den Frauen aber nicht angenommen wird. Nach den oben aufgeführten Einschlusskriterien wurden alle Versorgungsfelder berücksichtigt, in denen die Frauen keine, eine teilweise oder umfängliche pflegerische bzw. familiale Hilfe in Anspruch nehmen konnten. Wie bereits in Kapitel 2.2 ausgeführt, wurde auf konkrete zeitliche Angaben bzgl. der letzten Lebensphase verzichtet. Die letzte Lebensphase wird im Kontext dieser Studie als unbestimmter Zeitraum verstanden, in dem die Frauen mit der progredienten Erkrankung und den damit verbundenen wechselhaften Verläufen aufgrund von Aus- und Nebenwirkungen der Krankheit und Therapien leben. Während in der Forschungsplanung davon ausgegangen wurde, es sollten nur Frauen interviewt werden, die auf ein symptomfreies Intervall nach zunächst überstandener adjuvanter Brustkrebserkrankung zurückblicken können, wurde im Rahmen des theoretischen Samplings (Auswahl bestimmter Fälle vor dem Hintergrund theoretischer Überlegungen) deutlich, dass diese Einschränkung aufgehoben werden muss. Hierdurch wurde die Berücksichtigung von Frauen mit einem exulzerierenden Tumor oder Frauen, deren Erkrankung bereits bei Diagnosestellung metastasiert war, ermöglicht. Ausgeschlossen wurden daher ausschließlich Frauen mit Hirnmetastasen, wenn diese klinisch im Sinne kognitiver Beeinträchtigungen auffällig waren.

Weitere Kriterien, die eine Relevanz für die Studie haben (bspw. Metastasenlokalisation oder andere Erkrankungen), werden in Kapitel 4.2.5 im Rahmen der Beschreibung des Samples begründet.

Zugang zum Feld

Ausgehend von den aufgezeigten Kriterien wurde der Zugang zum Feld gesucht. Aufgrund der Einschlusskriterien ergaben sich keine Einschränkungen bzgl. der Lebenssituation der möglichen Interviewpartnerinnen. In den ersten drei Jahren der Datenerhebung wurde der Zugang ausschließlich über Gatekeeper verfolgt. Zunächst wurden aufgrund beruflicher Kontakte insbesondere Breast Care Nurses[59], aber auch Psychoonkolog*innen und Ärzt*innen kontaktiert, die in Brustkrebszentren, Hospizen, ambulanten Hospizdiensten und onkologischen Abteilungen in Krankenhäusern, auf Palliativstationen und in Praxen für Strahlentherapie und Chemotherapie tätig waren. Zudem wurde Kontakt zu Selbsthilfegruppen aufgenommen. Im ersten Schritt wurde ebenfalls der Kontakt über Gatekeeper aus dem DFG-Projekt gesucht (*vgl. Fußnote 53, S. 123*), die sich auf den Umkreis Münster/Osnabrück beschränkten.

Den Ansprechpartner*innen wurde zunächst postalisch bzw. per E-Mail ein Informationsschreiben (*vgl. Anlage 1*) sowie die Einwilligungserklärung (*vgl.*

59 Als ehemalige Kursleiterin von Breast Care Nurse-Weiterbildungen verfügt die Forscherin deutschlandweit über Kontakte zu Brustkrebszentren.

Anlage 2) zugestellt, die dann in einem persönlichen Gespräch erläutert wurden. Zu Beginn der Studie fanden Termine im direkten Kontakt statt, da allerdings im Verlauf die Rekrutierungen nicht nur hinsichtlich der Anzahl zunahmen, sondern sich auch der geografische Radius vergrößerte, erfolgten die meisten Gespräche dann telefonisch. Die meisten angefragten Personen (überwiegend Leitungen aus der Pflege oder Medizin) erklärten sich bereit, die interne Zustimmung der jeweiligen Einrichtung (Betriebsrat, Direktoren etc.) einzuholen und als Gatekeeper zu fungieren.

Tabelle 10 zeigt den Rekrutierungsprozess der Kontaktaufnahme zum Feld[60], der sich aufwändig darstellte, weil die Rekrutierung mit verschiedenen Herausforderungen und Schwierigkeiten verbunden war – unter anderem wurde bereits unter Kapitel 4.2.3 von ethischen Vorbehalten einiger Gatekeeper berichtet.

Tabelle 10: Chronologische Darstellung des Rekrutierungsprozesses

Zeitraum der Kontaktaufnahme	Zugang der Kontaktaufnahme
November 2016 Januar und Februar 2017	Gestaffelte Erstanfragen: E-Mail mit Informationen zum Forschungsvorhaben, Einwilligungserklärung, Informationsschreiben für Frauen Gespräch innerhalb einer Woche mit Erläuterungen und für Nachfragen (von Angesicht zu Angesicht oder telefonisch)
Ende April/Anfang Mai 2017	Erinnerungsmail mit Einwilligungserklärung und Informationsschreiben für Frauen sowie ergänzenden Informationen zu Rekrutierung
Juni 2017	Senologiekongress (Vortrag)
Februar 2018	Deutscher Krebskongress (Teilnahme, gezielte Kontaktaufnahme mit potenziellen Gatekeepern)
	Postalisches Informationsschreiben mit Hinweis auf Facebook-Account
April 2018	Beginn der Rekrutierung über Facebook
Mai 2018	Bremer Pflegekongress (Vortrag)
Juni 2018	Senologiekongress (Teilnahme, gezielte Kontaktaufnahme mit potenziellen Gatekeepern)
Oktober 2018	Postalisches Informationsschreiben mit Flyer zum Forschungsprojekt
	Beginn mit der Arbeit an der zweiten Auflage des Lehrbuchs Brustkrebs, als Herausgeberin an Mitautor*innen herangetreten und Studie vorgestellt
April 2019	Patientinnentag Brustzentrum Klinikum Duisburg (Vortrag)

60 Dabei wurden drei verschiedene Strategien verfolgt: direkter Kontakt zu Gatekeepern, Suche nach Gatekeepern im Rahmen von Vorträgen und Kongressbesuchen, direkter Kontakt zu Frauen über soziale Netzwerke.

(Fortsetzung)

Zeitraum der Kontaktaufnahme	Zugang der Kontaktaufnahme
Mai 2019	Montagsgespräch der Palliativstation des Klinikums Bielefelds (Vortrag)
bis April 2020	Rekrutierung über Facebook

Weitere Schwierigkeiten ergaben sich aus der Tatsache, dass Frauen mit einer fortgeschrittenen Brustkrebserkrankung im Durchschnitt sehr spät eine stationäre Versorgung in Anspruch nehmen. Das hatte zur Folge, dass die meisten Frauen insbesondere bei Aufnahme auf eine Palliativstation oder in ein Hospiz zunächst in einer körperlichen Verfassung waren, die ein Gespräch nicht möglich machte. Somit mussten die Gatekeeper ein Gespür dafür entwickeln, wann Frauen angesprochen werden konnten. Das hatte zur Folge, dass die Kontaktpersonen mehrmals im Jahr kontaktiert wurden, damit sie das Forschungsanliegen in Erinnerung behielten, und um nachzufragen, ob geeignete Interviewpartnerinnen identifiziert werden konnten. Es hat sich gezeigt, dass das Forschungsanliegen im Alltag schnell in Vergessenheit geriet, weshalb ständige Anpassungen der Rekrutierung erforderlich wurden. Dazu gehörte die fortlaufende Suche nach neuen Gatekeepern. Auch der Radius wurde vom Umkreis Osnabrück und Münster erweitert, sodass schließlich deutschlandweit nach Studienteilnehmerinnen gesucht wurde. So konnten in der Folge auch Kongressbesuche und eigene Vorträge dazu genutzt werden, für die Studie zu werben. Daneben gab es Überlegungen, inwieweit erkrankte Frauen direkt kontaktiert werden konnten. Die Zugangswege, Frauen und deren Angehörige über eine Pressemitteilung der Universität Osnabrück und über Flyer in örtlichen Krebsberatungsstellen zu erreichen, wurde von den jeweiligen Institutionen nicht genehmigt. Somit entstand die Idee, sich bei einem sozialen Netzwerk anzumelden. Die Berücksichtigung von Social Media als Datenquelle nimmt zu und ist für die Pflegewissenschaft bereits beschrieben (Lauberger & Lühnen 2021). Durch das Anlegen eines persönlichen Facebook-Kontos[61] wurde die Möglichkeit geschaffen, einen direkten Zugang zu Frauen zu erhalten. Außerdem wurde der Account genutzt, um regelmäßig über den Forschungsprozess zu berichten, sodass die mehrfachen Erinnerungen an Gatekeeper damit verknüpft wurden, neue Informationen mitzuteilen. Insgesamt haben die Verzögerungen in der Datenerhebung zu einem langen Erhebungszeitraum geführt, der sich von November 2016

61 Das soziale Netzwerk Facebook ermöglicht die Erstellung von privaten Profilen. Ihr Profil ›Brustkrebs Interview‹ nutzte die Forscherin zur Darstellung des Forschungsvorhabens.

bis April 2020 erstreckte.[62] Zwei Interviews, die von der Forscherin als Pretest im Oktober 2015 und im Februar 2016 im Rahmen einer anderen Studie durchgeführt wurden *(vgl. Kap. 4.2.6.1)*, konnten in den Datenbestand der vorliegenden Studie überführt werden.

Wie bereits aus der Mitarbeit an einem vorherigen Forschungsprojekt sowie durch diverse Publikationen bekannt war, sollte der Feldzugang nicht unterschätzt werden (Eriksson & Andershed 2008; Girtler 2001; Truschkat et al. 2005; Wendelstein et al. 2016). Trotz zahlreicher Kontakte zum Feld gestaltete sich die Rekrutierung im Kontext Palliative Care schwierig, woran auch vielfältige persönliche Kontakte nichts ändern konnten. Über den Zeitraum von viereinhalb Jahren kam es zu 52 Kontakten; 15 davon wurden zu Gatekeepern, die den Kontakt zu jeweils einer Frau hergestellt haben, ein weiterer Gatekeeper hat insgesamt drei Interviewteilnehmerinnen rekrutiert; mit vier Frauen wurde direkt kommuniziert und ein Termin vereinbart.

Sofern der Kontakt über Gatekeeper erfolgte, hatten diese nach Rücksprache mit der Forscherin (überwiegend zum Abgleich der Einschlusskriterien) das Informationsschreiben mit Einwilligungserklärung an die Frauen weitergegeben und weitere mündliche Hinweise zur Studie gegeben. Meistens hatten sie bei Zustimmung direkt mögliche Termine abgesprochen und diese der Forscherin mitgeteilt. In einigen Fällen hatten die Frauen um Weitergabe ihrer Telefonnummer gebeten, sodass die Forscherin im direkten Gespräch einen Termin vereinbaren und gleichzeitig weitere Informationen geben konnte. Aufgrund des Gesundheitszustands der Teilnehmerinnen wurden Interviewtermine meistens innerhalb weniger Tage realisiert.

Erfahrungen mit Gatekeepern

Die Forscherin war über Jahre hinweg auf die Mitarbeit der Gatekeeper angewiesen. Grundsätzlich wirkten sich die Erfahrungen und Beziehungen der Gatekeeper mit und zu den an fortgeschrittenem Brustkrebs erkrankten Frauen positiv auf den Kontakt und damit die Möglichkeit, ein Interview zu führen, aus. Dieser Effekte wurde in anderen Studien bereits festgestellt (Krutter et al. 2015). So waren der Forscherin vorab des Termins oftmals Eckdaten bekannt (bspw. Metastasenlokalisation), was sich positiv für den Einstieg in das Gespräch erwies.

Die Rekrutierung stellte für die Gatekeeper insgesamt einen schwierigen Prozess dar. Die Erfahrungen anderer Forscher (Eriksson & Andershed 2008;

62 Die vergleichsweise lange Dauer der Erhebungsphase hat keinen erkennbaren Einfluss auf die Ergebnisse. In dieser Zeit haben sich weder neue Versorgungs- noch Therapiemöglichkeiten ergeben, die die Ergebnisse hätten entsprechend beeinflussen können. Dagegen erwies sich der lange Zeitraum als hilfreich, um die vielen anspruchsvollen Schritte der Datenerhebung und -auswertung durchzuführen. Dadurch konnten im Einklang mit den Prämissen der GTM in jedem neuen Interview die Erkenntnisse der vorherigen Interviews berücksichtigt werden.

Schmidt et al. 2016), dass in der Rekrutierung von Menschen in einer Palliativsituation nur kurze Zeitfenster genutzt werden können, können bestätigt werden. Aufgrund von unabsehbaren, plötzlichen Zustandsverschlechterungen war die Auswahl von Studienteilnehmerinnen auch in dieser Studie eine besondere Herausforderung. Beispielsweise sollte ein Interview nach einer Reise einer Frau stattfinden, die sie als die letzte ihres Lebens geplant hatte. Allerdings hatte sich ihr Zustand nach der Rückkehr so schnell verschlechtert, dass der Gatekeeper die Forscherin über den Tod der Frau informierte, bevor ein Termin zustande kommen konnte. Eine Information per E-Mail wie die folgende kam im Verlauf häufiger vor:

> »Mit zwei Frauen habe ich gesprochen und alles weitergegeben, damit sie nun mit Ihnen Kontakt aufnehmen können. Es ist gar nicht so einfach, Patientinnen zu rekrutieren, die schon pflegerische Hilfe bedürfen und noch fähig sind, diese Interviewstudie mitzumachen. Bei einer Patientin kam die Zustandsverschlechterung so plötzlich und so rasant, dass ich sie nicht mehr fragen konnte« (Leitung einer Palliativstation).

So wie bereits Kübler-Ross in den 1960er Jahren eine Ablehnung ihrer Forschung durch Ärzt*innen, Pflegefachpersonen und andere Angehörige des Gesundheitswesens erlebte (Alexander 2010), wurde auch diese Forschung häufig nicht unterstützt. Zum einen bezogen sich die Absagen auf organisatorische Aspekte:

> »Vielen Dank für Ihre Anfrage. Leider muss ich Ihnen absagen. Wir haben im letzten Jahr an mehreren Befragungen teilgenommen, sodass zurzeit weitere Befragungen unsere Kapazitäten übersteigen« (Leitung eines Hospizes).

Viel häufiger haben die potenziellen Gatekeeper Vorbehalte gegenüber der Forschung geäußert:

> »Ich habe mit unseren Kollegen gesprochen. Wir finden es etwas schwierig, unsere Gäste mit diesem Interview zu konfrontieren, da die Frauen erstmal in einem anderen Prozess stecken, dass sie an dieser Erkrankung sterben werden. Ich hoffe, dass es für Sie in Ordnung ist« (Leitung eines Hospizes).

Der Zugang zu Frauen mit einer fortgeschrittenen Brustkrebserkrankung ist insofern schwierig, da ausgerechnet die Berufsgruppen der Palliative Care dem Forschungsvorhaben skeptisch gegenüberstehen. Gatekeeper haben ethische und persönliche Bedenken, potenzielle Forschungsteilnehmer*innen anzusprechen, da sie zusätzliche Belastungen ausschließen möchten, wie auch andere Studien zeigen (Chiang, Keatinge & Williams 2001; Morse 2000; Pawelz 2018; Weglage 2014). So wurde in E-Mails, aber auch Telefonaten vom ›Schutz der Frauen‹ gesprochen, wie beispielsweise auch Ewing et al. (2004) erlebt haben. Alexander (2010) spricht in diesem Zusammenhang von paternalistischem Verhalten, denn den vulnerablen Personen wird dadurch das Recht genommen, selbst zu entscheiden. Die Zurückhaltung bzw. Ablehnung durch Kontaktpersonen wird als »gatekeeper effect« (Jox 2014, S. 349) bezeichnet.

Dabei wurde im Kontakt mit den befragten Frauen im Rahmen der Studie deutlich, dass diese gerne bereit waren, an einem Interview teilzunehmen und auch unterschiedliche Motivationen damit verbunden haben. Wie auch andere vermuten (Henderson, Addington-Hall & Hotopf 2005; Pautex, Herrmann & Zulian 2005) wird davon ausgegangen, dass der Wille von Frauen, sich an Forschungen zu beteiligen, häufig unterschätzt wird.

4.2.5 Sample

Ziel einer Grounded-Theory-Studie ist es, theoretische Aussagen über die komplexe und besondere Lebenswelt der beforschten Menschen zu treffen. Das Sample zielt demnach nicht auf Repräsentativität ab, sondern vielmehr auf den Einbezug möglichst vielfältiger, möglicherweise relevanter Merkmale von Frauen mit einer fortgeschrittenen Brustkrebserkrankung. Im Rahmen der Datenerhebung wurden nur die personenbezogenen Daten und krankheitsbezogenen Aspekte erhoben (*vgl. Anlage 3*), die eine Relevanz für die Interpretation der Daten haben. Nach Auflage der Ethikkommission sollte dies auf ein Minimum beschränkt werden. Daher wurde beispielsweise weder nach der Konfession noch nach dem Einkommen gefragt. Dagegen stellt die Lokalisation der Metastasen ein wichtiges Kriterium dar, da diese mit unterschiedlichen körperlichen Auswirkungen zusammenhängen. Wie bereits in Kapitel 4.2.3 erläutert, ist der Schutz der Interviewteilnehmerinnen aus ethischen Überlegungen auch für die Darstellung des Samples relevant. Morse und Field (1998) empfehlen, nur »kondensierte« (ebd., S. 170) demografische Informationen mitzuteilen, etwa Altersstufen. Um größtmögliche Anonymität zu gewähren, werden daher relevante Parameter zur Beschreibung des Samples separat dargestellt und nicht wie oft üblich in einer »Liste [zusammengestellt], die Angaben zu jeder Person über Alter, Zivilstand, Geschlecht, Nationalität etc. enthält« (ebd.).

Insgesamt wurden 22 Frauen befragt. Das Alter der Frauen variierte zwischen 38 und 88 Jahren (Ø 58 Jahre). Zum Zeitpunkt der Befragung lebte die Mehrheit der Frauen in einer festen Partnerschaft (n = 16), drei Frauen hatten minderjährige Kinder (zwischen einem Jahr und 13 Jahren alt). Von den Frauen im erwerbsfähigen Alter war die Mehrheit krankheitsbedingt nicht mehr arbeitsfähig (n = 11). Während die älteren erkrankten Frauen eine Rente bezogen, erhielten elf Frauen eine Erwerbsminderungsrente. Vier Frauen waren in einem geringem Stundenumfang teilzeitbeschäftigt, eine von ihnen war zum Zeitpunkt des Interviews arbeitsunfähig und gab an nicht zu wissen, ob sie weiterhin arbeiten könne. Eine zweite Frau hatte die Möglichkeit, überwiegend im Home

Office zu arbeiten, um sich die Arbeit in Abhängigkeit ihrer körperlichen Verfassung einteilen zu können (*vgl. Tab. 11*). 14 der befragten Frauen hatten eine kürzere (ein Jahr) bzw. längere Zeit (bis 26 Jahre) nach der lokal begrenzten Primärerkrankung Brustkrebs symptomfrei gelebt. Bereits bei Diagnosestellung war die Brustkrebserkrankung bei sechs Frauen unmittelbar fortgeschritten (*vgl. Tab. 13*). Von diesen sechs Frauen hatten zwei ein exulzerierendes Mammakarzinom und konnten nicht operativ behandelt werden. Bei vier weiteren Frauen war die Erkrankung ebenfalls inoperabel, beispielsweise aufgrund eines inflammatorischen Karzinoms oder aufgrund von Vorerkrankungen. Die Mehrheit der Frauen wurde nach der Erstdiagnose eines resektablen Tumors operiert (n = 16), jeweils sieben von ihnen wurden brusterhaltend operiert bzw. mastektomiert. Zwei Frauen haben sich in der adjuvanten Behandlungssituation aus kosmetischen Gründen für eine Rekonstruktion der Brust entschieden (*vgl. Tab. 12*). In der fortgeschrittenen Krankheitssituation haben die Frauen überwiegend Metastasen. Viele von ihnen hatten Metastasen in unterschiedlichen Lokalisationen und je Organ auch multiple Metastasen. Am häufigsten hatten die Interviewteilnehmerinnen Knochenmetastasen (n = 12), viele hatten auch Metastasen in der Leber (n = 9), im Gehirn (n = 7) und in der Lunge (n = 5). Zum Zeitpunkt der Befragung erhielten viele Frauen palliative Therapien (n = 19), drei Frauen gaben an keinerlei Therapien zu erhalten. Von 22 Frauen hatten 13 einen Pflegegrad[63] (zwischen Pflegerad 1 und 4). Ein Drittel der Frauen hatte Vorerkrankungen. Jeweils zwei Frauen hatten eine Hashimoto-Thyreoiditis, Bluthochdruck und eine weitere Krebserkrankung (Vulvakarzinom, Hautkrebs). Jeweils eine Frau gab an, Diabetes, Rheuma, Multiple Sklerose, Osteoporose, Arthrose bzw. eine Depression zu haben. Eine Frau berichtete, einen Herzinfarkt gehabt zu haben, eine weitere Frau hatte seit Geburt eine körperliche Behinderung (Fußdeformität), eine dritte Frau hatte im jungen Erwachsenenalter einen Verkehrsunfall schwerverletzt überlebt (*vgl. Tab 13*).

Tabelle 11: Soziodemografische Angaben

Soziodemografische Angaben	n = 22
Alter	
30–39 Jahre	1
40–49 Jahre	4

63 Die ersten drei Interviews wurden bis Ende 2016 geführt; bis dahin wurden die Leistungen der Pflegeversicherung gemäß drei verschiedenen Pflegestufen gewährt. Zum 1. Januar 2017 erfolgte die Umstellung der Pflegestufen auf fünf Pflegegrade. Pflegebedürftige Menschen, die zuvor eine Pflegestufe hatten, wurden automatisch in den entsprechenden Pflegegrad übernommen. Wenn im Folgenden von Pflegegrad gesprochen wird, sind damit auch die Frauen eingeschlossen, die im Jahr 2016 eine Pflegestufe hatten.

(Fortsetzung)

Soziodemografische Angaben	n = 22
50–59 Jahre	8
60–69 Jahre	3
70–79 Jahre	4
älter als 80 Jahre	2
Familienstand	
verheiratet/Partnerschaft	16
ledig	6
Kinder	
ja, minderjährig	3
ja, erwachsen	14
nein	5
Beschäftigung	
teilzeitbeschäftigt	4
erwerbsunfähig	11
pensioniert	7

Tabelle 12: Übersicht erfolgter operativer Therapien

Operative Therapien	n = 22
Brusterhaltend (BET)	7
Mastektomie	7
Rekonstruktion	2
keine	6

Tabelle 13: Krankheitsbezogene Angaben

Krankheitsbezogene Angaben	n = 22
Zeit zwischen Diagnose der lokalen Primärerkrankung bis zur Entdeckung von Metastasen	
bei Diagnosestellung metastasiert	8
bis 1 Jahr	3
bis 2 Jahre	2
bis 3 Jahre	4
bis 10 Jahre	3
bis 20 Jahre	1
mehr als 20 Jahre	1
Lokalisation der Metastasen	
Knochen	12

(Fortsetzung)

Krankheitsbezogene Angaben	n = 22
Leber	9
Gehirn	7
Lunge	5
Palliative Therapien (zum Zeitpunkt der Befragung)	
Chemotherapie	10
Strahlentherapie	5
Antihormontherapie	6
Bisphosphonat-Therapie	2
Schmerztherapie	9
keine	3
Pflegegrad	
ja	13
nein	9
Vorerkrankungen	
ja	15
nein	7

Beschreibung der Interviewsituation

Die 22 Interviews mit an fortgeschrittenem Brustkrebs erkrankten Frauen variierten in der Länge zwischen 21 bis 110 Minuten (Ø 59 Minuten). Im Anschluss an jedes Gespräch wurde ein Postskript angefertigt und zu folgenden Themen Notizen gemacht:

- Organisation des Interviews
- Beschreibung der Interviewteilnehmerin (äußere Merkmale, emotionale Gestimmtheit)
- Beschreibung des Gesprächsorts
- Gesprächsinhalte vor der Audioaufnahme
- Wahrnehmung nonverbaler Aspekte
- Besonderheiten und Auffälligkeiten während des Interviews
- Gesprächsinhalte nach der Audioaufnahme
- Selbstwahrnehmung der Interviewerin
- erste Interpretationsideen

Während die ersten Interviews im Umkreis von Münster und Osnabrück stattfanden, erstreckten sich die meisten Interviews in einem deutlich größeren Radius über die Bundesländer Nordrhein-Westfalen und Niedersachsen; durch die Möglichkeit der telefonischen Durchführung bzw. im Rahmen von videogestützten[64] Gesprächen wurden auch Frauen aus Bayern und Rheinland-Pfalz interviewt. Zudem konnten auf diese Weise Interviews in der Zeit des ersten Lockdowns während der Corona-Pandemie durchgeführt werden.[65] Das Verhältnis von ländlichem, städtischem, aber auch großstädtischem Raum ist ausgewogen. 18 Interviews wurden vis-a-vis geführt, drei Interviews erfolgten videogestützt und ein Gespräch hat als Telefoninterview stattgefunden. Alle Interviewteilnehmerinnen haben den Ort bzw. Rahmen selbst festgelegt.

> »Um wirklich gute Gespräche zu bekommen, muss man also in die Lebenswelt dieser betreffenden Menschen gehen und darf sie nicht in Situationen interviewen, die ihnen unangenehm oder fremd sind« (Girtler 2001, S. 154).

Die Frauen wurden allesamt in ihrer Lebenswelt interviewt; 15 Frauen waren zu dem Zeitpunkt zuhause, vier im Hospiz und drei in einem Krankenhaus (davon eine auf einer gynäkologischen Station eines Brustkrebszentrums, eine auf einer onkologischen Station und eine auf einer Palliativstation). Alle Frauen, die zum Zeitpunkt des Interviews zuhause lebten, wünschten sich Besuch zu bekommen. Die Entscheidung, ob weitere Personen anwesend sein sollten oder nicht, wurde ihnen überlassen. Bei vier Gesprächen waren Familienangehörige anwesend, die sich zum Teil auch am Gespräch beteiligt haben. Beim Telefoninterview hatte die befragte Frau Besuch von einer Freundin, was sich als ungünstig herausgestellt hat. Die Frau beeilte sich Fragen zu beantworten, wollte das Interview aber nicht verschieben. Für die Interviews im häuslichen Umfeld konnten intensivere Gespräche festgestellt werden; das schließt die Interviews per Video ein.[66] In vielen Gesprächen kam es zu einer vertrauensvollen Atmosphäre zwischen den erkrankten Frauen und der Forscherin als Außenstehende, wie folgendes Zitat beispielhaft zeigt:

> *Aber wenn, dann möchte ich da offen drüber reden können und das kann ich jetzt bei Ihnen (6 Sek.) aber bei meinem Mann nicht und bei meiner Tochter auch nicht.*

---

64 Das Gespräch wurde über die datenschutzkonforme, digitale Kommunikationsplattform BigBlueButton, bereitgestellt durch die Universität Osnabrück, geführt. Dazu wurde den Interviewteilnehmerinnen vorab ein Link geschickt, mit dem sie Zugang zum virtuellen Meeting erhielten.

65 Es liegen zahlreiche Erkenntnisse für qualitative Video- und Telefoninterviews vor, dass bei Einhaltung technischer und datenschutzrechtlicher Aspekte die »Chancen hinsichtlich Durchführbarkeit, Praktikabilität, Anwendbarkeit, TeilnehmerInnenrekrutierung und Teilhabe [sind] als hoch einzuschätzen« sind (Ristau et al. 2021, S. 55).

66 Erste Untersuchungen weisen darauf hin, dass sich online-gestützte Befragungen per Video inhaltlich kaum von einer Vis-a-vis-Befragung unterscheiden (Janghorban, Roudsari & Taghipour 2014; Krouwel 2019). In der vorliegenden Studie wurde eine vertrauensvolle und zugewandte Atmosphäre festgestellt. Als positiv erlebt wurde dabei, wie auch beim telefonischen Interview, dass der Leitfaden besser eingesetzt werden konnte und Notizen gemacht werden konnten, ohne die Interviewpartnerinnen abzulenken.

Vertrauen und Offenheit haben die Frauen auch gezeigt, indem sie ihre Gefühle nicht nur verbal, sondern auch durch unmittelbare Reaktionen ausgedrückt haben. In vielen Gesprächen haben die Frauen geweint, ein Gespräch war von Tränen dominiert. Trotz mehrmaligem Nachfragen wollte die Interviewpartnerin das Gespräch weiterführen. Zwei Interviews wurden durch die Forscherin zügig abgebrochen, da vor dem Hintergrund des körperlichen Zustands der Frauen ein längeres Gespräch aus ethischen Aspekten als nicht verhältnismäßig erschien: Eine Frau hatte aufgrund eines massiven Aszites starke Luftnot und konnte kaum sprechen, eine andere Frau war so stark geschwächt, dass sie bereits im Gespräch einschlief.

In der Interviewsituation sowie in den nachfolgenden Gesprächen konnte festgestellt werden, dass die Frauen gerne an der Studie teilgenommen haben, wie auch andere Studien zeigen (Keeley 2008; Marquard et al. 2018a). Viele der Frauen haben ihre eigene Motivation, an dem Interview teilzunehmen, wie beispielsweise auf die Situation fortgeschritten erkrankter Frauen aufmerksam machen zu wollen. Zu keiner der Frauen bestand im Vorfeld ein persönlicher Kontakt, alle Frauen wurden zum Interview erstmalig getroffen. Bei den Frauen, die über soziale Netzwerke kontaktiert wurden, ergab sich bereits im Vorgespräch das ›Du‹ sowie bei einer Frau im selben Alter der Forscherin. Von den 22 interviewten Frauen sind zum Zeitpunkt der Fertigstellung der Arbeit wissentlich 13 verstorben. Die Anzahl an 22 Interviews hat sich aus dem methodischen Schritt des theoretischen Samplings ergeben, der nachfolgend beschrieben wird. Da das Wissen zur Grundgesamtheit fehlt, kann in Studien zur Entwicklung einer Grounded Theory daher vorab keine definitive Samplegröße festgelegt werden (Mey & Mruck 2009).

4.2.6 Datenerhebung

In diesem Kapitel geht es zunächst um die Fallauswahl, die eine Besonderheit innerhalb der GTM darstellt. Danach folgt die Beschreibung der Materialien, die im Rahmen der Datenerhebung berücksichtigt wurden.

4.2.6.1 Theoretisches Sampling

> »Die Auswahl der Stichprobe erfolgt zunächst anhand theoretischer Vorüberlegungen und unter Berücksichtigung der Zugangsmöglichkeiten und verfügbaren Ressourcen« (Strauss & Corbin 1996, S. 151).

Da es beim Sample nicht »um die Frage nach der Verteilung beispielsweise von soziodemographischen Merkmalen« (Mey & Mruck 2009, S. 111) geht, sondern sich »relevante Vergleichsdimensionen und Merkmale erst im Zuge der Annäherung an das Feld und sukzessive im Prozess des Auswertens ergeben« (Corbin 2002, S. 67), gilt das Theoretische Sampling als »Strategie der Datenerhebung« (ebd.). Im Kontext der Grounded-Theory-Methodologie handelt es sich demnach beim Theoretischen Sampling um ein »etabliertes Verfahren der Fallauswahl« (Dimbath, Ernst-Heidenreich & Roche 2018, S. 2), welches einen hohen Anspruch an den Samplingprozess stellt (Truschkat et al. 2005) – anspruchsvoll deshalb, weil die Auswahl von Datenquellen, Fällen bzw. Ereignissen im ständigen Wechsel von Auswertung und Interpretation erfolgt (Dimbath et al. 2018; Strauss & Corbin 1996), unter Berücksichtigung »der Basis von Konzepten, die eine bestätigte theoretische Relevanz für die sich entwickelnde Theorie besitzen« (Strauss & Corbin 1996, S. 148): »Beim Theoretical Sampling sind Fallauswahlentscheidungen entlang des bereits vollzogenen Forschungsprozesses und der parallel erfolgenden Konzeptbildung zu begründen« (Dimbath et al. 2018, S. 3). Das Vorgehen, welches durch ein ständiges Vergleichen des Samplings geprägt ist, hat somit einen gewissen »Entdeckungscharakter« (Truschkat et al. 2005, S. 3). Die Entscheidungen zur Fallauswahl richten sich nach der Relevanz der Strukturmerkmale, weshalb eine konzeptionelle Repräsentativität angestrebt wird: »Nicht die Zahl der Fälle, sondern die Systematik ihres Einbezugs und der Vergleiche macht die Qualität einer GT aus« (Mey & Mruck 2011, S. 29). Im Prozess des Vergleichens geht es also darum, einzelne Erkenntnisse und nicht die Forschungsteilnehmenden gegenüberzustellen (Bohnsack 1999). Das Verfahren des Theoretischen Samplings ist erforderlich, »da weder Grundgesamtheit noch Merkmalsverteilung in einer solchen Grundgesamtheit bekannt sind« (Mey & Mruck 2011, S. 28). Daher gestaltet sich das Sampling zu Beginn der Arbeit im Prozess des offenen Kodierens (*vgl. Kap. 4.2.7.1*) als ebenso offen (Strauss & Corbin 1996; Truschkat et al. 2005): »Das Sampling ist offen gegenüber Personen, Plätzen und Situationen, die die größte Chance bieten, die relevantesten Daten über das untersuchte Phänomen zu gewinnen« (Strauss & Corbin 1996, S. 153).

Da die Strukturmerkmale zunächst nicht klar waren und sich zudem im Verlauf der Datenerhebung neu ergeben haben, wurde die Analyse mit zwei Interviews begonnen, die im Rahmen eines inzwischen abgeschlossenen Forschungsprojekts unter Beteiligung der Forscherin entstanden sind (*vgl. Kap. 4.2.2*). Da zu diesem Zeitpunkt die eigene Forschung bereits geplant war, wurden die Interviews als Pretest verstanden und dienten somit der Erkundung des Gegenstandsbereichs. Aufgrund der durch die interviewten Frauen fokussierten Erzählungen zu ihren Erfahrungen körperlicher und leiblicher Veränderungen im Kontext ihrer Brustkrebserkrankung konnten die Interviews miteinbezogen werden. In den ersten beiden Interviews fiel beispielsweise die Haarlosigkeit als Merkmal auf, welches allerdings unterschiedlich ausgeprägt war. Während eine Interviewpartnerin das Tragen ihrer Perücke im Krankenhaus als unpassend und unpraktisch empfand, trug eine Frau im Hospiz immer dann eine Kopfbedeckung, sobald sie das Zimmer verließ.

Aufgrund von Ähnlichkeiten (bspw. Haarlosigkeit) und Unterschieden (bspw. Bedeutung und Nutzung von Kopfbedeckungen) werden in der GTM nach und nach theoretische Erklärungen zu einzelnen Merkmalen erarbeitet. Dazu ist die »Aufnahme minimaler und maximaler Kontrastfälle in das Sample« (Kleemann et al. 2009, S. 26) erforderlich, um die »Vielschichtigkeit und Breite« (ebd.) des untersuchten Phänomens erfassen zu können. Je variantenreicher die Erklärungen erfolgen, desto umfassender wird auch die Theorie. So soll einer »Überhöhung eines Einzelphänomens« (ebd.) und damit der »Verallgemeinerung von Erkenntnissen« (ebd.) vorgebeugt werden. Mit folgenden Fragen wurde beispielsweise gearbeitet:

- Wovon hängt das Tragen einer Kopfbedeckung ab?
- Wie empfinden Frauen den Haarverlust?
- Inwiefern unterscheiden sich junge und ältere Frauen sowie Frauen, die allein oder zusammen mit ihrer Familie leben?
- Welche Unterschiede bestehen zwischen Frauen, die bereits zuvor Erfahrungen mit Haarverlust gemacht haben, und Frauen, bei denen dieser erstmalig auftritt?

Aufgrund der vulnerablen Forschungsteilnehmerinnen (*vgl. Kap 4.2.3*) und der Schwierigkeiten im Rekrutierungsprozess (*vgl. Kap 4.2.4*) war das Vorgehen zum theoretischen Sampling nur eingeschränkt möglich. Zwar wurden bestimmte Merkmale, die für die Studie interessant schienen (bspw. unterschiedliche operative Verfahren im Rahmen der adjuvant behandelten lokalen Primärerkrankung; vorhergehende andere, mit körperlichen Einschränkungen einhergehende Erkrankungen) den Gatekeepern mitgeteilt, für diese erwies es sich allerdings als kompliziert, auf zusätzliche Aspekte zu achten bzw. diese in Erfahrung zu bringen. Daher wurde zunächst ein Großteil der von Gatekeepern vorgeschlagenen Frauen interviewt, sofern die Einschlusskriterien erfüllt waren.

Strauss und Corbin (1996) widmen sich in ihren Ausführungen zur Grounded Theory diesem Problem, nämlich der Durchführung eines theoretischen Samplings, wenn Feldbeobachtungsnotizen nicht genutzt sowie Interviewpartnerinnen nicht frei gewählt werden können. Sie schreiben dazu:

> »Aus einer Vielzahl von Gründen verwenden die meisten Forscher Interviews, wobei sie oft nicht über einen Zugang zu genau den Personen verfügen, die aus theoretischen Gründen als nächste interviewt werden sollten« (Strauss & Corbin 1996, S. 164).

Gleichzeitig formulieren sie eine Lösung, nämlich die vorhandenen Daten als »Interview-Pool« (Strauss & Corbin 1996, S. 164) zu nutzen und darin Konzepte zu vergleichen und zu entwickeln:

> »Wir meinen, dass Forscher intensives theoretisches Sampling innerhalb ihren [sic] tatsächlichen Daten durchführen können und sollen. Indem sie das tun, stellen sie Vergleiche auf theoretischer Basis an, um dann wie üblich ihre Konzepte zu entwickeln. Diese Verfahren arbeiten gewissermaßen so, als ob ein Interview-Pool sich immer weiter entwickelt oder als ob Interviewpartner entweder überlegt ausgewählt oder als bedeutsam für die Untersuchung erkannt worden wären« (Strauss & Corbin 1996, S. 164).

Diese Variante wurde bis zum 18. Interview verfolgt. Danach wurde gezielt nach Merkmalsausprägungen gesucht, die bis dahin fehlten bzw. unklar waren. Dabei war es hilfreich, die Frauen direkt über soziale Netzwerke zu kontaktieren. Aus deren öffentlichen Beiträgen waren beispielsweise folgende Merkmale sichtbar, die zum Ende der Datenerhebung noch relevant waren:

- Im Rahmen der lokalen Primärerkrankung erfolgte eine rekonstruktive Operation, d.h. die Brust wurde aus Eigen- oder Fremdgewebe wieder aufgebaut. Hypothese: Es wurde vermutet, dass die Frauen, die sich die Brust haben aufbauen lassen, einen anderen Zugang zu ihrem Körper haben als Frauen nach BET oder Mastektomie. Angenommen wurde, dass diese Frauen körperliche Auswirkungen belastender erleben.
- Lange Zeit der Symptomfreiheit zwischen lokaler Primärerkrankung und Metastasen. Hypothese: Je länger Frauen symptomfrei mit einer Brustkrebserkrankung gelebt haben, desto schwieriger ist es für sie, mit körperlichen Veränderungen umzugehen.
- Minderjährige Kinder, die mit im Haushalt leben. Hypothese: Frauen, die mit Kindern zusammenleben, werden in Bezug auf ihr Körpererleben von deren Einstellungen beeinflusst, indem sie beispielsweise sichtbare Veränderungen bewusst kaschieren oder einen Hilfebedarf zurückstellen.

Wie bereits vorhergehende, einschlägige Studien gezeigt haben, ist eine stetige Prüfung der theoretischen Sättigung aufgrund der Vulnerabilität angezeigt (Schmidt et al. 2016). Aufgrund des langen Erhebungszeitraums und der Verfolgung der Idee des Interview-Pools wurde der Prozess der Datensättigung zu jeder Zeit im Blick behalten. Für die Zusammensetzung des Samples kann hier von einem teilweise gelenkten und stets überlegten Vorgehen gesprochen werden (Muckel 2011). Schlussendlich konnte für die Forschungsarbeit eine Datensättigung erreicht werden:

> »Mit Sättigung wird der Punkt im Forschungsprozess bezeichnet, an dem im Datenmaterial keine neuen Konzepte oder neuen Eigenschaften und Dimensionen von Konzepten mehr zu finden sind« (Corbin 2002, S. 68).

4.2.6.2 All is Data

Um das Ziel einer Theoriebildung erreichen zu können, empfiehlt Glaser, jegliches Material, welches hilfreich erscheint, im Verlauf der Untersuchungen einzubeziehen. Er bezeichnet diesen Aspekt als »All is Data« (Mey & Mruck 2011, S. 28). Zwar handelt es sich bei den Interviewtranskripten im Rahmen der Analyse um die wichtigsten Daten (*vgl. Kap. 4.2.6.3*), jedoch werden auch Personenbeschreibungen der interviewten Frauen sowie weitere Aspekte, die im Rahmen der Postskripte erfasst wurden, in die Grounded Theory einbezogen. Als ebenso relevant erwiesen sich E-Mails mit den interviewten Frauen, die im Nachgang versendet wurden, Einträge von Frauen mit metastasiertem Brustkrebs in sozialen Medien und Buchveröffentlichungen. Relevante Daten zur Beschreibung des Samples wurden im Nachgang des Interviews in einem Fragebogen zu soziodemografischen und krankheitsbezogenen Daten erfasst. Somit konnte im Interview auf Faktenfragen verzichtet werden.

Bevor nachfolgend das Erhebungsinstrument vorgestellt wird, wird zunächst exemplarisch eine Personenbeschreibung präsentiert, die im Anschluss an ein Interview erstellt wurde.

Personenbeschreibung einer Frau im Hospiz. Beim Betreten des Hospizzimmers sehe ich meine Interviewpartnerin im Bett liegend vor mir. Sie ist zu schwach, um den Kopf zu heben, sie öffnet ihre Augen und lächelt zur Begrüßung. Vermutlich hat sie geschlafen oder gedöst. Ich kann nur ihr Gesicht sehen, halsabwärts ist sie mit einer Decke zugedeckt. Ihr Körper wirkt kachektisch, da sich dieser nicht unter der Decke abzeichnet. Das Gesicht der Frau ist schmal, blass und eingefallen. Die Interviewpartnerin sieht müde und schwach aus. Bereits in den ersten Minuten habe ich mich durch die Situation an die Bilderserie von Ferdinand Hodler[67], die er von seiner sterbenskranken Frau Valentine Godé-Darel gemalt hat, erinnert gefühlt. Reflexion: Der erste Eindruck, den ich von einer Frau bekomme, ist entscheidend dafür, wie ich in das Gespräch einsteige, und ist auch gesprächsleitend. Bei dieser Frau im Hospiz habe ich versucht, das Gespräch kurz zu halten, es stellte sich auch im Gespräch heraus, dass sie sich aufgrund ihrer Schwäche nur schwer konzentrieren kann.

4.2.6.3 Erhebungsinstrument: qualitatives Leitfadeninterview

Im deutschsprachigen Raum existieren zahlreiche Interviewvarianten – Mey und Mruck (2020) sprechen von einem »kanonisierten Grundbestand qualitativer Interviews« (ebd., S. 317), dieser wird je nach Fachgebiet unterschiedlich syste-

67 Hodler ist einer der bekanntesten Schweizer Maler des 19. Jahrhunderts. Viele seiner Bilder symbolisieren Sterbensprozesse und den Tod (Brath 2015).

matisiert. Während manche Autor*innen und Methodiker*innen (Flick 2012; Helfferich 2011; Misoch 2015) das Leitfadeninterview als »Metabegriff [verstehen], unter dem verschiedene qualitative Interviewtechniken subsumiert werden können« (Misoch 2015, S. 65) und in ihren Lehrbücher dem Leitfadeninterview verschiedene Verfahren unterordnen, so verstehen andere Autor*innen und Methodiker*innen (Kruse 2015; Przyborski & Wohlrab-Sahr 2014) das Leitfadeninterview als eigenständiges Erhebungsverfahren, welches »in der Forschung häufig verwendet« (Przyborski & Wohlrab-Sahr 2014, S. 126) wird.

> »Qualitative, leitfadengestützte Interviews sind eine verbreitete, ausdifferenzierte und methodologisch vergleichsweise gut ausgearbeitete Methode, qualitative Daten zu erzeugen« (Helfferich 2014, S. 559).

In der vorliegenden Forschungsarbeit dient das Leitfadeninterview, welches auch als teilstandardisiertes bzw. teilstrukturiertes Interview bezeichnet wird, als Erhebungsmethode. Ausschlaggebender Grund dafür ist die Tatsache, dass sich die Frauen in einer vulnerablen Lebenssituation befinden und aufgrund ihres körperlichen Befindens unter Umständen nicht in der Lage sind, ein Interview mit Konzentrationsphasen, wie es beispielsweise für ein ausschließlich narratives oder biografisches Interview erforderlich wäre, zu führen. Das zeigt sich beispielsweise in einer Äußerung einer interviewten Frau mit Hirnmetastasen:

> *[…] Ja, und dann hat man mich in eine Spezialklinik, also sprich in eine Rheumaklinik geschickt und die haben das eigentlich sehr schnell festgestellt dass ich Metastasen habe und soweit. Ja. Jetzt habe ich fast die Frage vergessen. Dann bin ich nach [Ort] (stöhnt) in diese Spezialklinik gekommen. Das ist eine onkologische gynäkologischen Abteilung oder Klinik. Und (…) nochmal bitte die Frage, ich bin da echt vergesslich. […] […] Nein, also ich habe diese Bestrahlung stationär bekommen. Ich konnte ja auch nicht aufstehen. Genau, ich durfte nicht und ich konnte auch nicht [verordnete Bettruhe]. Jetzt habe ich schon wieder die Frage vergessen. Bitte nochmal wiederholen.*

Wie der Name des Interviewverfahrens bereits anklingen lässt, wird das Gespräch mit einem Interviewleitfaden strukturiert (Helfferich 2014; Kruse 2015). Das ermöglicht, sich dem Forschungsinteresse – dem Körpererleben von Frauen mit einer fortgeschrittenen Brustkrebserkrankung in der letzten Lebensphase – strukturiert, aber gleichzeitig auch offen zu nähern (Kruse 2015). Wichtig zu betonen ist, dass sich Offenheit und Strukturierung nicht ausschließen, auch wenn diese in einem »Spannungsfeld« (ebd., S. 209) stehen, denn: »Leitfadeninterviews können unterschiedlich starke Strukturierungsniveaus aufweisen« (ebd.). Bei der Erstellung des Leitfadens wurde aus inhaltlichen und methodischen Gründen dem Prinzip »So offen wie möglich, so strukturierend wie nötig« (Helfferich 2014, S. 560) gefolgt und sich somit gegen eine starke Strukturierung entschieden. Aufgrund der Fragestellung ist eine gewisse Steuerung notwendig, da das Versprachlichungsproblem von Körpererfahrungen (*vgl. Kap. 4.1.4.2*) spezifische Fragen erfordert, um sich dem Forschungsgegenstand überhaupt nähern zu können. So erachtet es Wiedemann (1986) als hilfreich, das Körpererleben auf Episoden zu beziehen, was zur Folge hat, das Körpererleben in Verschränkung mit Handlungsabläufen erfassen zu können. Somit werden den Frauen Fragen gestellt und Informationen angeboten, die darauf abzielen, sie über ihr Körpererleben nachzudenken und dieses reflektieren zu lassen.

Die Vulnerabilität der Interviewteilnehmerinnen (*vgl. Kap. 4.2.3*) erforderte ein behutsames und offenes Vorgehen, weshalb es als selbstverständlich erachtet wurde, den Frauen trotz thematischer Fokussierungen die Möglichkeit zu geben, im Interview möglichst frei zu erzählen und ihnen dadurch »Raum für die subjektiven Relevanzsysteme zu lassen« (Kruse 2015, S. 212). Mehrfach haben Frauen von schönen Momenten in ihrem Leben berichtet und nachgefragt, ob sie mehr dazu erzählen dürfen. Durch ein offenes Vorgehen kann zudem vermieden werden, »dass die Antworten respektive Erzählungen [...] als Echo auf die Fragen generiert sind« (Helfferich 2014, S. 566). Denn: »Die nicht-direktive Gesprächsführung stellt in dieser Hinsicht eine wichtige Voraussetzung für die Produktion von brauchbarem Textmaterial dar« (Berg & Milmeister 2007, S. 198).

Aufbau des Interviewleitfadens

Der Aufbau des Interviewleitfadens erfolgte nach Empfehlungen von Helfferich (2011) und Kruse (2015), die zu Beginn eine offene Erzählaufforderung vorsehen, dann Blöcke zu inhaltlichen Themen folgen lassen und zum Ende eine Abschlussfrage platzieren. Folgender Einstieg wurde gewählt: *Bitte erzählen Sie mir von Ihren Erfahrungen mit Ihrer Brustkrebserkrankung. Wenn ich zu Ihren Erzählungen Fragen habe, werde ich nachfragen. Beginnen Sie doch bitte bei der Brustkrebsdiagnose – was möchten Sie mir dazu berichten?* Hierbei orientierte ich mich an dem Beispiel von Corbin und Strauss (2015):

> »Tell me about your experiences with cancer. I want to hear the story in your own words. After you have completed your narrative if I have questions about what you've said or need clarification about a topic (concept), I'll ask you. But for now just talk freely« (Corbin & Strauss 2015, S. 38).

Zur Erarbeitung der einzelnen Themenfelder dienten vor allem die Ergebnisse der empirischen und theoretischen Literatur (*vgl. Kap. 2*). Zudem wurden aus einzelnen Publikationen Fragen übernommen bzw. adaptiert:

- »Can you think about a typical day in the past week, and describe the symptoms or physical sensations you experienced that you feel are related specifically to the breast cancer?«, »How would you describe what shortness of breath feels like to somebody who hasn't experienced it?« (Niklasson et al. 2017, S. 721)

- »How, if at all, do these experiences differ in any way from when you were first diagnosed with breast cancer?« (Davies & Sque 2002, S. 584)
- »Welche Gedanken bzw. Einstellungen haben Sie heute hinsichtlich Ihres Körpers […]?« (Bauer et al. 2016, S. 56)

Sämtliche Fragen wurden nach der SPSS-Methode[68] von Helfferich (2011, S. 39) gesammelt, geprüft, sortiert und schließlich den Themen zugeordnet. Als relevante Themen haben sich ergeben:
- Wahrnehmung körperlicher Veränderungen aufgrund (fortgeschrittener) Brustkrebserkrankung
- Gefühle bzgl. körperlicher Veränderungen: Befinden zu unterschiedlichen Zeitpunkten im Krankheitsverlauf
- Auswirkungen körperlicher Veränderungen
- Interaktionen mit An- und Zugehörigen

Ein Themenfeld, welches zunächst mit ›sich als Frau fühlen‹ bezeichnet wurde, wurde zu Beginn in das Themenfeld ›Auswirkungen körperlicher Veränderungen‹ integriert. Durch die Lektüre einer Publikation zum empirischen Forschungsstand (McClelland 2017) wuchs der kritische Blick auf diese zuvor als unproblematisch wahrgenommene Kategorie. McClelland (2017) mahnt in ihrer Studie, das Bewusstsein für gendertypische Assoziationen in der Forschung zu schärfen, da beispielsweise Items wie ›Waren Sie mit Ihrem Körper unzufrieden?‹ und ›Haben Sie sich aufgrund Ihrer Krankheit oder Behandlung weniger weiblich gefühlt?‹ dazu führen, dass Weiblichkeit und Aussehen unmittelbar miteinander verknüpft werden:

> »Items such as these prioritize a particular form of femininity (one that is concerned with appearance), as well as create an implicit link between an individual's quality of life and her implied heterosexuality […]. With these critical perspectives in mind, it becomes clear that there is more to be understood about the range of ways that women struggle with feelings about their bodies and sexual experiences after cancer diagnosis and treatment. It remains to be seen, for example, what other dimensions might be important regarding body dissatisfaction and the impact of feeling less feminine on women« (McClelland 2017, S. 31).

Somit wurden sämtliche Fragen überdacht und angepasst, sodass die Aufmerksamkeit auf Fragen des ›Wie, warum und unter welchen Bedingungen beispielsweise Körpergefühle stattfinden oder nicht‹ gelenkt wird (McClelland 2017). So wurde auch situativ entschieden, inwiefern Fragen zur Sexualität gestellt werden. Laut Mercadante et al. (2010) sind Krebspatient*innen in einem

68 S steht für das Sammeln von Fragen, P steht für die Prüfung der Fragen, S steht für die Sortierung und S steht für die Subsummierung der ausgewählten Fragen in den Leitfaden.

fortgeschrittenen Stadium grundsätzlich bereit, über die Auswirkungen der Krankheit auf ihr Sexualleben zu sprechen. Auch in dieser Studie zeigt sich, dass Frauen, wenn es für sie ein Thema ist, von selbst davon berichten. Eine Interviewpartnerin antwortet auf die Frage *Was würdest Du sagen, was hat sich am meisten bei Dir verändert, wenn Du so über Dich nachdenkst?* sehr umfangreich. In der Mitte ihrer Erzählung spricht sie von sich aus über ihre Sexualität:

> *Aber ich brauche auf jeden Fall die Lymphdrainage und manchmal auch wieder den Strumpf. Und ja, dann kam natürlich fortschreitend der ganzen Hormontherapien und auch der Chemotherapien, wurde dann halt auch diese Scheidentrockenheit und Libidoverlust auch immer schlimmer. Und ja, das ist also finde ich für die Beziehung schon echt-. Also das hat uns sehr viel genommen, weil wir viel so über diese nonverbalen Ebene kommuniziert haben. Also abends im Bett nochmal gekuschelt, das heißt jetzt nicht jedes Mal Sex, aber hat natürlich auch die Möglichkeit dazu irgendwie beinhaltet und das gibt es jetzt irgendwie gar nicht mehr. Also eine Zeit lang war es dann auch so, dass wir dann nicht Vaginalverkehr, sondern anderen hatten. Aber irgendwie dadurch, dass ich überhaupt keine Libido mehr habe. Nein, dann weiß ich nicht. Ja, also das ist die eine Sache, die sich so am Körperlichen sehr verändert hat. Das andere ist mit den Haaren.*

Jeder Themenblock beginnt mit einer offenen Frage, um »das jeweilige Themenfeld zu eröffnen und damit den Interviewten maximal die Möglichkeit zu geben, das Themenfeld aus den eigenen Perspektiven und Relevanzsetzungen heraus zu explizieren« (Kruse 2015, S. 213). Um die Interviewpartnerinnen zu differenzierteren Äußerungen zu motivieren und damit bestimmte Inhalte vertiefen zu können, dienten nachgestellte Aufrechterhaltungsfragen (*Was meinen Sie damit? Wie ging es weiter?*) sowie konkrete Nachfragen (*Sie haben vorhin erwähnt, dass […] – was meinen Sie damit?*). Grundsätzlich wurde versucht Narrationen zu forcieren, da sich entsprechende Gesprächspassagen im Interview als Schlüsselstellen erweisen können (Kruse 2015; Przyborski & Wohlrab-Sahr 2014). Zum Abschluss des Interviews wurde ein offener Ausstieg formuliert: *Ich danke Ihnen für das Gespräch und Ihre Offenheit. Ich habe nun viele Fragen gestellt und ich möchte Ihnen nun die Gelegenheit geben Fragen zu stellen oder noch etwas zu erzählen, das bislang in unserem Gespräch nicht vorkam.* Der Ablauf des Interviews »bewegt sich vom Allgemeinen zum Spezifischen« (Przyborski & Wohlrab-Sahr 2014, S. 127), wie der Aufbau des Leitfadens deutlich macht. Mehrmalige Adaptationen des Interviewleitfadens sind im Rahmen der Grounded-Theory-Methodologie bei fortschreitender Datenerfassung üblich und sogar notwendig. Erste Änderungen ergaben sich bereits nach dem vierten Interview – beibehalten wurde immer der offene Ein- sowie Ausstieg. Je mehr Interviews geführt wurden, desto mehr wurde vom Leitfaden abgewichen, indem das Gespräch sehr viel offener geführt wurde. Mit zunehmender Erfahrung mit dem Forschungsthema wurde versucht, den Narrationen einen größeren Raum zu geben und lediglich im Sinne des theoretischen Samplings nach ausstehenden

Merkmalen bzw. Merkmalsausprägungen zu fragen. Eine Version aus der Anfangszeit der Datenerhebung ist Anlage 4 zu entnehmen.

Der Umgang mit dem Leitfaden hat sich als praktikabel erwiesen. Dieser diente während des Gesprächs als Orientierung und garantierte die vollständige Berücksichtigung aller anzusprechenden Aspekte. Der Einsatz wurde also, wie vorgesehen, flexibel gehandhabt (Przyborski & Wohlrab-Sahr 2014). Durch die vorab entwickelten Fragen war es möglich, den Fokus auf das Erfragen von Erfahrungen der Frauen zu legen und somit ein Ab- oder gar Ausfragen zu verhindern (Kruse 2015). Die enge Verzahnung von Struktur und Offenheit wurde als Vorteil erachtet.

Zu einem typischen Interviewablauf gehörte, dass die Frauen zunächst *ganz von vorne* der Erkrankungen berichten wollten und meist der Diagnoseschock geschildert wurde. Auch wenn dieser in der adjuvanten Situation umfangreich untersucht ist, so wurde den Frauen bewusst der Raum gelassen, davon zu berichten. Zu Beginn fiel es den meisten Frauen leicht, den Krankheitsverlauf zu schildern, vermutlich sind sie dies gewohnt bzw. haben sich bestimmte Daten und Erfahrungen eingeprägt. Durch die oftmals ausführlichen Einleitungen gab es diverse Möglichkeiten, eine thematische Fokussierung zu erreichen, sodass das Gespräch nahtlos weitergeführt werden konnte. Je nach körperlichem Befinden und der Bereitschaft zu erzählen wurden einzelne Inhalte eher vertieft oder aber auch weggelassen.

4.2.6.4 Organisation der Daten: Aufzeichnung und Transkription

Bei allen Interviews, unabhängig davon, ob diese vis-a-vis oder per Telefon bzw. Live-Video durchgeführt wurden, lag zur digitalen Aufzeichnung ein Aufnahmegerät sichtbar zwischen der Interviewteilnehmerin und der Interviewerin. Der Aufnahme des Gesprächs haben alle Frauen mündlich und schriftlich zugestimmt. Der Beginn der Audioaufnahme wurde kommuniziert.

Die ersten zwei Interviews lagen bereits als Transkript vor, das dritte und vierte Interview wurden selbst in Schrift übertragen. Die Interviews 5–18 sowie 20–22 wurden zur Transkription an einen Dienstleister in Auftrag gegeben. Das 19. Interview wurde unmittelbar im Anschluss an das Gespräch selbst transkribiert, da die Interviewteilnehmerin aufgrund eines äußerst schnellen Sprechtempos sowie ihres rheinländischen Dialekts schwer zu verstehen war. Durch die zeitnahe Transkription sowie durch das noch präsente Gespräch bestand die Möglichkeit, eine nutzbare Transkription zu erstellen. Bis auf drei Interviews wurden alle vollständig transkribiert. Bei den drei Ausnahmen wurden lediglich Erzählungen, die keinen Bezug zum Forschungsthema haben, gekürzt.

Zur Übermittlung der Audiodateien wurden zwei Transkriptionsbüros ausgewählt, bei der die Dateien verschlüsselt hochgeladen werden konnten. Es wurden Verträge zur Auftragsdatenverarbeitung abgeschlossen, diese liegen der Forscherin vor. Darin wird eine gesicherte Übermittlung und Bearbeitung der Daten innerhalb Deutschlands durch zertifizierte Datenschutzbeauftragte bestätigt.

Sämtliche extern transkribierten Interviews wurden durch die Forscherin geprüft, in einigen Fällen waren noch Anonymisierungen und teils weitere Überarbeitungen erforderlich.

Die in Tabelle 14 aufgeführten Transkriptionsregeln wurden zur Transkripterstellung zugrunde gelegt.

Tabelle 14: Ausgewählte Transkriptionsregeln

Kennzeichnung im Transkript	**Erläuterung**
B:	Befragte (bei mehreren Personen wird eine Nummer hinzugefügt (bspw. B2)
I:	Interviewerin
Schmerzen	Wortbetonung (unterstrichen)
(…)	Pause – ein Punkt pro Sekunde
(5 Sek.)	Bei Pausen länger als drei Sekunden wird die Sekundenzahl angegeben
(weint)	Nonverbale Äußerungen
#00:01:01-0#	Zeitmarke
((Telefon klingelt))	Besondere Ereignisse
»…«	Wörtliche Rede
[Name des Kindes], [Ort]	Anonymisierung

Die Interviews wurden wörtlich transkribiert. Dialekt, Umgangssprache, Versprecher und Zwischenlaute wie beispielsweise *äh* wurden geglättet bzw. nicht berücksichtigt. Aufrechterhaltungslaute durch die Interviewerin, wie beispielsweis *mmh* wurden nicht verschriftlicht. Wörtliche Rede wird in Anführungszeichen notiert. Zusammenfassend werden »bewusst einfache« (Kuckartz, Dresing, Rädiker & Stefer 2008, S. 27) Regeln, angewandt, wobei der Fokus auf dem Sinngehalt des Textes liegt.

4.2.7 Datenanalyse

Für die Analyse wurden die Transkripte in die Software MAXQDA 18[69] überführt, wodurch die Datenauswertung überwiegend computergestützt erfolgte. Die Software bietet »viele analytische Möglichkeiten […], die dann im Rahmen von verschiedenen Methodologien, Forschungsstilen oder spezifischen Auswertungstechniken genutzt werden« (Kuckartz & Rädiker 2019, S. 11 f.). Die Anwendung im Rahmen der Grounded-Theory-Methodologie ist ausdrücklich vorgesehen (ebd.). Auch wenn Kuckartz und Rädiker (2019) die Software nicht ausschließlich als »Werkzeugkasten« (ebd., S. 10) ansehen, welcher »der Reichweite und der Tiefe der Digitalisierung und der durch QDAS[70] evozierten Veränderungen des Forschungsprozesses nicht gerecht« (ebd.) werde, wird die Software ausschließlich als Unterstützung und Sortierung innerhalb des Datenmanagements verwendet, insbesondere beim offenen Kodieren (*vgl. Kap. 4.2.7.1*). So wurde auch phasenweise bewusst mit Papierversionen der Interviews gearbeitet, um etwa in der Entwicklung des Kodierparadigmas (*vgl. Kap. 4.2.7.2*) die Kategorien zu definieren. Die Arbeit am Datenmaterial anhand der Grounded-Theory-Methodologie nach Strauss und Corbin (1996) durchgeführt, die einen dreistufigen Kodierprozess (offenes, axiales und selektives Kodieren) vorsehen, wobei die einzelnen Schritte nicht hierarchisch verlaufen, sondern deren »Vermischen« (Berg & Milmeister 2007, S. 190) als Voraussetzung für den Prozess des theoretischen Samplings gilt. Kodieren ist ein zentraler Vorgang in der Auswertung und »kann ganz allgemein als das Verschlüsseln oder Übersetzen von Daten bezeichnet werden, womit mehr als nur Beschreibung gemeint ist« (Böhm 1994, S. 125). Der gesamte Kodierprozess wird durch zwei analytische Verfahren begleitet: »Das erste Verfahren bezieht sich auf das Anstellen von Vergleichen, das zweite auf das Stellen von Fragen« (Strauss & Corbin 1996, S. 44). Im Folgenden werden die einzelnen Schritte der Kodierprozesse vorgestellt.

4.2.7.1 Offenes Kodieren

Der Prozess des offenen Kodierens beginnt mit Vorliegen erster Daten und ist durch fünf Schritte geprägt, die im Anschluss an das Zitat erläutert werden:

> »›Aufbrechen‹ des Materials an möglichst kleinen Kodiereinheiten mit dem Ziel, eine Fülle an Kodes zu generieren […], um diese dann in einem sich anschließenden Ar-

69 MAX, die Abkürzung und der ursprüngliche Name der Software, erinnert an den Soziologen Max Weber, die Abkürzung QDA steht für ›Qualitative Data Analysis‹. Die Zahl 18 steht für die Version.

70 Die Abkürzung steht für ›Qualitative Data Analysis Software‹.

beitsschritt als Kategorien zusammenzufassen. Hierbei werden – im Zuge der Dimensionalisierung – theoretisch relevante Merkmalsausprägungen der jeweiligen Kategorie festgelegt und in einer begrifflichen Analyse expliziert« (Mey & Mruck 2011, S. 41).

1. *Auswahl einer Textpassage.* Zu Beginn der Datenanalyse wird mit kleinen Textsegmenten, einzelnen Wörtern oder Satzteilen gearbeitet (Mey & Mruck 2011; Strauss & Corbin 1996), später werden Passagen deutlich größer (ebd., Strübing 2018).

2. *Segmentieren (kode stop memo).* Zu Beginn wird empfohlen »minutiös« (Berg & Milmeister 2007, S. 197) zu kodieren. Als äußerst detailliert und damit ergebnisreich erweist sich die »Zeile-für-Zeile-Analyse« (Strauss & Corbin 1996, S. 53) – hier gilt es »verschiedene Lesarten« (Bischof & Wohlrab-Sahr 2018, S. 80) zu entwickeln –, wobei die grundlegenden Fragen zum Aufbrechen der Daten lauten: Wer? Wann? Wo? Was? Wie? Wieviel? Warum? Das Fragenstellen hat einen »Erkundungscharakter« (Truschkat et al. 2005, S. 3), der unerlässlich zur Erhöhung der theoretischen Sensibilität ist (Strauss & Corbin 1996). Ausgangspunkt ist ein verstehender Ansatz: Was bedeutet das? Woran erkenne ich das? Kann man das auch anders deuten?

3. *Kodieren.* In diesem Schritt geht es darum, auf Basis der W-Fragen eine Idee von Phänomenen zu bekommen:

> »Offenes Kodieren ist der Analyseteil, der sich besonders auf das Benennen und Kategorisieren der Phänomene mittels einer eingehenden Untersuchung der Daten bezieht« (Strauss & Corbin 1996, S. 44).

Zu Beginn ist die Liste an erstellten Kodes äußerst komplex und zum Teil widersprüchlich, da noch unklar ist, welche Inhalte relevant sind (Muckel 2007). Daher wird im Verlauf nach kontrastierenden Kontexten gesucht, bei denen es darum geht, »zentrale Konzepte auf den Kopf zu stellen« (Muckel 2011, S. 345). Erst dadurch können Kodierungen dichter und prägnanter werden. Durch eine kontinuierliche Abstraktion und Reduktion der Daten wird einem deskriptiven Vorgehen (Corbin 2002) sowie einem »Containern von Inhalten« (Bischof & Wohlrab-Sahr 2018, S. 73) vorgebeugt – »es geht um das Dahinterliegende, nicht um eine Wiedergabe, Zusammenfassung oder Paraphrasierung im Sinne einer einfachen (oder verdichteten) Beschreibung« (Mey & Mruck 2009, S. 109).

Insbesondere das theoriegeleitete Kodieren gilt als genuines Auswertungsverfahren der GTM, »über das sukzessive theoretische Zusammenhänge erschlossen werden« (Bischof & Wohlrab-Sahr 2018, S. 74). Die Forschungslogik folgt somit konsequent dem empirischen Material und den Zusammenhängen erstellter Kodes, »anstatt die statistische Verteilung von Phänomenen zu kartographieren« (ebd., S. 76). Tabelle 15 zeigt exemplarisch, wie beim offenen Kodieren vorgegangen wurde.

Tabelle 15: Beispiel offenes Kodieren

exemplarische Textstelle, segmentiert	W-Fragen	Offene Kodes
I.: Ja. Und hier im Krankenhaus tragen Sie aber lieber die Mütze und nicht die Perücke.		
B.: Mittlerweile. Ich bin eigentlich eher der Typ, der Perücke trägt, weil … Auch draußen, da bin ich nie mit Mütze oder so rumgelaufen, weil ich immer finde, dann sehen die anderen sofort, dass man krank ist. Ja.	Wie kam es dazu, dass sie nun lieber Mützen trägt? Warum trägt sie lieber Mützen? Wie verhält sie sich ›drinnen‹? Wo trägt sie keine Kopfbedeckung?	Kopfbedeckung gehört dazu mit Mütze krank aussehen Mütze als sichtbares Zeichen für therapiebedingten Haarverlust
I.: Und das ist jetzt anders geworden?		
B.: Ja, irgendwie ist es bequemer mit Mütze, sage ich mal, man wird vielleicht auch gleichgültiger, ich weiß es nicht (hustet).	Warum verliert die Perücke an Bedeutung? Wann kam es zu der Gleichgültigkeit? Wie fühlt sie sich ohne Kopfbedeckung?	Mütze ist bequemer als Perücke Bedeutung der Perücke nimmt ab Perücke wird unwichtig

4. Dimensionalisieren. Sobald eine Kategorie feststeht, folgt der Schritt, deren Eigenschaften und Dimensionen zu beschreiben. Strauss und Corbin (1996) sprechen von Anordnungen von Eigenschaften auf einem Kontinuum, unter Dimensionalisieren verstehen sie den »Prozess[,] des Aufbrechens einer Eigenschaft in ihre Dimensionen« (ebd., S. 43), wie in Tabelle 16 dargestellt ist. Es geht bei diesem Schritt vor allem darum, auf alle möglichen Ausprägungen zu achten und diese in die Analyse zu integrieren (Mey & Mruck 2009).

Tabelle 16: Eigenschaften und Dimensionen einer Beispielkategorie (adaptiert nach Strauss & Corbin 1996, S. 53)

Kategorie: Symptomorientierung			
Eigenschaften	**Dimensionale Ausprägung**		
Häufigkeit	ab und zu	____________	mehrmals täglich/ständig
Ausmaß	nichts spüren	____________	viel spüren
Dauer	Momentaufnahme	____________	immer, den ganzen Tag
Sicherheitsbedürfnis	schwach	____________	stark
Krankheitserfahrung	nie richtig krank gewesen	____________	immer krank

(Fortsetzung)

Kategorie: Symptomorientierung		
Eigenschaften	**Dimensionale Ausprägung**	
Körperliche Auffälligkeiten	ignorieren ___________	beobachten/abklären lassen

5. *Ordnen von Zwischenergebnissen (Kategorisieren).* Die bislang komplexen und vielen Kodes gilt es in einem weiteren Schritt zusammenzufassen »und dabei auch widersprüchliche Hypothesen und Varianten zu integrieren« (Muckel 2011, S. 350). Auch aus pragmatischen Gründen ist es hilfreich eine Ordnung herzustellen, damit die Kodes in der Forschungspraxis handhabbar bleiben (Mey & Mruck 2009). Dabei werden »diejenigen Kodes, die auf ein Gemeinsames zu verweisen scheinen, [...] als (vorläufige!) Kategorien zusammengefasst und bezeichnet« (ebd., S. 127).

Während es beim offenen Kodieren um eine erste Annährung und damit ein Aufbrechen und Organisieren der Daten geht, sieht der nächste Schritt des axialen Kodierens vor, Zusammenführungen und Verbindungen bestehender Konzepte und Kategorien vorzunehmen.

4.2.7.2 Axiales Kodieren

Das axiale Kodieren enthält eine »Reihe von Verfahren, mit denen durch das Erstellen von Verbindungen zwischen Kategorien die Daten nach dem offenen Kodieren auf neue Art zusammengesetzt werden« (Strauss & Corbin 1996, S. 75). Dieser Schritt beginnt möglichst früh, sobald Kodes aufeinander bezogen werden können. Es gilt handlungstheoretische Bezüge herzustellen, um gegenstandsnahe und gehaltvolle Hypothesen bilden zu können.

> »Axiales Kodieren zielt also auf erklärende Bedeutungsnetzwerke, die die jeweils fokussierte Kategorie möglichst umfassend erklären« (Strübing 2018, S. 41).

Um eine Grounded Theory ausarbeiten zu können, haben Strauss und Corbin (1996) in der Weiterentwicklung ihrer Methodologie ein paradigmatisches Modell entwickelt.[71] Dieses paradigmatische Modell, auch als Kodierparadigma[72]

71 Eine detaillierte Ausarbeitung dieser Heuristik findet sich ausschließlich im sogenannten ›blauen Buch‹ von Strauss und Corbin (1996, vgl. S. 78ff.). Allerdings sind die einzelnen Komponenten des paradigmatischen Modells lediglich linear dargestellt. Dagegen nutzt Strübing (2008) ein Schaubild und zeigt die jeweiligen Bezüge zum Phänomen anhand unterschiedlicher Pfeile. Da diese jedoch nicht erläutert und in ihrer Bedeutung nicht nachzuvollziehen sind, wird im Rahmen dieser Arbeit eine adaptierte Matrix verwendet. Die Begründung der Zuordnungen bzw. Bezüge der einzelnen Kategorien untereinander ergibt sich aus den schriftlichen Ausarbeitungen von Strauss und Corbin (1996).

bezeichnet (Strauss & Corbin 1996), befähigt »zum Denken in Zusammenhängen und (kausalen) Bedingungsgefügen« (Breuer et al. 2019, S. 290) und kann schließlich zur »Entwicklung empirisch begründeter Theorien genutzt werden« (Mey & Mruck 2011, S. 243), da es sich vor allem durch seine »Dichte und Präzision« (Strauss & Corbin 1996, S. 78) auszeichnet.

> »Das so genannte Kodierparadigma dient dazu, die aus dem Datenmaterial gewonnenen Phänomene in Bezug auf Ursachen, Kontext, Bedingungen, Strategien und Konsequenzen zu ordnen« (Lamnek & Krell 2010, S. 104).

Ein Phänomen bzw. eine Kategorie hat demnach eine oder mehrere Ursachen, die für das Auftreten mit verantwortlich sind. Es ist stets in einen Kontext eingebettet. Aufgrund intervenierender Bedingungen entwickeln sich aus einem Phänomen verschiedene Handlungsstrategien, aus denen wiederum Konsequenzen erfolgen. Mit der Anwendung des paradigmatischen Modells, welches aus qualitativer Perspektive durchaus formalisiert erscheint (Mey & Mruck 2011), besteht die Möglichkeit, analytische Ordnungen herzustellen und diese transparent zu machen (Strauss & Corbin 1996). Aus diesem Grund ist es notwendig, Datenbestände zu bestimmten Kategorien zuzuordnen – wissentlich, dass es eine absolute Trennschärfe nicht gibt. Auch wenn einige kausale Bezüge zunächst sperrig wirkten und die zahlreichen Ausarbeitungen aufwändig waren, kann rückblickend festgestellt werden, dass der Prozess dazu beigetragen hat, stimmige Beziehungen herauszuarbeiten.

Nachfolgend werden die durchgeführten vier Schritte des axialen Kodierens exemplarisch erläutert.

Zunächst wurden einzelne Phänomene identifiziert. In allen Interviews waren die zunehmende Unselbstständigkeit und die Auseinandersetzung damit, Hilfe annehmen zu müssen, ein bedeutsames Thema für die Frauen. So wurde beispielsweise das Phänomen *alles so langsam abgeben zu müssen* ausgewählt, um weitere Analysen durchzuführen: Im nächsten Schritt wurden möglichst unterschiedliche Textstellen zum Aspekt herausgefiltert, sodass Vergleiche angestellt und damit Kodes und Eigenschaften gebildet werden konnten (Mey & Mruck 2011). Beispielsweise wurde so ermittelt, zu welchem Zeitpunkt Frauen bereit waren, Hilfe anzunehmen, wie sie sich damit fühlten oder welche Bedingungen sie daran stellten. Dann wurden mit fortschreitender Theorieentwicklung weitere relevante Kategorien herausgearbeitet, die durch Verknüpfung einzelner Kodes zu übergeordneten Kategorien zusammengefasst werden konnten (ebd.). Erst im vierten und letzten Schritt des axialen Kodierens fand die Ausarbeitung entlang

---

72 Auch das Kodierparadigma kann kritisiert werden. Strauss und Corbin wird vorgeworfen, »den Daten eine theoretische Struktur überzustülpen« (Strübing 2011, S. 269). Daher wird auf diesen Aspekt im Rahmen der Diskussion des Forschungsprozesses nochmals eingegangen (vgl. Kap. 6.4).

des Kodierparadigmas statt. In diesem Schritt zeigte sich beispielsweise, dass sich die Bezüge der Eigenschaften und Dimensionen zum Phänomen ›Hilfe‹ nicht darstellen lassen. Damit wurde die Erfahrung gemacht, die u.a. Bischof & Wohlrab-Sahr (2008) beschrieben haben, nämlich Kategorien würden sich »nicht feinsäuberlich getrennt nacheinander offenbaren und nicht von Beginn an scharf hervortreten« (ebd., S. 88). So wurde mit Blick auf das selektive Kodieren versucht, neue Ordnungen der Kategorien herzustellen. Im Folgenden wird beschrieben, wie der »Prozess des Auswählens der Kernkategorie« (Strauss & Corbin 1996, S. 94) durch das selektive Kodieren »auf einer höheren, abstrakteren Ebene der Analyse durchgeführt« (ebd.) wurde.

4.2.7.3 Selektives Kodieren

Auf Grundlage des axialen Kodierens wird im dritten Analyseschritt, nachdem Kodes zu Konzepten und wiederum zu Kategorien entwickelt wurden, durch zunehmendes Abstraktionsniveau eine Kernkategorie, andere sprechen auch von »Schlüsselkategorie« (bspw. Bischof & Wohlrab-Sahr 2018, S. 92) oder dem »zentralen Phänomen« (bspw. Mey & Mruck 2011, S. 31), entwickelt. Diese entsteht durch Prozesse des systematischen

> »In-Beziehung-Setzens der Kernkategorie mit anderen Kategorien, der Validierung dieser Beziehungen und des Auffüllens von Kategorien, die einer weiteren Verfeinerung und Entwicklung bedürfen« (Strauss & Corbin 1996, S. 94).

Die ersten im axialen Kodieren ausgearbeiteten Kategorien passten nie umfänglich zu den Forschungsfragen und damit zu der Frage, wie sich das Körpererleben gestaltet. Immer wieder wurden die sichtbaren, aber auch ausschließlich spürbaren Veränderungen näher betrachtet und analysiert. In einem im Internet veröffentlichten Erfahrungsbericht einer Frau mit fortgeschrittener Brustkrebserkrankung wurde der Terminus *Gezeichnet sein* verwendet und schien unmittelbar plausibel und nachvollziehbar. Daraufhin ist eine Textstelle aus einem früheren Interview aufgefallen, in der eine Frau sagte: *[...] ich finde (7 Sek.) dass ich ein bisschen gezeichnet bin [...]*. Zu diesem Zeitpunkt der Datenerhebung und Analyse war bereits deutlich, dass sich das Körpererleben je nach Verfassung und Fortschritt der Erkrankung unterschiedlich und prozesshaft darstellt. Die Einschränkung *ein bisschen* deutet auf die Wahrnehmung hin, dass körperliche und leibliche Veränderungen spürbar bzw. sichtbar werden. Auch im vorletzten Interview wird vom *Gezeichnet sein* gesprochen:

> *[...] Und für mich verbinde ich von Krebs gezeichnet so: Ja, das Körpergefühl, das was ich selber sehe. Meine Narben. Und natürlich auch, ja. Die Seele. Ja.*

Die »Idee« (vgl. Strübing 2018, S. 46), einen auffälligen Begriff mit den bereits untersuchten Phänomenen in Beziehung zu setzen und in einen Zusammenhang zu bringen, führte schlussendlich im letzten Viertel der Datenerhebung zur Auswahl des zentralen Phänomens *Gezeichnet sein.* Das zentrale Phänomen ist als roter Faden zu verstehen, »der die vielen kleinen Zusammenhänge, die bislang ausgearbeitet wurden, zu einem kohärenten Theorieentwurf zusammenfasst, der sich als Antwort auf die Forschungsfrage bewährt« (Strübing 2018, S. 46). Diese Erkenntnis konnte dann für die letzten Interviews berücksichtigt werden. Die Kernkategorie vereint »einen Großteil der gefundenen Konzepte« (Bischof & Wohlrab-Sahr 2018, S. 92). So ist beispielsweise die ursprünglich separate Kategorie ›Körperlicher Verfall‹ darin integriert. Das hatte zur Folge, dass ein Großteil der Daten »re-kodiert« (Strübing 2008, S. 20) werden musste; es wurde eine »Neujustierung der analytischen Perspektive« (ebd., S. 22) vorgenommen. Auch dieser Schritt ist geprägt davon, Merkmale und Unterschiede durch Vergleiche herauszuarbeiten (ebd.). Abgeschlossen wurde das selektive Kodieren erst, als »die Analyse im Hinblick auf die Forschungsfrage ein höheres Maß an Konsistenz aufweisen [konnte] als nach dem axialen Kodieren« (ebd.).

4.2.7.4 Memos

Zur Datenanalyse gehört neben dem Kodieren das Schreiben von Memos (Mey & Mruck 2011). Immer wieder wurde das Kodieren unterbrochen, um Memos zu verfassen. Nur so ist es möglich Lücken zu identifizieren, die wiederum für eine spätere Fallauswahl relevant sind (ebd.):

> »In ihrem Sinne fixieren Memos das Flüchtige, sie helfen, die sich herausbildende Theorie zu präzisieren, und sie sind unerlässlich, um sie im Austausch im Team und mit anderen Forschenden zu präzisieren und voranzutreiben« (ebd., S. 26).

Mey und Mruck (2009) empfehlen unterschiedliche Memos zu verfassen. Daher wurden »neben Auswertungs- und Theoriememos auch systematisch Planungs- und Methodenmemos [angelegt] und laufend [überarbeitet]« (ebd., S. 114). Nachfolgend werden zur Veranschaulichung exemplarisch drei Memos vorgestellt: ein Auswertungs-, ein Theorie- und ein Planungsmemo.

Auswertungsmemo. Umgang mit Haarverlust. Perücken und Mützen bieten Frauen mit Haarverlust die Möglichkeit diesen zu kaschieren. Es fällt auf, dass die Frau anders als in der lokal begrenzten Primärerkrankung handelt. Was ist anders? Sie betont eine teure Perücke zu haben (dies suggeriert mir, dass ihr diese wertvoll ist, eine hohe Qualität hat). Allerdings benutzt sie diese nicht. Es ist *gemütlicher* ohne Perücke, *auf dem Sofa stört* diese. Das habe sie sich in der Zeit der Primärerkrankung nicht *erlaubt.* Sobald sie die Wohnung verlässt, setzt sie eine Mütze auf. Der haarlose Kopf soll nicht sichtbar sein. Was ist draußen anders als drinnen? Wie verhalten sich andere Frauen? Ursprünglich habe ich angenommen, dass die Frauen, wenn sie sich in der Palliativtherapie eine Perücke zulegen, diese auch nutzen. Es scheint eher so zu sein, dass eine Perücke zunächst dazugehört, da diese ihnen ›zusteht‹. Welche Frauen tragen eine Perücke auch in der Palliativsituation? Der Umgang mit Haarverlust scheint sehr unterschiedlich zu sein.

Theoriememo. Die Sprachlosigkeit des Körpererlebens. Das Datenmaterial sind »Texte über den Körper« (Gugutzer 2015a, S. 138), somit wird von den Interviewteilnehmerinnen eine gewisse Übersetzungsarbeit verlangt. Dabei müssen sie auf die »ihnen zur Verfügung stehenden kulturellen Wissensbestände und Deutungsmuster zurückgreifen« (ebd., S. 140). Das wird in vielen Gesprächen deutlich, beispielsweise wenn eine Frau sagt, sie müsse überlegen, oder formuliert, dass sie über eine bestimmte Frage noch nicht nachgedacht hat. Auffällig ist auch, dass die Frauen sich selbst korrigieren. Sie versuchen die richtigen Worte zu finden:

> *[…] also das hat die Krankheit mit mir gemacht, dass ich da in der Richtung ein bisschen. ja, gleichgültiger nicht, aber entspannter ist wieder zu positiv aber gelassener, ja, … ja gelassen, und kann bis zur Entspannung gehen aber gelassenen ist eigentlich richtig […]*

Es ist grundsätzlich schwierig, über das Körpererleben zu sprechen. Ein anderer Aspekt der Sprachlosigkeit zeigt sich in der Nutzung vulgärer Ausdrücke, die in einem Interview verhältnismäßig oft vorkommen, wie folgendes Beispiel zeigt:

> **I.:** *Wie geht es Ihnen damit?*
> **B.:** *Hmm. Scheiße. […] Er hat es auch angeboten, er würde es auch machen, aber ich möchte ihm dieses kaputte Scheißteil nicht zeigen [zeigt auf ihre Brust].*
> **I.:** *Sie meinen Ihre Brust?*
> **B.:** *Genau.*

Zudem sind im Rahmen der Auswertung Sprachschwierigkeiten zu berücksichtigen. Eine Frau mit Migrationshintergrund äußert beispielsweise: *[…] Ich versuche mich … (stottert) ich versuche, mich immer so in der – wie sagt man das – in dem Rahmen halten und … […].*

Planungsmemo. Direkte Kontaktaufnahme zu potenziellen Interviewteilnehmerinnen. Da sich die Kontaktaufnahme mit potenziellen Gatekeepern zunehmend als wenig ergiebig darstellt (ich muss ständig nachfragen, bin dadurch abhängig und will doch die oftmals unbekannten Menschen nicht ›stören‹) und zudem häufig das Gefühl aufkommt, dass die Gatekeeper vorselektierte Interviewpartnerinnen ›vermitteln‹ (indem sie äußern eine Frau könne sich bspw. verbal gut ausdrücken), überlege ich, wie ich Frauen direkt ansprechen kann. Ich werde zunächst Selbsthilfegruppen und Krebsberatungsstellen kontaktieren.

Nachtrag: Da ich bei Selbsthilfegruppen und Krebsberatungsstellen wiederum auf andere angewiesen bin und bereits Absagen erhalten habe, habe ich in meinem gesamten beruflichen und privaten Umfeld von meinen Rekrutierungsschwierigkeiten berichtet. Einen Tipp habe ich verfolgt, der vielversprechend klingt. Eigentlich sind mir soziale Netzwerke wie Facebook fremd. Allerdings muss ich feststellen, dass es viele öffentliche Profile von Frauen gibt, die hauptsächlich über ihre fortgeschrittene Brustkrebserkrankung schreiben. Ich habe Stunden damit verbracht, nach geeigneten Profilen zu suchen. Ich habe eine eigene Seite angelegt und informiere dort über mein Forschungsvorhaben und versuche nun, dass Frauen mich selbst kontaktieren. Gleichzeitig ›beobachte‹ ich einige Profile von Frauen, die zu meinem Sample passen. Bislang traue ich mich nicht diese direkt anzuschreiben, schließlich bin ich mit dem Verhalten in sozialen Netzwerken noch nicht vertraut.

Nachtrag: Tatsächlich funktioniert die Rekrutierung via Facebook sehr gut. Allerdings ist es äußerst zeitintensiv, regelmäßig eigene Beiträge zu verfassen sowie tagtäglich Beiträge von erkrankten Frauen zu lesen, um den ›richtigen‹ Zeitpunkt abzuwarten, diese zu kontaktieren.

Diese und weitere Memos sind fortlaufend im Prozess der Datenerhebung und Datenauswertung entstanden. Memos wurden verfasst, bis mit dem Schreiben der vorliegenden Arbeit begonnen wurde und wie es das methodische Vorgehen verlangt (Strauss & Corbin 1996). Anhand der Beispiele können zwei wesentliche Funktionen des Memo-Schreibens verdeutlicht werden: Memos zeigen den inneren Dialog der Forscherin mit dem Datenmaterial und sie beinhalten theoretische und methodische Überlegungen. Dabei ist eine analytische Distanz erforderlich, die insbesondere vor dem Hintergrund des dargelegten Vorwissens anhand der nachfolgenden Gütekriterien aufgezeigt wird.

4.2.8 Gütekriterien

Wie bereits an unterschiedlichen Stellen in dieser Arbeit aufgezeigt, ist es zwingend notwendig, sich für eine bestimmte Vorgehensweise innerhalb der Methodologie zu entscheiden. Inwieweit die Methode nach Strauss und Corbin angemessen, korrekt und nachvollziehbar eingesetzt wurde, lässt sich anhand von Gütekriterien bestimmen.

Gütekriterien werden in der Literatur unterschiedlich sortiert und beschrieben (Flick 2020). Ziel der hier ausgewählten Kriterien ist, dass Dritte die Logik der Analyse ohne Probleme nachvollziehen können. Strübing et al. (2018) gehen davon aus, dass es »bei sorgfältiger methodologischer und sozialtheoretischer Abwägung möglich ist, übergreifend anwendbare Kriterien gelungener qualitativer Forschung zu formulieren« (ebd., S. 85). Anhand der durch Eisewicht und Grenz (2018) publizierten Replik wird deutlich, dass die Frage, ob für die Vielfalt qualitativer Forschungsansätze einheitliche Gütekriterien ausreichen, kontrovers debattiert wird. So gesehen wäre es nur konsequent, ausschließlich die GTM-spezifischen Evaluationskriterien von Strauss und Corbin (1996), die als Leitfragen formuliert sind, zu verfolgen (*vgl. Tab. 17*). Um eine inhaltliche Dopplung zu vermeiden, wird auf die bereits dargelegten Erkenntnisse zur Güte aus den vorherigen Kapiteln verwiesen. Die tabellarische Gegenüberstellung der Evaluationskriterien sowie der Kapitelverweise ermöglicht eine größtmögliche Transparenz des Forschungsprozesses.

Tabelle 17: Evaluationskriterien des Forschungsprozesses mit Kapitelverweisen (adaptiert nach Strauss & Corbin 1998, S. 217)

Kriterien	Kapitelverweise
Wie wurde die Ausgangsstichprobe ausgewählt? Aus welchen Gründen?	4.2.4, 4.2.5
Welche Hauptkategorien wurden entwickelt?	4.2.7.2
Welche Ereignisse, Vorfälle, Handlungen usw. verwiesen (als Indikatoren) – beispielsweise – auf diese Hauptkategorien?	4.2.7.2
Auf Basis welcher Kategorien fand theoretisches Sampling statt?	4.2.6.1
Was waren einige der Hypothesen hinsichtlich konzeptueller Beziehungen (zwischen Kategorien) und mit welcher Begründung wurden sie formuliert und überprüft?	4.2.6.1
Gibt es Beispiele, dass Hypothesen gegenüber dem tatsächlich wahrgenommenen nicht haltbar waren? Wie wurde diesen Diskrepanzen Rechnung getragen? Wie beeinflussen sie die Hypothesen?	4.2.7.4
Wie und warum wurde die Kernkategorie ausgewählt? War ihre Auswahl plötzlich oder schrittweise, schwierig oder einfach? Auf welchem Boden wurden diese abschließenden analytischen Entscheidungen getroffen?	4.2.7.3

An dieser Stelle wird deutlich, dass die Gütekriterien sehr eng am Forschungsprozess nach Strauss und Corbin (*vgl. Kap. 4.2.1*) formuliert sind, weshalb übergeordnete Kriterien zur Beurteilung der qualitativen Studie fehlen. Aus diesem Grund werden ergänzend die fünf Kernkriterien qualitativer Forschung nach Steinke (2015) berücksichtigt, die in vielen pflegewissenschaftlichen Studien herangezogen werden. Dazu zählen intersubjektive Nachvollziehbarkeit, Indikation des Forschungsprozesses, empirische Verankerung, Limitation und reflektierte Subjektivität.

1. Intersubjektive Nachvollziehbarkeit. Zur Nachvollziehbarkeit der angewandten Methode sowie des Forschungsprozesses wurde das Methodenkapitel so aufgebaut, dass sämtliche Ausführungen, insbesondere zur Darstellung der Erhebungs- und Auswertungsmethode, anhand von ergänzenden empirischen Beispielen erläutert werden. Steinke (2015) beschreibt drei Wege, die zur intersubjektiven Nachvollziehbarkeit führen können.

Einen wichtigen Aspekt stellt die Dokumentation des Forschungsprozesses dar. Diese soll für Lesende eine Hilfe sein, »die Perspektiven der Untersuchten zu rekonstruieren« (ebd., S. 325).

Zweitens verdeutlicht die »Anwendung kodifizierter Verfahren« (ebd., S. 326) die Regelgeleitetheit im methodischen Vorgehen. Beide Gesichtspunkte wurden im Zusammenhang mit den zuvor genannten Evaluationskriterien angesprochen.

Ein dritter Punkt bezieht sich auf die Interpretation in Gruppen, deren Wichtigkeit für die intersubjektive Nachvollziehbarkeit zahlreich beschrieben ist (Böhm 1994; Mey & Mruck 2011; Meyer 2018; Schnepp 2014; Strübing et al. 2018). Als »Organisationsmoment« (Berg & Milmeister 2007, S. 194) und »GTM-Grundbestand« (ebd.) bezeichnen Berg und Milmeister (2007) die Arbeit in einem Forschungsduo oder einer Forschungsgruppe. Ohlbrecht et al. (2021) konstatieren, dass die »Frage der intersubjektiven Überprüfbarkeit [...] mittlerweile zum Goldstandard hinsichtlich der Gütekriterien qualitativer Sozialforschung geworden« ist (ebd., S. 17). Es hat sich als unerlässlich für die eigene Analyse herausgestellt, regelmäßig kommunikative Validierungen mit Kolleg*innen durchzuführen – insbesondere während der Arbeitsschritte des offenen und axialen Kodierens. Methodische Debatten zu führen gestaltete sich im Forschungsduo produktiver und nachhaltiger als die Zusammenarbeit in Forschungswerkstätten. Die Forscherin konnte mit verschiedenen Forscher*innen einzelne Forschungsduos bilden, die überwiegend von wechselseitiger Verbindlichkeit geprägt waren. Mit einer Forschungspartnerin bestand ein intensiver und regelmäßiger Austausch während des gesamten vierjährigen Prozesses der Datenauswertung sowie der Erarbeitung der Grounded Theory. Die aktive Teilnahme an Forschungskolloquien und Methodenworkshops[73] war für spezifische Fragen hilfreich, dabei erwiesen sich vor allem Diskussionen mit fachfremden Forscher*innen als nützlich.

Im Arbeitsprozess wurde deutlich, dass die Arbeit an einer Dissertation alleine faktisch nicht möglich und aus methodischer Sicht auch nicht vorgesehen ist:

> »Strauss betont, dass Forschung nur als kommunikativer Prozess – und damit in einem Aushandlungszusammenhang – sinnvoll praktiziert werden kann« (Mey & Mruck 2011, S. 34).

2. Indikation des Forschungsprozesses. Dieses Gütekriterium wird auch als Gegenstandsangemessenheit bezeichnet (Strübing et al. 2018). Es handelt sich dabei um ein grundlegendes Kriterium, welches von Beginn der Forschung an ernst

---

73 Berliner Methodentreffen: Grounded Theory Methodologie (21. und 22.07.2017), gesis Wokshop: Grounded Theory Methodologie (31.07. und 01.08.2017), Dortmunder Methoden-Werkstatt: Grounded Theory für fortgeschrittene Projekte (03. bis 06.08.2020).

genommen wurde. In allen Kapiteln wurde der Versuch unternommen, die Entscheidungen stets zu begründen: Beginnend mit der Auswahl des Forschungshintergrundes, der Darlegung des empirischen und theoretischen Bezugsrahmens, über den Forschungsgegenstand und schließlich bei der Methodologie und Methode.

3. *Empirische Verankerung.* Eine Grounded Theory, also eine gegenstandsbezogene Theorie, hat den Anspruch, aus dem Datenmaterial entwickelt zu sein. Sämtliche methodische Schritte im Rahmen der GTM erfordern demnach einen fortwährenden Rückbezug auf die empirischen Daten, wie zuvor dargestellt. Auch im Ergebniskapitel (*vgl. Kap. 5*) wird insbesondere durch Zitate versucht zu veranschaulichen, wie sich die empirische Verankerung vollzogen hat.

4. *Limitation.* Auf die Limitationen einer Studie hinzuweisen, bedeutet an dieser Stelle der Arbeit, die Reichweite sowie die Grenzen der Verallgemeinerbarkeit der empirischen Ergebnisse zu bestimmen. Die ausgewiesene Datensättigung (*vgl. Kap 4.2.6.1*) bezieht sich auf das beschriebene Sample (*vgl. Kap. 4.2.5*), weshalb sich die Reichweite auch auf diese definierte Gruppe von Frauen mit fortgeschrittener Brustkrebserkrankung begrenzt. Allerdings sind über die hier definierten Kriterien hinaus weitere Faktoren bzw. Merkmale denkbar, die bei einer anderen Untersuchung berücksichtigt werden können. Die Forschungsarbeit stößt insbesondere an Grenzen ihres Geltungsbereichs, wenn es um Fragen der Diversität und Intersektionalität geht. Vor dem Hintergrund der Entwicklung, dass sowohl die individuelle Inanspruchnahme diverser Lebenskonzepte zugenommen hat und weiter zunimmt als auch Institutionen in wachsendem Maß das Bedürfnis haben, Diversität mitzudenken und soziale Vielfalt nicht nur zu fördern, sondern auch konstruktiv zu nutzen, ließe sich die Forschungsarbeit entsprechend weiterdenken. Aktuell können beispielsweise keine Aussagen darüber getroffen werden, ob und wie Religion, Alter, Behinderung, sexuelle Orientierung oder andere Aspekte Einfluss auf das Körpererleben von an Brustkrebs erkrankten Frauen in der letzten Lebensphase nehmen. Die Übertragbarkeit der Ergebnisse auf erkrankte Frauen, die sich in anderen Ländern mit unterschiedlichen Krankenversicherungssystemen und Zugangsmöglichkeiten zu spezialisierter Medizin und Pflege befinden, ist zudem nicht ohne weiteres gegeben. Ein zusätzlicher einschränkender Aspekt bezieht sich auf individuelle Geschlechterbilder, die sich bei Frauen u. a. durch unterschiedliche Erziehung und Bildungschancen entwickelt haben. Eine Vermutung ist, dass das Körpererleben stark von nationaler und sozialer Herkunft abhängt. Die hier aufgezeigten und andere Limitationen sind als zentrale Kriterien für weitere empirische Untersuchungen denkbar. Deutlich wird aber auch, wie wichtig es ist, auf die im Rahmen dieser Arbeit gefundenen wissenschaftlichen Grundlagen zurückgreifen zu können, diese mit detaillierteren Fragestellungen zu konfrontieren und mit anderen neu zu erreichenden Ergebnissen vergleichen zu können.

5. Reflektierte Subjektivität. Der Forschungsprozess und die damit verbundenen Entscheidungen wurden in allen Phasen hinterfragt. Im Rekrutierungsprozess kam es zu zahlreichen persönlichen Kontakten mit Gatekeepern, die später wiederum den Kontakt zu den zu befragenden Frauen herstellten. Hierbei erwies es sich als hilfreich, möglichst viele Gespräche von Angesicht zu Angesicht zu führen. Das Zeigen von Räumlichkeiten vor allem in Hospizen, aber auch die Erläuterungen von Arbeitskonzepten dienten vermutlich dazu, sich mit mir als Forscherin vertraut zu machen um mit einem guten Gefühl Interviews vermitteln zu können. Dieses protektive Vorgehen wird als äußerst positiv angesehen. Eine emotionale Herausforderung war es dagegen, im Rahmen der Interviews viele Details aus den Lebensgeschichten und den damit verbundenen 22 Einzelschicksalen der Teilnehmerinnen zu erfahren. Insbesondere die Erzählungen der jüngeren Frauen machten während des Gesprächs und im Verlauf der Datenerhebung betroffen. Aufgrund der langjährigen Erfahrung in der Begleitung von Frauen mit Brustkrebs sowie der kommunikativen Kompetenzen auch unter psychoonkologischen Aspekten war ein rascher Vertrauensaufbau zu den Interviewpartnerinnen möglich (das äußerte sich beispielsweise, indem einige Frauen intime Details berichteten, ohne dass sie danach gefragt wurden, oder aber ihre Narben zeigten). Die Erfahrungen der Forscherin halfen auch während der Datenerhebung, wenn es des Öfteren zu emotional belastenden Episoden und Sinnfragen kam, sodass diesen professionell begegnet werden konnte. Der gemeinsame Austausch im Forschungsduo wurde auch dazu genutzt, sich gegenseitig zu supervidieren. Schlussendlich wurde über den gesamten Zeitraum immer wieder das eigene Körpererleben reflektiert:

> »Für Körpersoziologinnen und -soziologen ist das Verhältnis zum eigenen Forschungsthema daher sozusagen ›persönlicher‹ oder ›intimer‹ (wenngleich nicht notwendigerweise vertrauter) als beispielsweise der Bezug eines Wirtschaftssoziologen zu seinem Thema Ökonomie […]« (Gugutzer 2015c, S. 137).

4.3 Schlussfolgerungen des methodischen Vorgehens

Die Darstellung des Forschungsprozesses hat, zusammenfassend betrachtet, drei wichtige Aspekte beleuchtet. Erstens wurde gezeigt, dass die Studie auf einer langjährigen wissenschaftlichen, pflegepraktischen und methodischen Expertise der Forscherin aufbaut. Zweitens verdeutlichen die Ausführungen, dass es eine Herausforderung war, die vulnerable Gruppe der Frauen mit einer fortgeschrittenen Brustkrebserkrankung in ihrer Lebenswelt zu beforschen. Forschung im Bereich Palliative Care findet »tendenziell im stationären Kontext statt und somit selten dort, wo die Menschen leben« (Pleschberger 2015, S. 29). In der vorliegenden Studie waren daher große Anstrengungen im Prozess der Rekrutierung erforderlich – dies mag ein Grund sein, weshalb nur wenige, vor allem kaum qualitative Studien in besagtem Feld vorliegen *(vgl. Kap. 2.1)*. Drittens belegen die Schilderungen zum methodischen Vorgehen, dass sich der Forschungsprozess konsequent an der GTM nach Strauss und Corbin ausrichtete. So wurden nicht nur einzelne Elemente genutzt und die GTM damit als »attraktives Label« (Mey & Mruck 2020, S. 530) missbraucht, sondern die methodischen Anforderungen wurden allesamt eingehalten. Das betrifft sämtliche »Mindeststandards«[74] (Mey & Mruck 2009, S. 108) sowie die Verwendung des Kodierparadigmas als »Handlungsanweisung« (Mey & Mruck 2011, S. 40).

Sowohl die hier beschriebene Forschungsperspektive als auch das Unterkapitel zum Forschungsprozess wurden auf Grundlage methodischer, wissenschaftlicher, qualitativ-empirischer sowie praktisch-pflegerischer Erfahrungen der Forscherin erarbeitet. Der enge Bezug zum Forschungsfeld im Kontext Palliative Care sowie eine langjährige Begleitung von Frauen mit Brustkrebs und zahlreiche deutschlandweite Kontakte ins Feld haben in den Phasen der Datenerhebung und Datenanalyse zu einer vertieften und systematischen Auseinandersetzung mit dem Forschungsthema beigetragen.

Auf Basis des dargelegten methodischen Vorgehens zur Befragung von Frauen mit fortgeschrittenem Brustkrebs zu ihrem Körpererleben können im nächsten Schritt die empirischen Ergebnisse vorgestellt werden. Dabei wird der bestehenden Forschungslücke durch eine nötige »Übersetzungsarbeit« (Gugutzer 2015a, S. 139) der von Frauen erzählten Erfahrungen begegnet. Die nachfolgende empirische Datengrundlage bilden »letztlich Texte über den Körper, nicht aber der Körper selbst« (ebd., S. 138).

74 Essentials der GTM: theoretisches Sampling und Sättigung, Konzeptbildung, Memos.

5 Empirische Ergebnisse

Der Ergebnisteil gliedert sich in zwei Teile. Zunächst wird das zentrale Phänomen *Gezeichnet sein*[75], welches durch das selektive Kodieren identifiziert werden konnte *(vgl. Kap. 4.2.7.3)*, mit seinen dazugehörigen ursächlichen *(vgl. Kap. 5.1.1)*, kontextuellen *(vgl. Kap. 5.1.2)* und intervenierenden Bedingungen *(vgl. Kap. 5.1.3)* sowie den Strategien *(vgl. Kap. 5.1.4)* und Konsequenzen *(vgl. Kap. 5.1.5)* vorgestellt und anhand zahlreicher Zitate belegt. Die relationalen Bezüge zwischen den einzelnen Kategorien werden dabei herausgestellt. Das Ziel der vorliegenden Arbeit, anhand des rekonstruierten subjektiven Körpererlebens der befragten Frauen ein bereichsspezifisches Modell zu entwickeln *(vgl. Kap. 3.3)*, ist mit dem vorliegenden Handlungs- und Interaktionsmodell zum Körpererleben von Frauen mit fortgeschrittener Brustkrebserkrankung erreicht *(vgl. Abb. 8)*. Abschließend werden die wichtigsten Erkenntnisse der empirischen Untersuchung in Kapitel 5.2 zusammengefasst.

5.1 Das zentrale Phänomen *Gezeichnet sein* im Kontext von Bedingungen, Strategien und Konsequenzen

Das zentrale Phänomen bzw. die Kernkategorie, um die sich alle ausgearbeiteten Kategorien anordnen lassen, lautet *Gezeichnet sein. Gezeichnet* ist ein sogenannter In-vivo-Code; dabei handelt es sich um natürliche (also nicht konstruierte) und »prägnante Begriffe« (Muckel & Breuer 2016, S. 163), die die Interviewteilnehmerinnen »selbst formulieren und im Feld benutzen« (ebd., S. 164).

75 Wie auch im Methodenkapitel werden sämtliche Zitate der befragten Frauen in kursiver Schrift dargestellt. Längere Zitate sind eingerückt und heben sich damit aus dem Textfluss hervor, kürzere Zitate und einzelne zitierte Wörter bleiben im Fließtext. Im Ergebniskapitel wird deutlich, dass die Mehrheit der Kategorienbezeichnungen aus den Daten entstammt und es sich somit um In-vivo-Codes handelt.

Das zentrale Phänomen stellt sich äußerst facettenreich dar *(vgl. Abb. 7)*, wie im Verlauf dieses einführenden Kapitels gezeigt wird.

Frauen mit einer fortgeschrittenen Brustkrebserkrankung haben in der letzten Lebensphase bezüglich ihres Körpererlebens eines gemeinsam: Sie sind durch die Krankheit und die damit verbundenen körperlichen Auswirkungen *gezeichnet* – diesen Zustand, der mit Wahrnehmungen, Gefühlen und Vorstellungen vom eigenen Körper sowie dem leiblichen Erleben einhergeht, spüren sie körperlich. Dabei spielen auch die Begegnungen mit anderen eine Rolle, insbesondere wenn die Frauen das Gefühl haben, stigmatisiert zu werden und Scham erleben. Das zentrale Phänomen entwickelt sich über den zeitlichen Verlauf vor dem Hintergrund des zunehmenden Krankheitsfortschritts, der sich für die Frauen als *körperlicher Verfall* zeigt und spürbar wird. Alle diese Facetten des *Gezeichnet seins* bedingen sich gegenseitig, entwickeln sich im Krankheitsverlauf und sind daher nicht trennscharf. Zum besseren Verständnis werden sie in *Abbildung 7* grafisch dargestellt.

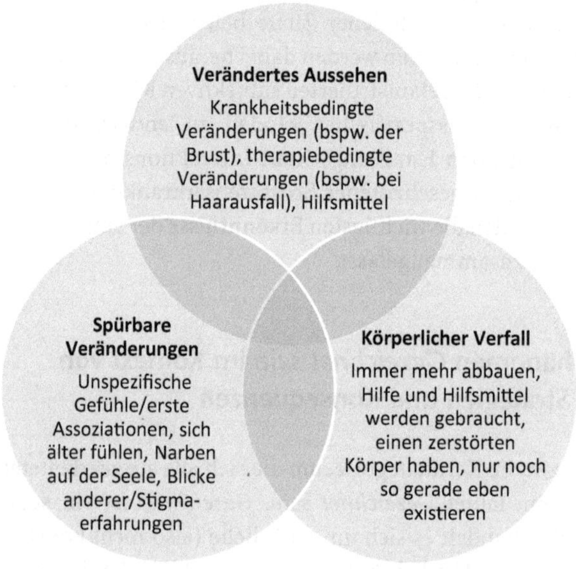

Verändertes Aussehen
Krankheitsbedingte Veränderungen (bspw. der Brust), therapiebedingte Veränderungen (bspw. bei Haarausfall), Hilfsmittel

Spürbare Veränderungen
Unspezifische Gefühle/erste Assoziationen, sich älter fühlen, Narben auf der Seele, Blicke anderer/Stigmaerfahrungen

Körperlicher Verfall
Immer mehr abbauen, Hilfe und Hilfsmittel werden gebraucht, einen zerstörten Körper haben, nur noch so gerade eben existieren

Abbildung 7: Facetten des zentralen Phänomens *Gezeichnet sein*

Gezeichnet zu sein beginnt mit individuellen Anzeichen der fortgeschrittenen Brustkrebserkrankung, die die Frauen zunächst ausnahmslos allein an und für sich wahrnehmen. Frauen mit Metastasen – unabhängig von deren Lokalisation – nehmen zu Beginn der fortgeschrittenen Krankheitssituation in der Regel ein unspezifisches Gefühl des körperlichen Befindens wahr. Auf die Frage, was eine

Frau mit Metastasen in Knochen und Leber mit der Äußerung, sich *wie ein anderer Mensch* zu fühlen, meint, äußert sie:

> *[…] … aber nicht in so einer … könnte man jetzt irgendwie denken weil ich Tränen im Auge habe aber nicht in so einem … also dass ich das ganz schlimm finde oder dass ich finde: »Oh Gott du siehst ganz furchtbar aus oder so« aber ich finde (7 Sek.) dass ich ein bisschen gezeichnet bin also (8 Sek.) meine Gesichtszüge sind strenger geworden [weint] … das ist immer so meine erste Assoziation.*

Die Anmerkung *meine Gesichtszüge sind strenger geworden* deutet darauf hin, dass die Krankheit körperliche Veränderungen mit sich bringt, die sie nicht nur spürt, sondern auch selbst optisch wahrnimmt. Sie spricht selbst von *ein bisschen* und *ersten Assoziationen*, was vermuten lässt, dass es weitere Anzeichen gibt, die zu einem mehr *Gezeichnet sein* führen. Ein weiterer Aspekt, insbesondere in der frühen letzten Lebensphase, ist die Diskrepanz zwischen der Selbst- und Fremdwahrnehmung. Dieselbe Frau erzählt bezüglich ihrer empfundenen körperlichen Veränderungen weiter:

> *[…] meine Frau hat die gar nicht [zitternde Stimme]. Also man fragt dann ja schon mal so: »Guck mal hier ich sehe ja jetzt ganz anders aus« und so und ja dann also: »Nee, du bist ein bisschen schmaler im Gesicht«.*

Hier zeigt sich, dass das körperliche Empfinden zunächst ein persönlicher Eindruck ist, der für Außenstehende nicht nachvollziehbar sein muss. Die Frauen reflektieren über ihre Körpergefühle und versuchen diese im Gespräch für sich zu verifizieren. Wird ihnen ein verändertes Aussehen nicht bestätigt, so können sie dies nicht glauben – zu stark sind die eigenen Gefühle, *Gezeichnet* zu sein. Entsprechen die Frauen auch im Verlauf (noch) nicht dem ›typischen‹ Bild einer Krebspatientin, beispielsweise haarlos und abgemagert zu sein, so interpretieren Außenstehende fälschlicherweise, dass sie genesen oder auf dem Weg der Besserung sind. Viele Frauen beschreiben dann, sich nicht verstanden zu fühlen:

> *[…] gutes Aussehen bedeutet nicht automatisch gesund sein: Weil inzwischen sehe ich einigermaßen erholt aus und recht gesund, das täuscht natürlich. Dass viele sagen: Du hast ja den Krebs besiegt, du hast es dann geschafft, das ist – höre ich ganz oft: Und wie lange musst du denn noch den Rollator benutzen? (…) Ich muss aber sagen, ich mache mir nicht mal mehr die Mühe zu sagen: Nein meine Krankheit ist nicht heilbar (…) weil ich glaube das ist so ein Gespräch so eine Diskussion verläuft im Sande (5 Sek).*

Das bedeutet, dass das gesamte Umfeld die Schwere der Krankheit primär an äußeren, sichtbaren Zeichen beurteilen und überhaupt wahrnehmen kann. Da das *Gezeichnet sein* nur für die jeweilige Frau spürbare Veränderungen umfasst und viele sichtbare Veränderungen kaschiert werden können, sind viele Frauen mit fortgeschrittener Brustkrebserkrankung in der Öffentlichkeit nicht direkt erkennbar.

Dagegen sind Frauen mit einem exulzerierenden Mammakarzinom von Beginn an mit tatsächlich sichtbaren Auswirkungen konfrontiert. Sie nehmen wahr: *Die Brustwarze ist eingezogen, es hat sich was verändert.* Dass diese objektiv wahrnehmbaren Veränderungen drastisch sind *(vgl. Kap. 2.1)*, berichten die Frauen nicht. Vielmehr wird in ihren Erzählungen deutlich, dass sie sich für ihr Aussehen schämen. Aus diesem Grund vermeiden sie es über einen langen Zeitraum, sich anderen Menschen gegenüber zu *offenbaren*. Benötigen sie jedoch Hilfe, weil die Wunde einer Behandlung bedarf oder der körperliche Zustand aufgrund der Exulzeration eingeschränkt ist, sind sie gezwungen, sich anderen Menschen anzuvertrauen. Zu diesem Zeitpunkt ist die Erkrankung meistens sehr weit fortgeschritten. Eine Frau beschreibt, wie es sich für sie anfühlt, von ihrer Freundin Unterstützung bei der Körperpflege zu bekommen. Das Schamerleben steht dabei im Vordergrund:

> ***I.:*** *Wie ist das, sich dann nackt zu zeigen, der Freundin? Wenn (...), als Sie das das erste Mal gemacht haben, haben Sie da vorher drüber nachgedacht?*
> ***B.:*** *Klar, ich habe lange darüber nachgedacht, weil es ist (...) Ich hatte erst überlegt, meinen Sohn (...) Er hat es auch angeboten, er würde es auch machen, aber ich möchte ihm dieses kaputte Scheißteil nicht zeigen.*
> ***I.:*** *Sie meinen Ihre Brust?*
> ***B.:*** *Genau. Und ja, meine Freundin hat sich von sich aus auch angeboten und das war mir ehrlich gesagt lieber und mittlerweile (...) Das erste Mal habe ich so gemacht, klar [verschränkt ihre Hände vor der Brust].*
> ***I.:*** *Sie haben sich verdeckt?*
> ***B.:*** *Normal, klar. Aber irgendwann (...) offenbart man sich. Kann man (...) Wie soll man es ausdrücken? Ich weiß es nicht.*
> ***I.:*** *Haben Sie darüber gesprochen oder wie hat sich das ergeben?*
> ***B.:*** *Ja, ich habe gesagt: Tut mir leid, ich schäme mich da auch, dir diesen Scheiß zu zeigen, nicht. Und da hat sie gesagt, sie weiß um die Diagnose, sie weiß von mir, dass sich die Brust verändert hat, das habe ich ihr erzählt.*

Das veränderte Aussehen der Brust hat für die Frauen dann eine Bedeutung, wenn sie die körperlichen Auswirkungen eines teilweisen oder auch kompletten Brustverlustes als belastend empfinden – auch wenn die operative Therapie der heilbaren Primärerkrankung zum Teil mehrere Jahre zurückliegt. Frauen mit Rekonstruktions-Operation hadern mit dauerhaften Veränderungen: Silikon fühlt sich oft *kalt und schwer* an, ihr Körpergefühl ist zudem durch die Verlagerung von Gewebe und somit auch der Nerven verändert – *wenn ich da unten kratze, spüre ich es oben [...]*. Hinzu kommen sichtbare Narben, die nach den Operationen zu einem veränderten Körpergefühl geführt haben:

> *[...] Also wenn du Krebs diagnostiziert bekommst oder du im Vorfeld schon spürst, da ist was nicht in Ordnung, dann fängt die Veränderung des Körpergefühls schon an. [...] Also äußerlich sieht man mir es ja nicht an. Also äußerlich kann ich nur sagen: Klar, meine*

Narben. Die zeigen mir, dass ich Krebs habe. Oder hatte und habe. Wie auch immer. Diese Narben sieht aber keiner. Diese Narben sehe ich, sieht meine Familie. Aber eben ein Außenstehender nicht. […]

Anders als bei Frauen mit exulzerierendem Mammakarzinom können Frauen nach einer BET oder Mastektomie die Veränderungen kaschieren. Dennoch sehen sie selbst tagtäglich die Narben als Zeichen ihrer Erkrankung.

Auch die palliativen Therapien, hier vor allem die Chemo- und Strahlentherapie, gehen mit optischen Veränderungen des Körpers einher. Alle Frauen bedauern den therapiebedingten Haarverlust, auch wenn die meisten von ihnen im Verlauf zunehmend gelassener damit umgehen können *(vgl. Kap. 5.1.5.3)*. Dennoch gibt es Frauen, die den Haarverlust als belastend empfinden, vor allem bei der Kopfbestrahlung, da hierbei die Haare nur partiell ausfallen:

[…] Das andere ist mit den Haaren. Also ich war halt früher so- ja, ich hatte immer so halblange Locken, du ich fand die auch irgendwie ganz schön. Und ja, dann ständig den Haarverlust und das Allerschlimmste war dann wirklich diese Kopfbestrahlung, weil die total seltsam-. Ich meine, inzwischen geht es schon wieder, aber da gab es halt Stellen, wo die ausgefallen sind und Stellen, wo sie nicht ausgefallen sind. Und die halt auch nicht, wie nach der Chemotherapie, da wachsen sie dann gleichmäßig wieder nach, dass dann überall wieder welche sind. An manchen Stellen sind welche, an manchen nicht. Ich bin jetzt aber auch niemand, der gerne Perücken trägt. Weil irgendwie ist das ein komisches Gefühl auf dem Kopf und ich finde die sehen auch immer bescheuert aus. […]

Schwer haben es die Frauen, für die Haare oder auch ein bestimmtes Aussehen eine besondere Bedeutung haben:

Was mir, was mir dann nahe gegangen ist, im (…) Dezember Januar in der Richtung, da sind mir auch die Augenbrauen ausgefallen und das hat mich viel mehr mitgenommen, weil ich halt wirklich sehr prägnante, dunkle, dichte Augenbrauen gehabt habe. Und als die ausgefallen sind sage ich immer ›mein Markenzeichen sind meine Augenbrauen‹ und als mir die ausgefallen sind, das hat dann wehgetan.

Auch wenn diese therapiebedingten körperlichen Veränderungen die Frauen nicht dauerhaft begleiten, so beeinflussen sie zumindest temporär ihr Körpererleben:

Wobei ich eh-, wenn ich in den Spiegel gucke, dann erschrecke ich mich richtig, weil ich halt wirklich optisch ganz anders aussehe als vorher. Augenbrauen sind auch weg […] Die Wimpern sind natürlich weg […]

Ebenfalls vorübergehend sind Wortfindungsstörungen bei Hirnmetastasen – zumindest solange diese behandelt werden können:

Und die Hirnmetastasen habe ich ein bisschen an den Symptomen gemerkt. […] abends saßen wir beim Abendessen und plötzlich fielen mir ganz viele Wörter nicht mehr ein und ich konnte die Sätze nicht so vollenden, wie ich es eigentlich wollte. Und da habe ich gedacht, ich, das ist irgendwie nicht richtig so. Wobei ich jetzt nicht gedacht hätte, dass ich zu dem Zeitpunkt schon irgendwie neun Metastasen im Hirn hatte. […]

In dieser Situation sind die Frauen auch für das soziale Umfeld offensichtlich *gezeichnet.*

Auch sind die Frauen durch Schmerzen *gezeichnet.* Neben Schmerzen ist die zunehmende Schwäche ein dominierendes Symptom in der letzten Lebensphase. Die Ursachen sind vielfältig. Unter anderem kann eine starke Gewichtsabnahme zur Erschöpfung führen: *Ich bin schwach geworden durch den ganzen Mist. Ich habe ja 14 Kilo abgenommen […].* Auf die Frage, wie es einer Frau unter palliativer Chemotherapie geht, antwortet sie:

Scheiße. Im Moment habe ich wirklich diese großen Probleme mit meiner körperlichen – ich will nicht sagen, Verfall – Schwäche, das zu akzeptieren.

Grundsätzlich zehren die Neben- und Auswirkungen der Therapien an der körperlichen Konstitution der Frauen. Die zahlreichen Symptome kosten Kraft und Energie. Das führt fast alle befragten Frauen dazu, allgemeine Veränderungen an sich wahrzunehmen, die oftmals mit dem Eindruck einhergehen, sich älter zu fühlen. Das fällt ihnen auf, wenn sie beispielsweise frühere Fotos anschauen:

Wenn ich Fotos von früher angucke (.) was ja das klingt ja ganz komisch, weil es sind ja nur drei Jahre (…) dann denke ich ganz oft ich bin alt geworden, (..)

Das Alter bekommt auch im Zusammenhang mit kräftezehrenden Therapien eine Bedeutung: […] Und auch wenn man das vielleicht nicht so merkt, auch wenn man nicht weiß, wie ich vorher war, ich merke es trotzdem, dass ich halt schon auch echt abgebaut habe. Aufgrund des Gefühls, körperlich abgebaut zu haben und schwach zu sein, beschreiben viele Frauen, sich durch die Brustkrebserkrankung und den damit verbundenen Auswirkungen älter zu fühlen als sie sind. Es zeigt sich, dass es einen Unterschied zwischen dem kalendarischem und dem gefühlten Alter gibt. Allerdings hat dies in Bezug darauf, *gezeichnet* zu sein, nur für die Frauen eine Bedeutung, die das gefühlte Alter als Belastung sehen.

[…] gerade nach der nach der Bestrahlung hatte, die Zeit hatte hier vorm Haus die Treppen hoch und im Haus die Treppen hoch. Ich kam kaum die Treppen hoch, also wie so eine 90-jährige Oma, war nicht viel langsamer als ich und ich habe mich wirklich am Geländer halt hochgezogen, sonst kam ich die Treppe gar nicht hoch oder in das Auto einsteigen […]

Der Vergleich mit einer *Oma* wird auch von anderen Frauen gewählt, schließlich sehen sie es als nicht normal an, mit 38, 48 und 54 Jahren einen Rollator und Hilfe zu benötigen.

> *[...] ich meine, ich finde, ich bin noch relativ jung, 54, ich komme mir aber wie 20 Jahre älter vor, wie so eine Frau, die (...) eine alte Oma, die Hilfe, Unterstützung und solche Sachen braucht [...]*

Hilfsmittel sind ein weiteres Merkmal, welches Frauen dazu bringt, sich *gezeichnet* zu fühlen. Das zentrale Phänomen wird nicht nur durch die eigenen Gefühle zum Körper oder am Körper sichtbare Veränderungen ausgelöst. Hilfsmittel wie ein Rollator oder ein Rollstuhl sind nicht versteck- oder kaschierbar, sie machen die Hilflosigkeit auch für Außenstehende sichtbar und erkennbar:

> *[...] Ich werde das nie vergessen. Unsere (...) Da war ich noch nicht wirklich richtig auf Schmerzmittel eingestellt und da bin ich mit dem Rollator (...) Mit meinem Mann und meinen Kindern sind wir wirklich nur zu Kaufland gegangen, die Blicke: Es war echt so unangenehm. Und es gab ja auch noch viele aus meinem Bekanntenkreis, ne, ein Teil arbeitet da, einen Teil trifft man ja sowieso immer beim Einkaufen. Und alles am Gucken. Ich denke (...) Für mich war das im ersten Moment (...) Und dann noch die Mütze. Also, es war (...) Für mich war das ganz schlimm, dieses Gefühl. Ich kam mir vor wie auf dem Präsentierteller, es war so widerlich [...]*

Viele Frauen, die eine Mütze bei Haarverlust tragen, aber auch solche, die entscheiden, sich ohne Kopfbedeckung zu zeigen, nehmen Blicke wahr, durch die ihnen das *Gezeichnet sein* unmittelbar bewusst wird. Die Reaktionen anderer führen dazu, dass sich die Frauen noch unwohler fühlen: *Für mich war das ganz schlimm dieses Gefühl.* Sie erfahren, wie es ist, als kranke Frau stigmatisiert zu werden.

> *[...] Und für mich verbinde ich von Krebs gezeichnet so: Ja, das Körpergefühl, das was ich selber sehe. Meine Narben. Und natürlich auch, ja. Die Seele. Ja.*

Es ist offensichtlich, dass das Körpererleben von Frauen mit einer fortgeschrittenen Brustkrebserkrankung in der letzten Lebensphase mit sichtbaren Veränderungen einhergeht. Mehrere Frauen sprechen von Narben – und meinen damit einerseits die tatsächlich (nach medizinischen Eingriffen) vernarbte Haut sowie andererseits sämtliche Veränderungen des körperlichen Befindens, welche sie in ihrem Körpererleben negativ beeinflussen:

> *Und man darf auch die Narben auf der Seele nicht vergessen, das ist ein wunder Punkt, ja. Dass man diese Krankheit eben trägt. Das ist eine sehr große Narbe, ja.*

Die Formulierung, die Krankheit zu ›Tragen‹, deutet darauf hin, dass die Frauen mit zunehmenden Einschränkungen im Verlauf der Erkrankung spüren, dass diese Belastungen in der letzten Lebensphase meist dauerhaft dazugehören.

Eingangs wurde bereits auf die Prozesshaftigkeit des Phänomens hingewiesen, welches mit *ein bisschen gezeichnet* beginnt. Dabei ist nicht das Ausmaß bzw. die Dimension des Phänomens entscheidend, sondern dass die körperlichen Veränderungen zu Beginn der fortgeschrittenen Krankheitssituation nur einen Teil der Persönlichkeit als erkrankte Frau betreffen. Je nach Intensität und Schnelligkeit des Progresses nehmen Phasen des Wohlbefindens ab, während das Leiden zunimmt. Das Gefühl, *gezeichnet* zu sein, entwickelt sich mit zunehmenden Metastasen, Therapien und Symptomen sowie den eigenen Bewertungen und Erfahrungen in dieser letzten Lebensphase: *Es hat schon seine Spuren hinterlassen.* Diese Spuren können, wie bereits zuvor erläutert, sowohl sichtbar als auch unsichtbar sein. Je weiter ihre Krankheit fortgeschritten ist, umso eher beschreiben die Frauen ihr Gesamtkörpererleben als *zerstört*, wie hier eindrücklich beschrieben wird:

> ***B.:*** *Ja. Also das, wobei ich jetzt noch nicht einmal die große Angst hatte vor Haarverlust, sondern diese ganzen Auswirkungen von Übelkeit, das Zerstören des Körpers und so. Das hat in mir große Angst ausgelöst. Muss ich schon sagen.*
> ***I.:*** *Was meinen Sie mit Zerstören des Körpers?*
> ***B.:*** *Ich meine, dass, man ist nicht mehr der Mensch der man vorher war. Wo ich Chemo bekam. Zumindest in dieser Stärke, die ich bekommen habe. Ich fand schon. Ich fand, ich hatte das Gefühl, auch nach dieser Chemo, ich hatte das Gefühl, total zerstört zu sein. Ich weiß nicht, wie ich das erklären soll, diese totale, als wenn man so ganz brach liegt. (…) Wie soll man das beschreiben? (4 Sek.). Es ist so ein Gefühl, also für mich war es so ein Gefühl als wenn ich einfach nur so, so gerade eben existiere.*

Die Krankheit zeichnet die Frauen durch den Fortschritt, aber auch durch die Auswirkungen unterschiedlicher Therapien; die Krankheit wird insgesamt sichtbar:

> *[…] ich möchte halt gerne gesund aussehen und das tut man einfach nicht, wenn man in so massiven Therapien ist. […].*

Das Sichtbarwerden der Krankheit kann jedoch auch positiv gesehen werden, und zwar dann, wenn es dem Verständnis und der Nachvollziehbarkeit für die jeweilige Situation der Frau dient.

> ***B.:*** *Das einzig gute ist, dass jetzt jeder glaubt, dass ich Krebs habe, weil vorher war das so, wie, du sollst Krebs haben, das sieht man gar nicht, du siehst ja gut aus. Das hat halt auch noch nicht alles zu sagen.*
> ***I:*** *Was ist daran gut, dass die anderen das sehen?*
> ***B:*** *Dass sie halt dann auch mehr Verständnis haben oder dass sie einem das abnehmen, einem glauben. Also es hat jetzt nie jemand direkt zu mir gesagt. Aber dass die Leute immer denken, es kann ja nicht so schlimm sein, wenn man noch gut aussieht. Also dass die Leute einem dann nicht glauben, dass man todkrank ist, dass man das nicht überleben wird. Und das glauben sie jetzt schon eher. […]*

Zunehmend erleben die Frauen ihren Körper als nicht mehr funktionsfähig. Die Schwäche wird daher zunehmend als körperlicher Verfall erlebt:

> **B.:** *Also wie gesagt, da kommt eben eines zum anderen. Dieses stückchenweise Sterben oder dieses bewusste Sterben, ja, und eben, ja, der körperliche Verfall (...) und (...)*
> **I.:** *Was ist das, der Verfall?*
> **B.:** *Ja, ist ja eben, weil ich ja keine Energie mehr so habe.*

Ein körperlicher Verfall äußert sich vor allem in einer völligen Erschöpfung, *dass körperlich nichts mehr, keine Anstrengung mehr möglich ist* und dass der Körper aufgrund jahrelangen Aushaltens der Metastasen und zahlreicher Therapien zerstört ist – so kommen viele Frauen an den Punkt, dass sie ihre Lebenssituation als *unerträglich* empfinden. Den *körperlichen Verfall* Stück für Stück zu spüren – einige betonen, dass dies bei *geistiger Klarheit* geschieht – bedeutet, dass der *Körper dahinsiecht* und dem Sterben immer näherkommt. Je mehr Spuren oder auch Zeichen den Frauen im Bewusstsein sind (sichtbar und spürbar), desto näher fühlen sie sich dem Sterben. Auch hierbei handelt es sich zunächst um ein Gefühl, welches ausschließlich die Frauen haben: *Wie nah ich dran bin [am Sterben] sieht man mir nicht an.* Allerdings scheint es für die Frauen ab einem gewissen Zeitpunkt ihrer Krankheit stimmig, wenn ihr Aussehen mit den inneren Gefühlen übereinstimmt: *Klar, durch die Krankheit, das ist jetzt so, ... da ist mir halt alles geraubt worden. Und das ist dann eben dieses Äußerliche wie das Innere gefühlt: Du baust immer mehr ab.*

> **B.:** *Also ich war immer stolz, dass ich nach außen noch so jung wirkte, hatte aber auch (...) Meine ganze Art war auch offen und locker. Und dass ich doch, weil ich jetzt auch körperlich (...) Es passt zu meinem Aussehen jetzt, dass ich so zusammengefallen bin, meine körperliche Verfassung passt auch jetzt zu dem Aussehen*
> **I.:** *Ah okay. Und vorher war das anders?*
> **B.:** *War das anders. Da war ich, ja, sage ich 60 oder auch vorher, jetzt 70, war ich (...) sah dann (...) ging aber eher wie 55 oder 60 durch als 70. Und jetzt gehe ich eher durch wie 80, 90, habe ich schon gesagt. Und das, ja so ein bisschen, ist albern, ist ja nur äußerlich, aber ist, ja, was einen alles einholt so, wo es einfach, es geht nicht mehr.*

Die Beschreibung *zusammengefallen* deutet auf eine gänzliche Veränderung des Körpererlebens hin, wie der folgende Interviewausschnitt aus einem Gespräch mit einer 46-jährigen Frau, die zwei Monate später verstarb, zeigt:

> **I:** *Was würdest du denn sagen, was, was sich so am meisten bei dir verändert hat, wenn du so über dich nachdenkst?*
> **B:** *Körperlich jetzt? Alles, also wirklich komplett.*

Das zentrale Phänomen *Gezeichnet sein* wurde hier unter dem Fokus des Körpererlebens skizziert. Es wurde gezeigt, wie verschiedene Facetten (verändertes Aussehen, spürbare Veränderungen, körperlicher Verfall) dazu führen, dass sich Frauen *Gezeichnet* fühlen. Je weiter die Brustkrebserkrankung fortschreitet, desto ausgeprägter ist das zentrale Phänomen.

Das *Gezeichnet sein* wird im Folgenden anhand der ursächlichen, kontextuellen und intervenierenden Bedingungen sowie der Strategien und Konsequenzen weiter konkretisiert. Der Gesamtüberblick zum *Gezeichnet sein* wird anhand des Handlungs- und Interaktionsmodells *(vgl. Abb. 8)* den weiteren Ausführen als Überblick vorangestellt.

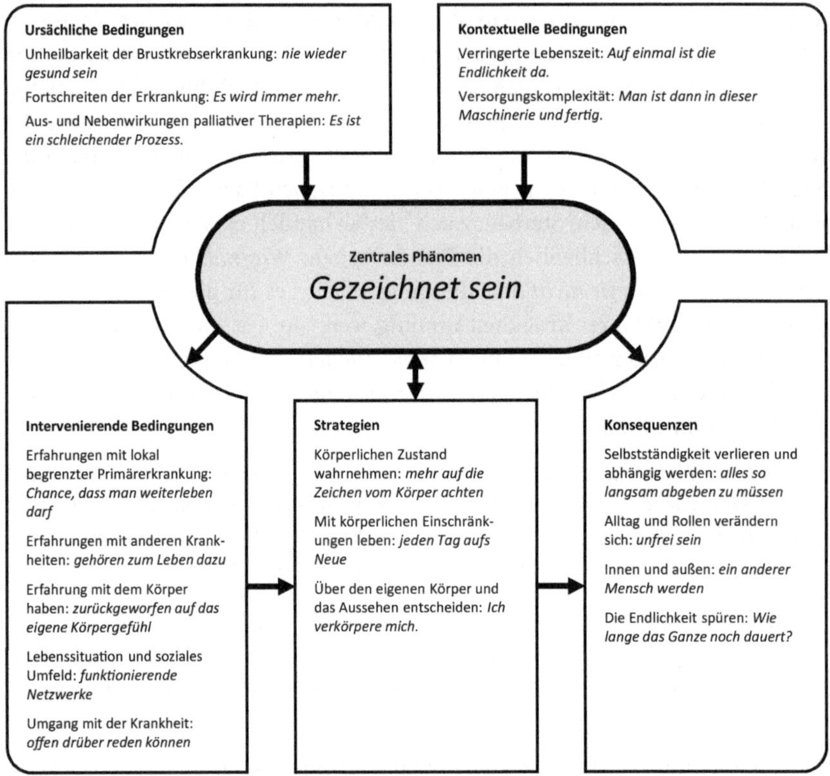

Abbildung 8: Handlungs- und Interaktionsmodell zum Körpererleben von Frauen mit fortgeschrittener Brustkrebserkrankung

5.1.1 Ursächliche Bedingungen

Bei den ursächlichen Bedingungen handelt es sich um »Ereignisse, Vorfälle, Geschehnisse, die zum Auftreten oder der Entwicklung eines Phänomens führen« (Strauss & Corbin 1998, S. 75). Somit stellt sich die Frage, wodurch das *Gezeichnet sein* ausgelöst wird. Hierzu zählen zuerst die Unheilbarkeit der Brustkrebserkrankung und die damit verbundene Wahrnehmung, *nie wieder gesund [zu] sein (vgl. Kap. 5.1.1.1).* Zugleich sind das Fortschreiten der Brustkrebserkrankung *(vgl. Kap. 5.1.1.2)* sowie die Aus- und Nebenwirkungen palliativer Therapien *(vgl. Kap. 5.1.1.3)* ursächlich für das Gefühl des *Gezeichnet seins.*

5.1.1.1 Unheilbarkeit der Brustkrebserkrankung: *nie wieder gesund sein*

Bei allen befragten Frauen ist die Brustkrebserkrankung fortgeschritten. Sie haben Metastasen oder einen exulzerierenden Tumor an der Brust. Das leibliche Erleben, unheilbar krank zu sein, sowie die Erfahrungen der individuellen Krankheitsgeschichten führen dazu, dass sich Frauen *gezeichnet* fühlen.

Auch wenn die Frauen im Verlauf ihrer Erkrankung unterschiedlich mit der Palliativsituation umgehen, stellt die Diagnose für alle eine plötzliche Zäsur dar. Unabhängig von dem Fortschritt der Erkrankung sowie der Schwere der Symptome ist den Frauen bewusst, dass sie nicht mehr gesund werden. Schließlich handelt es sich bei der Diagnose um einen *Krebs, der ja bleiben wird.* Die Frauen wissen um die Begrenzung ihrer Lebenszeit und dass der Behandlungsansatz nicht mehr kurativ, sondern bis zum Lebensende palliativ erfolgt. Eine Frau betont: *Ich bin und bleibe Palliativpatientin.* Somit markiert die Diagnose einen wichtigen Zeitpunkt in ihrem Leben: Von nun an ist es den Frauen nicht mehr möglich, nicht an die Erkrankung zu denken. Sie nimmt zunächst gedanklich viel Raum ein und wird im Verlauf aufgrund verschiedener körperlicher Veränderungen auch spürbar:

> *Nein (.) so ganz tritt die nie in den Hintergrund. Weil ich immer diese Momente der Erschöpfung habe.*

Beide Aspekte – die Gewissheit, nicht mehr gesund zu werden, sowie die Hoffnung, den Krankheitsfortschritt durch palliative Therapien minimieren zu können – verdeutlichen sich im folgenden Zitat:

> *Weil das Blöde ist, ich habe eine Tumorart, die kriegt man nicht weg. Die kann man nur runterdrücken, soweit es geht, aber die kriege ich nicht weg. Das heißt, ich werde nie wieder gesund sein. Ja und das ist halt das, was halt ziemlich auch immer so ein bisschen so auf den Magen drückt, dass man weiß, dass man es halt nicht wegkriegt. Man kann es halt nur kleinhalten und mal gucken und hoffen (klopft zweimal auf den Tisch), dass es auch klein bleibt.*

In diesem Zitat zeigt sich auch ein dritter, für diese Arbeit wichtiger Aspekt. *Nie wieder gesund* zu *werden* bedeutet nicht, nur kognitiv die zeitlich begrenzte Lebenssituation wahrzunehmen, sondern vielmehr, diese auch leiblich zu spüren. Die Beschreibung *immer so ein bisschen so auf den Magen drückt* lässt erahnen, dass unabhängig von Symptomen allein die Schwere und Ausweglosigkeit einer fortgeschrittenen Brustkrebserkrankung den Frauen physisch zusetzt.

Eine weitere Facette des *nie wieder gesund sein* spielt für diejenigen Frauen eine Rolle, die zuvor mit einer geheilten Brustkrebserkrankung symptomfrei gelebt haben. Sie haben mit einer fortgeschrittenen Krankheitssituation gar nicht oder zumindest nicht so schnell gerechnet und erleben diese Diagnose als *nächsten Tritt in den Hintern,* als plötzlichen und besonderen Schock.

> *Ich meine, bei der Ersterkrankung war das natürlich auch ein Riesenschock, weil ich auch überhaupt nicht damit gerechnet hatte. Wobei mit den Metastasen habe ich auch nicht gerechnet beziehungsweise nicht nach so kurzer Zeit. Ich wusste halt, okay, bei dem hormonrezeptorpositiven Brustkrebs, den ich ja hatte, da ist eigentlich die Wahrscheinlichkeit höher, dass man in einem längeren Zeitablauf dann nochmal einen Progress hat und eigentlich jetzt nicht unbedingt wie beim Tripelnegativ damit rechnen muss, dass vielleicht wirklich innerhalb von nächster Zeit wieder was ist. Deshalb war ich nochmal besonders geschockt, weil ich dachte, ja, vielleicht in 20 Jahren ist dann irgendwann mal was. Dass ich dann eigentlich nur ein Jahr Pause hatte und dann sofort eine Metastase, das war schon echt schockierend.*

Dabei erleben die meisten Interviewten die fortgeschrittene Diagnose schlimmer als die erste Brustkrebsdiagnose:

> *Und wenn du dann gesagt bekommst: Brustkrebs, wenn aber Metastasen auf Knochen und Leber und Niere und so sowas alles sind, dann ist es unheilbar. Bei Brustkrebs fällst du zuerst mal vom Stuhl runter, denkst du erst mal plopp, der erste Knaller und dass du dann noch gesagt bekommst, ganz trocken ruhig und lieb nett sage ich mal, hört sich blöde an aber er musste das ja auch sagen. Dann fällst du von der vierten Etage in den Keller runter im Krankenhaus so ungefähr.*

Viele Frauen blicken auf eine zum Teil jahrelange Behandlungsgeschichte der adjuvant behandelten Primärerkrankung zurück. Die Tatsache, *nie wieder gesund [zu] sein,* macht den größten Unterschied zwischen der Primärerkrankung und der fortgeschrittenen Krankheitssituation aus. Grundsätzlich nehmen alle Frauen die die initiale, adjuvant behandelte, und die spätere fortgeschrittene Brustkrebserkrankung separat wahr: *Ich habe praktisch zwei Feinde in meinem Körper* – damit ist einerseits die initiale Brustkrebserkrankung sowie andererseits die metastasierte Erkrankung gemeint. Sprechen die Frauen metaphorisch vom Feind, so sind sie froh, eine Ursache zu kennen, die sie handlungsfähig macht. Die Tatsache, unheilbar krank zu sein, bedeutet unabhängig vom Alter für fast alle Frauen eine emotionale Herausforderung. Sowohl junge Frauen mit kleinen Kindern als auch ältere Frauen hadern damit, eine fortgeschrittene Erkrankung zu haben. Eine über 85-jährige Frau sagt: *Mein Gott, was habe ich denn bloß verbrochen, dass ich (weint) (…).* Diese Aussage lässt darauf schließen, dass die Krankheit von einzelnen Frauen als ungerechtfertigte Strafe empfunden wird.

Vermutlich existieren unterschiedliche Erklärungsmuster (bspw. biografisch, religiös), diese wurden jedoch im Rahmen dieser Arbeit nicht erörtert.

Im Verlauf der Erkrankung bekommen die meisten Frauen weitere Metastasen, sodass sie immer wieder mit der endgültigen Diagnose konfrontiert sind. Die Frauen wissen um die unterschiedlichen Auswirkungen der verschieden lokalisierten Metastasen und überlegen für sich, mit welchen Metastasen sie am ehesten zurechtkämen.

> *Das ist auch vielleicht so eine Form von Optimismus. Ich habe immer gesagt: »Okay wenn schon eine Metastasierung, dann hätte ich als erstes gerne Knochen, als zweite Lunge, als dritte Leber«.*

Die Frauen assoziieren mit der Lokalisation der Metastasen unterschiedliche Therapien sowie auch Einschränkungen und Überlebenswahrscheinlichkeiten. Das Zitat zeigt, dass Frauen mit unterschiedlichen Metastasen entweder Hoffnung auf ein längeres Überleben (mit Knochenmetastasen) oder Sorge vor einem schnelleren Sterben haben. Am meisten fürchten sich Frauen vor Hirnmetastasen:

> *Ja, das schlimmste waren für mich die Hirnmetastasen. Das war für mich wirklich der absolute Megagau, weil das war das, vor dem ich immer wahnsinnig viel Angst habe. Weil ich auch so jemand bin, dem schon sein Intellekt sehr wichtig ist. Und dieses Gefühl oder diese Befürchtung, oh Gott, ich lande da irgendwann wie so ein Gemüse und kann gar nichts mehr und kann nichts entscheiden und alle anderen müssen Sachen für mich entscheiden. Oder ich kann mich nicht mehr mitteilen oder sowas, es kann ja alles sein. Oder diese krassen Persönlichkeitsveränderungen, die manche dann haben, wenn sie Hirnmetastasen kriegen. Also da hatte ich extrem Angst vor und das ist auch immer noch das Schlimmste.*

Die nachfolgende Beschreibung der ursächlichen Kategorie gibt vertiefte Einblicke, wie Frauen sich aufgrund von spezifischen Symptomen und dem Fortschreiten der Brustkrebserkrankung fühlen.

5.1.1.2 Fortschreiten der Erkrankung: *Es wird immer mehr*

Im Verlauf der Brustkrebserkrankung nehmen die Frauen den Krankheitsfortschritt wahr, da zunehmend Metastasen an unterschiedlichen Stellen im Körper auftreten, womit eine Vielzahl an verschiedenen Symptomen einhergeht – es wird *immer mehr:*

> *Ja, und dann ging es alles ziemlich schnell, dass ich operiert wurde, dann eben erst (…) Nein, erst die Bestrahlung und dann die Chemo. Vorher hatte ich erst Chemo, (…) dann (…) die OP und dann Bestrahlung, ja. Und jetzt hatte ich erst die (…) OP, (…) dann die Bestrahlung und dann die Chemo. Und ja. Und dann halt (…) die Diagnose, dass es*

immer mehr wurde. Dann hieß es von diesen dreien, die im Brustbein dasaßen, war im Bauch schon wieder eine Metastase entdeckt.

Das bedeutet, dass bei jeder weiteren Untersuchung, die entweder routinemäßig oder aufgrund von körperlichen Beschwerden durchgeführt wird, neue Metastasen gefunden werden können. Den Frauen wird somit bewusst, dass ihr Zustand nicht statisch bzw. stabil ist, sondern lediglich eine Momentaufnahme darstellt.

Zu Beginn der Erkrankung sind Frauen oftmals mit akuten, initialen Ereignissen konfrontiert, wie beispielsweise starken Rückenschmerzen aufgrund von Knochenmetastasen oder einem Krampfanfall aufgrund von Hirnmetastasen:

> *Und dann bin ich halt mit zwei Freunden, Bekannten bin ich einen Trinken gegangen und mein Mann kam dann nachher, nach hinterher und, aber als ich dann da gesessen habe, habe ich halt Krämpfe, so wie so eingeschlafenen Arm bekommen, bis hier zum Arm hoch und dann hoch zum Kopf und das zweite Mal eine viertel Stunde, halbe Stunde später so hatte es das Gleiche im Arm wieder und dann Oberkörper und, und hinten Rückenkrämpfe bekommen, Pobacke durch, Oberschenkel hinein und hier ganz seltsam jetzt »Irgendwas stimmt hier nicht wirklich« Und da es in einem Abstand von einer halben Stunde immer ungefähr gewesen ist, bin ich dann beim dritten Anfall gesagt »Komm lass uns zum Krankenhaus gehen«. Das Krankenhaus zehn Minuten Fußweg entfernt, also frische Luft denkst du ja auch »ist alles okay« und naja und dann sind wir auf der Straße gewesen, so knapp 50 Meter und dann habe ich da einen epileptischen Anfall bekommen. Ich hatte den ganzen Körper total verkrampft, nach vorne übergebeugt, mir lief so der Sabber aus dem Mund heraus, mein Kopf wackelte, wie, ja wie epileptischer Anfall halt, und dann […].*

Grundsätzlich sind solche initialen Momente meistens der Beginn eines dauerhaften Zustandes, in dem die Frauen mit diesen und weiteren Symptomen konfrontiert sind. Ereignisse wie der beschriebene Krampfanfall bleiben den Frauen im Gedächtnis, zumal sie den Auslöser für den Beginn der fortgeschrittenen Erkrankung markieren: *und das hat dann alles ans Tageslicht gebracht.*

> *Und da wurde auch bestätigt, dass an der Lunge nichts dran ist, dass das alles unauffällig ist und (…) also dass das wirklich eindeutig dieser Bestrahlungsschaden ist und das Zwerchfell betroffen war, was so meine Atemnot hervorruft und eben dass körperlich nichts mehr, keine Anstrengung mehr möglich war. Es hat mich (…) Es war traurig, aber ich lebte ja jetzt schon ein halbes Jahr damit. Und es war schlimm, aber beruhigte mich halt, dass eben (…) Bis da hieß es auch immer noch, auch bei den Untersuchungen, also Organe waren noch nicht befallen. Inzwischen steht fest, dass die Leber auch befallen ist jetzt.*

Metastasen nicht unmittelbar spüren zu können, ist für die Frauen ein furchtbares Gefühl: *[…] also das war schon sehr erschreckend, wie krass das fortschreitet, ohne dass man irgendwelche Symptome hat […].* Wie die angesprochene Lebermetastase in dem Zitat sind auch Hirnmetastasen zunächst symptomlos. Entweder werden klinisch unauffällige Metastasen diagnostiziert und sind dann im Bewusstsein der Frauen oder Symptome wie etwa starke Schmerzen führen erst zu einer medizinischen Abklärung mit einer anschließenden Feststellung von Metastasen. Metastasen in den Knochen, im Kopf, in der Lunge oder Leber machen sich im Verlauf unterschiedlich bemerkbar. Neben der Lokalisation der Metastasen und dem damit verbundenen Progress der Brustkrebserkrankung sind deren Symptome äußerst vielfältig und je nach Verfassung unterschiedlich intensiv. Schmerzen sind eines der häufigsten Symptome und kommen vor allem bei Knochenmetastasen vor. Manche Frauen beschreiben, immer Schmerzen zu haben, während andere den Schmerz zeitweise mit entsprechender Medikation *dämpfen* können. Auch Symptome stellen somit immer nur eine Momentaufnahme dar – körperliche Verschlechterungen können sich mit Linderung abwechseln.

Haben Frauen Knochenmetastasen, führen diese je nach Lokalisation und Ausmaß in erster Linie zu Schmerzen, die auch mit Bewegungseinschränkungen einhergehen können.

> *Ich konnte nicht laufen. Ich konnte ums Verrecken nicht laufen. Ich bin die erste Woche komplett mit dem Rollstuhl durch die Gegend gefahren. Die haben alles versucht, aber keiner hat irgendwo den richtigen Punkt … Dann kam der Anästhesist – also, bzw. der auch für die Medikamente (…) also die zu geben sind und in welcher Höhe und, und, und – kam dann und dann fragte er mich dann auch: »Kommen Sie mit dem und dem, was Sie da haben« (…)? Nein. Ich sage: »Ich habe Dauerschmerzen«. Ich könnte hier jedes Mal die Wände … Ich sage: »Ich will von dem Rollstuhl weg«. Okay. Das alte Sortiment komplett rausgeschmissen. Komplette alte Sortiment rausgeschmissen, das neue rein. Und dann hatte ich die am (…) genau, am Samstagmorgen (…) Samstagsmorgen haben wir damit angefangen und dann ging das los. Ich werde morgens (…) Ich (…) Dann ging das erst mal so schleppend und dann setze ich mich hin und bin wieder eingeschlafen und als ich wach war, war ich auf der rechten Seite gelähmt. Ich konnte ja nie wirklich auf der Seite liegen, weil das war vom Schmerz her gar nicht möglich.*

Bewegungseinschränkungen, die bis zur vollständigen Immobilität führen können, kommen auch bei zunehmenden Hirnmetastasen vor. Ebenso können je nach Lokalisation der Metastasen im Gehirn Wortfindungsstörungen auftreten.

Luftnot ist ein weiteres Symptom, welches die Frauen körperlich einschränkt und vor allem bei Metastasen der Lunge auftritt.

> *Ja, und die schwirren da irgendwie rum, also in der Lunge soll-. Ich habe heute Mittag, war ich auch schon bei, schon dabei, morgens und abends, jeweils zwei Stunden, ich brauche immer Sauerstoff, ich kriege ja kaum Luft. Und dann hat die Ärztin aber zu mir gesagt, »Frau [Name], seien Sie vorsichtig, dass Ihre Schleimhäute nicht austrocknen«. Und dann habe ich immer weniger, immer weniger, immer weniger und ich habe, wenn*

ich da draußen war, war alles okay da draußen der Sauerstoff und toi toi toi, da bin ich jetzt auch schon weiter. Die Lunge, alles war schon angegriffen.

Aber auch bei fortgeschrittenen Lebermetastasen kann es aufgrund einer Flüssigkeitsansammlung im Bauchraum (Aszites) zu Luftnot kommen, wobei der Bauchumfang sichtbar zunimmt und ein Druckgefühl sowie Schmerzen auftreten.

I.: *Wie fühlt sich der Bauch an?*
B.: *Ja, fürchterlich aufgeblasen (6 Sek.) ich wünschte mir er wäre kleiner (.) dass ich wieder richtig atmen kann. Das heißt atmen kann ich ja, aber (...)*
I.: *Drückt das?*
B.: *Beim Essen (...) Wenn ich sitze, ja dann, so ist das (...)*

Häufig haben Frauen mehrere und unterschiedlich lokalisierte Metastasen, sodass sie von verschiedenen Symptomen betroffen sind. Zudem erleben Frauen insbesondere am Lebensende, wenn palliative Chemotherapien oder Hormontherapien abgesetzt werden, ein erweitertes Ausmaß ihrer fortgeschrittenen Brustkrebserkrankung. Metastasen können dann ungehindert wachsen; beispielsweise beschreibt eine Frau die Metastase im Bauchraum als *Knolle*, die sie ertasten kann. Wie es sich anfühlt, eine wachsende Metastase zu spüren, zeigt das nächste Zitat sehr eindrucksvoll:

Ja, und dann ging es immer weiter bergab, ach so ja, dann wurde das Faslodex[76]*, was ich immer bekommen hatte, wurde dann abgesetzt, und äh dann habe ich nur noch Bisphosphonate*[77] *gekriegt, und die krieg ich bis jetzt, und dann ja müssen wir gucken, ja und dann wurde auf einmal die Schwellung im Bauch so groß, dass ich also, dass die Leber sich sehr vergrößerte und das war dann (.) das Ende vom Lied, und jetzt vegetiere ich hier dahin und soll jetzt auch demnächst auf eine Palliativstation verlegt werden (5 Sek.) und sonst weiß ich im Moment gar nichts (...).*

Neben Metastasen kann sich der Progress der Brustkrebserkrankung auch in Form einer exulzerierenden Wunde zeigen, indem der Brustkrebs aus untenliegenden Gewebeschichten die Haut durchbricht. Keine der Frauen schildert, wie ihre Wunde aussieht – außer diese sei *wieder ein bisschen offen*. Sie teilen lediglich mit, dass diese sichtbar ist. Es fällt ihnen offensichtlich schwer, darüber zu sprechen.

I.: *Und hat sich an der Brust was verändert, äußerlich?*
B.: *Ja, man sieht das, klar.*
I.: *Sie sehen das.*

76 Faslodex ist ein Medikament zur Behandlung von Hormonrezeptor (HR)-positivem metastasiertem Brustkrebs bei postmenopausalen Frauen mit Krankheitsprogression.

77 Bisphosphonate werden beim fortgeschrittenen Brustkrebs unter anderem eingesetzt um Schmerzen zu reduzieren und Knochenbrüche zu verhindern.

B.: Ja, ja, aber kann ich mit leben.
I.: Und wenn Sie sich im Spiegel (…)? Sie sagen, Sie sind so eine Verdrängerin.
B.: Ja.
I.: Verdrängen Sie es dann auch, hinzuschauen und zu sehen (Befragte lacht), dass da jetzt etwas anders ist, oder gehört das für Sie dazu, dass Sie das gut können?
B.: Nein, also ganz ehrlich, ich habe es in der Zeit, wo ich das verdrängt habe, habe ich das wirklich, ja, nicht angeguckt bewusst, weil ich damit nicht konfrontiert werden wollte.

Anhand der ursächlichen Bedingung *Es wird immer mehr* wurde gezeigt, dass der Krankheitsprogress als Ursache dafür gilt, dass sich Frauen *gezeichnet* fühlen. Schließlich machen sich Metastasen, deren Symptome sowie eine Exulzeration an der Brust leiblich bemerkbar. Ebenso erleben Frauen die Aus- und Nebenwirkungen palliativer Therapien, wie nachfolgend dargestellt wird.

5.1.1.3 Aus- und Nebenwirkungen palliativer Therapien: *Es ist ein schleichender Prozess*

Bei Frauen mit einer fortgeschrittenen Brustkrebserkrankung beginnt mit der erneuten Diagnosestellung in der Regel eine dauerhafte Therapiephase, die mit unterschiedlichen Aus- und Nebenwirkungen einhergeht. Die Frauen erhalten zur palliativen Therapie der metastasierten Erkrankung Chemotherapien, Strahlentherapien, Immuntherapien, Bisphosphonate und Schmerzmedikation. Die zum Teil jahrelange Behandlung – erlebt als *schleichender Prozess* – umfasst oft eine hohe Anzahl an Therapien bzw. Zyklen:

> *Am Dienstag habe ich wieder Navelbine und 5-FU*[78] *bekommen und dieses Mal hat es mich richtig umgehauen. Ich bin so erschöpft und mir ist schlecht, kann mich kaum aufraffen irgendetwas zu tun. Gestern war es ganz schlimm. Ich frage mich, wie lange der Körper so was aushält. Es war seit Juli 2016 der 109. Chemotermin.*

Für die durch die palliative Therapie gewonnene Lebenszeit und Symptomkontrolle nehmen die Frauen auch einschränkende Nebenwirkungen in Kauf. Dazu zählen beispielsweise, wie im vorherigen Zitat angedeutet, eine krebsbedingte Fatigue. Fatigue äußert sich in unterschiedlich starken und dauerhaft ausgeprägten Erschöpfungszuständen und einer Kraftlosigkeit, den Alltag wie gehabt zu gestalten, wie alle Frauen beschreiben.

> *[…] Chemotherapie, das schlaucht ja und wenn ich von der Bestrahlung komme, ich bin im Taxi fast eingeschlafen so kaputt war ich dann anschließend. Und dann eben von [Ort] her, so weit ist das ja eigentlich gar nicht. Dann konnte ich schlafen. Tagsüber haben die mich auch schon hier aufgeweckt. Sie dürfen jetzt aufstehen. Oh, sind wir schon da? Also, man ist geschafft.*

---

78 Navelbine® (Vinorelbin) und 5-FU sind Chemotherapeutika und werden gemeinsam als Erstlinien-Therapieschema des metastasierten Mammakarzinoms eingesetzt.

Auch wenn die Frauen stets auf der Suche nach den Ursachen ihrer Beschwerden sind *(vgl. Kap. 5.1.4.1)*, sind nicht alle Symptome immer eindeutig den jeweiligen Therapien zuzuordnen. In der Regel gehen u. a. Chemotherapien neben Fatigue auch mit Übelkeit, Gewichtsverlust, Haarverlust und Taubheitsgefühlen in den Händen und Füßen einher – die Frauen beschreiben ein Gefühl des *Kribbelns.* Letzteres Symptom, das Hand-Fuß-Syndrom bzw. die chemotherapieinduzierte Polyneuropathie, kann wiederum aufgrund der Parästhesien zu Stürzen führen, bei Frauen mit Knochenmetastasen können so schnell Frakturen entstehen.

Und ja das hatte sich eigentlich, dann haben sich hier und da Metastasen gebildet, und äh jetzt in (.) im vergangenen Jahr wie gesagt habe ich die Chemo gekriegt, und die Chemo hat dafür gesorgt, dass ich nicht mehr, dass ich kein Gefühl in Händen und Füßen hatte. Und das hat mich dann sehr zurückgeworfen (.) und das, dadurch bin ich dann im April gefallen und habe mir wie gesagt den Fuß gebrochen, den Mittelfuß. Und ja, und das hat mich dann total umgeworfen.

Je häufiger Chemotherapien verabreicht werden, desto mehr kann diese Therapieform auch die Nieren schädigen. Einige Frauen benötigen im Verlauf Harnleiterschienen und haben Angst vor einem Nierenversagen.

Auch wenn die Frauen bereits eine Bestrahlung im Rahmen der kurativ intendierten Behandlung ihrer Primärerkrankung erhalten haben, sind die Erfahrungen mit einer palliativen Strahlentherapie nicht vergleichbar. Dies liegt vor allem an den unterschiedlichen Lokalisationen der Therapie: Die Auswirkungen einer Brustbestrahlung sind weniger belastend schädigen innere Strukturen weniger als die Aus- und Nebenwirkungen einer Kopfbestrahlung oder der Bestrahlung der Lunge beim metastasierten Mammakarzinom. Eine Bestrahlung des Zwerchfells kann bei Lungenmetastasen zu Luftnot führen:

B.: *Und ja, mein ganzer Alltag war unheimlich eingeschränkt.*
I.: *Wie genau?*
B.: *Dass ich einfach keine Kraft mehr hatte, weil ich einfach nicht atmen konnte. Nach zwei, drei Schritten musste ich Pause machen, wieder durchatmen. Dann ist (…) Im (…) Dezember bin ich (…) eingeliefert worden ins Krankenhaus mit Verdacht auf Lungenembolie, die sich nicht bestätigt hatte. Dann im Januar ist noch mal, oder ist dann der rechte Herzkatheter gesetzt worden, um die Funktion der Lunge genau zu überprüfen, Lungenspiegelung und alles, was mit der Lunge zusammenhängt. Und da wurde auch bestätigt, dass an der Lunge nichts dran ist, dass das alles unauffällig ist und (…) also dass das wirklich eindeutig dieser Bestrahlungsschaden ist und das Zwerchfell betroffen war, was so meine Atemnot hervorruft und eben dass körperlich nichts mehr, keine Anstrengung mehr möglich war.*

Eine Kopfbestrahlung geht mit Haarverlust, aber u. a. auch mit Wortfindungsstörungen einher:

B.: An sich nicht aber, es waren die gleichen Bestrahlungsgeräte und alles aber das im Kopf wirkt das halt einfach ganz anders. Du kriegst auf einmal Wortfindungsschwierigkeiten. Es ist schon die Schaltzentrale, wenn die behandelt wird ist schon etwas heftiger.
I.: Das haben sie gemerkt?
B.: Ja das habe ich ganz schön heftig gemerkt. Weil an der Brust habe ich überhaupt nicht gespürt, das war überhaupt kein Problem, außer wie halt nach der Bestrahlung, dass ich ja ein bisschen schlapp war, halt kaputt war. Aber es ist ja auch kein Problem. Aber im Kopf das war schon eine andere Hausnummer (4 Sek.). Und, und, und sie sind wieder ausgefallen und das was scharf ist, einfach meine, meine Frisur. Gucken Sie mal im Nacken>
I.: Ah da hinten sind ein paar geblieben.
B.: Da kommen die hervor, der Rest lässt noch sehr auf sich warten (lacht).

Medikamente wie beispielsweise hochdosiertes Kortison können bei Einnahme zu einer vorübergehenden Gewichtszunahme führen, die die Frauen auch in ihrem Gesicht wahrnehmen.

B.: Also, ich habe Tage nach der Chemo (klopft mit Handfläche auf Tisch), da hat man die Kortison-Fresse. Da fühle ich mich dann äußerst hässlich, da (…)
I.: Was sehen (…) Wie sehen Sie sich dann im Spiegel?
B.: Rot, nur rot, also, ich sehe aus wie so ein (…) Monster mit Bluthochdruck, ja.

Die zahlreichen Therapien, die Frauen mit fortgeschrittenem Brustkrebs erhalten, haben diverse körperliche Veränderungen zur Folge, die zum Teil vorübergehend, zum Teil aber auch dauerhaft sind:

Was die Chemo kaputt gemacht hat wird bleiben. Grundsätzlich merken die Frauen, dass ihr Körper leidet: die Dauertherapie macht einiges mit dem Körper […].

Nachdem die Ursachen für das zentrale Phänomen dargestellt wurden, folgen nun die kontextuellen Bedingungen, die sich auf das *Gezeichnet sein* auswirken.

5.1.2 Kontextuelle Bedingungen

Als Kontext bezeichnen Strauss und Corbin (1996) »eine spezifische Reihe von Eigenschaften, die zu einem Phänomen gehören« (ebd., S. 75). Der Kontext »stellt den besonderen Satz von Bedingungen dar, in dem die Handlungs- und interaktionalen Strategien stattfinden« (ebd.). Anhand der Frage ›Was wirkt sich auf das Phänomen aus?‹ lässt sich im Kontext von *Gezeichnet* sein eine Kategorie ermitteln, die als Bedingung für die Kernkategorie gilt. Die Tatsache, unheilbar krank zu sein, führt bei den Frauen zu einem Bewusstsein ihrer Endlichkeit und sie versuchen, mit dieser neuen Lebenssituation und einer verringerten Lebenszeit umzugehen *(vgl. Kap. 5.1.2.1)*. Es zeigt sich, dass Frauen in der letzten

Lebensphase in eine Versorgungskomplexität eingebunden sind, die sie selbst als Maschinerie wahrnehmen, was sich wiederum auf ihr Verhalten auswirkt *(vgl. Kap. 5.1.2.2).*

5.1.2.1 Verringerte Lebenszeit: *Auf einmal ist die Endlichkeit da*

Dass es sich bei einer fortgeschrittenen Brustkrebserkrankung um eine unheilbare, zumeist lebensverkürzende Krankheit handelt, ist bereits aus den ursächlichen Bedingungen deutlich geworden. Ursächlich deshalb, weil die Erkrankung sowie die damit verbundene Behandlungsgeschichte bei den Frauen unmittelbar zum Erleben des *Gezeichnet seins* führen. Zugleich ist die lebenslimitierende Erkrankung auch eine kontextuelle Bedingung, da sie eine Eigenschaft des Phänomens darstellt und damit als Bedingung für Strategien gilt. Grundsätzlich beschäftigt es die Frauen, wieviel Lebenszeit ihnen noch bleibt, insbesondere dann, wenn nicht mit ihnen über Zeiträume gesprochen wurde.

> *Und auf einmal ist die Endlichkeit da. Du hast Angst um dich selber. Du hast ein Stück Todesangst in dir, weil du nicht weißt, wie geht es weiter. Sterbe ich sofort? Habe ich noch ein halbes Jahr Zeit? Habe ich ein Jahr? Wie viele Jahre habe ich überhaupt? Du machst dir so diese Gedanken [...].*

In allen Interviews finden sich Textstellen, in denen die Frauen ihre Diagnose mit dem Sterben bzw. dem Tod assoziieren. Die Frauen haben ein feines Gespür, wie mit ihnen gesprochen wird. Es ist belastend für sie, wenn sie, wie im folgenden Beispiel (Gespräch mit einer Radiologin), die Diagnose beiläufig mitgeteilt bekommen:

> *Nur dann auf einmal diktierte sie halt so, dass sie Lymphknoten und Metastasen entdeckt hatte und schon soundso groß und so den Bericht dann aufgesetzt. Und dann guckt sie so mich an und sagt: »Ja, Sie haben es ja jetzt gehört, was ist«. Ja, (...) da war ich natürlich fertig [...].*

Nochmals erschwerend kommt hinzu, wenn eine die Mitteilung einer ungünstigen Diagnose zudem eine konkrete zeitliche Prognose enthält, wie das Beispiel einer anderen Frau zeigt:

> *Und dann halt ins Krankenhaus. Direkt rein, ein paar Minuten später dann da gewesen und dann haben die ein CT gemacht und dann haben die 25 Metastasen im Kopf entdeckt (...) das war dann der nächste Tritt in den Hintern. Dann hat dieser Blödmann von Arzt, ich habe das gar nicht so mitbekommen was er ja gar nicht so darf an sich. »Ja, das ist eine einstellige Lebenserwartung, ein Jahr vielleicht noch« (lacht) ja.*

Das Mitteilen einer verbleibenden Lebenszeit führt dazu, dass die Frauen ein bestimmtes Datum vor Augen haben, wie der folgende Post einer Bloggerin[79] im November 2020 eindrücklich beschreibt:

> *Sie haben eine Durchschnittsüberlebenszeit von zwei Jahren«, sagte mir kurz nach meiner Diagnose 2013 ein Arzt auf den Kopf zu. Ehrlich – direkt – brutal. Wohl eine der schlimmsten Nachrichten, die man im Leben erhalten kann. Ich war starr vor Schreck, rang nach Luft und die Tränen suchten sich langsam ihren Weg über mein Gesicht. »Ja, das war ›nur‹ eine Prognose. Keiner kann hellsehen. Niemand ist Statistik.« – man versucht sich die bittere Vorhersage schönzureden. Doch, das wollte mir nicht so recht gelingen. Zu tief saß der angstbehaftete Anker im Kopf. Vor meinem geistigen Auge riss ich jeden Tag ein Kalenderblatt ab. Bis – ja bis die zwei Jahre der Lethargie um waren, in denen ich mich vor allem aufs Sterben vorbereitet hatte.*

Die Art der Diagnosemitteilung und die Wortwahl der Mediziner*innen bleibt den Frauen entweder positiv oder negativ im Gedächtnis. Diejenigen, die eine Diagnose und Prognose schonungslos mitgeteilt bekommen haben, sind ab diesem Zeitpunkt mit einer vermeintlich konkret verbleibenden Lebenszeit konfrontiert. Je näher solch ein Datum kommt, aber auch wenn die Endlichkeit im Verlauf der Erkrankung spürbar wird, ergeben sich als Konsequenz Fragen und Themen, die die allerletzte Lebenszeit betreffen *(vgl. Kap. 5.1.5.4)*. Dagegen kann eine medizinische Aufklärung auch als hilfreich empfunden werden. Eine Frau erzählt, dass der Hinweis eines Arztes, sie solle sich vorstellen, eine chronische Erkrankung wie beispielsweise Diabetes zu haben, ihr geholfen habe. Damit können sie *schon noch länger leben*, ein konkreter *Zeitraum* wurde ihr aber nicht gesagt: *[…] er hat halt gesagt das kann schnell gehen, das kann aber auch noch zehn, fünfzehn, er weiß es nicht wie lange, dauern […]*. Das Wissen um die Diagnose bzw. Prognose bringt die Frauen dazu, sich mit ihrer Endlichkeit zu beschäftigen *(vgl. Kap. 5.1.5.4)* – bislang gab es dazu für sie als gesunde oder aber als erkrankte Frau mit Heilungschancen keinen Anlass. Oftmals reagieren Frauen kurz nach der Diagnose damit, sich unspezifisch und diffus mit dem Lebensende zu beschäftigen. Ohne zunächst ein Gespür dafür zu haben, äußern sie, sich *der Wahrheit stellen* zu wollen, indem sie Dinge aussortieren, die nicht mehr gebraucht werden, eine Vorsorgevollmacht und ein Testament erstellen, Adressen zusammentragen, damit die ihnen wichtige Menschen nach dem Ableben informiert werden können, oder auch eine Grabstätte aussuchen.

Weil die Konfrontation mit der Endlichkeit zu Beginn der Erkrankung noch spekulativ ist, dominiert die Auseinandersetzung mit palliativen Therapien, wodurch sie wahrnehmen in eine Versorgungskomplexität eingebunden zu sein, wie die nachfolgende Kategorienbeschreibung zeigt.

---

79 Quellenangabe auf ausdrücklichen Wunsch von Claudia Altmann-Pospischek: https://www.facebook.com/claudiascancerchallenge.

5.1.2.2 Versorgungskomplexität: *Man ist dann in dieser Maschinerie und fertig*

Aufgrund der fortgeschrittenen Krankheitssituation ist eine Heilung nicht mehr möglich, weshalb die Frauen eine Behandlung und Begleitung nach palliativen Grundsätzen erhalten. Innerhalb dieser kontextuellen Kategorie zeigt sich, dass alle Frauen stark in palliativmedizinische Verläufe eingebunden sind. Zur Versorgungskomplexität gehören diagnostische Maßnahmen, zahlreiche palliative Therapien (Schmerz-, Chemo-, Strahlen-, Antihormon-, Bisphosphonattherapie) und begleitende Therapien wie beispielsweise Lymphdrainage und Physiotherapie. Einige Frauen haben zu Beginn ihrer fortgeschrittenen Brustkrebserkrankung an einer Rehabilitationsmaßnahme teilgenommen.

Zudem gestaltet sich die Frage nach spezialisierter ambulanter oder stationärer Palliativversorgung als komplex. Damit ist auch die Suche nach dem letzten Lebensort verbunden. Folgendes Zitat zeigt im Kontext von Palliative Care auf, dass die Frauen ein bestimmtes Bild von ›palliativ‹ haben, nämlich zunächst das eines technischen Ablaufes, indem sie sich oftmals selbst machtlos, abhängig und ausgeliefert fühlen: *Man ist dann in dieser Maschinerie und fertig, kann man eh nicht ändern.* Zwar haben sich die Frauen bewusst auf eine Palliativversorgung eingelassen, dennoch scheinen sie aufgrund der Ausweglosigkeit ihrer gesundheitlichen Situation keine andere Wahl zu haben.

Dadurch, dass viele Frauen eine lange Odyssee von Abklärungen und Fehldiagnosen hinter sich haben – ein typisches Beispiel stellen Knochenschmerzen dar, die bei vielen Frauen zunächst orthopädisch behandelt wurden – sind sie dafür sensibilisiert, wie mit ihnen umgegangen wird. Die Frauen betonen, dass sie auf Ärzt*innen angewiesen sind, die richtig diagnostizieren und handeln. Sie suchen daher aktiv nach professionellen Unterstützer*innen, was einen kräftezehrenden Prozess darstellen kann. Kräftezehrend auch deshalb, weil sie sich selbst zuständig fühlen, die Vielzahl an beteiligten Spezialist*innen zu koordinieren:

> *Jetzt halt hoffen wir, dass wir jetzt auch noch die Metastasen soweit runterkriegen oder die Zellen, die Krebszellen von den Metastasen soweit runterdrücken, dass ich dann definitiv erst mal bisschen freier dann von dem ganzen Kram bleibe, es sei Chemo oder Bestrahlung, weil ich muss ganz ehrlich sagen: Ich habe langsam auch nicht mehr die Kraft. Weil seit März diesen Jahres bin ich nur im Ärztemarathon.*

Alle Frauen haben zahlreiche Erfahrungen mit palliativen Therapien gemacht, viele der Interviewten befinden sich in *Dauertherapie: Also insgesamt glaube ich, bin ich schon bei 70 Chemos. Und das wird nie aufhören […].* Sie machen die Erfahrung, dass es zahlreiche Therapien und medizinische Weiterentwicklungen gibt:

Es gibt Momente, da hab' ich das Gefühl, ›war es das jetzt?‹ oder ›soll das wirklich schon alles gewesen sein?‹... Das sind nur Momentaufnahmen in meinem Kopf. Denn Sekunden später sind diese Gedanken weg. Dann wische ich mir meine Tränen aus meinem Gesicht und weiß, dass es weiter geht. Es gibt eine neue Therapie und wieder eine und wieder eine. Ich weiß, dass die Medizin nicht stehen bleibt und gerade jetzt gibt es viel Neues, was wir ausprobieren können. Dann bin ich wieder optimistisch und auf die neuen Therapien gespannt. Aber alles mit einem weinenden und einem lachenden Auge.

Mit palliativen Therapien verbinden sie die Chance, dass zwar *nur* – aber immerhin – ein *Rauszögern* von Lebenszeit möglich ist, bis sie an einen Zeitpunkt kommen, wo es keine lebensverlängernden Therapieoptionen mehr gibt: *so ziemlich Ende Gelände was in Sachen Bestrahlung geht.*

So wie die Frauen bereits in der adjuvanten Behandlungssituation ihrer Brusterkrankung in medizinischer Betreuung waren, werden sie auch im fortgeschrittenen Stadium engmaschig kontrolliert. Alle interviewten Frauen nehmen neben Therapien auch regelmäßig Kontrolltermine zur Verlaufskontrolle wahr. Neben der Hoffnung auf einen langsamen Krankheitsverlauf ermöglichen diese Maßnahmen der Diagnostik und Therapie auch ein Gefühl von Sicherheit. Gleichzeitig machen Untersuchungen Angst, dass die Erkrankung weiter fortgeschritten ist. Insbesondere die Wartezeit ist für die Frauen unerträglich.

Allerdings gibt es auch Frauen, die die umfassenden Leistungen des Gesundheitssystems erst spät in Anspruch nehmen. Anders als bei Frauen mit Metastasen entscheiden sich Frauen mit einer exulzerierenden Wunde oftmals spät dazu, medizinische Unterstützung anzunehmen. Eine Frau erzählt, dass sie zwei Jahre lang körperliche Veränderungen bemerkt und daher geahnt hat, eine fortgeschrittene Erkrankung zu haben. Mit der erneuten Diagnosestellung beginnt für alle Frauen eine palliative Behandlung, sie sind dann eingebunden in einen *terminlich-medizinisch agierenden Apparat.*

Während die medizinische Palliativversorgung einen großen Stellenwert im Leben der Frauen einnimmt, sind sie aufgrund ihres Gesundheitszustandes auch mit zunehmender Pflegebedürftigkeit konfrontiert *(vgl. Kap. 5.1.5.1).* Viele Frauen gelangen an einen Punkt, an dem sie pflegerische Unterstützung benötigen und einen Pflegegrad haben.

5.1.3 Intervenierende Bedingungen

Unter intervenierenden Bedingungen verstehen Strauss und Corbin (1998) die »strukturellen Bedingungen, die auf die Handlungs- und interaktionalen Strategien einwirken, die sich auf ein bestimmtes Phänomen beziehen« (ebd., S. 75), sie »erleichtern oder hemmen die verwendeten Strategien innerhalb eines spezifischen Kontexts« (ebd.). Inwieweit Frauen mit einer fortgeschrittenen Brustkrebserkrankung mit diversen körperlichen Veränderungen umgehen, wird von verschiedenen Faktoren beeinflusst. Dazu zählen Erfahrungen mit der zuvor kurativ behandelten Brustkrebserkrankung *(vgl. Kap. 5.1.3.1)*, Erfahrungen mit anderen Krankheiten *(vgl. Kap. 5.1.3.2)*, die Beziehung zum eigenen Körper *(vgl. Kap. 5.1.3.3)*, die Lebenssituation und das soziale Umfeld *(vgl. Kap. 5.1.3.4)* sowie der persönliche Umgang mit der fortgeschrittenen Krankheitssituation *(vgl. Kap. 5.1.3.5)*.

5.1.3.1 Erfahrungen mit der lokal begrenzten Brustkrebserkrankung: *Chance, dass man weiterleben darf*

Die Primärerkrankung, also der zunächst lokal begrenzte und damit heilbare Brustkrebs, ist für all diejenigen Frauen, bei denen die Krebserkrankung bei Erstdiagnose nicht fortgeschritten war, auch in der letzten Lebensphase nach wie vor präsent. Der Grund dafür liegt im *Ursprung* ihrer aktuellen Situation, weshalb sie auch ihre Erzählungen *von vorne beginnen* wollen. Auch wenn die Erstdiagnose für viele Frauen ein Schock war, so hatten sie Vertrauen in die Therapien und waren in Bezug auf die Heilung optimistisch und hoffnungsvoll. Eine Frau vergleicht die adjuvante mit der palliativen Situation und meint, es handele sich um *zwei verschiedene Paar Schuhe*. Aufgrund der Heilungsmöglichkeit der primären Erkrankung sah sie *Licht am Ende des Tunnels*.

> *Und dass ich dann diese Diagnose kriegte, war dann wohl schon ziemlich hart. Hat mich geschockt aus der ganzen Situation heraus, war für die Kinder ganz schlimm. Ja, gut, meine Güte, ja, ist jetzt Brustkrebs, haben viele. Einige müssen sterben. Oft hieß es immer, junge Menschen müssen eher sterben, weil die Zellen ja anders wachsen noch als beim älteren Menschen. Und (...) also es war schon schlimm und es war traurig, aber ich war eigentlich sehr optimistisch. Meine Güte, Brustkrebs, (...) ist eine Chance, dass man weiterleben darf [...].*

Den Frauen ist bewusst, eine häufige Erkrankung zu haben, für die es zahlreiche Therapien gibt. Manche berichten von dem Gedanken, *zum Glück* Brustkrebs zu haben und *dankbar* zu sein, da *[...] es so viele Medikamente und Therapien gibt und geforscht wird [...]*. Alle Frauen haben je nach Tumoreigenschaft verschiedene Operationen sowie systemische und Strahlentherapien erhalten und können somit auf diverse Erfahrungen zurückblicken. Im Vordergrund stehen dabei die körperlichen Auswirkungen der operativen Verfahren sowie der durch bestimmte Chemotherapien ausgelöste Haarverlust. Retrospektiv bewerten die meisten Frauen ihren Haar- sowie den teilweisen oder kompletten Brustverlust als nicht schlimm – dies äußern sie jedoch vor dem Hintergrund ihrer aktuellen Situation, in der sie zunehmend *gezeichnet* sind. In zahlreichen Beispielen wird jedoch deutlich, dass die Frauen auch in der adjuvanten Behandlungssituation unter den körperlichen Veränderungen *gelitten* haben. Eine Frau, die zunächst zweimal brusterhaltend operiert wurde und der schließlich die Brust entfernt wurde, sagte:

> *Und das ging dann nach der ersten brusterhaltenden Therapie ganz gut, also 2015 bei der Ersterkrankung. Da habe ich jetzt auch keine speziellen Ausgleichsteile im BH oder sonst was gebraucht, sondern das ging eigentlich noch echt gut. [...] Und als ich dann 2017, also Ende 2017 dieses Rezidiv in der Brust hatte, also die gleiche Brust, haben die versucht das nochmal brusterhaltend zu operieren. Das sah auch echt nicht gut aus [...] Also, da habe ich auch gleich gesagt, nein, also dann Brust ganz ab. [...] habe mich auch echt so unwohl gefühlt mit dieser zweiten brusterhaltenden OP. Wobei dann letztlich die Mastektomie war dann auch nicht besser oder ist noch schlimmer. [...]*

Auch für eine andere Frau nach Mastektomie ist die Welt zusammengebrochen:

> *Das war nur ein kleiner Schnitt, aber dann war es halt, naja, so endgültig. Und dann war ich total durchschnitten. Ich bin mir vorgekommen wie Frankensteins Tochter.*

Zwei Frauen berichten zudem von ihren Erfahrungen, mit den Auswirkungen einer Rekonstruktions-Operation zu leben. Nach dem eigentlich als Schönheitsoperation gedachten Eingriff hadern die Frauen mit dem Silikongefühl, da sich ihre Brust immerzu kalt und schwer anfühlt. Aus Sorge vor weiteren Narben haben sich viele Frauen bewusst gegen eine Rekonstruktion der Brust nach Mastektomie entschieden. Andere haben sich auf Wunsch beide Brüste entfernen lassen:

> *Und gut, OP stand an, ich wurde operiert, erst mal nur brusterhaltend. Dann stand die Frage im Raum: Brust ab? Habe mich dann damit auseinandergesetzt, obwohl ich gesagt habe: Okay, eine ab, das ist doof, dann läufst du im Kreis, also das kannst du mit deinem Kopf nicht, sage: Entweder beide oder gar keine.*

Viele Frauen haben sich intensiv mit verschiedenen Therapiemöglichkeiten und den damit verbundenen äußerlichen Veränderungen auseinandergesetzt. Alle Frauen haben ihren teilweisen oder kompletten Brustverlust sowie den Haarverlust kaschiert und sämtliche angebotenen Hilfsmittel angeschafft. Insbesondere die brustprothetische Versorgung nutzen Frauen auch in der fortgeschrittenen Krankheitssituation, sofern sie ihren gewöhnlichen Alltag leben:

> *Die trage ich halt immer, das Silikonkissen im BH und (...) das ist auch sowas das (...) obwohl es mir jetzt in der Sauna gar nichts ausmacht aber mir würde nicht einfallen ohne meine Prothese aus dem Haus zu gehen das ist so (...) obwohl ich ja jetzt zum Beispiel raspelkurze Haare habe und jeder gesehen hat dass ich aus der Chemo komme das macht mir auch nichts aber das ist sowas das würde mir nie einfallen (.) das ist so aber vielleicht ist das auch dass es einem irgendwann zur Gewohnheit wird. Es ist so wie Zähne putzen. Ja ich ziehe halt einen BH an und der ist halt auf einer Seite schwerer als auf der anderen Seite. Also von daher (...) ja es ist halt einfach so.*

Mit zeitlichem Abstand können die Frauen die fortgeschrittene Situation mit der Zeit der Primärerkrankung vergleichen. So fällt ihnen beispielsweise auf, dass eine Strahlentherapie der Brust kaum negative Auswirkungen mit sich bringt, wohl aber eine Bestrahlung des Kopfes *(vgl. Kap. 5.1.1.3).* Insbesondere der Haarverlust wird unterschiedlich erlebt, die nachfolgende Interviewsequenz zeigt stellvertretend, dass dieser zu Beginn der Erkrankung eine Belastung ist:

> ***I.:*** *Ja. Sind Ihnen die Haare wichtig gewesen?*
> ***B.:*** *Na ja. Eigentlich schon. Aber jetzt nicht mehr. Erstes Mal habe sehr gelitten, aber zweites Mal ist schon (…) habe ich irgendwie so ruhig und das alles angenommen.*

Mit den aufgezeigten körperlichen Veränderungen sind die Frauen auch im fortgeschrittenen Erkrankungsstadium konfrontiert. Somit hat die Brustkrebserkrankung für die Frauen mit Metastasen oder einer exulzerierenden Wunde eine Bedeutung, schließlich ist es im Vergleich zu anderen Krebserkrankungen eine Krebsart, die sichtbar ist: *[…] weil da sieht schon anders aus, ob man jetzt Brustkrebs hat oder ob man einen Krebs hat, der nur innerlich sichtbar ist […].*

Ein entscheidender Aspekt für die Frauen, der sich jedoch klar von ihrer aktuellen Situation abgrenzt, ist die vermeintliche Heilung der ersten Erkrankung.

> *Habe ihr aber gesagt wieso ich so lange nicht bei ihr gewesen bin, Brustkrebs aber alles, alles paletti alles, ich bin als krebsfrei entlassen worden, mir geht es super, super gut und ich arbeite jetzt diese Woche das erste Mal wieder komplett und ja […]*

Die *Chance weiterzuleben* besteht für die Frauen so lange, wie sie symptomfrei leben. Zwischen wenigen Monaten und vielen Jahren – *und das hat dann 26 Jahre gehalten* – haben die Frauen mit der zuvor kurativ behandelten Brustkrebserkrankung gelebt. Sie haben sich selbst als geheilt gesehen bis zu dem Zeitpunkt des Auftretens der Symptome, die zu einem Wechsel von einer adjuvanten zur palliativen Behandlungssituation geführt haben.

5.1.3.2 Erfahrungen mit anderen Krankheiten: *gehören zum Leben dazu*

Ich habe nie eine richtige Krankheit gehabt – aus der Perspektive unheilbar erkrankter Frauen scheinen nur die Krankheiten erwähnenswert, mit denen sie offensichtlich schwerwiegende und langfristige Krankheitsbilder meinen. Daher zählen Operationen oder andere Krankheiten, bei denen sich ein Zustand bessert, nicht dazu. Auf die Frage *Welche Erkrankungen hast du außer der MS noch gehabt?* schildert eine Frau sehr ausführlich eigene schwere Erkrankungen, berichtet von Krebserkrankungen und Suiziden innerhalb ihrer Familie und bilanziert zum Ende ihrer Ausführungen: *Und … ja, ist einfach so. Das sind halt so Stationen im Leben irgendwo, ja, die gehören zum Leben dazu.* Auch schwere

Unfälle gehören zum Leben dazu: Das Beispiel einer anderen Frau zeigt, wie sie sich durch einen Motorradunfall mit der Endlichkeit des Lebens konfrontiert sah. Es folgte eine lange Therapie- und Rehabilitationszeit, die dauerhafte Narben mit sich brachten:

> *I.: Da ist eine Narbe? [ich zeige an den Kopf]*
> *B.: Ja das ist von einem Motorradunfall den ich gehabt habe mit 23 Jahren. [...] habe einen Kreislaufzusammenbruch gehabt auf dem Motorrad und bin dann in einer Kur- in einer lang gezogenen Kurve geradeaus gefahren und bin damals nur auf dem Kopf gelandet und habe an fünf Stellen schwere Gehirnblutung gehabt und habe 17 Tage im Koma gelegen. Komplett links- rechtsseitig, komplett links- rechtsseitig gelähmt, keine Sprache, kein Geruch, kein Geschmack, war alles weg. [...]*

Unfälle und vor allem chronische Erkrankungen – die Frauen haben Diabetes, eine Depression, Osteoporose, Multiple Sklerose, Rheuma und eine angeborene Fußdeformität – prägen und beeinflussen das gesamte Leben der Frauen: [...] *wenn das nicht gewesen wäre, dann wäre ich nicht so wie ich bin.* Allerdings sind Unterschiede zur fortgeschrittenen Brustkrebserkrankung festzustellen. Zwar sind die Erkrankungen bzw. Auswirkungen ein dauerhafter Begleiter, jedoch betonen die Frauen, mit den Einschränkungen leben zu können. Anders als bei einer Krebserkrankung, die sie als nicht kontrollierbar empfinden, fühlen sie sich mit anderen Erkrankungen sicherer:

> *Osteoporose (...) Damals hatte ich diesen Wirbelbruch. Der war zerbröselt. Ich bin operiert worden. Es ist fixiert worden, aufgebaut worden. Ich habe lange ein Korsett tragen müssen, hatte durch dieses Korsett aber immer das Gefühl von Sicherheit. So. Bei Krebs gibt es keine Sicherheit. Ich bekomme jetzt ja wieder Chemo, aber Sicherheit kann mir keiner geben. Entweder es wirkt oder es wirkt nicht. Es kann sein, dass es eine Weile wirkt und vielleicht in einem halben Jahr oder was wieder an, bricht woanders aus. Osteoporose kann man durch Tabletten, durch Fixierung bei Brüchen relativ gut in den Griff bekommen, außer wie bei mir jetzt, dass da Metastasen sind. Aber ansonsten ist Osteoporose, wenn man die Knochen wieder vernünftig aufbaut und aufpasst, wie man aufsteht, wie man sich hinlegt, tragemäßig, kann man sehr gut damit leben. Das geht besser als mit Krebs. Beim Krebs hat man immer dieses Damoklesschwert, es kann wieder ausbrechen. Und wenn man Osteoporose immer kontrolliert und sich vernünftig ernährt und halt die Medikamente immer ordentlich einnimmt, kann man damit sehr gut leben.*

Obwohl Rheuma und Multiple Sklerose mit vielen Begleiterscheinungen einhergehen, beschreiben die Frauen, damit besser umgehen zu können als mit der fortgeschrittenen Brustkrebserkrankung. Möglicherweise ist ein Grund, dass sie mit diesen Erkrankungen bereits länger leben und die Symptome besser einordnen können. Außerdem haben sie sich über die Zeit vielen Ärzt*innen anvertraut und Spezialist*innen gefunden – die Krankheiten sind, wie das Eingangszitat der Kategorie verdeutlicht, Teil ihres Lebens.

Neben Erfahrungen mit anderen eigenen Erkrankungen berichten nahezu alle Frauen von Familienmitgliedern und Freund*innen, die ebenfalls eine Krebserkrankung haben bzw. daran verstorben sind. Dadurch werden ihre Entscheidungen und ihr Handeln sowohl von positiven als auch von negativen Erfahrungen begleitet und beeinflusst. Besonders eindrücklich zeigt sich dies anhand des Beispiels einer jungen Frau, deren Mutter an Brustkrebs verstorben ist:

> *Ja das war sehr schwer also zumal sie ja dann (…) dadurch dass der so nah an der Leber saß war die Leber halt dann mitbetroffen (…) und das war so ein bisschen so (.) das ist halt meine Blaupause, ich konnte mir halt bei meiner Mutter eigentlich mein Ende schon mal anschauen (.) so (.) was kommt dann an Nebenwirkungen was hat man an Schmerzen etc. und (…) das war schwierig (.) also das war auch (6 Sek.) es ist auch schwierig ohne seine Mutter krank zu sein [weint]. […] und ansonsten habe ich relativ für-, schnell für mich beschlossen dass wenn es mal wirklich ans Eingemachte geht dann möchte ich das nicht zuhause (.) sondern dann möchte ich (.) also meine Mutter ist (.) also sozusagen in der Endphase ins Hospiz gegangen und das kann ich mir für mich dann halt auch sehr gut vorstellen […].*

Neben der positiven Erfahrung, im Hospiz Abschied nehmen zu können (weshalb sich die Interviewte denselben Ort für ihr Sterben vorstellen kann), schildern die Frauen auch Beispiele, die ihnen negativ in Erinnerung sind. Beispielsweise erleben sie es als unangenehm, wenn ihnen nahestehende an Krebs erkrankte Menschen ihren Zustand nicht akzeptieren konnten und dementsprechend keine Vorkehrungen zum Sterben und Versterben getroffen haben. Solche Erfahrungen wirken sich unmittelbar auf ihr eigenes Handeln aus, was anhand einzelner Strategien *(vgl. Kap. 5.1.4)* und Konsequenzen *(vgl. Kap. 5.1.5)* deutlich wird. Ebenso beeinflussen Vorerfahrungen, in denen Frauen Stigmatisierung erlebt haben, ihr Verhalten, beispielsweise wenn sie in der letzten Lebensphase mit Blicken anderer konfrontiert sind. Grundsätzlich reagieren die Frauen in Abhängigkeit ihres Selbstbewusstseins oder der Bedeutung, die sie solchen Ereignissen beimessen. Besonders eindrücklich wird dies anhand der Schilderungen einer Frau deutlich, die mit ihrem Kind mit Down-Syndrom ständig anderen Blicken ausgesetzt war:

> ***B.:*** *Nein davon habe ich mich nicht entmutigen lassen weil ich dachte das ist wenigstens ein Weg überhaupt rauszukommen ja (.) vielleicht ja es klingt jetzt so als wenn das alles so easy gewesen wäre (.) nein aber ich glaube ich bin ja auch schon durch eine Schule gegangen durch unseren Sohn (.) der hatte ja Down-Syndrom. Und dann können Sie sich ja vorstellen dass die Leute gucken (.) und das ist ja irgendwie immer was ganz exotisches (lacht). Ich glaube dadurch habe ich das auch ein bisschen gelernt anders damit umzugehen (…).*
> ***I.:*** *Mit den Blicken anderer anders umzugehen?*
> ***B.:*** *Genau ja mit Blicken ja (.) genau (.)*
> ***I.:*** *Das kann ich mir gut vorstellen, ja.*

B.: Ja, aber man wächst daran (.) also damals (.) Ich war nur damals so geschockt mit unserem Sohn (.) Ich dachte wir sind ja eine moderne Gesellschaft (.) das kann doch gar kein Problem darstellen (.), weit gefehlt. Die Leute können oft nicht gut mit umgehen. Ich meine das noch nicht mal vorwurfsvoll. Woher sollen sie das auch können? (...)

5.1.3.3 Erfahrungen mit dem eigenen Körper: *zurückgeworfen auf das eigene Körpergefühl*

Die Erfahrung, den eigenen Körper emotional affektiv wahrzunehmen – die Frauen sprechen von sich aus das Körpergefühl[80] an – hat einen entscheiden Einfluss darauf, wie Frauen ihren körperlichen Zustand und vor allem krankheitsbedingte Veränderungen wahrnehmen und damit umgehen *(vgl. Kap. 5.1.4.1).* Im Verlauf der fortgeschrittenen Brustkrebserkrankung stellen Frauen zunehmend fest, sie seien *zurückgeworfen auf das eigene Körpergefühl:*

(...) glaube dass manchmal ist es ja auch sowas sich so (..) zurückgeworfen auf das eigene Körpergefühl, also man hat halt keinen Arzt der sagt: »So das liegt da und daran und jetzt warten wir zwei Wochen und machen wir mal eine Schmerztherapie und dann ist wieder gut« wie das ja zum Beispiel nach einer OP ist oder so [...] »Wird es morgen besser? Wird es morgen nicht besser?«

Die Frauen merken, dass sie oftmals tagtäglich mit körperlichen Prozessen konfrontiert sind, mit denen sie allein sind, aber auch allein bleiben, da Symptome, Aus- und Nebenwirkungen nicht immer eindeutig einer Ursache zuzuordnen sind. Daraus resultierend sehen sie sich selbst verantwortlich, ihren Körper zu beobachten und auf diesen zu reagieren. Ihnen ist zudem bewusst, Mediziner*innen nicht ständig um sich zu haben und somit auf sich gestellt zu sein, von Tag zu Tag ihren Körper beobachten und einzuschätzen zu müssen *(vgl. Kap. 5.1.4.2).* Unabhängig davon, ob die Frauen bereits in gesunden Zeiten ihren Körper bewusst beachtet haben oder nicht, beschreiben sie nun *intensiver* auf ihren *Körper zu achten.* Dies beginnt meist mit den ersten spürbaren Anzeichen ihrer Brustkrebserkrankung:

[...] ansonsten (.) habe ich alle drei Tumore selbst gefunden. Was mir (...) also in meiner Vor- Wahrnehmung ist das ich habe ein sehr gutes Körpergefühl. Auch ohne in mich reinzuhorchen also scheinbar sagt der Körper auch so: »Okay da ist jetzt mal was da hörst du mal hin«. [...]

Alle Frauen äußerten, den Knoten in der Brust und damit die primäre, heilbare Brustkrebserkrankung selbst entdeckt zu haben *(vgl. Kap. 5.1.4.1).* Dagegen sind Metastasen oftmals zu Beginn für die Frauen nicht spürbar. Kommt es bei

80 Der Begriff Körpergefühl stammt aus dem Sprachgebrauch der Frauen. Diesen Ausdruck verwenden sie zur Beschreibung ihres Körpererlebens. Den Begriff Körpererleben benutzen sie nicht.

Routineuntersuchungen zu einem solchen Befund, der eben nicht klinisch auffällig und für die Frauen spürbar ist, so entstehen Irritationen; das Körpergefühl stimmt dann mit der medizinischen Einschätzung, unheilbar krank zu sein, nicht überein. Auf die Frage, woran sie gemerkt hat, nicht mehr arbeiten zu können, antwortete eine Frau:

> ***B.:*** *Ich habe es nicht selber gemerkt. Es war dann nach dieser Untersuchung mit der Metastase. Dann hat Frau Doktor sofort gesagt: »Arbeiten können Sie nicht mehr« (...) Ja, (...) hat mich sozusagen kaputt geschrieben.*
> ***I.:*** *Und Sie fühlten sich noch, dass Sie hätten arbeiten gehen wollen?*
> ***B.:*** *Ja.*

Hier zeigt sich, dass der Körper auch ›unzuverlässig‹ sein kann. Das Körpergefühl ist maßgeblich dafür verantwortlich, ob die Frauen realisieren können, was mit ihnen passiert. Inwieweit sich die Stimmigkeit des Körpergefühls mit den tatsächlichen Diagnosen bzw. die fehlende Kongruenz beider Aspekte auf das Befinden der Frauen auswirkt, wird anhand der im Verlauf dargestellten Strategien und Konsequenzen deutlich.

Die Frauen machen auch andere Erfahrungen, die ihnen verdeutlichen, dass sie zurückgeworfen sind auf das eigene Körpergefühl. Wie beschrieben sind die Frauen allein mit ihrem Körpergefühl. Außenstehende können nicht oder nur schwer nachvollziehen, was es bedeutet, schwach zu sein und stärkste Schmerzen zu haben. So erklären und rechtfertigen sie beispielsweise das geringe Einfühlungsvermögen ihres Ehepartners wie folgt: [...] *er wusste nicht, wie es in meinem Körper aussieht* [...]. Zudem versuchen Frauen durch offene Gespräche, aber beispielsweise auch durch das Öffentlichmachen ihrer Krankheit im Internet, das Feingefühl ihrer Umgebung für ihre Situation zu schärfen *(vgl. Kap. 5.1.3.5).*

Frauen machen auch gute Erfahrungen, insbesondere dann, wenn ihre Gefühle ernst genommen und respektiert werden. Insbesondere in Therapiephasen sind Frauen körperlich stark gefordert. Wird hier individuell auf ihr Empfinden eingegangen, kann dadurch wiederum das Körpergefühl positiv gestärkt werden. Die folgende längere Sequenz beschreibt dies eindrücklich:

> ***B.:*** *Also ich glaube was ich also um noch mal ein bisschen zusammenfassend zu sagen was mir immer gut getan hat auch im Krankenhaus wenn ich das Gefühl hatte man das (...), ja dass man auf mein Empfinden bisschen eingegangen ist. Ich möchte jetzt mal ein Beispiel bringen, ich hatte da eine Physiotherapeutin in [Ort] und dann kam irgendwann der Zeitpunkt dass man sagt: Wir versuchen dass Sie wieder ein bisschen mobilisiert werden und die hat, die hat das genau begriffen wann für mich der Zeitpunkt war. Sie kam irgendwann rein so: Ja so langsam sollte man wieder anfangen. Und dann habe ich gesagt: Nein das ist für mich, ich habe noch nicht so das Gefühl und das hat sie völlig akzeptiert (..) Ja und dann war auch dieser Zeitpunkt da dass wir anfangen konnten zu arbeiten. Das fand ich sehr gut. Das hat mir sehr gut getan.*
> ***I.:*** *Und wie haben Sie den Zeitpunkt gemerkt?*

B.: Puh dass ich so innerlich so eine Bereitschaft hatte, dass ich dachte so: Jetzt kann mein Körper das schaffen. Und was sie- womit sie mich auch unterstützt hat. Vielleicht kam das auch weil wir menschlich so gut miteinander klargekommen sind. Das war natürlich auch ein Glücksfall. Ich hatte am Anfang auch so, nein ich hatte eigentlich die ganze Zeit Angst vor der Chemo und nicht nur am Anfang. Und. Da- dann hat sie folgendes gemacht: Sie hat mit mir meditative Übungen gemacht. Also Reisen, das fand ich sehr gut. Das hat mich in der Tat ein bisschen beruhigt (…). Fand ich ein guter Ansatz aber eigentlich ist das gar nicht üblich sondern sie hat das im Grunde so privat für mich gemacht, das ist ja gar nicht so offizieller Behandlungsteil.
I.: Bei einer Physiotherapeutin?
B.: Ja.
I.: Hab ich auch noch nicht gehört. Ich kenne es eher von Psychologen oder Pflegenden. Aber es ist doch gut wenn sie genau das gemerkt hat was Sie gebraucht haben. Das ist ja super.
B.: Genau. Das finde ich, finde ich generell das sollte eigentlich viel (…) ja wie soll man sagen? Sich nicht eben nur auf diese körperliche Pflege beschränken sondern auch das Psychische. Das ist, das fehlt fand ich […]

Die geschilderten Erfahrungen, die Frauen mit ihrem erkrankten Körper machen, zeigen, wie wichtig spürbare Veränderungen für sie sind. Die Beziehung zu ihrem Körper, der sich immer mehr verändert, gestaltet und verfestigt sich aufgrund der Fähigkeit, in sich hineinzuspüren. Die Voraussetzung dafür, dem *Gezeichnet sein* auf der Handlungsebene begegnen zu können, ist das Bewusstsein, den eigenen Körper zu kennen und körperliche Prozesse selbst einschätzen und beachten zu können *(vgl. Kap. 5.1.4.1).*

5.1.3.4 Lebenssituation und soziales Umfeld: *funktionierende Netzwerke*

Neben krankheitsspezifischen Aspekten sowie der Fähigkeit des eigenleiblichen Spürens werden die Strategien auch von der Lebenssituation und dem sozialen Umfeld der Frau beeinflusst. Mit zunehmendem körperlichem Verfall benötigen Frauen verlässliche und *funktionierende Netzwerke*, um in ihrer Häuslichkeit möglichst lange leben zu können: *Das ist alles ziemlich gut durchorganisiert, und das machen die auch.* Oftmals sind verschiedene Menschen beteiligt, die den Frauen Unterstützung entgegenbringen. Die Lebens- und Wohnsituation sind ausschlaggebend dafür, wie sich die letzte Lebensphase gestalten lässt. Frauen, die mit einem Partner oder einer Partnerin zusammenleben, oder alleinstehende Frauen mit erwachsenen Kindern – bei jüngeren Frauen übernehmen auch minderjährige Kinder Unterstützungsarbeiten – können leichter Unterstützung im Alltag erhalten als diejenigen, die alleine leben. Diejenigen, die ausschließlich alleine leben, sind viel eher gezwungen, Hilfesysteme aufzubauen. Um Unterstützung zu haben, halten sich zwei alleinstehende Frauen überwiegend bei ihren Lebensgefährten auf.

> *I.: […] in welcher Form erhalten Sie Unterstützung durch Pflegende?*
> *B.: Also ich bin bei meinem Lebensgefährten einquartiert, (5 Sek.) sagt: Ja, werden schon bald jetzt zwei Jahre. Aber ja, gut. Der muss natürlich auch arbeiten. Das ist das andere. Und dann ist noch die Mutter mit im Haus, die kann auch nicht viel gehen oder so. Ja, das ist natürlich (…), ja, pflegemäßig ist es nicht so doll.*

Können Partner*innen oder erwachsene Kinder die Hilfe zu Hause nicht gewährleisten, weil sie berufstätig sind oder auch an ihre eigenen körperlichen oder psychischen Grenzen kommen, wird für eine gewisse Zeit ein Krankenhausaufenthalt auf einer onkologischen Station oder aber auf einer Palliativstation erforderlich. Ebenso kann für die erkrankten Frauen eine dauerhafte Begleitung in einem stationären Hospiz erforderlich werden *(vgl. Kap. 5.1.5.1)*. Die Corona-Pandemie stellt die Frauen vor eine weitere Herausforderung. Vermutlich nehmen die Frauen durch die damit einhergehenden Bedingungen weniger Hilfe an. Zudem hadern sie damit, stationäre Versorgungsangebote anzunehmen, aus Sorge, keinen Besuch mehr empfangen zu können:

> *Oder auch diese Vorstellung, oh Gott, wenn ich dann jetzt irgendwann ins Hospiz möchte. Also eigentlich war meine Idee, da nicht allzu spät hinzugehen, damit man noch so ein bisschen sich akklimatisieren kann. Aber jetzt denke ich, also mit Corona, da je später, desto besser. Weil man kann ja jetzt auch nicht mehr uneingeschränkt da Besuch kriegen, ist ja auch klar, weil die Sorge haben, dass man da sonst das Personal oder andere Gäste ansteckt. Und ja, diese Vorstellung da eventuell alleine im Hospiz liegen zu müssen. Oder noch schlimmer, da bricht dann irgendwie Corona aus und man kann da gar nicht hin. Oder noch schlimmer, man ist dort und kommt dann nicht mehr zurück. Also das sind echt so Horrorvorstellungen, die ich da so habe.*

Für diejenigen Frauen, die in der Häuslichkeit leben, ist ein erweitertes Unterstützungssystem wichtig. Viele können auf ein *gut funktionierendes Netzwerk* zurückgreifen, welches sie zu Beginn der fortgeschrittenen Erkrankung beispielsweise für Einkäufe oder aber auch die Betreuung von Haustieren in Anspruch nehmen:

> *Ja, und das habe ich dann soweit gekriegt, das macht jetzt der Pflegedienst dann auch. Und ja, das ist ebenso Unterstützung. Und wenn jetzt mal so gar keiner da ist, wir haben ja eine ganz tolle Nachbarschaft dann da habe ich auch eine WhatsApp-Gruppe eingerichtet, ob das Urlaubsbetreuung, Tierbetreuung ist, oder mir oder dem Nachbarn geht es nicht gut: Fährst du einkaufen, bringst mir was mit. Oder Werkzeug ausleihen, keine Ahnung, kann immer was sein. Und (…) da kann man sich also auch daran wenden, wenn wirklich mal was ist. Aber mein Gros an Leuten habe ich so zusammen. Da habe ich so meine drei, vier, fünf Leute und die bemühen sich dann, die kümmern sich dann, wenn was ist.*

Die meisten berichten von einer gut funktionierenden Nachbarschaft, die schnell, unkompliziert und regelmäßig unterstützt, sodass die Frauen wissen, auf wen sie zählen können – vor allem in ländlichen Regionen. Neben Nachbar*innen gehören auch Freund*innen zum sozialen Umfeld der Frauen.

Nahezu in allen Interviews finden sich Textstellen, in denen die Frauen über die Beziehung zu Freund*innen nachdenken. Annähernd alle Interviewpartnerinnen haben die Erfahrung gemacht, dass Menschen sich *fernhalten*. Mit den Worten den *Freund von Feind unterscheiden* oder es trenne sich die *Spreu vom Weizen* beschreiben die Frauen, dass sie durch die Krankheit erfahren haben, wer zu ihnen steht und wer nicht. Sie vermuten, dass manche Menschen mit den Thema Krankheit, Sterben und Tod nicht umgehen können – diese ziehen sich dann zurück.

> ***B.:*** *Aber das passierte ganz automatisch, das Fernhalten.*
> ***I.:*** *Ja, haben Sie das erlebt?*
> ***B.:*** *Ja. Ja, ja. Ja, ja. Das sind ja nun, sage ich mal, so Geschichten, wo sich keiner gerne mit auseinandersetzt, mit Krankheiten. Jeder Mensch hat, sage ich mal, eigene Probleme. Der Rucksack ist bei dem einen etwas größer oder kleiner. Dann, sage ich mal, von Menschen, auch aus dem näheren Bekannten-, Freundes-, Familienkreis sich vielleicht über Krankheiten und Tod und Sterben unterhalten zu müssen, oder sich dem ausgeliefert zu fühlen, (...) kann ich so ein Stückchen weit nachvollziehen, dass das unangenehm ist, und jeder kann das nicht. So. Und man merkte dann also so ganz langsam innerhalb dieser sechs Jahre bzw. es waren so die ersten zwei Jahre, wo sich der Spreu vom Weizen getrennt hat, also welche Freunde stehen dahinter, welche können damit umgehen und welche haben sich so ein bisschen zurückgezogen. Man hat noch sporadisch den Kontakt, das ist nicht verloren gegangen, aber das- Nein, das weiß ich nicht, können die nicht mit umgehen. Da sind eigene Ängste, vorm Älterwerden und ich werde keine 50 und relativ negativ eingestellt irgendwo. Ja, und das konnte man gut merken also, (...) doch, schon.*

Sie können Verständnis für dieses Verhalten aufbringen, allerdings nur, wenn es sich um oberflächliche Bekanntschaften handelt.

> [...] ja ich glaube (...) Die Leute die möchten sich auch nicht damit auseinandersetzen mit der Erkrankung anderer. Ich finde das aber auch nicht unverständlich (.) sofern es nicht gute Freunde sind (4 Sek.) und viele sagen dann auch. Also ich mein jetzt so diese oberfläschigen Bekanntschaften [...]

Umso wichtiger ist es, gute Freund*innen zu haben. Ausschlaggebend dafür ist, als *derselbe Mensch* wie vor der Krankheit angesehen zu werden und ein Vertrauensverhältnis herzustellen, durch das die Frauen erkennen können, *wer wirklich für einen da ist wenn es ans Eingemachte geht.* Indem mehrere Frauen den Unterschied zwischen Freund*innen und Bekannten erläutern, wird deutlich, dass sie in der letzten Lebensphase ausschließlich an intensiven, freundschaftlichen Beziehungen interessiert sind, wie auch die nächste Interviewsequenz zeigt.

> *[…] und ich habe im Grunde genommen sage ich mal drei Freundinnen. Aber das sind auch Freundinnen halt, nicht nur Bekannte sondern wirklich Freundinnen. Und mit denen ich also auch Kontakt habe. Die eine hat also auch Krebs gehabt und die anderen beiden, also das sind also wirklich drei die mir wichtig sind […]*

Die Lebenssituation und der Kontakt mit dem sozialen Umfeld sind bei den erkrankten Frauen in der Corona-Pandemie besonders beeinträchtigt. Die letzten beiden Interviews wurden zum Zeitpunkt des ersten Lockdowns im Frühjahr 2020 geführt. Eine Frau beschreibt, dass sie geplant habe, in der letzten Lebenszeit ihre weiter entfernt lebende Familie regelmäßig zu sehen, die sie und ihre jüngeren, schulpflichtigen Kinder hätte unterstützen können. Anhand der Schilderungen wird deutlich, wie die Kontaktbeschränkungen ein funktionierendes Unterstützungsnetzwerks nicht nur beeinträchtigt, sondern unmöglich gemacht haben:

> *Und hatte auch mit meinen Schwestern schon viel gesprochen und die hatten mir halt angeboten und auch meine Mutter-. Also man muss sagen, meine Familie wohnt in Bayern. Also ich wohne ja in NRW und meine Familie wohnt in Bayern. Und die hatten mir halt angeboten, jetzt wo es ja eigentlich so absehbar ist, dass es wahrscheinlich nicht mehr ewig bei mir geht, dass sie doch gerne mich regelmäßiger mich besuchen würden. Dann mal ein Wochenende zum Beispiel zu kommen. Also immer eine quasi und dann hätte ich ja quasi bei vier Schwestern und einer Mutter, wenn die alle ein bis zwei Wochen kämen, also irgendjemand davon, dann hätte ich ja echt schön viel Besuch. Halt Leute, mit denen ich mich austauschen kann, die mich entlasten können, die mich auf neue Ideen bringen, die auch die Kinder mal abnehmen oder denen was anderes bieten. Das wäre natürlich unter Corona- oder ist jetzt unter Corona nicht möglich, das wäre halt sonst möglich gewesen.*

In allen Gesprächen mit den Interviewpartnerinnen zeigte sich die Bedeutung sozialer Kontakte. Der Kontakt zu anderen ermöglicht ihnen nicht nur, praktische und pflegerische Unterstützung im Alltag zu erhalten, sondern auch, um über die Krankheit und die damit verbundenen Ängste und Sorgen, aber auch Hoffnungen sprechen zu können. Dies wird bei der Erläuterung der nachfolgenden intervenierenden Bedingung gezeigt.

5.1.3.5 Umgang mit der Krankheit: *offen drüber reden können*

Die Fähigkeit, sich auf die eigene Erkrankung einzulassen, diese zu akzeptieren und offen über die fortgeschrittene Krankheitssituation sprechen zu können, beeinflusst, wie Frauen ihren Körper wahrnehmen *(vgl. Kap. 5.1.4.1)*, wie sie mit ihren körperlichen Einschränkungen leben *(vgl. Kap. 5.1.4.2)* und schließlich, wie sie über ihren Körper und ihr Aussehen entscheiden *(vgl. Kap. 5.1.4.3)*.

In nahezu allen Interviews überwiegt die Bereitschaft der Frauen, offen über ihre Krankheit zu kommunizieren – darin erkennen sie selbst eine grundsätzliche Stärke, die sie in den Interviews betonen. Sie erachten es als selbstverständlich, über ihre Krankheit offen zu kommunizieren:

> *Aber ich habe da keine Schwierigkeiten mit. Also, also ich habe keine ansteckende Krankheit. Ich sage immer »ich habe keine Krabbelkrau« sage ich immer dazu. Es ist eine Volkskrankheit leider Gottes geworden. Es ist doch so, du kannst fragen wen du willst. Entweder hat er selber schon mal Krebs gehabt oder kennt Menschen die Krebs gehabt haben und dann ist es halt so. Ich habe da, also ich bin da ein zu offener Mensch für.*

Das hat zur Folge, dass sie ihr Befinden mitteilen, insbesondere dann, wenn es ihnen nicht gut geht. Eine Frau erzählt: *Ich war sehr, fast ein ganzes Jahr traurig, zu Tode betrübt. Die Schwermütigkeit lag auf mir drauf.* Sie beschreibt weiter, dass sie zwar immer wieder schöne kurze Momente erlebt hat, jedoch feststellte: *aber ich konnte nichts ziehen daraus […] Es war diese schwere Wolke […] die hat mich erdrückt […] meine gesamte Familie.* Durch das regelmäßige Sprechen über die körperlichen Auswirkungen und das Mitteilen der Gefühle erhoffen sie sich, Verständnis entgegengebracht zu bekommen. In den meisten Interviews wird deutlich, dass es den Frauen wichtig ist, sich vor allem Familienangehörigen oder engen Freund*innen mitzuteilen. Einige suchen beispielsweise bewusst das Gespräch mit einer Freundin, um die Partnerin bzw. den Partner nicht mit Ängsten und Sorgen zu beunruhigen bzw. zu belästigen.

> *Ich habe im Endeffekt jetzt hier in der Straße eine gute Freundin. Und eine, die ich eben per Telefon immer erreichen kann. Das bringt auch ganz ganz viel. Das bringt ganz viel. Das braucht man auch zwischendurch immer mal. Und den eigenen Mann mag ja dann manchmal auch nicht so mit behelligen. Da sind dann andere doch besser.*

Allerdings erleben Frauen auch, dass ihnen nahestehende Menschen durch die Krankheit selbst belastet sind und Erzählungen darüber nur schwer aushalten können. Sie versuchen diese dann zu schützen, indem sie beispielsweise das Gespräch mit Fachpersonen aus dem Gesundheitswesen wie beispielsweise einer Psychoonkologin suchen. Zudem können Außenstehende unterstützen und vermitteln, wenn innerhalb der Familie Hemmungen vorhanden sind, offen über die lebensbegrenzende Erkrankung zu sprechen.

> **B.:** *[…] ist nicht so ganz einfach, in der Kommunikation, wenn jemand, irgendwann muss ich ja auch sagen, wenn ich jetzt umfalle und zucke, dann musst du das und das tun, aber das ist nicht so ganz einfach, da haben wir jetzt auch einen Termin beim Onkopsychologen, weil da kann ich nicht so gut drüber reden, das nein-*
> **I.:** *Würden Sie gern?*
> **B.:** *Ja, aber nicht bewusst: »Jetzt lass uns drüber reden«, aber wenn dann möchte ich da offen drüber reden können und das und das kann ich jetzt bei Ihnen, das kann ich auch bei meinem Onkopsychologen, aber bei meinem Mann nicht und bei meiner Tochter auch nicht.*

Es gibt einen weiteren Grund, nicht mit Familienangehörigen oder engen Freund*innen sprechen zu wollen: *Ja und ansonsten tausche ich mich natürlich auch noch zum Beispiel mit meiner Schwester aus, aber die ist halt gesund.* Dieses Zitat zeigt eindrucksvoll, dass die Frauen zwischen kranken und gesunden Menschen unterscheiden. Den Austausch unter Frauen mit vergleichbaren Empfindungen aufgrund einer fortgeschrittenen Brustkrebserkrankung erachten die Interviewpartnerinnen als wichtig: *Ich würde schon gerne mal jemanden sprechen der ähnlich gelagert ist, dass man sich mal austauscht oder so […].* Vielen tut es gut zu erfahren, dass es anderen ähnlich ergeht. Die Krankheit ist das verbindende Merkmal dieser Beziehungen. Allerdings ist der Unterschied zwischen einer heilbaren und einer fortgeschrittenen Krankheitssituation entscheidend, wie eine Frau in einem Brustkrebsforum im Internet öffentlich schreibt, die *Mitbetroffene zwecks Austausches* sucht:

> *Auch mir ist es so ergangen, dass ich mich von Frauen mit normalem Brustkrebs abgegrenzt fühle. Die Sorgen und Nöte sind andere, das was ihr schlimmster Albtraum wäre, haben wir bereits. Daher tut es gut, sich mit Gleichgesinnten auszutauschen.*

Den Kontakt zu anderen Frauen bekommen sie über örtliche Selbsthilfegruppen oder über das Internet – hierbei stellen soziale Netzwerke eine wichtige Plattform dar. Einige Frauen nutzen soziale Netzwerke wie beispielsweise Facebook oder Instagram, um gezielt nach Frauen zu suchen, die sie an ihrem Leben mit fortgeschrittenem Brustkrebs teilhaben lassen. Andere Frauen nutzen eigene, oftmals öffentliche Internetseiten, auf denen sie von sich berichten um das Thema fortgeschrittener Brustkrebs mehr in das Bewusstsein der Menschen bringen. Das ist vor allem den Frauen wichtig, die sich mit ihrer fortgeschrittenen Brustkrebserkrankung als *Randgruppe* wahrnehmen und nicht verstanden fühlen.

> *Und für mich ist es auch ganz wichtig einfach aufzuklären über den metastasierten Brustkrebs, weil ich halt selber und auch bei anderen immer die Erfahrung mache, dass die Leute da viel zu wenig drüber wissen. Also die meisten Leute denken entweder Brustkrebs ist Brustkrebs, egal ob mit Metastasen oder nicht. Da macht man dann eine Behandlung und danach wird man auch wieder gesund und du hast es ja schonmal geschafft, du wirst es wieder schaffen, solche Sprüche kriegt man dann gedrückt. Oder halt die andere Seite, die schon gleich bei der ersten Metastase gesagt haben, oh Gott, oh Gott, du hast Metastasen, du wirst deinen nächsten Geburtstag nicht erleben.*

Sich als *Randgruppe* wahrzunehmen, resultiert auch aus der von den Frauen empfundenen geringen medialen öffentlichen Präsenz der Situation mit einer fortgeschrittenen Brustkrebserkrankung bzw. einem Missverhältnis öffentlicher Präsenz zwischen der heilbaren und nicht-heilbaren Brustkrebserkrankung. Falsch verstandene bzw. falsch bewertete öffentliche Informationen zur Brustkrebserkrankung können dazu führen, dass Frauen, die unheilbar an Brustkrebs erkrankt sind, wie im vorherigen Zitat deutlich wird, eine vermutete Prognose mitgeteilt bekommen. Einige Frauen werden unmittelbar mit konkreten oder subjektiv empfundenen Vorwürfen aus ihrem sozialen Umfeld konfrontiert – etwa, nicht rechtzeitig Vorsorge in Anspruch genommen zu haben. Daher ist es manchen wichtig zu betonen, sie seien regelmäßig bei Vorsorgeuntersuchungen gewesen:

> *Obwohl, (...) mal ein bisschen zurück, ich bin im Februar 2012 bei der Krebsvorsorge gewesen. Es war nichts, es war gar nichts, null. Es war alles in Ordnung. Und habe aber im Sommer einmal vier und einmal sechs Wochen derbste Rückenschmerzen gehabt und habe mich komplett durchchecken lassen, ich bin von Arzt zu Arzt gerannt. (...) Nein, keiner konnte was finden. [...]*

Erfahrungen wie diese können dazu führen, dass sich Frauen zurückziehen und ihr Befinden gegenüber Außenstehenden nicht ansprechen. Ebenso gibt es Frauen, denen es grundsätzlich schwerfällt, sich anderen zu öffnen. Sie vermeiden es vor allem, negative Gefühle zu kommunizieren, und versuchen, sich *im Rahmen zu halten.*

> *Dass ich für mich da also genau gucken muss. Ich nach außen, würde ich mal so sagen, eine relativ, ja, dicke Mauer aufgebaut habe, so wirklich fragen darf mich eigentlich keiner, wie es mir geht. Manchmal würde ich es mir wünschen, aber andersherum sage ich mir: Nein, lieber nicht. Das ist, glaube ich, so ein Selbstschutz.*

Zusammenfassend können die soeben dargelegten intervenierenden Bedingungen anhand zwei verschiedener Perspektiven unterschieden werden. Während sich der Umgang mit der Brustkrebserkrankung sowie anderen Erkrankungen und die Einordnung von Krankheitszeichen *(vgl. Kap. 5.1.3.1, 5.1.3.2, 5.1.3.3)* ausschließlich auf die erkrankten Frauen bezieht, sind die anderen Bedingungen vom sozialen Umfeld der Frauen geprägt *(vgl. Kap. 5.1.3.4, 5.1.3.5).* Damit bestehen Voraussetzungen, die das Verhalten der Frauen mit fortgeschrittener Brustkrebserkrankung im Umgang mit ihren körperlichen Veränderungen beeinflussen, wie die folgenden Strategien zeigen.

5.1.4 Strategien

Bei Frauen mit fortgeschrittener Brustkrebserkrankung sind verschiedene Handlungen bzw. Interaktionen zu erkennen, die die Frauen bewusst oder auch unbewusst einsetzen, um unter den aufgezeigten intervenierenden Bedingungen mit dem *Gezeichnet sein* »umzugehen, [...] oder darauf zu reagieren« (Strauss & Corbin 1989, S. 75). Drei Strategien lassen sich unterscheiden: Die körperlichen Zeichen im Blick zu haben *(vgl. Kap. 5.1.4.1)* ermöglicht den Frauen, Anpassungen vorzunehmen, um *jeden Tag aufs Neue* zu leben *(vgl. Kap. 5.1.4.2)* – und das unter Berücksichtigung individueller Vorstellungen vom Körper und von dessen Aussehen *(vgl. Kap. 5.1.4.3).*

5.1.4.1 Den körperlichen Zustand wahrnehmen: *mehr auf die Zeichen vom Körper achten*

Mehr auf die Zeichen vom Körper zu achten beginnt für viele Frauen mit der Primärdiagnose, was allerdings voraussetzt, dass die Zeichen auch wahrnehmbar (sichtbar oder spürbar) sind. Fast alle Frauen sind seit der Primärerkrankung, genauer gesagt mit dem Ertasten des Tumors in der Brust, sensibilisiert, ihren körperlichen Zustand wahrzunehmen:

> *Ich habe meinen ersten Krebs damals selbst ertastet. Ulkigerweise, ich wurde mitten in der Nacht wach, packte mir unvermittelt dahin [zeigt auf die Brust] und war erstmal so: What? Was ist denn das? Scheiße. Mit der ganzen Diagnostik merkte ich natürlich auch, dass sich mein Körpergefühl änderte. Im Zuge der ganzen Therapie ändert sich dein Körpergefühl. Du fängst an, dein Hören auf den Körper anders zu verlagern. Du nimmst viele Dinge anders war. Intensiver, manche Dinge denkst du: Ach nee. Nein, da hörst du jetzt nicht drauf. Aber es spricht weiter zu dir, also hörst du doch nochmal drauf.*

Auch eine fortgeschrittene Brustkrebserkrankung kann von Frauen durch Ertasten eines Tumors in der Brust oder die Wahrnehmung weiterer fortgeschrittener Symptome wie beispielsweise Rückenschmerzen festgestellt werden. Sofern die Frauen nicht schon vorher sensibilisiert waren, auf ihren Körper zu achten, ist dies der Anlass, fortan körperliche Anzeichen im Zusammenhang mit der Brustkrebserkrankung bewusst zu beobachten. Mit Fortschreiten der Erkrankung und immer neu auftretenden Symptomen, Aus- und Nebenwirkungen blicken sie anders und vor allem *mehr* auf ihren Körper:

> *[…] Heute gucke ich (…) Heute ist es mir (…) Heute achte ich eigentlich mehr auf die Zeichen vom Körper, habe ich ja vorher nie gemacht. Hatte ich mal Rückenschmerzen: Ach, nimmst du Paracetamol und gut ist gewesen. Und zack und machst weiter. Heute, wenn ich merke: Oh (…), spreche ich das auch immer beim Arzt an. Das und das ist mir aufgefallen. Das und das müssen wir jetzt mal ein bisschen im Auge behalten. Das sage ich dann schon. Wo ich vorher wirklich immer drüber weggeguckt habe, gucke ich heute ganz bewusst hin oder reagiere ganz bewusst. Habe ich ja vorher nie gemacht. […]*

Selbst Veränderungen spüren zu können, kann zwar Sorgen und Ängste auslösen, den Frauen gleichzeitig aber ermöglichen, Kontrolle zu übernehmen. Diese fällt weg, wenn Diagnosen sie völlig unvorbereitet treffen, wie im folgenden Zitat deutlich wird:

> *Auch keine Kopfschmerzen, überhaupt nichts. Also deswegen halt es war nichts zu spüren gewesen, es waren einfach nur diese Krämpfe die halt aufkamen und ansonsten überhaupt nichts. Ich habe ja, ich habe ihr ja gesagt ich fühle mich sauwohl ich habe keine*

Schwierigkeiten ich bin glücklich wieder arbeiten zu können und ja und ansonsten nix. Ich habe nichts gespürt, überhaupt nichts gespürt, sonst wäre ich ja mal zum Arzt gegangen auch mittlerweile, irgendwann halt aber gar nichts, überhaupt nichts und auch an der Brust ich habe keine Schmerzen gehabt, nur halt dass diese Brustwarze zurückgezogen war und mehr habe ich an der Brust auch nicht verspürt.

Indem die Frauen *mehr auf die Zeichen vom Körper achten*, beobachten sie erstens den Verlauf ihrer Erkrankung und die damit verbunden Auswirkungen, zweitens entscheiden sie sich dazu, Symptome medizinisch abklären zu lassen, und drittens nehmen sie Kontrolluntersuchungen wahr und tragen somit Sorge für ihren Körper. Im Folgenden werden die drei Aspekte näher erläutert.

Den Verlauf beobachten

Indem die Frauen *mehr auf die Zeichen vom Körper achten*, entwickeln sie ein Gespür für den aktuellen Zustand sowie für den Verlauf ihrer Erkrankung. Häufig sprechen die Frauen von Zeitpunkten wie *im Moment, mittlerweile* oder *irgendwann*. Dies zeigt ein Bewusstsein für die Veränderlichkeit ihres körperlichen Zustands. Sie spüren ein gesundheitliches Auf und Ab bis zu dem Zeitpunkt, ab dem es nur noch *bergab* geht. Verläufe im Blick zu haben bedeutet, dass sie ihren körperlichen Zustand mit anderen Erfahrungen vergleichen und merken, wann es ihnen *besser oder schlechter* geht. Besonders Frauen, die palliative Therapien erhalten, erleben einen ständigen Wechsel ihres körperlichen Befindens:

Was mich so zermürbt und dazu gehe ich wirklich auch in Selbstmitleid dass ich alle drei Wochen (lacht) zu dieser Therapie muss (.) und ich weiß genau es geht eine Woche nicht so gut (.) und dann geht es wieder langsam aufwärts (.) die dritte Woche geht es mir recht gut (.) und dann geht es wieder (.)

Anhand körperlicher Zeichen treffen sie nicht nur Entscheidungen im Hier und Jetzt, sondern machen sich auch grundsätzliche Gedanken, beispielsweise wie lange das Leben in der Häuslichkeit noch möglich ist: *Ich muss auch gucken, wie lange es gut geht.* So sind vor allem Frauen in der Häuslichkeit immer in *Hab-Acht-Stellung* und versuchen, den Symptomen auf den Grund zu gehen, zumal viele von ihnen Begleiterkrankungen haben, die ebenfalls mit körperlichen Veränderungen einhergehen. So sind sie gezwungen, äußerst sensibel in sich hineinzuspüren.

Das wäre, als wenn ich aus einem fahrenden Zug springen würde. Man ist absolut sensibilisiert. Soweit also irgendwo irgendwas ist, dann läuten also schon die Alarmglocken, wo man dann so ein bisschen in der Hab-Acht-Stellung ist, ich, spreche immer nur so von mir, in dem Moment in mich rein höre: Okay. So, jetzt hast du da Schmerzen, jetzt hast du ein Pickelchen oder da juckt es oder da hast du eine taube Stelle oder du kannst heute wieder schlecht laufen, in welche Schublade gehört das?

In bestimmten Fällen versuchen sie, sich selbst zu helfen – das ist besonders bei Schmerzen der Fall. Aus Sorge vor Abhängigkeiten und Nebenwirkungen von Schmerzmedikation versuchen die Frauen, möglichst wenig Medikamente einzunehmen, obwohl sie täglich und fast immerzu Schmerzen haben. Diejenigen, die Cannabis rauchen, haben die Erfahrung gemacht, *zum Teil nicht mehr ansprechbar* zu sein. So wägen die Frauen zwischen Schmerzreduktion aber auch dem Wunsch, am Alltag zumindest teilweise teilnehmen zu können, ab *(vgl. Kap. 5.1.4.2)*. Gleichzeitig machen die Frauen immer wieder positive Erfahrungen, beispielsweise wenn sie aufgrund einer bestimmten Medikation keine Schmerzen mehr haben oder mit neuen Therapien Hoffnung verbinden:

> *[…] wenn die natürlich nochmal weiter positiv wirkt, dass ich mich noch mehr bewegen kann und noch mehr Freiraum im Endeffekt mit meinem Körper oder für meinen Körper habe […].*

Zwei extreme Zeichen, die die Frauen an ihrem Körper wahrnehmen, betreffen das Wachstum von Metastasen sowie exulzerierende Wunden, deren Durchbruch und Entwicklung sie beobachten können:

> *[…] als das noch nicht sichtbar war, das ist ja noch nicht so lange wieder, dass es sichtbar ist, natürlich habe ich geguckt, das ist klar und, aber jetzt hört man natürlich schon mehr drauf […]*

Das Wachstum von Metastasen können Frauen vor allem spüren, wenn tumorspezifische systemische Therapien in der letzten Lebensphase beendet werden:

> *Dann ist in der Zeit wo ich keine Chemotherapie hatte sind die Metastasen sehr gewachsen, das habe ich gemerkt, dass die an verschiedenen Stellen im Bauchraum einfach drücken und das ich auch richtig das Gefühl hatte, hier sind richtig so eine Art Knollen, die du auch ein bisschen spüren kannst durch die Bauchdecke durch. Und die Hirnmetastasen habe ich ein bisschen an den Symptomen gemerkt.*

Den Verlauf ihrer fortgeschrittenen Brustkrebserkrankung beobachten Frauen auch, indem sie Überlegungen anstellen, was sie sich bei ihrem körperlichen Zustand zutrauen können. Frauen in stationärer Versorgung denken darüber nach, ob eine Rückkehr in das eigene Zuhause noch einmal möglich sein wird. Dabei berücksichtigen sie ihre Schmerzen, ihre Mobilität und ihre Fähigkeiten, sich selbst zu versorgen. Schwer abschätzbar ist für Frauen, wann der richtige Zeitpunkt für den Umzug in ein Hospiz sein kann. Sie vermuten, dass sie dann in einem *anderen Zustand* sind, in dem dann die notwendige pflegerische Unterstützung im Vordergrund steht und sie eigene Bedürfnisse zurückstellen. Gründe dafür sind möglicherweise, dass die Frauen, insbesondere wenn sie in der Häuslichkeit leben und nicht immer medizinisches oder pflegerisches Personal verfügbar ist, verunsichert und ängstlich sind. Zwar machen sich auch Frauen im stationären Handlungsfeldern Gedanken über den Krankheitsprogress, jedoch scheinen sie ihre Befürchtungen mehr ausblenden zu können, da sie sich in Sicherheit fühlen, wie eine Frau auf einer Palliativstation äußert:

> *Ja, und weil ich ja auch mit der Situation da jetzt mit klarkommen muss, dass wirklich, was ich ja wusste, aber was man auch verdrängt, dass der Krebs halt weiter fortschreitet, und dann Menschen um mich haben, gibt mir die Sicherheit.*

Symptome abklären lassen

Während die Frauen in vielen Situationen die Erfahrung machen, auf sich allein gestellt zu sein, indem sie beispielsweise die Dosierung von Schmerzmedikamenten selbst austesten *(vgl. Kap. 5.1.4.2)* und manche Aus- und Nebenwirkungen bewusst für sich behalten, lassen sie bestimmte Auffälligkeiten *bewusst* medizinisch abklären. Sie sprechen Veränderungen bei ihren Ärzt*innen an und schildern, was sie *im Auge behalten* möchten. Dabei nehmen viele Frauen eine aktive Rolle ein und bestehen auf Mitsprache, wenn es um bevorstehende Therapien geht:

> *Aber ich habe jetzt mit meinen Ärzten ausgemacht, dass wir erstmal weiter abwarten, das beobachten, weil sonst bin ich wahrscheinlich ständig nur noch in Bestrahlung drinnen.*

Manche Frauen beschreiben, auf ihr *Bauchgefühl* oder *Körpergefühl* zu hören, welches nicht immer mit dem medizinischen Rat einhergeht. So stieß eine Frau in einem zertifizierten Brustkrebszentrum auf Unverständnis, da sie lieber in einer Universitätsklinik behandelt werden wollte. Haben Frauen die Erfahrung gemacht, nicht gut betreut worden zu sein – Frauen mit Knochenmetastasen wurden häufig zunächst orthopädisch bzgl. ihrer Rückenschmerzen behandelt – so geben sie an, Mediziner*innen zu bestimmten Untersuchungen zu drängen. Die Aussage *Ich weiß doch dass ich was habe, mein Körper redet mit mir* verdeutlicht, wie stark Frauen auf die Zeichen ihres Körpers achten. Sie sprechen selbst davon, verschiedene Symptome zu *kombinieren* und überlegen, was diese bedeuten können. Oft fühlen sie sich bzgl. ihrer primären Brustkrebserkrankung nicht ernst genommen. Jedoch gibt es auch Frauen, die das eigene Körpergefühl zurückstellen und sich nicht zutrauen, einer medizinischen Diagnose zu widersprechen: *Aber ich kann dem [Notarzt] das ja nicht sagen.* So hat beispielsweise eine Frau aufgrund von starken Schmerzen bei Knochenmetastasen den Notarzt gerufen, der allerding lediglich ein Opiat verabreichte – obwohl die Frau davon ausgegangen war, es sei etwas gebrochen, was sich dann später als zutreffend herausstellte.

Kontrolluntersuchungen und Befunde

Unabhängig von regulären Kontrolluntersuchungen und der Abklärung klinischer Befunde haben die Frauen Sorgen und Ängste, dass *etwas gefunden* wird. Dabei entwickeln manche Frauen subjektive Krankheitstheorien, wonach sie einschätzen, nach einem Stillstand der Erkrankung sei wieder ein Progress zu erwarten:

> *[...] ich denke mal das ist, zweimal ist es gut gegangen, aber jetzt wo es wieder ein bisschen offen ist, da denke ich mir schon, dass da, [...]*

Nach diagnostischen Untersuchungen sind sie auf eine Erläuterung ihrer Befunde durch Fachpersonen angewiesen. Manche machen die Erfahrung, dass sich niemand zuständig fühlt. Nicht genau zu wissen, wie es ihnen geht, beschäftigt sie: *[...] dann Gedanken, was meine Gesundheit, ich meine, entweder wird besser oder schlechter. Das macht mich im Moment richtig fertig.* Dadurch, dass die Frauen immer wieder körperliche Anzeichen spüren, auf Befunde warten *(abwarten, es ist jetzt so ein blöder Schwebezustand)* und immer mehr Nachweise über einen Progress der Erkrankung bekommen, haben sie eine potenzielle Verschlechterung immer im *Hinterkopf* bzw. *Hinterstübchen: [...] es schwirrt immer in meinem Kopf.* Durch den Zusatz *immer* wird deutlich, wie die fortgeschrittene Krankheit dauerhaft präsent ist und den Frauen körperlich viel abverlangt, da sie Zeichen spüren, aber auch sehen. Zudem sind sie sensibilisiert, wie der Körper auf neue Therapien reagieren wird. Kennen sie andere Frauen, die unter Chemo- oder auch Strahlentherapien gelitten haben, so empfinden sie dies oftmals als abschreckend; Ängste nehmen dann häufig zu.

5.1.4.2 Mit körperlichen Einschränkungen leben: *jeden Tag aufs Neue*

Tagtäglich, nahezu immer, spüren die Frauen körperliche Veränderungen, die sie an ihre unheilbare fortgeschrittene Brustkrebserkrankung denken lassen. Sie nehmen die körperlichen Einschränkungen nicht passiv hin, sondern gehen damit bewusst *jeden Tag aufs Neue* an, auch wenn sie wissen, dass sie den Zustand nicht ändern können: *Ich kann nichts dran ändern, ich kann nur bewusst leben.* Aufgrund der wahrgenommenen und beobachtbaren Zeichen *(vgl. Kap. 5.1.4.1)* sind sie jedoch gezwungen einzuschätzen, was sie ihrem Körper zumuten können – schließlich gelangen sie jeden Tag körperlich an ihr *Limit.* Mit den körperlichen Einschränkungen zu leben, bedeutet einerseits den *Versuch, sich nicht zu überschätzen,* und andererseits, zu *akzeptieren,* was körperlich noch möglich bzw. nicht mehr möglich ist *(vgl. Kap. 5.1.5.1).* Inwieweit die Frauen mit fortgeschrittener Brustkrebserkrankung *jeden Tag aufs Neue* gestalten, hängt von drei Faktoren ab, die nachfolgend erläutert werden: Pausen und Aktivitäten planen, ein bisschen Alltag gönnen und Hilfsmittel haben und nutzen.

Pausen und Aktivitäten planen

Das Alltagsleben ist aufgrund zahlreicher krankheits- und therapiebedingter Auswirkungen erschwert. Es gibt Situationen, in denen die Frauen Signale ihres Körpers wahrnehmen und Grenzen aufgezeigt bekommen:

> *Aber ich merke dann schon, wenn ich, wenn mein Körper sagt: Du musst jetzt liegen, weil ich habe dir erstmal einen Beinschmerz vermittelt, ja. Dann muss ich eben die Ruhe halten. Dann muss ich eben die Notbremse ziehen und dann lege ich mich eben den ganzen Tag auf die Couch oder den halben Tag auf die Couch und lege mich raus auf den Balkon und tue eben die Füße hochlegen und muss dann Ruhe halten, ja, ist dann eben so.*

Ihnen ist bewusst, dass sie mit dem *Willen* oder dem Versuch *durchzuhalten* nur negative Erfahrungen machen können:

> *[…] wir haben dann auch Zuhause relativ schnell die Erfahrung gemacht, dass wenn ich den ganzen Tag versuche durchzustehen, dass der nächste Tag halt wirklich ver- ein verlorener Tag ist weil mir es dann wieder schlechter geht […]*

Daher schauen sie *Tag für Tag*, was ihnen körperlich möglich ist und was sie sich *zumuten* können. Dazu ist es erforderlich, dass sie sich schonen, sich zwischendurch immer wieder hinlegen und Pausen machen. Dazu lassen sie vor allem Tätigkeiten im Haushalt liegen: *Dann muss man mal eben Fünfe gerade sein lassen.*

> *[…] solange es einem gut geht, muss man das Leben genießen. Man lebt bewusster sage ich mal so. Früher, wie man gesund war, dies muss ich fertig haben, das muss ich noch machen, das will ich noch, das kriege ich auch noch hin und das wollen wir auch noch. Aber wenn man krank ist und hier gelegen hat und nicht weiß ob man noch auf den Beinen stehen kann oder nicht. Nach der Chemo ging es einem ja nicht wirklich gut und dann lebt man bewusster. Jetzt denke ich, was du schaffst, schaffst du und was du nicht schaffst bleibt liegen. Kann ich auch gut mit leben. Früher waren die Fenster dreckig, die müssen gewaschen werden. Gucken Sie jetzt mal durch. Das interessiert nicht. Dann werden die einfach mal nicht gewaschen. Nicht, dass ich jetzt alles verkommen lasse und so aber der Druck, der ist nicht mehr da.*

Vor allem Frauen mit Knochenmetastasen, bei denen ein akutes Frakturrisiko besteht, sind in ihren Bewegungsmöglichkeiten eingeschränkt: *Ich bewege mich ja nicht mehr so wie früher.* Sie sind darauf angewiesen, viele Pausen zu machen. Zudem überwachen einige ihre Aktivitäten, indem sie einen Schrittzähler nutzen, der sie davor schützen soll, sich zu viel zuzumuten. Die Kontrolle haben sie auch über die Einnahme ihrer Schmerzmedikation. Sie schätzen ab, für welche Aktivitäten sie welche Dosis benötigen. So wissen sie, dass sie morgens zunächst etwas Zeit benötigen, bis die Wirkung eintritt: *Ja, weil die Nacht, wenn der Körper zur Ruhe kommt, die ganzen Medis, die gehen ja irgendwann ja auch raus aus dem Körper.* Jede Frau hat ihren eigenen Tagesrhythmus und weiß, wann sie eher aktiv werden kann. Bei vielen dauert es lange, *in die Gänge zu kommen*, sie fühlen sich meist erst nachmittags in der Lage, an Aktivitäten teilzunehmen.

Ein bisschen Alltag gönnen

Jeden Tag aufs Neue zu leben, bedeutet für die Frauen, die verbleibende Lebenszeit zu nutzen – und zwar *auf eine mir angenehme Weise*. Grundsätzlich hoffen sie, am Alltag teilnehmen zu können. Dazu müssen sie die Balance zwischen Pausen und Aktivitäten finden:

> *[…] dementsprechend schone ich mich jetzt einen halben Tag auf der Couch und ja versuche einfach auch wieder so eine Form von (…) ja also vorsichtig mich auch wieder körperlich trotzdem herauszufordern weil ich natürlich auch enorm an also ich habe Gewicht verloren und vor allen Dingen habe ich glaube ich Muskeln verloren und das versuche ich natürlich wieder zu kompensieren dass das auch mein körperlicher Zustand sich wieder regeneriert und das ist gerade so ein schwieriges Austarieren zwischen ich muss mich ja eigentlich schonen aber ich muss ja auch wieder Muskelmasse gewinnen dementsprechend ja versuche ich so ein bisschen die Balance zwischen ich gönne mir ein bisschen Alltag und ich schone mich einen halben Tag das ist so gerade so […].*

Sich *ein bisschen* Alltag zu gönnen verdeutlicht, dass es den Frauen aufgrund der Schwere der fortgeschrittenen Brustkrebserkrankung lediglich möglich ist, ein bestimmtes Zeitfenster am Tag mit angenehmen Dingen nutzen zu können. Oftmals sind es nur Momente, in denen das Wohlbefinden im Vordergrund steht. Da sie nicht wissen, wieviel Lebenszeit ihnen noch bleibt, versuchen sie, *den Moment anders zu genießen:*

> *Ja, aber ich versuche halt schon, den Moment anders zu genießen, das ist einfach so. […] Du weißt ja gar nicht, wie lange lebst du? Das weißt du ja nicht. Wie lange lebt mein Mann? Das weiß er ja nicht. Und das ist ja der Punkt. Keiner weiß, wie lange er lebt und da ist ja auch gut so und von daher will ich gar nicht wissen, welche Prognose die Ärzte haben. Haben die gesagt. Fünf Jahre sagt man bei metastasiert. Ich kenne Menschen, die leben schon 10, 20 Jahre mit Metastasen. So. Und das ist für mich so der Punkt. Keiner weiß es und ich will es auch gar nicht gesagt bekommen. Und das ist der Punkt. Ich lebe wie jeder andere auch. Nur halt eben eingeschränkt durch meine Medikamente, aber ich möchte leben. Punkt. Und nicht verzagen.*

Die Aussage *Ich lebe wie jeder andere auch* zeigt den Wunsch nach Normalität, der insbesondere in dieser Kategorie an vielen Stellen deutlich wird. Um sich abzulenken, machen die Frauen beispielsweise Spaziergänge, genießen die Natur, spielen mit ihren Enkel*innen oder schaffen sich bedeutsame Momente zuhause, indem sie täglich ein leckeres Essen kochen: *Das ist so das was mich oben hält.* Zum Alltag gehören auch Routinen bzw. Rituale, die überwiegend von jüngeren Frauen beschrieben werden. So versuchen sie, alles möglich zu machen, beispielsweise zum Geburtstag ihrer Kinder einen Kuchen zu backen oder morgens vor der Schule für sie da zu sein, auch wenn es ihnen selbst schlecht geht – auch hier geht es darum, Normalität aufrechtzuerhalten, auch wenn diese unter veränderten Bedingungen gelebt wird:

> *Also es hat schon manchmal gereicht, dass ich einfach auch so, dann bin ich auch so wirklich so ganz langsam, im Schneckentempo bin ich dann wirklich vom Schlafzimmer dann hierher. Und die Lütsche, ich meine alt genug ist sie ja mit ihren 14 Jahren, hat auch selber sogar ihr Brot gemacht gehabt, weil ich die Arme wirklich nicht heben konnte. Aber ich habe dann hier gesessen oder hier die Beine hoch gehabt und habe mich mit ihr unterhalten. Und diese Pflicht habe ich dann eben halt als Mutter. So und das hat man dann eben gemacht […] Ja das ist einfach ganz gut. Und auch für die Kinder, dass im Endeffekt das so, dass diese Normalität eigentlich immer so ein bisschen beibehalten wird. Das ist auch ganz gut. Dass ich dann-, es ändert sich ja trotzdem immer noch vieles, aber dass man so ein paar Sachen einfach beibehält.*

Mit zunehmenden Einschränkungen aufgrund des Krankheitsfortschritts merken die Frauen, dass die Zeit, die sie aktiv nutzen können, weniger wird. Sie blicken wehmütig auf die Anfangszeit ihrer Erkrankung zurück. Mit Beginn der Erwerbsminderung hatten sie viel *Tagesfreizeit (als es mir körperlich besser ging und ich noch mehr Optionen hatte)*, nun bestimmt die Krankheit den Alltag. Wie auch die Kategorie ›Über den Körper und das Aussehen entscheiden‹ *(vgl. Kap. 5.1.4.3)* sowie die Konsequenz ›Ein anderer Mensch werden‹ *(vgl. Kap. 5.1.5.3)* zeigen wird, ist es den Frauen wichtig, autonom zu sein und als Mensch und nicht nur als kranke Frau wahrgenommen zu werden. Daher fasst das folgende Zitat die Anstrengungen, sich ein bisschen Alltag zu gönnen, eindrücklich zusammen: *Ich lebe wie jeder andere Mensch auch. Nur halt eben eingeschränkt … […].*

Eine besondere Herausforderung stellt in diesem Zusammenhang die Zeit der Corona-Pandemie dar. Eine Frau äußert dazu[81]:

> ***B:** […] aber geht jetzt wegen Corona halt auch nicht mehr. Also das muss ich sagen, das nervt mich eh kolossal. Wenn man jetzt so-. Die Frage ist, ob es für mich überhaupt noch eine Zeit nach Corona gibt und das ist schon echt heftig. Weil die Situation ist schon schlimm genug ohne Corona und das jetzt noch dazu, das hätte es jetzt echt nicht mehr gebraucht.*
> ***I:** Was würdest du anders jetzt machen, wenn es-?*
> ***B:** […] dann hätte ich ja echt schön viel Besuch. Halt Leute, mit denen ich mich austauschen kann, die mich entlasten können, die mich auf neue Ideen bringen, die auch die Kinder mal abnehmen oder denen was anderes bieten. Das wäre natürlich unter Corona- oder ist jetzt unter Corona nicht möglich, das wäre halt sonst möglich gewesen. […] Und natürlich ja, ich wollte auch gerne die Zeit nutzen, die mir noch bleibt. Also ich mache halt unheimlich gerne Ausflüge, um mal was Neues zu sehen. […] Und mit Leuten irgendwo hinfahren geht ja eigentlich auch nur noch mit der eigenen Familie. Ja, also das sind schon sehr viele Dinge, die ganz anders laufen als ich mir gewünscht hätte oder auch*

81 Das Interview wurde im April 2020 geführt, einen Monat bevor die Interviewpartnerin starb.

vorgestellt hätte. Man hat ja so eine Vorstellung, was man quasi noch verdient hat, also so kommt mir das jetzt vor. Ich denke immer, was hast du denn jetzt noch gemacht, dass das jetzt auch nicht geht. […] Also (stöhnen), aber ich meine, es bleibt einem nichts übrig, man muss irgendwie versuchen das Beste draus zu machen. Also ich versuche dann auch immer dem alten nicht so nachzuhängen, aber trotzdem es fällt mir irgendwie schwer. Weil es mir auch schwerfällt jetzt irgendwie neue Perspektiven zu entwickeln, was könnte ich stattdessen machen. […] Es sei denn, ich schaffe es noch irgendwie so lange zu leben bis der Impfstoff da ist und alles wieder normal ist. Aber da bin ich nicht mehr so sehr optimistisch, das wird ja immer weiter nach hinten rausgeschoben.

Der lange Zitatausschnitt zeigt die besondere Lage, in der sich die Frauen befinden. Sie haben eine begrenzte Lebenszeit, die sie grundsätzlich mit schönen Momenten verbringen möchten. Daher führen Kontaktbeschränkungen, geschlossene Restaurants, Museen etc. bei Frauen mit fortgeschrittener Brustkrebserkrankung in der letzten Lebensphase zu der Sorge, ihnen nahestehende Menschen nicht mehr treffen zu können oder aber bestimmte Erlebnisse nicht mehr machen zu können. Auch wird der Wunsch inniger, beispielsweise noch einmal ins Ausland zu reisen, da die Erfüllung aufgrund von COVID-19 für sie nicht mehr möglich wird.

Hilfsmittel haben und nutzen

Mit körperlichen Einschränkungen zu leben, bedeutet für manche Frauen auch, Hilfsmittel zu nutzen. Grundsätzlich ist es den Frauen wichtig, die Hilfsmittel zu bekommen, die ihnen verordnet wurden und ihnen damit auch zustehen: *Aber ich habe es mitgenommen, gehört ja dazu.* Körperliche Einschränkungen sind zu Beginn der fortgeschrittenen Brustkrebserkrankung oftmals passager, sodass eine Frau einen Badewannenlifter nur kurz brauchte und froh war, diesen dann einlagern zu können:

Das Problem ist wir haben eine Badewanne. Ich kam in die Badewanne gar nicht rein, ich bekam die Beine gar nicht so hoch, ich hab halt also auch von der … einen Badewannenlift und ich habe auch einen Toilettenstuhl für neben das Bett, weil es dann wirklich so bescheiden ging zu dem Zeitpunkt. Ich habe aber beides im Keller (lacht) weil ich es einfach nicht brauche. Mittlerweile ist es halt so, ich kriege die Beine wieder über die Badewanne rein. Mein Mann hilft mir, wenn ich in die Badewanne einsteige zum Duschen und dann so eine Dusch-Badewanne und vor allen Dingen halt raus aber mittlerweile passt ja die Hilfe brauche ich schon aber das geht halt auch ansonsten, waschen alleine klappt zum Glück.

Meistens stellen die Frauen in der Erprobung fest, welche Hilfsmittel für sie nützlich sind. Gleichzeitig ist es wichtig, ob sie sich emotional vorstellen können, das Hilfsmittel tatsächlich zu nutzen. Entscheidend ist dabei, ob und inwieweit sie Erfahrungen mit negativen Äußerungen durch andere gemacht haben. Das zentrale Phänomen *Gezeichnet sein* ist unter anderem durch Stigmatisierung geprägt. So ist es für viele Frauen unangenehm, einen Rollator zu benutzen, da dieser in der Regel mit älteren Menschen in Verbindung gebracht wird: *Also man fällt schon auf damit. In der Hinsicht, denn wer hat einen Rollator, die sind ja meistenteils dann doch um die 20 Jahre älter als ich.* Eine andere Frau beschreibt, als dement wahrgenommen zu werden, wenn sie mit einem Rollator unterwegs ist. Solche Erfahrungen tragen dazu bei, das Hilfsmittel nicht mehr benutzen zu wollen. Junge Frauen mit Kindern behelfen sich, indem sie einen Kinderwagen als Stütze nehmen. Eine andere Frau hat sich beispielsweise einen E-Scooter angeschafft:

> *Und man hat mit dem Rolli sofort diesen Behindertenstempel. Was man mit dem Scooter nicht hat. Das macht also schon einen Riesenunterschied, ob ich mit dem Rolli fahre oder ob ich mit dem Scooter. Und da fahre ich also, wenn es denn möglich ist, lieber mit dem Scooter, (...) irgendwo (...) ja, weil eben dieser Stempel dann nicht so da ist. Weil wenn man dann so mit dem Rolli, dann hat man so, dann gucken die von (lachend) oben herab und denken: Oh Gott, die arme Frau, so ungefähr.*

Jüngere Frauen akzeptieren dann einen Rollator oder einen Rollstuhl, wenn die körperlichen Einschränkungen so gravierend sind, dass sie dadurch Vorteile sehen, am Alltagsleben teilnehmen zu können:

> *Ich meine heutzutage, wenn man guckt, wie viele laufen ja mit Rollator auch rum. Da sind ja so viele. Sind halt überwiegend paar Jahre älter dann halt als ich dann so. Aber ich freue mich immer darüber, dass man eben halt mit so was dann eben halt dann die Leute draußen auch noch sieht. Und dass die halt noch mobil sind und dadurch im Kontakt mit anderen sind. Und dass man nicht dann zu Hause verkümmert.*

Aus dem Grund, weiter am Leben teilnehmen und sich Selbstständigkeit bewahren zu können, hat eine Frau ein Therapiefahrrad angeschafft:

> *Ein anderer großer Glücksmomente für mich war, ich hatte versucht ein Therapierad zu beantragen. Es wäre einfach auch zu gefährlich, wenn ich stürzen würde. Das haben wir nicht durchbekommen aber gut, wir haben das dann anders geregelt. Wir haben so ein Teil gekauft. Haben das finanziert (stöhnt). Und, das erste Mal dass ich als ich geschafft habe damit zu [Ort] zu fahren, das war für mich wirklich so ein Gefühl, ein Stück Unabhängigkeit zu haben. Das war ein Glücksmoment (lacht) für mich.*

Die Bemühungen, mit den körperlichen Einschränkungen tagtäglich leben zu wollen, zeigt sich zusammengefasst darin, die verbleibende Lebenszeit möglichst aktiv nutzen zu wollen. Dadurch kann Normalität aufrechterhalten und es können, wie im Zitat zuvor gesagt wurde, *Glücksmomente* erlebt werden. Mehrere Frauen bilanzieren für sich, durch die Erkrankung *gewachsen* zu sein:

> *[...] ich glaube die hohe Kunst darin im Leben besteht und das ist finde ich sehr schwer zu lernen aber trotzdem das anzunehmen, in seiner Situation zu wachsen und versuchen, ja neue Wege für sich zu finden (...) Das, das ist die hohe Kunst glaube ich. Gerade wenn man krank ist oder auch unheilbar krank was auch immer das heißt (..) [...].*

Mit der hier aufgezeigten Strategie ›Mit körperlichen Einschränkungen leben‹ zeigt sich, dass die Flexibilität und Spontanität im Krankheitsverlauf zunehmend verloren gehen, die Frauen jedoch trotz der Konsequenz, unselbstständig und abhängig zu werden *(vgl. Kap. 5.1.5.1)*, versuchen, *jeden Tag aufs Neue* zu leben. Dazu gehört es auch, einen Umgang mit seinem eigenen Körper und dem Aussehen zu finden, wie folgende Strategie verdeutlicht.

5.1.4.3 Über den eigenen Körper und das Aussehen entscheiden: *Ich verkörpere mich*

Frauen mit einer fortgeschrittenen Brustkrebserkrankung sind zunehmend *gezeichnet (vgl. Kap. 5.1)*. Die intervenierende Bedingung, Erfahrungen mit dem eigenen und damit veränderten Körper zu machen *(vgl. Kap. 5.1.3.3)*, beeinflusst den Umgang mit dem Körper. In verschiedenen Kategorien wurde zudem bereits auf stigmatisierendes Verhalten durch andere, oftmals unbekannte Menschen hingewiesen *(vgl. Kap. 5.1)*, was ebenfalls einen prägenden Einfluss auf das Verhalten der Frauen hat. Beide Aspekte – die zeitliche Dimension in Bezug auf Erfahrungen sowie die Komponente der Stigmatisierung – kommen in den folgenden beiden Subkategorien vor: Umgang mit sichtbaren Veränderungen und Wohlfühlen im eigenen Körper. Der In-vivo-Code *weil ich verkörpere mich* steht für die gesamte Strategie ›Über den Körper und das Aussehen entscheiden‹:

> *Ja klar, Blicke beim Einkaufen [...]. Du wirst dann dumm angeguckt und ich habe dann: »Hallo« gesagt. Ich weiß nicht, ich war total, klingt jetzt vielleicht blöd, aber ich war total selbstbewusst in dem Moment. Keine Ahnung, woher die Stärke kam, aber es war eben so. Ja, klar hast du Blicke gekriegt und- (.) war mir aber egal. Weil ich verkörpere mich und ich verkörpere nicht die Leute oder das was die Leute sehen wollen, sondern ich verkörpere mich. Und wenn ich eben Glatze habe, dann habe ich eben Glatze. Punkt.*

Umgang mit sichtbaren Veränderungen

In der obenstehenden Aussage wird deutlich, und das gilt für viele Frauen, dass sie eine Vorstellung davon haben, wie sie insbesondere mit den sichtbaren Veränderungen durch ihre Erkrankung in der Öffentlichkeit umgehen wollen. Das setzt verschiedene Erfahrungen und Erlebnisse voraus, aus denen die Frauen Rückschlüsse für ihr Handeln ziehen. Der Begriff ›verkörpern‹ signalisiert zudem, dass ihre Existenz mit der Krebserkrankung und den dazugehörigen körperlichen Veränderungen und Auswirkungen verbunden ist: *Du bist eben Krebspatientin.*

Im Verlauf ihrer zum Teil jahrelangen Krankheitsgeschichte machen Frauen Erfahrungen mit unterschiedlichen körperlichen Veränderungen. Dabei stellt der Haarverlust für alle Frauen eine besondere Auseinandersetzung mit ihrem Aussehen dar. Wichtig ist, dass sich der Umgang damit im zeitlichen Verlauf unterscheidet – zwischen dem ersten Haarverlust (unabhängig von der primären und der fortgeschrittenen Krankheitssituation) sowie den weiteren Haarausfällen (bei der fortgeschrittenen Brustkrebserkrankung erhalten die Frauen im Verlauf oftmals viele Chemo- und Strahlentherapien, die zum Teil mit Haarverlust einhergehen). Den ersten Haarausfall kaschieren sowohl Frauen mit heilbarer Primärerkrankung als auch Frauen, die unmittelbar mit der fortgeschrittenen Krankheitssituation konfrontiert sind (beispielsweise Frauen mit exulzerierender Wunde) mit einer Perücke. Fast alle Frauen beschreiben, dass es für sie dazugehörte, eine Perücke zu tragen:

> *Und vor vier Jahren mit dem Brustkrebs, ja, als dann die Haare ausgingen, da mochte ich dann quasi nachher mit der Glatze oder mit den ganz kurzen Stöppelchen mochte ich nicht zu Tür gehen. Da habe ich dann wirklich ja die Perücke getragen, Kopftuch oder Mütze. Und diesmal bin ich da viel lockerer mit umgegangen.*

Die Aussage *Und diesmal bin ich da viel lockerer mit umgegangen* beschreibt den veränderten Umgang mit dem Haarverlust. Grundsätzlich trifft es auf alle Frauen zu, dass sie *lockerer* mit den Veränderungen umgehen. Dabei gibt es Unterschiede, die einerseits an die Erfahrungen gekoppelt sind (die interviewten Frauen leben unterschiedlich lange mit der Diagnose und haben dementsprechend unterschiedlich viele Erfahrungen gemacht) und andererseits in der Persönlichkeit der Frau begründet liegen. Insgesamt stellt sich die zentrale Frage, weshalb Frauen im Verlauf anders mit den Veränderungen umgehen. Wichtig ist hierbei, die Unterscheidung der Lebenssituation als Frau mit einer heilbaren bzw. einer unheilbaren Brustkrebserkrankung zu berücksichtigen. In der adjuvanten Behandlungszeit stand der *Kampf* gegen die Krankheit im Vordergrund mit dem Ziel, diese zu überwinden *(vgl. Kap. 5.1.3.1): Vor vier Jahren war ich noch mitten im Leben.* Den ersten Haarverlust haben sie in der Hoffnung kaschiert, die Erkrankung bald überstanden zu haben, obwohl sie ihren Perücken Attribute wie beispielsweise *künstlich*, *ungemütlich*, *unbequem* zugeordnet haben. Als unheilbar erkrankt und oftmals dauerhaft auf Therapien angewiesen machen die Frauen diese Erfahrungen nun wieder. Zunächst beschaffen sie sich wieder eine Perücke, überlegen aber auch, wie sie ohne sie auskommen können. Eine Frau, die beispielsweise den Wunsch hat in der Öffentlichkeit auf ihre Perücke zu verzichten, ist jedoch äußerst unsicher, wann der richtige Zeitpunkt dafür sein könnte. Zudem findet ein Abgleich statt zwischen der neuen Normalität, Glatze zu tragen, und der Außenwirkung auf andere:

> *Ich habe schon auch paar [überlegt] Mädchen und Frauen einfach auch so ohne Perücke, ohne nichts gesehen in der Stadt. Und [stottert] kann sein, sie spüren sich auch normal und gibt es auch so viele Männer mit Glatze, ja? Und irgendwie, ich weiß nicht. Ich kann jetzt auch, ich denke, im Sommer ohne, ohne Mütze zu gehen. Aber ich weiß nicht, ich denke jetzt so. Vielleicht später sage ich: Nein.*

Während einige Frauen lange für diesen Entscheidungsprozess benötigen, es manchmal auch lediglich bei Überlegungen bleibt, gelingt es anderen, sich in der Öffentlichkeit bewusst haarlos zeigen, auch wenn damit für andere die Glatze als sichtbares Krankheitszeichen erkennbar ist. Sie stellen irgendwann fest, dass es ihnen wichtiger ist, sich gut zu fühlen – das Tragen einer Perücke gehört für sie nicht dazu: *Ja, irgendwie ist es bequemer mit Mütze, sage ich mal, man wird vielleicht auch gleichgültiger, ich weiß es nicht.* Das Zitat zeigt, dass es für sie keiner Begründung oder Rechtfertigung bedarf. Im folgenden Zitat benutzt eine andere Frau auch zunächst das Wort ›gleichgültig‹, sagt dann aber, dass es nicht zutrifft. Sie entscheidet sich schließlich für den Begriff ›gelassener‹:

> **B.:** *[…] »Was ziehst du denn heute an?«, und dies, hätte ich mir die Fingernägel vielleicht lackiert oder nicht, ich weiß nicht, das ist alles, habe ich heute Morgen schon zu meinen Mann gesagt: »Das ist alles nicht mehr so wie es früher war«, und das ist entspannt jetzt, das ist nämlich positiv, mir ist so einiges Oberflächiges egal geworden durch die Krankheit.*
> **I.:** *Das finde ich spannend, ja.*
> **B.:** *Also, das ist, das fällt bei vielen vielen Dingen auf, ich habe immer gerne alles im Griff und alles in Planung und jetzt mittlerweile, ja, wenn es nicht ist, dann ist es nicht (…) das hätte ich von meinem Mann schon früher lernen können (lacht) aber ich konnte es nie so gut, also das hat die Krankheit mit mir gemacht, dass ich da in der Richtung ein bisschen. ja, gleichgültiger nicht, aber entspannter ist wieder zu positiv aber gelassener, ja, (..) ja gelassen, und kann bis zur Entspannung gehen aber gelassenen ist eigentlich richtig […]*

Gelassener scheint ein treffender Begriff zu sein, zumal die Frauen immer wieder auch mit negativen Reaktionen anderer Menschen konfrontiert sind, die sie eben nicht gelassen oder auch entspannt mit ihrem körperlichen Befinden umgehen lassen. Häufig sind die Frauen in der letzten Lebensphase körperlich so stark geschwächt, dass sie keine zusätzliche Kraft aufwenden können *(vgl. Kap. 5.1.5.1)* und wollen, um sich für sich selbst oder andere *herzurichten.*

> *Aber ich habe vorhin da sogar noch darüber nachgedacht, ich habe auch Schminksachen hier, und wenn ich sonst im Krankenhaus lag, und ich habe auch schon sehr viel im Krankenhaus gelegen, eben durch die Herzgeschichten, durch OPs und, und, und, war mir immer wichtig, dass ich geschminkt war, dass ich meine Haare gut hatte, das war alles wichtig. Und die Kraft habe ich jetzt nicht.*

Die Kraftlosigkeit sowie die zunehmende Gelassenheit in der Palliativsituation führen dazu, sich von Oberflächlichkeiten zu distanzieren – einige der Frauen können somit dem Stadium der Erkrankung etwas Positives abgewinnen, insbesondere wenn sie die mühsame Arbeit, ein Bild von sich aufrechtzuerhalten, nach und nach aufgeben. Gelassen zu sein gelingt jedoch nicht immer, schließlich sind *frühere Muster noch verinnerlicht.* Viele Frauen berichten davon, was ihnen vor der Erkrankung wichtig war. Dazu gehörte beispielsweise, sich täglich zu schminken oder eine bestimmte Frisur zu haben. Ihre aktuelle körperliche

Verfassung erkennen sie daran, wenn sie sich so *verkörpern*, wie sie es wünschen: *da kann ich selber meinen momentanen Zustand dran messen.* Einigen Frauen gelingt es, offen mit ihrem Haarverlust umzugehen, sie wollen sich nicht verstellen, sie finden es mühsam, ein Bild aufrechterhalten, welches für sie aber der Vergangenheit angehört:

> *Wir Frauen definieren uns viel über unsere Haare, das ist einfach so und ich kann das Statement voll und ganz verstehen, wenn die Frauen sagen: Ich will meine Haare nicht verlieren, ich will diese Kühlhaube und das hilft mir ja auch. Und dann ist das vollkommen in Ordnung. Von daher der eine so, der andere so. Für mich gab es aber kein-. Ich mache jetzt-. Weil ich glaube, tatsächlich, das ist mental sehr anstrengend, sich das zu erhalten. Ich glaube, das ist-. Anders-. Man fühlt sich anders freier, sich dem hinzugeben, mein Gott, dann ist es jetzt eben so.*

Dagegen fällt es anderen Frauen schwer, mit körperlichen Veränderungen umzugehen. Zu Beginn einer fortgeschrittenen Erkrankungssituation versuchen sie zunächst, die Anzeichen ihrer Erkrankung möglichst für sich zu behalten. Dies wird erreicht, indem entweder durch *Tricks* (Bedecken einer exulzerierenden Wunde beim Duschen) oder einem generellen Rückzug (nicht mehr unbekleidet vor Ehemann zeigen, Perücke tragen) die sichtbaren Zeichen der Erkrankung kaschiert werden. Erst mit zunehmender Hilfebedürftigkeit treffen die Frauen eine bewusste Auswahl, wen sie zu ihren Vertrauenspersonen zählen, denen sie sich dann offenbaren. Insbesondere Frauen mit einem exulzerierenden Mammakarzinom sind gezwungen, ihre Erkrankung teilweise öffentlich zu machen, da sie auf Verbandswechsel und teilweise auf Hilfe bei der Grundpflege angewiesen sind. Voraussetzung dafür ist es, sich der *Wahrheit zu stellen*, indem sie sich mit der veränderten Brust auseinandersetzen. Auffällig dabei ist, dass sie von ihrer Brust als *Ding* sprechen oder andere, zum Teil auch vulgäre Ausdrücke benutzen. Wie in den Ausführungen zum zentralen Phänomen gezeigt, ist der Umgang mit diesen körperlichen Veränderungen schambehaftet *(vgl. Kap. 5.1)*, vor allem, wenn andere die Wunde sehen. Neben der Strategie, die körperlichen Auswirkungen zu versachlichen und damit Abstand zum Körper zu gewinnen, ist eine weitere Strategie, die unangenehmen Veränderungen offen zu kommunizieren: *Ich schäme mich da auch, dir diesen Scheiß zu zeigen.*

Wohlfühlen im eigenen Körper

In der Auseinandersetzung der Frauen mit ihrem Körper und ihrem Aussehen ist ein weiterer Aspekt erkennbar. Sie reflektieren ihre körperlichen Veränderungen und beziehen dabei nicht nur die krankheitsbedingten Auslöser ein: *Veränderungen gehören zum Leben* und damit auch im Alter dazu. Sie sagen selbst, sie wollen *realistisch bleiben.* Als typisches Beispiel geben sie eine veränderte Frisur an, stellen allerdings fest, dass Veränderungen normalerweise [...] *im Laufe des*

Lebens [...] geschehen; [...] *normalerweise geht das nicht so abrupt* [...]. So spüren sie auch, dass sich ihre Wahrnehmung von der gesunden zur kranken Frau verändert hat. Die häufig genutzten Wörter *früher* oder *mittlerweile* verdeutlichen, dass bei vielen Frauen ein Umdenken stattgefunden hat, was ihr Wohlbefinden und Aussehen betrifft.

Der Aspekt des Wohlfühlens scheint für die Frauen im Umgang mit dem Körper und dem Aussehen eine wichtige Bedeutung zu haben. Grundsätzlich besteht der Wunsch, sich *normal zu spüren.* Gemeint ist damit der Wunsch nach Normalität, wozu beispielsweise eine künstliche Perücke nicht zählt. Hinzu kommt, dass es einen Unterschied zwischen der Häuslichkeit (Innen) und der Öffentlichkeit (Außen) gibt. Sich wohlzufühlen gelingt vielen meist nur drinnen im Kontakt mit vertrauten und nahestehenden Menschen, dort müssen sie sich nicht vor den Blicken anderer verstecken. Sie stellen fest: *Für wen soll ich zuhause die Perücke aufziehen? Du kennst mich in allen Lebenslagen.*

> *I.: Und wann setzen Sie die Perücke auf? Und wann nehmen Sie das Tuch?*
> *B.: Ich nehme also zuhause, hier habe ich halt das Tuch auf, weil mir die Perücke dann irgendwo zu warm ist oder so wenn ich auf dem Sofa liege ist es ja Quatsch die Perücke aufzuhaben und wenn wir rausgehen, dann ziehe ich die Perücke an.*

Somit geben sie das Wohlfühlen im eigenen Körper in bestimmten Situationen auf, wenn sie ihre Häuslichkeit verlassen. Gleiches gilt, wenn sie sich in einer stationären Einrichtung befinden. Das eigene Zimmer im Krankenhaus oder dem Hospiz ist für die Frauen ebenfalls privat, während der öffentliche Flur bereits zum ›draußen‹ gehört. Beeinflusst wird ihr Verhalten zusätzlich u. a. von den intervenierenden Bedingungen *(vgl. Kap. 5.1.3).* Das bedeutet, wenn es einer Frau immer wichtig war, geschminkt zu sein, versucht sie dies auch in der Zeit der Krankheit beizubehalten:

> *Und dann mache ich mich fertig, dann schminke ich mich ein bisschen, oder was ich immer mache, ich male mir immer die Lippen an blöderweise, wenn ich zu Hause auch putze, und wenn ich mich auch nicht irgendwie schminke groß, aber Lippen müssen immer angemalt sein. Und dann ging es mir wieder besser. [...] Weil, wenn ich da in den Spiegel gucke und sehe da wirklich so einen blassen, doofen Menschen, hätte ich jetzt fast gesagt, das zieht mich runter.*

Das Schminken steht im angeführten Zitat stellvertretend für ein Beibehalten von Normalität. ›Die Lippen anzumalen‹ stellt eine Gewohnheit dar, die die Interviewte mit dem Begriff *blöderweise* infrage stellt. Dennoch zeigt sich die Bedeutung des Schminkens, weil sie sich selbst gefallen will – so wie sie sich kennt. Normalität wird erst dann aufgegeben, wenn der körperliche Zustand es erfordert. Eine Frau beschreibt, wie gut es ihr getan hat, in der fortgeschrittenen Erkrankungssituation an einem Schminkseminar für Krebspatientinnen teilgenommen zu haben. Sie beschreibt ihre Beobachtungen, wie ein Wohlfühlen auch außerhalb der Privatsphäre unter Gleichgesinnten entstehen kann:

> *[...] dann werden die Augen weitergemacht und gut, die haben sich wohl alle (lächelt) ganz wohlgefühlt in ihrer Haut und ich habe dann auch gesagt: So, in fünf Minuten haben wir eh alle unsere (lächelnd) Perücken ab.*

Jedoch haben Angebote wie dieses nicht auf jede Frau eine positive Wirkung. Eine andere Frau, für die, wie sie selbst sagt, Kleidung und Schminke nie eine Rolle gespielt hat, bilanziert die Teilnahme an einem Schminkkurs wie folgt:

> *Und alle Weiber saßen da vor dem Spiegel und waren sich da am Schminken, Augenbrauen, dies (...) Ich habe gesagt: Nein, ich habe keinen Bock, lass es. Erzähl', mach' weiter, ich will nicht, nein, nein.*

An diesem Beispiel zeigt sich die Vielfältigkeit und Einzigartigkeit, wie Wohlfühlen gelingen kann. Dieses ist untrennbar mit dem Selbst verbunden, also wie sich die Frauen fühlen. Entscheidend ist es daher, dass die Frau über ihren Körper und das Aussehen entscheidet und in der Außendarstellung für sich machbare Kompromisse eingeht (beispielsweise das kurzfristige Tragen einer Perücke). Das Spüren der Kopfhaut ohne künstliche Perücke oder aber geschminkte Lippen können dazu beitragen, dass sich Frauen trotz körperlicher Veränderungen wohlfühlen können. Schließlich geht es für die im Prozess der Erkrankung darum, sich mit den körperlichen Veränderungen zu ›arrangieren‹ und eine neue Normalität für sich zu entdecken.

Zusammenfassend ist festzustellen, dass Frauen die Strategie verfolgen, körperliche Veränderungen gelassen hinzunehmen, um dann mit ihnen weiterleben zu können. Dabei ist es ihnen wichtig, sich selbst treu zu bleiben: *Ich bin wie ich bin. Und ich war nie so jemand, der eine Maske aufsetzt. Ich bin einfach ich.* Sie wollen sich nicht verstellen, sodass sie sich insbesondere in Bezug auf ihr Aussehen entsprechend ihrer bisherigen Gewohnheiten verhalten. Sofern sie das Gefühl haben, von anderen nicht akzeptiert zu werden, versuchen sie, sich von den Blicken und Meinungen anderer zu distanzieren, da diese ihnen nicht guttun: *Entweder ich bin so und die Leute akzeptieren mich, oder sie lassen es sein.* Die Konfrontation mit Außenstehenden, aber auch die eigenen Gedankenspiele und Erfahrungen in der Öffentlichkeit bestärken sie in ihren Entscheidungen, um schlussendlich sagen zu können: *Es ist mein Körper und ich darf darüber entscheiden.*

5.1.5 Konsequenzen

Als Konsequenzen sind »Ergebnisse oder Resultate von Handlung und Interaktion« (Strauss & Corbin 1989, S. 75) zu verstehen. Nach Strauss und Corbin sind diese sind nicht immer »vorhersagbar oder beabsichtigt« (ebd., S. 85). Weil die Frauen von der fortgeschrittenen Brustkrebserkrankung *Gezeichnet* sind, daher tagtäglich mit körperlichen Auswirkungen leben und mehr auf die Zeichen ihres Körpers achten, wird ihnen zunehmend bewusst, dass sie ihre Selbstständigkeit verlieren und abhängig werden *(vgl. Kap. 5.1.5.1)*. *Jeden Tag aufs Neue* mit diversen Einschränkungen zu leben, führt zu veränderten Rollen sowie zu einem veränderten Alltag; die Frauen fühlen sich in beiden Fällen *unfrei (vgl. Kap. 5.1.5.2)*. Dadurch, dass sich der körperliche Zustand immer mehr verändert und die Frauen mit einem innerlich spürbaren Leib sowie einem äußerlich sichtbaren Aussehen konfrontiert sind, erleben sie zunehmend, *ein anderer Mensch* zu werden *(vgl. Kap. 5.1.5.3)*. Schlussendlich spüren sie verstärkt, dass das Lebensende bevorsteht. Je *Gezeichneter* sie sich fühlen, desto eher sind sie bereit, letzte Dinge zu regeln *(vgl. Kap. 5.1.5.4)*.

5.1.5.1 Selbstständigkeit verlieren und abhängig werden: *alles so langsam abgeben zu müssen*

Die Konsequenz, unselbstständig und damit abhängig von anderen zu werden, ergibt sich vor allem unmittelbar aus einem Aspekt des zentralen Phänomens – spürbare Veränderungen wie Erschöpfungszustände und eine herabgesetzte körperliche Belastbarkeit, die mit dem Gefühl, *Gezeichnet* zu sein, einhergehen, führen im Verlauf dazu, *alles so langsam abgeben zu müssen.*

> *[…] Und da ich immer mein Leben eigenständig gemanagt habe und dies und das, und das alles so langsam abgeben zu müssen, und zu sagen: Tut mir leid, kann ich nicht alleine. Tut mir leid, brauche Hilfe. Macht mich unglaublich unzufrieden, ja.*

Frauen mit einer fortgeschrittenen Brustkrebserkrankung sind unausweichlich gezwungen (das Wort ›müssen‹ im eben zitierten In-vivo-Code unterstreicht dies), ab einem gewissen Zeitpunkt Unterstützung anzunehmen.

So wie das *Gezeichnet sein* im Verlauf zunimmt *(vgl. Kap. 5.1)*, so nimmt auch die Abhängigkeit in der letzten Lebensphase zu. Anhand der Erzählungen der Frauen ist zu erkennen, dass sich mit Beginn des Hilfebedarfs eine Zäsur ergibt: *Ich bin eine selbstständige Frau gewesen und habe alles selber gemacht und plötzlich muss ich betteln … oder bitten.* Fast keine der Frauen kann einen konkreten Auslöser für ihren Hilfebedarf benennen, es handelt sich vielmehr um einen unspezifischen Zeitpunkt, der zu einem Bewusstwerden der Situation führt: *Aber dann kommt auf einmal eine Zeit, man schafft es nicht mehr, man kann es nicht mehr.* Der Wandel von der Selbst- zur Unselbstständigkeit erfolgt meistens *schleichend* und geht mit einem Gefühl der Unzufriedenheit einher:

> ***B.:** [...] Und ich kann eigentlich fast nichts mehr groß alleine, weil einfach nur schwach. Ich habe keine Kraft zu saugen, ich habe keine Kraft, Wäsche zu waschen, ich kann nicht von oben nach unten gehen, ohne fünfmal Pausen zu machen. Duschen hilft mir meine Freundin. Das macht mir (...) im Moment unzufrieden, ja, (korrigiert sich) macht mich.*
> ***I.:** Seit wann ist es so?*
> ***B.:** Es ist im Prinzip (...) ist, dass (...) Im Nachhinein denke ich, es ist ein schleichender Prozess, weil ich bin ja seit der Diagnose nur in Therapien und eines kommt aufs andere. Vielleicht ist es jetzt so, dass es noch mal wieder mehr schwächt, weil das schon so viel ist, keine Ahnung.*

Die Abhängigkeiten erfolgen schrittweise, *langsam* müssen sie sich helfen lassen. Schwäche und Kraftlosigkeit scheinen dabei die zentralen ursächlichen körperlichen Einschränkungen zu sein. Fast alle Frauen bedauern, dass ihnen *Kraftpensum weggenommen* wurde. Zu Beginn der Beeinträchtigungen versuchen sie, verlorene Selbstständigkeiten zu kompensieren. Zu diesem Zeitpunkt ist es ihnen wichtig zu betonen, sie seien *bis zu einem gewissen Grad* eigenständig. Zunehmend ist es ihnen jedoch nicht mehr möglich, den Alltag zu bestreiten und beispielsweise ihre Körperpflege durchzuführen: *Also ich habe die Kraft nicht. Ich möchte es zwar und denke manchmal: Mach es. Aber ich habe es noch nicht geschafft, jetzt wirklich ...*

Eine vorübergehende Unterstützung, im Verlauf dann oftmals dauerhafte Hilfe, benötigen die Frauen zunächst in ihrem Alltag. Schwäche und Kraftlosigkeit führen vor allem dazu, dass es den Frauen nicht mehr möglich ist, tagtägliche Aufgaben zu übernehmen. Dazu zählen das Einkaufen, Putzen, Waschen und Kochen, aber auch beispielsweise mit dem Hund spazieren zu gehen:

> *[...] also auch gerade auch mit dem Hund. Das ist ja so das Einzige was wirklich also bisher war ich ja noch nie in der Verlegenheit dass ich mir nicht selbst irgendwas kleines zu essen hätte machen können oder sonst was aber der Hund muss halt raus und wenn ich dann ausfalle dann ist das immer schwierig [...]*

Frauen, denen es für ihr Selbstbild wichtig ist, bestimmte Gewohnheiten aufrechtzuerhalten wie geschminkt zu sein oder lackierte Fingernägel zu haben, sind ebenfalls auf Hilfe angewiesen:

> *[...] am Sonntag. Mein Mann hatte Geburtstag jetzt letzten Sonntag. Und jetzt möchten wir, nicht diesen, aber nächsten vielleicht oder morgen essen fahren. Und dann meine Tochter (stottert) schminkt mich.*

Frauen mit jüngeren Kindern sind auf deren Betreuung angewiesen. Dabei können neben der allgemeinen Schwäche auch spezifische Beeinträchtigungen, zum Beispiel bei Hirnmetastasen, eine Hilfe erforderlich machen: *Und auch bei der Kinderbetreuung übernimmt er* [der Ehemann] *auch sehr viel, weil ich oft auch gar nicht den Kopf dafür habe. Mich stört es dann zum Beispiel wenn die so laut sind.* Das Zitat zeigt, dass Lebensarrangements einen wesentlichen Einfluss darauf haben, wie Frauen in der letzten Lebensphase bei einem Verlust der Selbstständigkeit und mit einer zunehmenden Abhängigkeit leben können. Wohnen Frauen mit einem Partner oder einer Partnerin sowie mit (erwachsenen) Kindern zusammen, so haben sie neben zusätzlichen Aufgaben (beispielsweise Kinderbetreuung) gleichzeitig mehr Möglichkeiten, in alltäglichen Dingen unterstützt zu werden *(vgl. Kap. 5.1.3.4):*

> *Meine Freundin hat schon einen Antrag auf Pflegegrad gestellt und solange mein Sohn – der wohnt noch hier – der zieht mir meine Strümpfe an und aus, denkt an meine Medikamente, macht so Wäsche, dies Gedöns.*

Eine Ausnahme bzw. Besonderheit im Prozess des Verlusts der Selbstständigkeit und der Zunahme der Abhängigkeit stellen plötzliche Verschlechterungen des körperlichen Befindens dar, wenn Fernmetastasen oder ein exulzerierender Tumor zu Symptomen führen, die eine zumindest kurzfristige Hilfsbedürftigkeit zur Folge haben. Die Frauen werden dann von unerwarteten körperlichen Einschränkungen oft überrascht: *Und dann rechnet man da irgendwie mit* (die Interviewpartnerin führt eine geplante Operation als Beispiel dafür an, dass sie von körperlichen Einschränkungen ausgegangen war) *und jetzt war es ja das erste Mal so dass es so überraschend (…).*

Die Unterstützung erfolgt zu Beginn der Hilfe- und Pflegebedürftigkeit bei allen Frauen in der häuslichen Umgebung und wird zunächst ausschließlich von Familienangehörigen, Freund*innen oder Nachbar*innen durchgeführt. Alleinlebende Frauen sind oft früh gezwungen, zu überlegen, wie sie Hilfe organisieren. Zwei Frauen haben Lebenspartner gebeten, bei ihnen einzuziehen:

> *Ja, dass ich kurz zuhause war und es mir einfach schlecht ging, dass ich da auch meinen Lebensgefährten, der eben nicht bei mir wohnt, gebeten habe, dass er nachts bei mir blieb.*

Dadurch versuchen sie, stationäre Aufenthalte wie beispielsweise den Umzug in ein Hospiz hinauszuzögern. In allen Fällen übernimmt das soziale Netzwerk Unterstützungsaufgaben. Neben Alltagsaktivitäten übernehmen Familienangehörige und Freund*innen auch Pflegehandlungen. Sie helfen beim Anziehen und bei der Grundpflege. Hierbei wirken sich das Vertrauen zu den Helfenden sowie das eigene Schamerleben auf die Hilfesituationen aus. Die Frauen testen aus, welche Hilfe sie von wem in Anspruch nehmen möchten und können. Eine Frau mit exulzerierendem Tumor beschreibt, dass sie sich gegenüber ihrem erwachsenen Sohn aufgrund ihrer Wunde geschämt hat. Sie bat dann eine Freundin um Hilfe beim An- und Auskleiden sowie beim Duschen und verdeckte zunächst die Brust mit ihren Händen *(vgl. Kap. 5.1).* Nach einer Aussprache, in der sie ihr

Schamgefühl offen ansprach, war es ihr möglich, die Hilfe besser anzunehmen. Derartige Erfahrungen der Frauen verdeutlichen, dass das Annehmen von Hilfe einen Prozess darstellt, an den sie sich gewöhnen müssen:

> *Ja, ganz gut ja. Das ist eine Umstellung. Man muss sich dran gewöhnen. Ich habe heute Morgen auch noch gesagt, ich sage: »Wenn ich den Arm bewegen könnte, dann bräuchtet ihr mir gar nicht helfen. Dann könnte ich es auch alleine«. Aber ich kann ja den Arm nicht bewegen. Deshalb müssen sie mir ja helfen beim Waschen und beim Duschen und beim (stottert) also an- und ausziehen, neh?*

Grundsätzlich eint die Frauen mit fortgeschrittener Brustkrebserkrankung, dass sie ab einem bestimmten Zeitpunkt auf Hilfe angewiesen sind. Allerdings sind die Hilfesituationen sowie das Ausmaß der Abhängigkeit in der letzten Lebensphase unterschiedlich. Eine vorrübergehende Hilfe benötigen Frauen vor allem während einer palliativen Strahlen- oder Chemotherapie. Bei Komplikationen wie beispielsweise einem Krampfanfall aufgrund von Hirnmetastasen oder akuter Luftnot bei Lungenmetastasen kann ein temporärer Krankenhausaufenthalt notwendig werden. Akute Beschwerden führen teilweise zu einer Aufnahme auf eine Palliativstation. Dort befindet sich eine Frau zum Zeitpunkt des Interviews aufgrund von Luftnot (ausgelöst durch multiple Lungenmetastasen) sowie aufgrund einer tumorbedingten psychosozialen Krise: *Ja, ich war in einem Zustand, als ich hierhinkam, ja wo man ins Krankenhaus musste, wo ich körperlich richtig krank war.* Ziel ist die Verbesserung der Lebensqualität, die sich wiederum positiv auf die Selbstständigkeit auswirken kann.

Eine Versorgung durch Pflegefachpersonen, aber auch durch spezialisierte Palliative-Care-weitergebildete Pflegende wird unausweichlich, wenn die Pflegebedürftigkeit zunimmt bzw. wenn die Versorgung durch Zugehörige nicht dauerhaft gewährleistet ist. Außerdem sind Frauen mit einem exulzerierenden Tumor auf eine regelmäßige pflegefachliche Wundversorgung angewiesen. Die Wundversorgung wird, wie auch die Grundpflege, zunächst in der häuslichen Umgebung durch Pflegefachpersonen von ambulanten bzw. SAPV-Diensten durchgeführt. Die schwierige Rekrutierung von Interviewteilnehmerinnen und zahlreiche Rückmeldungen von (potenziellen) Gatekeepern aus dem Feld liefern Anhaltspunkte dafür, dass Frauen erst sehr spät eine ambulante, aber auch stationäre Palliativversorgung in Anspruch nehmen. Dies unterstreicht das Beispiel einer Frau, die den Zeitpunkt, pflegefachliche Hilfe anzunehmen, so lange wie möglich hinauszögert und sich täglich von einer Freundin helfen lässt. Es kann zu einem Aushandlungsprozess bzw. zu einem Abwägen verschiedener Möglichkeiten kommen, wenn grundsätzlich Wahlmöglichkeiten bestehen – das betrifft sowohl die Unterstützungsangebote der sozialen Kontakte als auch den Zeitpunkt, pflegerische Hilfe in Anspruch zu nehmen, sowie die Entscheidung über den letzten Lebensort zu treffen bzw. mitzutreffen. Vermutlich begünstigt eine Form der Wahlmöglichkeit die Zufriedenheit mit der persönlichen Lebenssituation. Für ein Drittel der interviewten Frauen war es nicht möglich, in der Häuslichkeit zu bleiben, weshalb eine institutionelle, stationäre Hilfe erforderlich wurde *(vgl. Kap. 5.1.5.1): Aber es war auch kein Zustand mehr zuhause, das ging nicht mehr.* Überwiegend beschreiben die Frauen, mitzuentscheiden, wie sie versorgt werden. Allerdings kommt es auch vor, dass sich Frauen nie damit auseinandergesetzt haben, welche Hilfe sie sich bei fortschreitender Abhängigkeit vorstellen können. So kann es vorkommen, dass Angehörige, die aufgrund eigener Berufstätigkeit eine 24-Stunden-Betreuung nicht dauerhaft übernehmen können, die Entscheidung über einen erforderlichen Umzug beispielsweise in ein Hospiz treffen:

> **B.:** *[…] Nein, erst mal war ich im [Name Klinik], dann (stottert) Krankenhaus und dann hier [Hospiz] habe ich gelandet. Weil mein Mann arbeitet ganze Zeit und meine Tochter auch. Und deswegen müsste ich hierbleiben.*
> **I.:** *Sie sagen, Sie müssen?*
> **B.:** *Ja, nicht müssen, aber ich habe andere Wahl. Kein, kein andere Wahl. Weil, wie gesagt, mein Mann arbeitet ganze Zeit von 07:00 Uhr bis 16:00 Uhr, ja, und meine Tochter ist auch am Arbeiten.*

Die zuvor angesprochene Wahlmöglichkeit bezüglich ihrer Versorgungssituation haben also nicht alle Frauen. Ist das körperliche Befinden derart eingeschränkt und wird vom Leiden dominiert, so kann ihnen die (Mit-)Entscheidung genommen werden: *Also letztendlich war ich ja auch nicht mehr in der Lage so weit zu denken. Nur, vielleicht kriege ich Hilfe.*

Zusammenfassend betrachtet verbringen die interviewten Frauen ihre letzte Lebenszeit zum Zeitpunkt der Interviews im Hospiz, auf onkologischen Stationen, auf einer Palliativstation oder in ihrem häuslichen Umfeld. Eine zunehmende Pflegebedürftigkeit entwickelt sich meist *schleichend.* Unterstützung ist dann temporär, zunehmend aber auch dauerhaft nötig – die Selbstständigkeit nimmt ab, während die Abhängigkeit zunimmt. Die Unterstützung bei haushaltsnahen Tätigkeiten sowie bei Pflegehandlungen wird erforderlich. Diese sind individuell sehr unterschiedlich. Es wurde deutlich, dass manche Frauen zu Beginn nur wenig und zudem vorübergehend Hilfe benötigen. Andere sind früher auf eine dauerhafte Pflege angewiesen. Das Lebensarrangement spielt eine bedeutende Rolle dabei, wie lange Frauen in ihrer Häuslichkeit verbleiben können. Das Gefühl, Hilfe anzunehmen, ist für Frauen schwierig zu beschreiben: *Dieses abhängig sein, das ist das ist (stottert). Also für mich war das, ist das jedenfalls (stottert) (4 Sek.) so eine ganze komische Situation.* Generell ist es für alle Frauen unangenehm, Hilfe anzunehmen: *Immer nur auf andere angewiesen sein, das ist schlimm.* Grundsätzlich beschäftigt es die Frauen, abhängig von anderen zu sein – hierbei beziehen sie sich überwiegend auf das soziale Netzwerk, dem sie *nicht zur Last werden wollen.*

5.1.5.2 Alltag und Rollen verändern sich: *unfrei sein*

Mit körperlichen Einschränkungen tagtäglich zu leben *(vgl. Kap. 5.1.4.2)*, führt zu einem veränderten Alltag und geht für die Frauen mit fortgeschrittener Brustkrebserkrankung mit Rollenveränderungen einher. Auch die Tatsache, *Gezeichnet* zu sein, insbesondere der *körperliche Verfall,* führt unmittelbar zu Veränderungen im Alltag und in den unterschiedlich gelebten Rollen.

Die Aussage *unfrei* zu sein impliziert jedoch zunächst, dass die Frauen mit zunehmender Hilfebedürftigkeit und aufgrund eingeschränkter körperlicher Mobilität in ihren Möglichkeiten örtlich begrenzt sind:

> ***I.:*** *Konnten Sie denn den Urlaub genießen letzte Woche?*
> ***B.:*** *Ja, es war das erste Mal seit ich erkrankt war und das war Ende 2016, dass ich mal eine Woche weggefahren bin. Das war für mich (lacht) sehr erhebend, das fand ich ganz toll. Endlich mal aus diesen vier Wänden rauszukommen. Apropos stören. Genau das stört mich. Ich fühle mich so, ja, weil ich so eingeschränkt bin. Ich habe schon das Gefühl ich sitze, ich sage immer: Ich sitze in meinem goldenen Käfig. Ich habe zwar alles, ja, aber dieses Unfreie, das stört mich an dieser ganzen Sache. Ich fühle mich unfrei dadurch. Können Sie das irgendwie verstehen?*

Grund dafür sind Symptome wie beispielsweise Schmerzen, Fatigue und Atemnot: Mein ganzer Alltag war unheimlich eingeschränkt [...] dann ist es dann schon mal doof, wenn du wie so eine Schnecke nur vorwärts kommst. Unfrei zu sein bezieht sich aber nicht nur auf den privaten und beruflichen Alltag, sondern bedeutet für die Frauen darüber hinaus Veränderungen in ihrer Rolle als Frau, Ehefrau bzw. Partnerin, Mutter, Freundin, Nachbarin und Berufstätige wahrzunehmen. Auch wenn nicht explizit danach gefragt wurde, so denken einige Frauen im Interview laut darüber nach, was es für sie bedeutet, weiblich zu sein. Diesbezüglich lassen sich zwei Haltungen unterscheiden. Es gibt Frauen, die unzufrieden mit ihren körperlichen Veränderungen sind, sich für ihr Aussehen schämen und sich in ihrem Erleben als Frau beeinträchtigt fühlen. Das Zitat einer Frau nach Mastektomie belegt dies:

> ***B.:*** *[...] was ich ein bisschen vermeide, ist, dass ich immer hier so oben ohne rumrenne. Ich finde, das muss mein Mann nicht immer sehen, weiß ich nicht.*
> ***I.:*** *Haben Sie das früher gemacht?*
> ***B.:*** *Ja, ich bin schon mal so, wenn ich aus dem Badezimmer kam, eben schnell hier so rumgerannt und habe mir was angezogen. Ich ziehe mir ziemlich oft den BH schon im Badezimmer an. Warum weiß ich nicht, aber ich finde, das muss er ja nicht immer sehen, also ich sage ja, eine Frau mit Brust finde ich schöner. Sage ich ganz ehrlich. [...]*

Anders ergeht es den Frauen, die nicht ein vermeintlich typisches Frauenbild aufrechterhalten wollen, sondern sich trotz des veränderten Aussehens als Frau fühlen: *Ich fühle mich trotzdem weiblich, trotz nur einer Brust.* Eine Frau berichtet sogar mit ihrem veränderten Aussehen provozieren zu wollen:

> *Obwohl das toll verheilt ist und ich da überhaupt keine Probleme mit habe. Wer Fragen hat, soll fragen. Ich provoziere auch ganz gerne damit, damit die Leute wachgerüttelt werden, und nicht immer ein Bild vor Augen haben wie Frankensteins Junior. Das ist auch kein Einschnitt für mich in meine Weiblichkeit, weil Brüste machen keine Weiblichkeit aus […]. Sondern das wäre ich, was das ausmacht. Wie ich mich kleide, wie ich mich gebe, keine Ahnung. Aber Brüste, nein, weiß ich nicht. […]*

Je nachdem, wie sie ›über den eigenen Körper entscheiden‹ und zu sich und ihrem Körper stehen *(vgl. Kap. 5.1.4.3)*, gelingt ihnen das Wohlfühlen im eigenen Körper ganz unterschiedlich.

Das Gefühl *unfrei* zu sein erleben Frauen auch in der Partnerschaft. Oftmals unterstützen die Ehemänner oder Partner*innen sie im Verlauf der Erkrankung – sowohl im Haushalt und in der Kindererziehung als auch bei pflegerischen Tätigkeiten. Während dies bei einigen Frauen eine Beziehung intensiviert, führt die Abhängigkeit bei anderen Frauen zu einer Missstimmung, insbesondere dann, wenn sie unzufrieden mit der Hilfe sind. Aufgrund körperlicher Aus- und Nebenwirkungen nehmen die Frauen auch Veränderungen im Sexualleben wahr, wie eine Frau ausführlich berichtet:

> *Und da war auch die Sexualität noch sehr gut, weil ich ja auch dann am Anfang von der Antihormontherapie hatte ich noch nicht so krass irgendwie Nebenwirkungen mit Scheidentrockenheit und sowas. […] diese Scheidentrockenheit und Libidoverlust auch immer schlimmer. Und ja, das ist also finde ich für die Beziehung schon echt-. Also das hat uns sehr viel genommen, weil wir viel so über diese nonverbalen Ebene kommuniziert haben. Also abends im Bett nochmal gekuschelt, das heißt jetzt nicht jedes Mal Sex, aber hat natürlich auch die Möglichkeit dazu irgendwie beinhaltet und das gibt es jetzt irgendwie gar nicht mehr. Also eine Zeit lang war es dann auch so, dass wir dann nicht Vaginalverkehr, sondern anderen hatten. Aber irgendwie dadurch, dass ich überhaupt keine Libido mehr habe. Nein, dann weiß ich nicht. Ja, also das ist die eine Sache, die sich so am Körperlichen sehr verändert hat.*

In der Rolle als Mutter erleben sich die Frauen zunehmend unzufrieden, ihnen fällt es schwer, ihre Aufgaben nur noch eingeschränkt oder gar nicht mehr ausführen zu können. Am leichtesten fällt es ihnen, Hausarbeiten liegen zu lassen oder Hilfe im Haushalt anzunehmen. Insbesondere Frauen mit kleineren Kindern leiden darunter, aufgrund der körperlichen Schwäche und zusätzlicher Bewegungseinschränkungen durch schmerzhafte Knochenmetastasen nicht mehr wie gewohnt mit ihren Kindern spielen zu können:

Weil, das ist echt mies, wenn man gerne rausgehen möchte mit den Kindern, das funktioniert aber nicht, weil irgendein Ding muss ich mitnehmen, ob es jetzt der Rollator oder die Krücken sind. Es ist halt ätzend für die Kinder, weil ich halt nicht mit denen richtig spielen kann. Und das ist das, was mich eigentlich am meisten nervt. Weil, ich war immer unterwegs.

Ebenso können sie Gewohnheiten nicht aufrechterhalten, wenn beispielsweise ein Klinikaufenthalt erforderlich wird und sie somit nicht präsent sind. Sie versuchen diese Aufenthalte daher so kurz wie möglich zu halten, um kein schlechtes Gewissen haben zu müssen:

Weil ich nicht will, dass ich mich dabei schlecht fühle und dass ich so lange von der Familie weg bin. Weil das war immer mein (...) meine größte Sorge, dass ich so lange von der Familie weg bin. Das Schlimme ist, mein Sohn hatte ja jetzt im Oktober Geburtstag und ich war im Krankenhaus. Und normalerweise kriegen die morgens (...) Stelle ich mich wirklich abends vorher hin, wenn die Kinder im Bett sind, und mache denen so einen kleinen Geburtstagskuchen, nur für morgens, so, nur eine Kerze und alles Liebe zum Geburtstag. Nur, damit die sehen: Oh, schön. Und das haben die bis jetzt jedes Jahr von mir gekriegt. Nur dieses Jahr hat mein Sohn das nicht bekommen und das fand ich ganz schrecklich für mich. Das war für mich ganz schlimm.

Ist dennoch ein langer Krankenhausaufenthalt erforderlich, prägt dies die Beziehung zu den Kindern, wie das Beispiel einer anderen Frau zeigt. Festzustellen, dass das Familienleben auch ohne sie weiterlief, scheint Erleichterung, gleichzeitig aber auch Traurigkeit bei ihr auszulösen.

[...] Ich meine das ist ja bei mir nicht heilbar und letztendlich ist das ja immer etwas, was in einem gärt. Also, man, es gibt keine Sicherheit, gibt es sowieso nicht im Leben. Aber ich glaube das verstärkt das nochmal. Und, das verändert insofern, also das Familienleben. Ich hatte so den Eindruck als, also ich war Monate weg, ich war fast ein halbes Jahr im Krankenhaus. Und, ja ich hatte so diesen, das Gefühl als ich nach Hause kam, ich meine das war ein erhabener Moment nach Hause zu kommen (lächelt). Aber, mein Mann und meine Tochter die hatten es irgendwie versucht sich das Leben eben so einzurichten. Ohne mich. Und das ist ja auch nur verständlich dass sie das getan haben. Aber wir mussten uns erst mal wieder ein bisschen finden. Ja? Das war, ja, das war nicht so einfach (lacht kurz).

Auch die Beziehungen zu älteren, bereits erwachsenen Kindern ändert sich. So sind Kinder aufgrund der Erkrankung ebenfalls belastet, sie sorgen sich um ihre Mutter:

[...] das ist ein Mamakind, der ist zwar jetzt 47, aber das ist einer, wenn der schon sieht wie ich aufstehe, dann hat der schon Tränen in den Augen, also übertrieben jetzt [...]

Einen positiven Effekt für ihre Kinder beschreiben Mütter, wenn die Kinder verschiedene Aufgaben im Haushalt oder aber bei pflegerischen Tätigkeiten übernehmen:

B.: Mein Sohn tut es gerne, macht es auch gerne, und er wird dadurch erwachsen, muss.
I.: Wie alt ist er jetzt?
B.: 21.

Auch Freundschaften verändern sich. Viele Frauen denken über ihre Beziehungen zu anderen Menschen nach. Sie erleben, dass sich Freunde abwenden: *die Spreu hat sich vom Weizen getrennt.* Allerdings ist es für manche Frauen schwierig, Kontakt zu halten. Aufgrund von Schwäche, Schmerzen und weiteren Einschränkungen wünschen sie sich in der letzten Lebensphase, nur noch ausgewählte Besuche zu bekommen. So stellt eine Frau fest: *Manche gehen einem halt auf den Keks.* Der Kreis vertrauter Menschen wird deutlich kleiner. Gleichzeitig können Freundschaften sich intensivieren, wenn von einer Freundin beispielsweise eine tägliche Unterstützung – auch in intimen Situationen – geleistet wird.

Für die Frauen, die zum Zeitpunkt der Diagnose einen Beruf ausgeübt haben, kommt eine weitere Rollenveränderung hinzu. Einige beschreiben es als *größten Einschnitt*, nicht mehr arbeiten zu können. Einerseits ist es für sie eine Erleichterung, wenn eine Erwerbsminderungsrente aufgrund krankheitsbedingter Berufsunfähigkeit gezahlt wird – eine Frau beschreibt, dadurch *im ruhigeren Gewässer* zu sein, da sie nicht mehr monatlich eine Krankschreibung benötigt. Andererseits resignieren Frauen, vor allem wenn sie plötzlich mit einer Berufsunfähigkeit konfrontiert werden – meistens aufgrund von Hirnmetastasen *(vgl. Kap. 5.1.3.3).* Im Gegensatz dazu fällt es Frauen leichter, die Berufsunfähigkeit zu akzeptieren, wenn sie die Erfahrung gemacht haben, dass ihnen die Arbeit schwerfällt, wie die Schilderung einer Interviewpartnerin zeigt:

> *Und als ich nach meiner Ersterkrankung wieder in meinen Job zurück bin, war ich so voller Euphorie. Haha, Juhu, Fallera. Ja, das hat so ein halbes Jahr angedauert und dann habe ich aber gemerkt, dass es sehr schwierig wurde, weil dann die Euphorie irgendwann vorbei war und der Alltag wieder da war und da habe ich dann gemerkt, dass mein Körper so gar nicht mehr das ist, was er mal vor der Erkrankung war. Du hast da schon extreme Einschneidungen gemerkt. Mein Körper war, ich war sehr schnell müde. Diese sogenannte Fatigue, sagt dir ja garantiert dann was, fing an, Überhand zu nehmen, also ich habe gemerkt, diese Tage, die ich-. Ich bin immer volle Tage gegangen, neun Stunden. Da war ich kein Mensch mehr. Ich kam nach Hause und war fix und alle. Ich war nachmittags in der Firma, saß ich da und habe echt so gedacht, boah, Augen zu und mal drei Stunden schlafen, so nach dem Motto. Die Müdigkeit nahm immer mehr zu, ich wurde immer träger, ich habe gemerkt, ich schaffe mein Pensum einfach nicht mehr.*

Der zunehmende *körperliche Verfall* führt dazu, dass sich das Leben fast nur noch auf die Häuslichkeit bzw. ein Zimmer in einem Krankenhaus oder einem Hospiz beschränkt *(vgl. Kap. 5.1.5.1).* Manche Frauen sind nicht in der Lage, allein aufzustehen, weshalb *alles in Reichweite* des Tisches platziert werden muss. Möglichkeiten an Bewegungen und Aktivitäten werden immer kleiner, das Gefühl *unfrei* zu sein nimmt zu. Der örtliche Rückzug geschieht zudem aus Sorge bei Gangunsicherheiten und der Gefahr von Knochenbrüchen. Die Frauen beschreiben diesen Lebensort als *Gefängnis, Knast* oder *goldenen Käfig*, sie fühlen sich *ans Bett gefesselt*. Einige beschreiben, dadurch depressiv zu werden: *Weil wenn man tagtäglich nur diesen Knast sieht, dann kriegt man einen an der Waffel.*

Zusammengefasst zeigt sich, dass die Frauen mit fortgeschrittener Brustkrebserkrankung von ihrem bisherigen Leben beiseitetreten müssen, sie können nicht mehr wie gewohnt weiterleben:

> ***I.:** Was ist das, was sich so am meisten verändert hat im Gegensatz zu der Ersterkrankung? Was ist das, wo du sagst, das ist ja, das ist der größte Einschnitt oder die größte Veränderung? Kann man das überhaupt sagen?*
> ***B.:** Ja, ich versuche gerade, eine Antwort drauf zu finden. (lacht) Mein ganzes Leben hat sich verändert.*

Mit der Krankheit führen sie ein anderes Leben, sie sind gezwungen, bestimmte Träume und Vorstellungen vom Leben aufzugeben: *Das hat dann alles nicht mehr hingehauen:*

> *[…] Ja. Ist, natürlich ist auch alles anders geworden. Ich bin auch nicht mehr so mitten im Leben. Ja, das (…), wie soll ich das erklären? (…) (überlegt, stöhnt) Weil, ich finde ich bin einfach nicht mehr so belastbar wie ich das mal war. Also, es ist schnelle Erschöpfung da. (…) Und ich hatte, also ich meine das ist zwar ein bisschen besser geworden aber eine Zeitlang war es wirklich so dass ich mich einfach zurückgezogen habe und geschlafen habe. (..) […]*

An Brustkrebs erkrankte Frauen in der letzten Lebensphase behaupten selbst von sich, *nicht mehr mitten im Leben* zu sein. Das spüren sie anhand der Konsequenz, *unfrei* zu sein, sehr deutlich, da der Alltag von der Krankheit und den damit verbundenen Einschränkungen dominiert wird. Zudem können diverse Rollen nicht umfänglich aufrechterhalten bleiben.

5.1.5.3 Innen und außen: *ein anderer Mensch werden*

Das veränderte Körpererleben von Frauen mit einer fortgeschrittenen Brustkrebserkrankung, die aufgrund des *Gezeichnet seins* u. a. ein feines Gespür entwickeln, Symptome zu beobachten, und sich mit ihrem veränderten Körper auseinandersetzen, führt zu der Konsequenz, ein *anderer Mensch* zu werden. Viele Frauen nutzen diese Beschreibung, um die Auswirkungen des *Gezeichnet seins* in Worte zu fassen. Je nach Krankheitsverlauf denken und fühlen sie unterschiedlich, weshalb die Überschrift (abgeleitet vom In-vivo-Code *Ich bin jetzt ein anderer Mensch)* im Futur formuliert ist. Wie auch in vorherigen Kategorien gezeigt handelt es sich hierbei um einen Prozess. In der Phase, in der körperliche Einschränkungen zwar vorhanden, die Frauen jedoch noch weitestgehend selbstständig sind, fühlen sie sich von anderen auf ihre Krankheit reduziert und betonen daher: *Hallo, ich bin immer noch derselbe Mensch.* Der folgende Zitatausschnitt einer jungen Mutter zeigt, wie sehr sie darunter leidet, als kranke Person wahrgenommen zu werden, da sie von anderen Menschen mitleidig angeschaut wird, wenn sie mit einem Rollator unterwegs ist:

> ***B.:*** *[...] Und alleine dieses Schockierte, dann dieses Mitleid und dann so: Scheiße, wie rede ich mit der? Zack, zack, zack um eine Ecke, wo ich denke: Leute, Hallo, ich bin immer noch derselbe Mensch.*
> ***I.:*** *Und woran liegt das, dass die so gegafft haben, was glauben Sie?*
> ***B.:*** *Ich gehe mal davon aus, dass es erst mal der Schock war, weil jeder kennt mich, quietschfidel und immer (leicht lachend) mit einem blöden Spruch auf der Zunge, immer taff und eigentlich nie hat unterkriegen lassen. So, und jetzt schafft es so eine kack Krankheit, mich soweit (lacht leicht) runterzuziehen, dass ich so einen (...) auf so einen blöden Rollator angewiesen bin. [...] Nein, ich will nicht mit dem Ding raus.*

Erste Erfahrungen mit körperlichen Veränderungen *(es geht halt nicht spurlos an einem vorbei)* sowie die Reaktionen anderer führen bei den Frauen im Verlauf immer mehr zu dem Gedanken, dass sie aufgrund der Erkrankung *nicht mehr der Mensch sind, der sie vorher waren.* Eine Frau beschreibt, dass die Erkrankung sie *mehr* geprägt hat als sie vorher angenommen habe. Allerdings war ihr von Beginn der Diagnose an bewusst, dass die Krankheit sie verändern, sie zu einem anderen Menschen machen würde – sowohl psychisch als auch physisch:

> *[...] sondern einfach so dass ich feststelle das hat doch viel mehr mit mir gemacht als ich vielleicht (..) denke oder vorher geahnt habe [leise] also was mir ganz- was mir sofort klar war (.) das habe ich glaube ich auch sofort nach der Diagnose bin ich mit meiner Frau rausgegangen: »Nach dieser (.) nach der Behandlung werde ich nicht mehr der Mensch sein der ich vorher war«. »Das muss uns bewusst sein« also das war mir total klar dass das (.) psychisch ganz viel mit mir machen würde (...) aber dass das physisch so viel mit mir macht das hatte ich vielleicht gar nicht auf dem Schirm vielleicht überrascht es mich deswegen so oder (.) beschäftigt mich vielleicht auch gerade dann jetzt in diesem kurzen Zeitraum so (...) ja und (.) ich glaube mental bin ich ein komplett anderer Mensch also ich bin (...) kann ich gar nicht ja kann ich schon aber über die kleinsten Kleinigkeiten aufregen. [...]*

Grundsätzlich beschreiben die Frauen ihr Befinden sowohl mit äußerlich sichtbaren als auch innerlich spürbaren Veränderungen, wie anhand des zentralen Phänomens beschrieben wurde – sowohl innen als auch außen müssen die Frauen auf allen Ebenen ihrer Existenz (körperlich und leiblich) Verluste hinnehmen. Sie sind dem Krankheitsprozess machtlos ausgeliefert. Wie bereits gezeigt wurde, empfinden Frauen das *Gezeichnet sein* im Verlauf immer stärker *(vgl. Kap. 5.1).* Je *Gezeichneter* sich die Frauen fühlen, desto eher fühlen sie, ein *anderer Mensch* zu sein. Eine Hospizbewohnerin, die aufgrund von Hirnmetastasen komplett immobil ist, äußert auf die Frage, welche körperlichen Veränderungen sie aufgrund der Krankheit merkt:

> *B.: Natürlich, ja, ich kann jetzt nicht laufen, mit meinen Händen ist auch Problem, ich bin jetzt ganz anderer Mensch.*
> *I.: Ja. Oder meinen Sie noch was anderes, was sich verändert hat dadurch?*
> *B.: Eigentlich anderes nicht, nicht, aber (überlegt) schon so (stottert) gedanklich, ja, und körperlich auch hat sich vieles verändert.*

Durch das Wort ›ganz‹ bekräftigt sie die Auswirkungen, die sich körperlich ergeben – und die dazu führen, sich durchweg verändert wahrzunehmen. Eine andere Frau beschreibt ebenfalls, dass sich nicht nur ihr Körpergefühl, sondern sie sich als *ganzer Mensch* verändert hat:

> *[…] Im Zuge meiner Zweitdiagnose jetzt, ist dieses Gefühl nochmal anders. Weil du weißt, du hast jetzt was, was im Prinzip dich zu einer unheilbaren Person macht, als solches. Also zu einer chronisch Kranken, drücken wir es mal so rum aus. Und du hast natürlich nochmal ein anderes Körpergefühl. Du bist viel schneller dabei, auch zu denken, da ist jetzt was. Was du vorher so nicht hattest. Also es ist schon ein intensiveres Gefühl, was deinen Körper betrifft und auch, was deine Seele betrifft. Der ganze Mensch verändert sich. Das ist einfach so. Nicht nur das Körpergefühl, auch der ganze Mensch ändert sich.*

Dagegen äußert eine Frau, bei der ein Umzug in ein Hospiz bevorsteht, dass zwar die Krankheit *nicht nur Leben, sondern auch Persönlichkeit geklaut hat,* sie sich allerdings *noch nicht* als eine *ganz andere Person* fühlt. Sie begründet es damit, dass sie mit den Veränderungen *leben kann.* Grundsätzlich scheint es den Frauen wichtig – das zeigt sich in vielen Kategorien – möglichst unabhängig zu bleiben. Das betrifft auch, sich der Krankheit umfänglich hinzugeben. Eine Frau bringt es auf den Punkt, indem sie formuliert, *noch ich* zu bleiben. Die Wahrnehmung, sich innerlich und äußerlich im Verlauf *ganz* zu verändern, bringt die Frauen dazu, die Folgen der Erkrankung zu akzeptieren:

> *Ich kann das […] ja dass also diese Wehmut ist (.) was ich denke das werde ich nie wieder sein (…) aber es ist jetzt auch nicht so dass ich jeden Tag dass ich aufstehe und in Selbstmitleid zerfließe das ist damit gar nicht gemeint (…) nein aber es ist ein langer Prozess zumindest für mich das anzunehmen diese Situation anzunehmen (…) oder diesen körperlichen Zustand oder auch seelischen- […]*

Die Erinnerung an den früheren körperlichen Zustand macht die Frauen auch traurig. Gleichzeitig versuchen sie, sich diesem Gefühl nicht völlig hinzugeben. Wie bereits anhand der Strategien deutlich wurde *(vgl. Kap. 5.1.4.2, 5.1.4.3),* versuchen die Frauen, Momente des Wohlbefindens zu erreichen. Diese werden allerdings weniger, insbesondere wenn die Endlichkeit immer mehr spürbar wird, wie die letzte Konsequenz zeigt.

5.1.5.4 Die Endlichkeit spüren: *Wie lange das Ganze noch dauert?*

Das Erleben *Gezeichnet* zu sein *(vgl. Kap. 5.1)*, die Tatsache, immer mehr Zeichen des Körpers wahrzunehmen, die zum körperlichen Verfall führen *(vgl. Kap. 5.1.4.1)*, und mit zunehmenden körperlichen Einschränkungen Tag für Tag leben zu müssen *(vgl. Kap. 5.1.4.2)*, führen in der Konsequenz dazu, dass die Frauen ihre Endlichkeit mehr und mehr spüren. Während die Diagnosestellung zunächst zu einer spekulativen und eher theoretischen Konfrontation mit dem Sterben geführt hat, beschäftigen sich die Frauen nun mit Fragen und Themen zur allerletzten Lebenszeit:

> ***B.:*** *Nein (...) eigentlich sage ich immer »Die Hoffnung stirbt zuletzt«, und ich habe vielen Menschen, vielen Menschen Hoffnung gemacht und meiner Freundin auch, die hatte mit Zähnen in der Mundhöhle einen Krebs [...]*
> ***I.:*** *Das heißt jetzt ist es erst seit kurzer Zeit so, dass sie selber auch (4 Sek.) nicht mehr die Hoffnung haben? Hat es sich verändert?*
> ***B.:*** *Seit Montag hat die Frau Doktor gesagt hat, es geht nicht mehr, wir haben auch keine Möglichkeit mehr noch irgendwas zu machen (schluckt). Können nur eventuell, wenn ich Schmerzen habe, mir die Schmerzen nehmen und das ist alles (...) aber danach geht nichts mehr, weiß jetzt nicht wie lange das Ganze noch dauert. Ja, müssen wir abwarten (13 Sek.).*

Je näher sie dem Sterben kommen, desto eher stellen sie sich die Frage nach der verbleibenden Lebenszeit. Empfehlungen wie beispielsweise noch eine Reise zu machen verdeutlichen ihnen, dass ihnen nicht mehr viel Zeit bleibt. Solche Reaktionen von Ärzt*innen verfestigen das Gefühl, es sei *aussichtslos* – anders als zu Beginn der fortgeschrittenen Erkrankung, wo sie der Diagnose eher ›kämpferisch‹ begegnen *(vgl. Kap. 5.1.2.1)*. Gleichzeitig bereitet es ihnen Unbehagen, nicht genau zu wissen, wie ihre Erkrankung verläuft. Sie kennen andere Frauen mit Brustkrebs, weshalb ihnen bewusst ist, dass es unterschiedliche Verläufe gibt, die vor allem unvorhersehbar sind. Eine Frau äußert zu glauben (sie bezieht sich auf das Sterben), dass *wenn es wirklich soweit ist, dass man das dann auch merkt.* Das führt dazu, dass manche Frauen erst zu einem späten Zeitpunkt eine spezialisierte Versorgung in Anspruch nehmen, vor allem dann, wenn eine Zustandsverschlechterung unerwartet plötzlich auftritt: *Wir haben uns das alles ein bisschen spät überlegt.* Diejenigen, die in ein Hospiz gezogen sind, sind zunächst gedanklich damit beschäftigt, dort auch zu versterben:

> *Und wie gesagt, es ist ja ein Trost, dass alle hier sind, die in dieser Lage. Und jeder trägt sein Schicksal tapfer. Also (...) aber man [unverständlich]. Sicher, man sitzt nicht hier und denkt oh Gott oh, das ist irgendwie eine komische (...) Situation. So allmählich kann ich mich dareinfinden. Ich bin heute 14 Tage hier. Aber die erste Zeit habe ich »oh Gott oh Gott, hier sollst Du jetzt sitzen und (...)«. Also, das war furchtbar. Das ist einfach (...).*

Wer das selber nicht aushalten muss und ich weiß nicht ob der sich da reindenken kann. Das weiß ich nicht (weint), das weiß ich wirklich nicht (weint) (8 Sek.).

Neben der primär gedanklichen Beschäftigung mit dem bevorstehenden Sterben gibt es auch einige Konsequenzen, die die Frauen dazu bringen, sich praktisch mit ihrer Endlichkeit zu beschäftigen. Auch wenn einige Frauen beschreiben, bei Diagnosestellung an den Tod gedacht, ein Testament verfasst, sich um eine Patientinnenverfügung gekümmert oder Vorstellungen zum Begräbnis ausgearbeitet haben, so konkretisieren sie ihre Vorstellungen mit zunehmender Verschlechterung ihrer körperlichen Situation. Andere beginnen dann überhaupt erst damit, sich mit dem Sterben und dem Tod auseinanderzusetzen. Je schlechter es ihnen geht, und wenn palliative Therapien abgesetzt werden, umso eher bringt es sie dazu, letzte noch ausstehende Dinge zu regeln:

Selbst, sage ich mal, meine Todesanzeige selber gestaltet, man braucht eigentlich nur nicht Tag X eintragen, damit die ja keinen Blödsinn machen, so wie ich das gerne haben möchte. Ja, wie gesagt, der Bestatter war jetzt das zweite Mal schon da, ich hatte erst was ganz anderes vor. […] Ja, und jetzt gibt es also eine ganz normale Urnenbestattung dann bei uns auf dem Friedhof. Wir sind da rübergelaufen letzten Sonntag auch so eine Stunde und haben geguckt und gemacht und: Ja, welcher Platz? So mit (…) Im Prinzip, man ist kalt, man liegt da, soll einem egal sein. Aber das ist rein vom Gefühl, wenn man weiß: (…) Guck mal, da, das ist ein schöner Platz (…) Von da aus kannst du dann noch ein bisschen gucken, kriegst noch ein bisschen was mit. Utopisch, aber solche Gedanken kommen ganz einfach auf, wo man sagen kann, da (…) kann ich mit leben irgendwo oder könnte ich mich wohlfühlen […].

Die Regelungen erfüllen zum einen die Absicht, eigene Vorstellungen berücksichtigt zu wissen, zum anderen sollen sie die Familie entlasten:

Und ja, dann ist das eigentlich schon so weit für die Kinder dann und halt für die Familie (…) kann man denen ganz viel abnehmen. Dann können die sich um andere Sachen kümmern, weil die Situation als solches ja schon schwer genug ist.

Dazu gehört es für sie auch, an ganz praktische Dinge zu denken, wie beispielsweise kurze Wege auf dem Friedhof zu haben: *Wenn du da Blümchen hinschleppst oder was. Da kannst du parken. Also alle solche Sachen habe ich alles mit einbezogen.* Diejenigen, die sich in sozialen Netzwerken mitteilen und einen eigenen Account haben, treffen Regelungen, wie damit nach ihrem Versterben umgegangen wird:

***I.:** Hast du für dich so einen Plan, wie lange du andere teilhaben lassen möchtest? Also wenn es dir schlechter geht, hast du das überlegt? Oder mit anderen besprochen?*
***B.:** Ja, das ist also wirklich (…) bis halt nichts mehr geht. Auch die (…), nach meinem Tag X kümmert sich also zum Beispiel auch um mein Facebook-Konto meine älteste Tochter und mein ältester Bruder. Denn das soll also weiter offenbleiben. So hat man immer noch mal die Möglichkeit, keine Ahnung, wie eine Gedenkseite, oder wie auch immer, was die*

davon machen, da vielleicht noch mal, keine Ahnung, wenn denen nach ist, was reinzuschreiben, Bilder zu posten oder keine Ahnung. Das ist ja nun mal eine digitale mediale Welt. Und auch gerade, da wo die Kinder jetzt so drinnen aufwachsen, und von daher gesehen ist das eigentlich schon alles soweit geregelt.

Bei der Frage, *Wie lange das Ganze noch dauert*, bedenken die Frauen zudem den Aspekt des Leidens. Da sie zunehmend mit Aus- und Nebenwirkungen der fortgeschrittenen Brustkrebserkrankung sowie der palliativen Therapien konfrontiert sind *(vgl. Kap. 5.1.1.2, 5.1.1.3)*, machen sie unterschiedliche Leiderfahrungen. Aus Sorge davor, *elendig versterben* zu müssen, beschäftigen sich einige Frauen mit Sterbehilfe. Es geht ihnen dabei lediglich darum, Optionen auszuhandeln – keine der Frauen hat diesbezüglich konkrete Vorstellungen. Deutlich wird jedoch, dass sie der Vorstellung, sterben zu wollen, umso näher kommen, je weiter die Krankheit voranschreitet:

Aber in dem Moment, wenn ich wach wurde, ja, dann ging es mir wieder schlecht, dann war die Not wieder da, dass ich, ja einfach diese Übelkeit, die Schwäche. Und das fand ich schon fast unerträglich, dass ich einfach auch gar nicht mehr wach werden wollte.

Als Konsequenz des zunehmenden *Gezeichnet seins*, das bis zum körperlichen Verfall führt *(vgl. Kap. 5.1)*, spüren Frauen zunehmend ihre Endlichkeit. Auch wenn sie Strategien anwenden, mit den körperlichen Veränderungen umzugehen, so werden sie von der Frage begleitet, wieviel Zeit ihnen bleibt bzw. wann sie sterben werden. Dabei erleben sie einen dynamischen Zustand des Gefühls, sich noch nicht *aufgeben* zu wollen, sich aber gleichzeitig bewusst zu werden, dass es einen Zeitpunkt geben wird, an dem das Leiden zu groß wird und zu dem auch der Wunsch, sterben zu wollen, Raum einzunehmen beginnt.

5.2 Zusammenfassende Betrachtungen der empirischen Ergebnisse

Die Ausarbeitung des zentralen Phänomens *Gezeichnet sein* im Handlungs- und Interaktionsmodell von Frauen mit fortgeschrittener Brustkrebserkrankung in der letzten Lebensphase integriert 17 Kategorien, die den Bedingungen, Strategien und Konsequenzen zugeordnet wurden.

Die unheilbare Brustkrebserkrankung, die zum Teil über mehrere Jahre mit palliativen Therapien und damit verbundenen massiven Nebenwirkungen einhergeht, führt zu dem Körpererleben – dem Gefühl und dem Zustand – *Gezeichnet* zu sein. Damit vollzieht sich das Körpererleben von Frauen mit fortgeschrittenem Brustkrebs in einem krankheitsbedingten endlichen Prozess, der unumkehrbar zu einer Verschlechterung des körperlichen Befindens führt. Die zahlreichen Aus- und Nebenwirkungen sowie der Progress der Erkrankung hinterlassen Tag für Tag Spuren auf allen Ebenen, einschließlich am und im Körper. Gemeint sind körperlich sichtbare Veränderungen für die einzelne Frau, die teilweise kaschiert werden, und das leibliche Erleben, welches zudem Gefühle wie Sorgen und Ängste verstärken kann. Die identifizierten Facetten des Körpererlebens *(vgl. Abb. 7)* finden sich bei allen Frauen wieder und variieren aufgrund der spezifischen Krankheitssituation bzw. der unterschiedlichen Metastasenlokalisationen, enden aber alle im Erleben eines zunehmenden körperlichen Verfalls. Aus dem Erleben des Körpers entwickeln sich Handlungsstrategien. Das Körpererleben führt zu einem Ausloten, was den Frauen ein angepasstes (bezogen auf physische und psychische Einschränkungen), aber selbst gestaltetes Alltagsleben ermöglichen kann. Jede Frau entscheidet für sich, wie sie möglicherweise ganz bewusst mit dem veränderten Körper leben möchte. Im zeitlichen Verlauf empfinden die Frauen es als positiv, sich durch einen gelassenen Umgang mit ihrem Aussehen von Oberflächlichkeiten distanzieren zu können. Sie empfinden nun frühere Prioritäten in Bezug auf Idealvorstellungen vom Körper als unsinnig und stellen fest: *Mittlerweile kann ich sogar besser mit meinem Körper umgehen wie vorher. Ich bin ich* – diese knappe Aussage sagt viel über den persönlichen Umgang mit dem körperlichen Verfall und dem Gefühl bzw. dem Aussehen *Gezeichnet* zu sein aus. Nur so kann das Bestreben nach gewünschter Normalität und Kontinuität – in diesem Fall nach einer an die gesundheitliche Situation angepassten Normalität und Kontinuität – erreicht werden. Rückschläge erleben die Frauen immer dann, wenn sie das Gefühl haben, von Außenstehenden als typische Krebspatientin stigmatisiert zu werden. Da sie im Vergleich zu einer Frau mit einer adjuvant behandelten Brustkrebserkrankung mit deutlich mehr Veränderungen und Einschränkungen konfrontiert sind, und zwar sowohl im Krankheitsprozess zunehmend als auch dauerhaft, ist es ihnen wichtig, von anderen als erkrankte Frau akzeptiert zu werden. Das Körpererleben führt zudem dazu, mit den Veränderungen tagtäglich bewusst zu leben. Dazu gehören ebenfalls schöne Momente, die von einem Gefühl des Wohlbefindens geprägt sind. Zentral ist die Ausrichtung des Körpererlebens auf das Leben, welches auch sie als unheilbar erkrankte Frau genießen wollen. Stimmen Körpergefühle und Symptome überein, können sie einfacher akzeptieren, dass ihr kranker und *gezeichneter* Körper ein ständiger Begleiter ist und sich sein Zustand nicht bessern wird.

Unabhängig des Alters werden die Selbstversorgungsmöglichkeiten der Frauen zunehmend vermindert. Tendenziell sind die Frauen bestrebt, möglichst lange eigenständig und unabhängig zu sein. Nehmen sie allerdings wahr, zunehmend unselbstständig und damit abhängig zu werden, gelingt es ihnen leichter, Unterstützung anzunehmen. Im ersten Schritt werden haushaltsnahe Hilfen angenommen; das Annehmen von Unterstützung bei körpernahen Tätigkeiten sowie die Nutzung von Hilfsmitteln wie einem Rollator oder Rollstuhl als deutlich sichtbare Zeichen einer Abhängigkeit und Pflegebedürftigkeit fallen ihnen dagegen äußerst schwer und erfolgen erst zu einem späten Zeitpunkt innerhalb der letzten Lebensphase. Mit Zunahme des Gefühls *Gezeichnet* zu sein ergeben sich weitere Konsequenzen, nämlich dass sich der Alltag sowie die bislang gelebten unterschiedlichen Rollen verändern und die Frauen zunehmend erleben ein *anderer Mensch* zu werden. Auch wenn im *Gezeichnet sein* viele Prozesse der aktiven Lebensgestaltung identifiziert werden konnten, kommen schmerzhafte, leidvolle und traurige Momente vor. Diese nehmen in der letzten Lebensphase zu und führen vermehrt dazu, dass sich die Frauen konkreter mit ihrem Sterben auseinandersetzen.

Zusammenfassend zeigt sich, dass das Körpererleben als Teil des Selbst der erkrankten Frauen eine zunehmend differenzierte Haltung zum individuellen Gefühl und dem Zustand *Gezeichnet* zu sein ermöglicht – für sich und im Zusammenleben bzw. im Umgang mit An- und Zugehörigen sowie mit professionellen Betreuenden. Das Körpererleben dient damit als Maßstab der individuellen Alltagsgestaltung, des persönlichen Befindens sowie der individuellen Krankheitsbewältigung. Gleichzeitig bleiben für sie bedeutsame Anteile ihrer Persönlichkeit, die von der Krankheit unberührt sind, erhalten.

Die spezifischen Vorstellungen vom Körpererleben und damit von der Lebenswelt von Frauen mit einer fortgeschrittenen Brustkrebserkrankung bilden schlussendlich die Voraussetzung dafür, weitere Betrachtungen und Diskussionen zu ermöglichen. Dazu wird das folgende Kapitel 6 genutzt, in dem die Ergebnisse in die vorliegenden empirischen und theoretischen Forschungsstände eingeordnet werden, um dadurch theoretische und praktische Aspekte u. a. für das Handlungsfeld Pflege, aber auch Limitationen der vorliegenden Studie ableiten zu können.

6 Diskussion

Nachdem die Ergebnisse der vorliegenden Studie dargestellt wurden, wird das Forschungsziel, nämlich wissenschaftlich begründete Erklärungen zum Körpererleben von Frauen in der letzten Lebensphase aufzuzeigen, im Verlauf dieses Kapitels fokussiert. Beide Aspekte – Körpererleben und letzte Lebensphase – werden daher hier separat diskutiert. Die Ausführungen zur letzten Lebensphase *(vgl. Kap. 6.1)* sowie zum Körpererleben *(vgl. Kap. 6.2)* werden vor dem Hintergrund des empirischen und theoretischen Forschungsstands erörtert. In diesen ersten beiden Unterkapiteln wird anhand ausgewählter Kategorien der vorliegenden Forschungsarbeit eine Einordnung in bestehende empirisch-theoretischer Annahmen und Konzepte vorgenommen. Während die im Forschungsstand besprochenen Grundlagen eher einen abstrakten Zugang und Charakter haben, handelt es sich bei dieser Arbeit um ein spezifisches Handlungsfeld. Daher erfolgt in den zusammenfassenden Betrachtungen eine Konkretisierung der Arbeitsdefinitionen hin zu einer Definition zur letzten Lebensphase *(vgl. Kap. 6.1.5)* und zum Körpererleben *(vgl. Kap. 6.2.5)* für die Gruppe von Frauen mit fortgeschrittener Brustkrebserkrankung. Mit den Ausführungen zur praktischen Relevanz der Forschungsergebnisse *(vgl. Kap. 6.3)* besteht die Absicht, neben der Perspektive der an Brustkrebs erkrankten Frauen in der letzten Lebensphase zum Körpererleben vor allem die Rolle der beruflichen Pflege vor dem Hintergrund des Pflegeberufegesetzes sowie spezifischer Weiterbildungsmöglichkeiten zu berücksichtigen. Abschließend wird die gesamte Studie einer kritischen Reflexion hinsichtlich methodischer Aspekte unterzogen *(vgl. Kap. 6.4)*.

6.1 Letzte Lebensphase

Anhand einzelner Kategorienbeschreibungen zum zentralen Phänomen lassen sich Vorstellungen von Frauen mit einer fortgeschrittenen Brustkrebserkrankung zur letzten Lebensphase herausstellen. Insbesondere die ursächlichen und kontextuellen Bedingungen (*vgl. Kap. 5.1.1 und 5.1.2*) sowie die Konsequenz ›die Endlichkeit spüren‹ (*vgl. Kap. 5.1.5.4*) liefern wichtige Erkenntnisse, die mit den bereits vorliegenden theoretischen Betrachtungen gemeinsam diskutiert werden. Anhand der identifizierten Ergebnisse fallen vier Aspekte auf, die eine gesonderte Betrachtung verdienen: die letzte Lebensphase unter Berücksichtigung bestehender theoretischer Kenntnisse *(vgl. Kap. 6.1.1)*, Konturierung der letzten Lebensphase *(vgl. Kap. 6.1.2)*, verbleibende Lebenszeit *(vgl. Kap. 6.1.3)* und Bedeutung von Palliative Care für Frauen mit fortgeschrittener Brustkrebserkrankung *(vgl. Kap. 6.1.4)*. Zum Abschluss wird die Arbeitsdefinition zur letzten Lebensphase aus dem Kapitel 2.2.4 unter Berücksichtigung der empirischen Ergebnisse angepasst *(vgl. Kap. 6.1.5)*.

6.1.1 Die letzte Lebensphase unter Berücksichtigung bestehender theoretischer Kenntnisse

Grundsätzlich zeigt sich anhand der im weiteren Verlauf aufgezeigten Belege, dass es sich bei der letzten Lebensphase um eine dynamische Phase in Bezug auf die Krankheit und deren Erleben handelt, die durch einen prozesshaften Verlauf, vor allem in Bezug auf progrediente körperliche Beeinträchtigungen, gekennzeichnet ist. Diesen Standpunkt vertreten auch die in Kapitel 2.2.2 vorgestellten Modelle chronischer Krankheiten (Corbin & Strauss 1998a; Grypdonk 2005; Paterson 2001; Schaeffer & Moers 2008), weshalb diese zur primären Einordnung der Lebenssituation unheilbar erkrankter Frauen mit Brustkrebs dienen – auch wenn sich die letzte Lebensphase im Kontext dieser Modelle nur als Teilaspekt darstellt. Die identifizierten Kategorien *es wird immer mehr* (Symptome und Fortschreiten der Erkrankung) und *es ist ein schleichender Prozess* (Aus- und Nebenwirkungen palliativer Therapien) deuten bereits sprachlich auf eine Dynamik hin, die in den Verlaufskurvenmodellen durch akute, stabile und instabile Verläufe gekennzeichnet ist. Bei näherer Betrachtung beispielsweise der Subphase ›Leben im Auf und Ab‹ des Phasenmodells zu chronischer Krankheit (Schaeffer & Moers 2008) zeigt sich jedoch, dass sich diese durch die Ergebnisse der vorliegenden Arbeit nicht stützen lässt. Es konnte nämlich gezeigt werden, dass es sich aus Sicht der interviewten Frauen eben nicht um wechselhafte körperliche Zustände (Auf versus Ab) handelt, sondern vielmehr um ein andauerndes Gefühl *Gezeichnet* zu sein. Nur durch aktive Bemühungen der Frauen, *jeden Tag aufs Neue zu leben* (*vgl. Kap. 5.1.4.2*) – zu verstehen als bewusste Strategie, trotz und mit körperlichen Einschränkungen Wohlbefinden verspüren zu können –, kann damit ein positiver Gegenpol gesetzt werden. Ebenfalls entgegen des ›Shifting Perspective Model of Chronic Illness‹ (Paterson 2001) zeigen die Ergebnisse, dass sich die Frauen weder eindeutig mit dem Zustand Krankheit noch dem Zustand des Wohlbefindens identifizieren (solche dualistischen Vorstellungen wurden bereits in Kapitel 2.4.2 anhand der Konzepte von Gesundheit und Krankheit stark kritisiert) – vielmehr wird anhand der Daten eine verschränkte Sichtweise verschiedener Gefühlszustände deutlich, was in das hier entwickelte Handlungs- und Interaktionsmodell eingeflossen ist *(vgl. Kap. 5.1).* Somit wird der Standpunkt vertreten, dass es für Frauen mit fortgeschrittenem Brustkrebs weder einen Zustand völligen Leidens gibt noch einen, in dem sie sich ausschließlich wohlfühlen.

Die Vertreter*innen von Modellen chronischer Krankheit nehmen also einerseits zurecht die Krankheitsverläufe in den Blick, skizzieren andererseits jedoch als dafür elementar eine leidvolle Abwärtsentwicklung sowie ein Gefühl von ›Auf‹ oder ›Wohlbefinden‹ als separate Phasen. Die Ergebnisse der vorliegenden Studie lassen es zu, diese durch die Modelle gezeigte Behauptung in Bezug auf das Körpererleben zu widerlegen. Den Krankheitsprogress nehmen die Frauen in der letzten Lebensphase bewusst wahr (*vgl. Kap. 5.1.1.1, 5.1.1.2, 5.1.2.1, 5.1.5.4*). Im *Gezeichnet sein* erleben sich die Frauen sowohl als krank wie auch als erkrankte Frau mit Momenten des Wohlbefindens. Sie konzentrieren sich dabei auf körperliche Einschränkungen und das Erleben zahlreicher Symptome (*vgl. Kap. 5.1.4.1*), allerdings vor dem Hintergrund, sich mit diesen Tatsachen und Wahrheiten zu arrangieren. Nur so sind sie in der Lage ihren Alltag im *Hier und Jetzt* gestalten zu können. Zu diesem Ergebnis kommt auch Weglage (2014) mit ihrer Grounded-Theory-Studie ›Frauen im Sterben‹, die ebenfalls den Umgang mit dem unheilbaren Körper in den Mittelpunkt ihrer Arbeit gestellt hat. Dieser Aspekt soll nun zur weiteren Charakterisierung der letzten Lebensphase beitragen. Dazu werden die Ausführungen von Reed und Corner (2015) als besonders hilfreich angesehen. Auch sie nutzen ein Verlaufsmodell als theoretischen Rahmen ihrer Arbeit und stellen den einzelnen Phasen des Trajektmodells von Corbin und Strauss (1998a) einen spezifischen Kontext an die Seite. Sie gehen mit den spezifischen ›Metastatic breast cancer illness trajectory phases‹ *(vgl. Abb. 3)* davon aus, dass die Frauen gegenüber körperlichen Veränderungen unermüdlich wachsam (»relentless vigilance«) (Reed & Corner, 2015, S. 361) sind – ein Aspekt, dem Reed und Corner (2015) nur eine untergeordnete Bedeutung beimessen, schließlich adressiert ihre Arbeit den gesamten Krankheitsverlauf und nicht nur ein Phänomen wie das Körpererleben. Damit kann jedoch die Kategorie der vorliegenden Forschungsarbeit *Mehr auf die Zeichen vom Körper achten* zusätzlich gestützt werden. Viel wichtiger erscheint jedoch die Erkenntnis, dass Reed und Corner (ebd.) innerhalb der spezifischen Phasen bei fortgeschrittenem Brustkrebs drei für Frauen typische Krankheitsverläufe unterscheiden *(vgl. Kap. 2.2.2)*, die auch durch die aktuell vorliegende Studie bestätigt werden können. Innerhalb der Kategorien zum *Gezeichnet sein* wird die Heterogenität der Erkrankung und Therapien bzw. der Symptome bei unterschiedlichen Metastasenlokalisationen deutlich. Während Frauen mit Knochenmetastasen beispielsweise viele Jahre weitestgehend ohne gravierende körperliche Einschränkungen leben können, erleben Frauen mit Metastasen im Gehirn oftmals belastende Veränderungen, die viel schneller zu einem Hilfe- und Pflegebedarf führen. Hier decken sich die Angaben verschiedener Publikationen (Luoma & Hakamies-Blomqvist 2004; Mosher et al. 2013; Reed et al. 2012; Vilhauer 2008) mit den Ergebnissen der Studien zum Krankheitsverlauf (Reed & Corner, 2015) sowie zum Körpererleben von Frauen mit fortgeschrittenem Brustkrebs (*vgl. Kap. 5.1*). Trotz der spezifischen Erkenntnisse zum Krankheitsverlauf haben Reed und Corner (2015) die Gruppe der Frauen mit fortgeschrittener exulzerierender Brustkrebserkrankung außer Acht gelassen, auf die bereits im Forschungsstand eingegangen wurde *(vgl. Kap. 2.1)*. Für die vorliegende Studie zum Körpererleben kann somit festgehalten werden, dass alle relevanten Gruppen an Frauen berücksichtigt wurden, sodass von einer breiten Übertragbarkeit der Ergebnisse auf Frauen mit fortgeschrittenem Brustkrebs ausgegangen werden kann *(vgl. Kap. 6.4)*.

Aufgrund der aufgezeigten Annahmen gilt es an dieser Stelle, die von Kern und Nauck (2006) entwickelte Rehabilitationsphase als Bestandteil der letzten Lebensphase für Frauen mit einer fortgeschrittenen Brustkrebserkrankung als nicht zutreffend zu werten. Dort gehen die Autor*innen davon aus, dass ein »weitgehend normales aktives Leben« (ebd., S. 2) möglich ist, was allerdings vor dem Hintergrund, dass die Krankheit *nie in den Hintergrund* tritt und sich die Frauen oftmals in Dauertherapie befinden, als unrealistisch erscheint. Einzig Frauen mit Knochenmetastasen können über einen langen Zeitraum auch mit geringen körperlichen Einschränkungen leben, jedoch erscheint hier der Begriff Rehabilitation im Kontext der fortgeschrittenen Brustkrebserkrankung ebenfalls nicht passend, da auch sie mit Veränderungen im Alltag konfrontiert sind (*vgl. Kap. 5.1.5.2*).

6.1.2 Konturierung der letzten Lebensphase

Entgegen der in Kapitel 2.2.1 aufgezeigten Definitionen und Annahmen, die primär Lehrbuchcharakter haben und sich überwiegend auf Erfahrungen statt auf empirische Untersuchungen stützen, können die spezifisch entwickelten Kategorien zur Endlichkeit zu einer fundierten Rahmung zum Beginn und Ende der letzten Lebensphase bei Frauen mit fortgeschrittener Brustkrebserkrankung beitragen (*vgl. Kap. 5.1.2.1, 5.1.5.4*). In allen empirischen und theoretischen Arbeiten, die als Forschungsstand für die vorliegende Arbeit berücksichtigt wurden, bleiben leibliche Wahrnehmungen bislang unberücksichtigt. Dabei lassen gerade diese wichtige Einblicke in das Körpererleben zu. Ein weiterer zentraler Aspekt, der in keiner der zitierten Quellen ausfindig gemacht werden konnte, betrifft die Bedeutung einer vorhergehenden, heilbaren Primärerkrankung. Mit der vorliegenden Studie kann also der Übergang von der kurativen zur palliativen Lebenssituation der Frauen gezeigt werden, denn die Frauen berichten von einer Zäsur und unterteilen ihr Leben in ein gesundes bzw. in eines mit heilbaren Erkrankungen und ein Leben mit einer fortgeschrittenen, unheilbaren Krankheitssituation. Diese Zäsur zeigt sich in den Modellen chronischer Krankheit nicht (Corbin & Strauss, 1998; Schaeffer & Moers, 2008). Dadurch geht die für die Frauen völlig neue Lebenssituation in den Phasen der wechselhaften Befindenszustände und den abwärts verlaufenden Phasen bis zum Sterben unter. Die dadurch geprägte Annahme (*vgl. Arbeitsdefinition in Kap. 2.2.4*), eine letzte Lebensphase beginne erst mit zunehmenden Symptomen und einem damit verbundenen Hilfebedarf, scheint sich aufgrund der in Kapitel 5 aufgezeigten Ergebnisse anders darzustellen. Prinzipiell sind die Frauen im Umgang mit körperlichen Veränderungen sensibilisiert. Das führt dazu, dass sie je nach Metastasenlokalisation und Symptomen die fortgeschrittene Krankheitssituation bereits vor der medizinisch gesicherten Diagnose ahnen und dann entweder die Symptome unmittelbar abklären oder aber sich bewusst Zeit lassen. Die Zeit der Ungewissheit führt zu einem Aufschieben, bis für sie offiziell die letzte Lebensphase beginnt, indem sie die Mitteilung erhalten, unheilbar erkrankt zu sein. Mit dem bestätigten Wissen um die Endlichkeit beginnt für die Frauen ihre letzte Lebensphase.

Während Modelle zu chronischen Krankheiten den gesamten Krankheitsverlauf bis zum Sterben im Blick haben, liegt der Fokus dieser Arbeit ausschließlich auf der letzten Lebensphase, wodurch neben dem zuvor diskutierten Beginn ebenso eine Grenze formuliert werden soll. Diese lässt sich ebenfalls aus den erhobenen Daten ableiten. Auch wenn sich Frauen mit fortgeschrittener Brustkrebserkrankung mit Fragen ihrer Endlichkeit auseinandersetzen und anteilig Vorkehrungen (bspw. Planung der Bestattung) treffen, so versuchen sie sich trotz der körperlichen Einschränkungen auf das Leben zu fokussieren. Dies ist ein wesentlicher Grund, weshalb eine beschleunigte Abwärtsentwicklung, also eine Terminal- oder sogar auch Sterbephase ausgehend vom Konzept des Körpererlebens, mit den Vorstellungen zur letzten Lebensphase nicht übereinstimmt. Ein weiterer Grund zeigt sich anhand der Kategorie *Wie lange das Ganze noch dauert?* (*vgl. Kap. 5.1.5.4*), die auf das Unvermögen, von einem beginnenden Sterbeprozess zu wissen, aufmerksam macht. In Verbindung mit der Kategorie *mehr auf die Zeichen vom Körper achten* (*vgl. Kap. 5.1.4.1*) wird jedoch die wichtige Komponente des leiblichen Spürens gestützt, indem die Frauen aufgrund ihrer zahlreichen Erfahrungen ein Vertrauen in ihr Körpergefühl entwickeln, ein beginnendes Sterben wahrnehmen zu können. Mit den vorliegenden Ergebnissen zum Körpererleben reicht es also nicht aus, sich ausschließlich an der verbleibenden Aktivität der terminal erkrankten Menschen zu orientieren, wie beispielsweise Thöns und Gerhard (2013) vorschlagen. Aus Perspektive der Frauen mit fortgeschrittener Brustkrebserkrankung scheinen vielmehr die Wahrnehmungen ihres körperlichen Befindens ausschlaggebend zu sein – das Körpererleben wird im Rahmen der vorliegenden Arbeit demnach als zentrale Kategorie zur Betrachtung genutzt und hat damit großes Potenzial, bestehende Annahmen zu revidieren. Hierzu bedarf es einer gesonderten Diskussion, die in Kapitel 6.2 verfolgt wird.

6.1.3 Verkürzte Lebenszeit

Zur Diskussion der verkürzten Lebenszeit, in der es vor allem um die Auseinandersetzung mit der eigenen Endlichkeit geht, dient vor allem die Kategorie *Auf einmal ist die Endlichkeit da* (*vgl. Kap. 5.1.2.1*) als wichtige Referenz. In diesem Zusammenhang stellt sich die Frage nach der Bedeutung und der Relevanz der medizinischen Prognose der zur erwartenden restlichen Lebenszeit. Anders als die in Kapitel 2.2 dargelegten medizinischen und epidemiologischen Erkenntnisse zeigen, sind Frauen nicht an konkreten Zahlen interessiert, die ihnen Auskunft zu ihrer verbleibenden Lebenszeit geben sollen. Es lässt sich sogar schlussfolgern, dass die Mitteilung einer geschätzten verbleibenden Lebenszeit kontraproduktiv ist. Denn, wie die zuvor aufgezeigten Ergebnisse zeigen, sind solche Schätzungen von Mediziner*innen häufig ungenau und haben dadurch zumeist negative Auswirkungen. Wie gezeigt werden konnte, kann durch falsche Zeitangaben kostbare Lebenszeit zerstört werden *(vgl. Kap. 5.1.2.1)*. Je näher ein vermeintlicher Sterbezeitraum rückt, desto ängstlicher und unsicherer werden die Frauen. Überleben sie dann diesen Zeitraum, verlieren sie das Vertrauen in medizinische Schätzungen und Prognosen, was das Bestreben, *mehr auf die Zeichen vom Körper zu achten,* deutlich verstärkt. Daher wird an dieser Stelle der Meinung von Kern und Nauck (2006) sowie Radbruch und Payne (2011) gefolgt, die ein solches Vorgehen von Mediziner*innen ablehnen. In der Kritik fehlt jedoch ein für die Frauen wichtiger Aspekt: Es geht nicht um das Zurückhalten von Informationen und um eine eingeschränkte Aufklärung bzgl. des Krankheitsfortschritts, sondern vielmehr um die Bedeutung des individuellen Nutzens von Prognosen und die Möglichkeiten der ehrlichen Kommunikation, die in Kapitel 6.3 näher ausgeführt werden. Eine wertvolle Erkenntnis dieser Arbeit soll jedoch bereits hier besprochen werden: Unabhängig von der Kommunikation über die (statistisch) verbleibende Lebenszeit gelingt den Frauen eine realistische Einschätzung ihres körperlichen Befindens. Ihnen ist bewusst, wie bereits Davies und Sque (2002) mit ihrer Studie gezeigt haben, dass ihr Körper einer ›Zeitbombe‹ gleicht. Jederzeit rechnen sie mit einer Verschlechterung ihrer gesundheitlichen Situation. Dies kann hier bestätigt werden, da die Frauen von zahlreichen Zustandsverschlechterungen, auch von Notfallsituationen wie beispielsweise einem Krampfanfall berichten (*vgl. Kap. 5.1.1.2, 5.1.5.1*). Anstelle einer geschätzten Prognose scheint es für die Frauen hilfreich zu sein, wenn sie von möglichen Verläufen und Entwicklungen ihrer Erkrankung wissen. Dadurch können sie ihre Situation besser verstehen und entsprechende Veränderungen besser einordnen. Vor allem die Tatsache, chronisch krank zu sein, benennen sie im Interview häufig und meinen damit den *Krebs, der bleiben wird.* Entgegen der Auffassung von Tritter und Calnan (2002), die die Bezeichnung chronisch krank als stigmatisierendes Label verstehen und damit zum Ausdruck bringen wollen, die Krankheit würde dadurch im Leben eine zu gewichtige Stellung einnehmen, schätzen die hier befragten Frauen also diese Bezeichnung. Die Position von Tritter und Calnan (2002) mag auf spezifische Krankheitsbilder zutreffen, im Kontext einer fortgeschrittenen Brustkrebserkrankung erweist sich die Kategorie Chronisch krank jedoch als passend, um eine Erklärung für den körperlichen Zustand geben zu können. Die verkürzte Lebenszeit lässt sich also anhand der vorliegenden Ergebnisse nicht auf eine medizinische Schätzung sowie ein individuell empfundenes Schicksal reduzieren, sondern stützt sich vielmehr auf das Erleben prozesshafter Verläufe und eines damit zusammenhängenden Bedürfnis nach »Gestaltungsfreiheit«, wie Remmers (2019, S. 24) es treffend bezeichnet.

Auch hier bietet der Zugang über das Körpererleben, wie er in dieser Arbeit konsequent verfolgt wird, einen Einblick in die Erfahrungswelt der Frauen, der in anderen einschlägigen Publikationen bislang meist unberücksichtigt bleibt.

6.1.4 Bedeutung von Palliative Care

Die letzte Lebensphase ist geprägt von einer palliativen Versorgungskomplexität, wie anhand der Kategorie *Man ist dann in dieser Maschinerie und fertig* (*vgl. Kap. 5.1.2.2*) deutlich wird. Diese Kategorie verweist auf zwei Kritikpunkte, die bereits im theoretischen Forschungsstand aufgezeigt wurden (*vgl. Kap. 2.2.1, 2.2.3.1*) und die anhand der Ergebnisse für die spezifische Situation von Frauen mit fortgeschrittener Brustkrebserkrankung bestätigt werden können. Es handelt sich dabei um die Dominanz des Medizinsystems und die Medikalisierung in der letzten Lebensphase. Der Begriff *Maschinerie* zeigt eindrücklich, wie Frauen mit fortgeschrittenem Brustkrebs ihre Lebenssituation empfinden. Sie sind in ein System eingebunden, in dem es als Automatismus erscheint, sämtliche vorhandene Therapieregime zu nutzen und deren Aus- und Nebenwirkungen eher hinzunehmen als zu hinterfragen. Grundsätzlich stehen die Frauen den zahlreichen palliativen Therapien also passiv gegenüber – ein Herauszögern von Lebenszeit ›um jeden Preis‹ scheint im Vordergrund zu stehen. Diese Wahrnehmung prägt die Erzählungen der Frauen, die auffallend viel davon berichten, welche Therapien ihnen empfohlen werden. Lediglich eine Frau äußerte, sie habe ihre Ärztin mit den belastenden Nebenwirkungen der Behandlung konfrontiert, die sie nicht mehr bereit sei zu tragen. Da ihnen immer wieder Hoffnungen (auf mehr Lebenszeit) gemacht werden, stimmen sie den Therapien zu. Die befragten Frauen mit fortgeschrittener Brustkrebserkrankung erleben also eine Medikalisierung in ihrer letzten Lebensphase (Remmers 2011, 2019) *(vgl. Kap. 2.2.1, 2.2.3.1, 5.1.1.3)*. Sogar in den letzten Lebensmonaten werden tumorspezifische Therapien[82] durchgeführt, die beispielsweise van Oorschot (2019) als »überengagierte onkologische Versorgung mit möglicherweise negativen Folgen für Betroffene und Angehörige« (ebd., S. 6) kritisch bewertet. Ein Diskurs innerhalb und eine entsprechende Kritik aus der Ärzteschaft sind diesbezüglich überaus wichtig. Allerdings fehlt in der Debatte bisher ein wichtiger Aspekt, nämlich welche Relevanz dieses Thema für die Frauen hat. Bislang sind keine zielgruppenspezifischen Untersuchungen bekannt, die die negativen Folgen einer Übertherapie am Lebensende thematisieren und Empfehlungen für eine angepasste Aufklärung und Information abgeleitet haben (mehr dazu in *Kap. 6.4*). Dagegen nimmt das Symptommanagement »in der Palliativmedizin einen breiten Raum« (Pleschberger & Wenzel, 2010, S. 192) ein. Das hat zur Folge, dass ausgehend vom biomedizinischen Krankheitsverständnis bei Schmerzen zunächst und meist auch ausnahmslos Medikamente verabreicht und weitere Möglichkeiten des therapeutischen Spektrums nicht ausgeschöpft werden. Diese kurz angedeuteten Dilemmata führen zu einem dritten Diskussionspunkt, und zwar, ob unter diesen Gesichtspunkten überhaupt von einer Palliative Care in der letzten Lebensphase von Frauen mit fortgeschrittener Brustkrebserkrankung gesprochen werden kann. Dabei steht außer Frage, dass auf der Versorgungsebene sämtliche Angebote wie APV, SAPV etc. vorgehalten werden (die in Deutschland verfügbaren Versorgungsangebote wurden in *Kap. 1.2.3* dargelegt). Allerdings scheinen diese in der überwiegenden Zeit der letzten Lebensphase für die Frauen keine hohe Bedeutung zu haben. Das betrifft vor allem die Frauen, die oftmals bis zuletzt in der Häuslichkeit verbleiben, bevor sie in einer stationären Versorgung, beispielsweise einem Hospiz, versterben. Während alle Interviewpartnerinnen um ihre palliative Situation wissen und auch das Wort palliativ gebrauchen, so wird aufgrund der Ergebnisse angenommen, dass sie darunter lediglich ein medizinisches Angebot verstehen, welches ihnen Therapien und ein Symptommanagement ermöglicht sowie die krankheitsbezogenen Verläufe im Sinne von regelmäßigen Kontrollen im Blick hat und in Notfällen funktioniert.

82 2014 erhielten beispielsweise 9 % aller an Krebs Verstorbenen im letzten Lebensmonat eine tumorspezifische Therapie, in Unikliniken waren es sogar 38 %, die in den letzten Lebensmonaten therapiert wurden (van Oorschot, 2019).

Eine Auffassung von Palliative Care, die als »ein innerer Abschied von dem, was bisher als selbstverständlich, für das persönliche Leben als unverzichtbar, als einzig sinnstiftend galt« (Remmers, 2019, S. 23), findet sich in den Ergebnissen bezogen auf ausgebildete Fachpersonen nicht wieder. Dazu bedarf es einer bestimmten Kultur der Palliativversorgung, in denen Leiden und Schmerzen nur einen Teilaspekt betreffen (Remmers, 2018). Remmers (2018) schlägt als übergeordnetes Ziel die »Respektierung individueller Selbstbestimmung« (ebd., S. 74) und persönlicher Wünsche vor. Das hätte in einem ersten Schritt zur Folge, dass idealerweise Pflegefachpersonen mit Frauen in der letzten Lebensphase regelmäßig im Gespräch sind und individuelle Erwartungen, Hoffnungen, aber auch Sorgen und Ängste – auch in Bezug auf palliative Therapien – gemeinsam erörtern. Eine solche Ansprache bezogen auf die individuelle Komplexität der unheilbar erkrankten Frauen hätte erst im zweiten Schritt das Ziel, diese in ihren körperlichen Veränderungen zu unterstützen. Im Rahmen der Datenerhebung wurden die Frauen dazu nicht explizit gefragt. Was von Seiten der Frauen hinsichtlich dieses Aspekts thematisiert wird, weist allerdings darauf hin, dass sie zwar eine Vorstellung von Palliativmedizin, jedoch nicht von Palliative Care haben. Nachdem in den letzten Jahren das Konzept Palliative Care auch in der Gesellschaft zunehmend öffentlich diskutiert wurde, wundert es, dass die Frauen nicht von spezifischen, insbesondere von pflegerischen Angeboten berichten können. Die häufige und vor allem unspezifische Annahme, Pflegende seien den Patient*innen am nächsten, mag auf gewisse Pflegekonstellationen am Lebensende zutreffen, nicht aber grundsätzlich auf die Lebenssituation der Frauen mit fortgeschrittener Brustkrebserkrankung in der letzten Lebensphase. Das konkrete Erleben einer frühzeitigen, multiprofessionellen und sektorenübergreifenden Palliative Care ist bei den Frauen also nicht erkennbar.

6.1.5 Auswirkungen der Erkenntnisse auf die Arbeitsdefinition

Unter Berücksichtigung der neuen empirischen Erkenntnisse wird die Arbeitsdefinition zur letzten Lebensphase *(vgl. Kap. 2.2.4)* entsprechend abgeändert:

Die letzte Lebensphase von Frauen mit einer fortgeschrittenen Brustkrebserkrankung wird als Lebensabschnitt verstanden, der mit der Diagnose, unheilbar krank zu sein, beginnt und der Sterbephase vorausgeht. Diese Phase ist sowohl von Gefühlen des Krankseins (zentral ist das Körpererleben, *Gezeichnet* zu sein) als auch des Wohlbefindens (vornehmlich der Entwicklung einer neuen Normalität und Kontinuität, mit den körperlichen Einschränkungen zu leben) geprägt, die oftmals durch zahlreiche Therapien und damit verbundene Aus- und Nebenwirkungen beeinflusst werden. Phasenweise erfahren die Frauen gar keine, weniger oder mehr Unterstützung. Ein stetiger Progress der Erkrankung erfordert oftmals eine professionelle palliative Begleitung, wobei eine spezialisierte ambulante oder stationäre pflegerische Versorgung meist erst in Krisensituationen sowie bei zunehmendem körperlichem Verfall in Anspruch genommen wird.

Anhand der Definition zur letzten Lebensphase wird bereits deutlich, dass das leibliche Erleben für die Frauen existenziell wichtig ist, um in dieser Lebenssituation unter Berücksichtigung körperlicher Veränderungen und Leidensprozesse handlungsfähig zu bleiben.

Im Folgenden werden daran anschließend spezifische Aspekte zum Körpererleben diskutiert, die diesen Umstand für die Begleitung von Frauen mit fortgeschrittener Brustkrebserkrankung berücksichtigen. Hierbei werden auch Ansätze zur Übertragung in das pflegerische Handlungsfeld deutlich.

6.2 Körpererleben

Die vorliegende Arbeit auf dem Konzept des Körpererlebens aufzubauen und sich damit bewusst von anderen Arbeiten abzugrenzen, die lediglich das Körperbildkonzept verfolgen, war eine strategisch wichtige Entscheidung zur Untersuchung eines Gesamtkomplexes aus körperlichen Veränderungen und leiblichem Befinden. Pflegewissenschaftliche Studien, die eigenen Vorarbeiten eingeschlossen (Marquard 2016, 2020; Marquard et al. 2004), konzentrieren sich oft ausschließlich auf die von Price (1990) definierten wechselseitigen Beziehungen zwischen Körperrealität, Körperideal und Körperpräsentation *(vgl. Kap. 2.3.1)*. Damit werden primär objektiv wahrnehmbare Veränderungen fokussiert, die in ihrer Aussagekraft eingeschränkt bleiben, wie im Vergleich mit den Ergebnissen dieser Arbeit deutlich wird. Die vorgestellten empirischen Ergebnisse *(vgl. Kap. 5.1)* zeigen, dass die Aussagen über das subjektive Empfinden der interviewten Frauen eher den im theoretischen Bezugsrahmen vorgestellten wissenschaftlichen Konzepten entsprechen, die ein Leiberleben miteinschließen *(vgl. Kap. 2.3)*. Die ethischen und rechtlichen Anforderungen, die sich Verantwortlichen im praktischen und akademischen Feld der Pflege stellen, verlangen, vorhandene Herangehensweisen und Perspektiven kritisch zu hinterfragen und insbesondere vor dem Hintergrund sich wandelnder, gesellschaftlicher Debatten zu überprüfen. Schließlich gilt es unterschiedlichsten Menschen, die Hilfe im Gesundheitswesen in Anspruch nehmen, ein möglichst professionelles, diskriminierungsfreies und offen kommuniziertes Angebot machen zu können. Mit Blick auf die Frauen mit Brustkrebs ergeben sich durch die hier betriebene Forschung zumindest Zweifel, dass diese leitliniengemäße Behandlung tatsächlich umgesetzt wird.

Im Rahmen der Diskussion wird zunächst die wissenschaftliche Perspektive, wie sie sich in den zitierten Studien und Modellen darstellt, mit den im Ergebnisteil vorgestellten Erkenntnissen gegenüberstellt konfrontiert *(vgl. Kap. 6.2.1)*. Anschließend werden sprachliche Herausforderungen thematisiert *(vgl. Kap. 6.2.2)*. Zum einen betreffen diese die unterstellte Unfähigkeit der interviewten Frauen, Auskunft über ihr Körpererleben zu geben. Zum anderen sorgt die häufig unreflektierte Nutzung von Begriffen zu Körper und Leib durch professionelle Akteur*innen aus dem Feld der praktischen und akademischen Pflege zu einer gestörten Kommunikation mit den an Brustkrebs erkrankten Frauen. Ebenfalls liegt es daher nahe, eine kritische Perspektive auf die häufig genutzte Kategorie der Weiblichkeit zu entwickeln *(vgl. Kap. 6.2.3)*. Anschließend wird anhand des zentralen Phänomens *Gezeichnet sein* dargelegt, welches Potenzial eine körpererlebensorientierte Forschung und Pflege für ein individuelles und selbstbestimmtes Leben und Sterben mit einer Krankheit ermöglicht *(vgl. Kap. 6.2.4)*. Abschließend wird die Arbeitsdefinition zum Körpererleben angepasst *(vgl. Kap. 6.2.5)*.

6.2.1 Das Körpererleben unter Berücksichtigung bestehender theoretischer Kenntnisse

Mit dieser Arbeit liegt eine erste gegenstandsverankerte Theorie vor, nämlich ein Handlungs- und Interaktionsmodell zum Körpererleben von Frauen mit fortgeschrittener Brustkrebserkrankung in der letzten Lebensphase *(vgl. Abb. 8)*.

> »Nicht zufällig taucht der Begriff der Theorie bereits im Etikett ›Grounded Theory‹ auf: Von Beginn an haben sowohl Glaser als auch Strauss die Formulierung erklärend-verstehender Theorien über den erforschten Gegenstandsbereich zum Ziel des von ihnen verfochtenen Verfahrens erkoren und dazu einen analytischen Prozess zur Voraussetzung erklärt« (Strübing 2014, S. 51).

Um eine Grounded Theory überhaupt entwickeln zu können, war es im Vorfeld, während der Datenerhebung sowie im Rahmen der Datenanalyse wichtig und hilfreich, bestehende theoretische Konzepte und weitere empirische sowie theoretische Erkenntnisse einzubeziehen. Dies haben auch Strauss und Corbin empfohlen, wie Strübing (2014) in der folgenden Aussage zusammenfasst:

> »Es geht ihnen nicht einfach – obwohl das schwer genug ist – um eine Beschreibung der untersuchten empirischen Phänomene, wie ›dicht‹ sie auch immer sein mag, sie wollen – ganz im Sinne der Definition Max Webers – aus dem Verstehen erklären können, warum ein sozialer Prozess so verlaufen ist, wie er verlaufen ist, warum eine Beziehungskonstellation so beschaffen ist, wie sie beschaffen ist, etc. Es geht ihnen also sehr wesentlich um eine Integration des aus der Analyse eines fraglichen Phänomens neu entwickelten Wissens mit dem bereits verfügbaren Bestand an alltäglichem oder wissenschaftlichem Wissen« (Strübing 2014, S. 51).

Das Auffinden des zentralen Phänomens war nur möglich, indem die »Funktionalität des Körperlichen« (Becker 2019, S. 262) immer wieder überwunden wurde und dadurch Zugänge zu leiblichen Regungen geschaffen wurden (ebd., Schmitz 2011). Auch die in Kapitel 2.3.2 angesprochen Modelle zum Körpererleben wurden berücksichtigt und konnten hilfreiche Anregungen liefern. An dieser Stelle wird auf eine erneute Diskussion der einzelnen Modelle verzichtet, da diese bereits ausführlich vorgenommen wurde *(vgl. Kap. 2.3.3)*. Die für die Arbeit bedeutsamen Aspekte sind in eine Arbeitsdefinition eingeflossen *(vgl. Kap. 2.3.3)*, die im Forschungsprozess als Referenz diente. Alle diese Modelle weisen jedoch eine deutliche Leerstelle hinsichtlich der angemessenen Berücksichtig des Leiberlebens auf, das in der vorliegenden Arbeit die entscheidende Komponente des Körpererlebens bildet. In Anbetracht der empirischen Ergebnisse *(vgl. Kap. 5)* wird deutlich, dass eine Trennung von körperlichen und leiblichen Komponenten – wie sie in den vorliegenden theoretischen Modellen vollzogen wird – bei adäquater Berücksichtigung leiblicher Aspekte nicht möglich ist, weshalb sie im spezifischen Modell *(vgl. Abb. 8)* nicht abgebildet wird.

In der vorliegenden Arbeit wurde bewusst ein spezifisches Modell zum Körpererleben bei Frauen mit fortgeschrittenem Brustkrebs in der letzten Lebensphase mit bestehenden generischen Konzepten bzw. Operationalisierungen zum Körpererleben verglichen (Küchenhoff & Agarwalla 2012; Reed & Corner 2015; Röhricht et al. 2005; Schatz 2002; Wiedemann 1986). Aufgrund des hohen Abstraktionsgrades der zugrundeliegenden theoretischen Betrachtungen können in diesen Konzepten spezifische Aspekte wie die bewusste Wahrnehmung körperlicher Veränderungen *(vgl. Kap. 5.1.4.1)* und die Auseinandersetzung mit dem veränderten Aussehen *(vgl. Kap. 5.1.4.3)* nicht berücksichtigt werden. Somit sind diese Modelle bzw. Operationalisierungen für die Entwicklung eines pflegespezifischen Ansatzes ohne deutliche Schärfungen und Konkretisierungen nicht anwendbar. Unterschiedliche Pflegephänomene sind daher jeweils mit spezifischen pflegerelevanten Aufgaben oder Zielsetzungen verbunden. Zur Untersuchung des Körpererlebens von Frauen mit fortgeschrittener Brustkrebserkrankung hat die Grounded-Theory-Methodologie *(vgl. Kap. 4)* die entscheidenden ›Werkzeuge‹ an die Hand gegeben, um die erforderlichen deutlichen Anpassungen machen zu können. So ist es hier gelungen ein eigeständiges Handlungs- und Interaktionsmodell zu entwickeln.

6.2.2 Über das Körpererleben sprechen – Herausforderungen in der Mitteilung persönlicher Empfindungen und im Gebrauch feststehender theoretischer Konzepte

Über das Körpererleben zu sprechen birgt zwei Herausforderungen. Bei der einen handelt es sich um ein angebliches Versprachlichungsproblem, das sich in der Praxis jedoch als eine lösbare Aufgabe herausgestellt hat. Die andere Herausforderung erweist sich als problematisch: die Kommunikation über leibliche Erfahrungen, die aufgrund des üblicherweise verwendeten Vokabulars häufig von reinen Körperbegriffen überlagert wird.

Das vermeintliche »Versprachlichungsproblem« (Gugutzer 2017, S. 391), wie bereits im Methodenkapitel dargelegt *(vgl. Kap. 4.1.4.2)*, zeigt sich in sehr abgeschwächter Weise auch in den Interviews mit den an fortgeschrittenem Brustkrebs erkrankten Frauen. In Einzelfällen fällt es ihnen schwer, Worte für ihre Gefühle und Empfindungen in Bezug auf das Körpererleben zu finden. So haben sie entweder selbst bekundet, es falle ihnen schwer, oder sie fragten nach, ob ihre Beschreibungen nachvollziehbar seien. Dennoch kann aus forschungstechnischen Erfahrungen im Rahmen dieser Studie eher von einer Herausforderung (vor allem möglichst offen zu fragen) als von einem Problem gesprochen werden. Schließlich haben alle Frauen dezidierte Angaben zu ihrem Körpererleben machen können, indem sie ihre eigene Leib- und Körperbiografie reflektiert und beschrieben haben. So haben sie zum Teil nach den für sie ›richtigen‹ Beschreibungen gesucht und sich im Gesprächsverlauf korrigiert, wie das in Kapitel 4.2.7.4 aufgeführte Zitat verdeutlicht, in dem eine Frau die Adjektive *gleichgültiger, entspannter* und *gelassener* für sich einordnet und sich dann rückversichert:

> *Ich habe zwar alles, ja, aber dieses Unfreie, das stört mich an dieser ganzen Sache. Ich fühle mich unfrei dadurch. Können Sie das irgendwie verstehen? Ich rede jetzt völlig durcheinander?*

Die Interviewpartnerinnen reflektieren ihr körperliches Befinden auch unter Rückgriff auf die Wahrnehmung ihres Körpers in der Vergangenheit, was sie ebenfalls dazu veranlasste, die Beschreibungen des sich verändernden Körpers altersbezogen zu rahmen. So verglichen jüngere Frauen beispielsweise ihren Körper, der sich durch die Krankheit verändert hat, mit dem älterer Frauen, die aus Altersgründen hilfsbedürftig sind. Auf diese und andere Art und Weise gelingt es den Frauen, zuverlässig die Fragen zu beantworten. Zudem scheint sich die Verbalisierung der eigenen Wahrnehmung positiv auf die Auseinandersetzung der Frauen mit ihrer Situation auszuwirken. Einige von ihnen gaben die Rückmeldung, dass sie durch das Gespräch zu einem bewussteren Umgang mit ihren körperlichen Veränderungen gelangten. Hierin wurden auch Aussagen getroffen, die nahelegen, dass durch die Gespräche zum Körpererleben verstärkt leibliche Aspekte wahrgenommen und formuliert wurden.

Der zweite Aspekt, den die Versprachlichung des Körpererlebens betrifft, bezieht sich auf die Abgrenzung von etablierten Begriffen, bei denen die Berücksichtigung leiblicher Aspekte häufig nur oberflächlich geschieht *(vgl. Kap. 2.3)*. Die Verwendung des Begriffs Körpererleben in dieser Arbeit ist deutlich ambitionierter und geht von der prozesshaften Verschränkung der Konzepte Körper und Leib aus *(vgl. Kap. 2.3.1)*. Dennoch besteht die Gefahr, dass Aussagen der vorliegenden Arbeit nach der gängigen Wahrnehmung, nach der der Körper im Mittelpunkt steht, verstanden werden. Während der Begriff körperliche Veränderungen oft auf sichtbare Auswirkungen, etwa Haar- oder Brustverlust, reduziert wird, ermöglicht es die Berücksichtigung der leiblichen Perspektive, schwerer zu fassende Wahrnehmungen wie Scham, Angst oder auch Wohlbefinden ebenso einzubeziehen. Es ist fraglich, ob der Begriff Körpererleben mit seiner semantischen Nähe zu beispielsweise Körperbild, Körperschema oder Körperempfinden die Wandlung zum Oberbegriff für die Verschränkung von körperlichen und leiblichen Wahrnehmungsdimensionen schaffen kann. Wissenschaftliche Begriffe sind oftmals sperrig, da gute Alternativen fehlen. Aufgrund der Wichtigkeit der hier entwickelten spezifischen Bedeutung des Körpererlebens ist eine Entwicklung und Nutzung eines anderen, eindeutigeren Begriffs vor allem für die Pflegepraxis vermutlich sinnvoll. In der Zusammenarbeit mit verschiedenen Fachdisziplinen bietet es sich an, über andere Konstruktionen unter Berücksichtigung linguistischer Perspektiven zu diskutieren, die beispielsweise den Leib bewusst miteinschließen.

6.2.3 Weiblichkeit als Konstruktion

Das Körpererleben wird von verschiedenen äußeren Faktoren beeinflusst *(vgl. Kap. 4.2.8)*. Wichtig erscheint es hier, den Begriff der Weiblichkeit und damit verbundene Zuschreibungen zu beleuchten. Wie bereits in Kapitel 1.2.1 angesprochen wurde, findet sich immer wieder die Annahme, dass gerade der durch eine Brustkrebserkrankung bedingte Verlust der Brust eine besondere Auswirkung auf eine nicht näher erläuterte Identität hätte. Dieser Gedanke liegt auch dem Schlagwort der »Erschütterung des Frau-Seins« (Reuter, 2008, S. 4163) zugrunde. Der Großteil der Interviewpartnerinnen sprach diesen Aspekt von sich aus nicht an. Bei den wenigen, die es doch taten, war auffällig, dass sie laut darüber nachdachten, was Weiblichkeit überhaupt für sie bedeuten soll. Sie grenzen sich von stereotypen Normen weiblicher Schönheit ab. Vor dem Hintergrund dieser Erkenntnisse müssen die Ergebnisse aus dem Forschungsstand, dass sich Frauen aufgrund der fortgeschrittenen Brustkrebserkrankung weniger weiblich fühlen (Fenton 2011; Krigel et al. 2014; Lund-Nielsen et al. 2005a; McClelland 2017; Mosher et al. 2013; Vilhauer 2008), infrage gestellt werden. Als Grund für die häufige Verwendung der Kategorie Weiblichkeit in standardisierten Erhebungen zur Lebensqualität bei Brustkrebs (Grabsch et al. 2006; McClelland et al. 2015; Reed et al. 2012) muss eine stereotype Auffassung von Geschlechterbildern bei vielen Forscher*innen angenommen werden. Während für die vorliegende Arbeit bewusst eine offene, explorative Fragestellung genutzt wurde *(vgl. Kap. 3.2, 4.2.6.3),* sind an Brustkrebs erkrankte Frauen im Rahmen von Lebensqualitätserhebungen wie beispielsweise im Fragebogen EORTC-QLQ BR-23 mit geschlossenen Fragen konfrontiert, etwa ob es ihnen schwerfällt, ihren Körper anzuschauen, und ob sie sich weniger weiblich oder weniger körperlich anziehend finden *(vgl. Kap. 2.1.4.4).* Bei dieser Art der Befragung kann man von sozial erwünschtem Antwortverhalten der Frauen ausgehen. Auf diese Art kann der Eindruck entstehen, Frauen würden sich weniger weiblich fühlen.

Mit dem gewählten Körpererlebensansatz lassen sich diese Ergebnisse jedoch nicht bestätigen. Was sich aber zeigt, ist die Prozesshaftigkeit der Wahrnehmung: Leibliche und körperliche Veränderungen, später auch deren Sichtbarkeit, können zu Gefühlen der Scham und Stigmatisierung sowie einer Infragestellung des eigenen Erlebens als Frau führen. Die interviewten Frauen setzen sich mit ihren körperlichen Veränderungen auseinander und entwickeln im Verlauf ihrer Erkrankung eine Haltung, vor der die anfänglichen Erfahrungen irrelevant werden.

Stereotype Vorstellungen von Weiblichkeit zu haben, ist gesellschaftlich nach wie vor weit verbreitet. Quasi kein professioneller oder privater Bereich ist davon ausgenommen. In ihrer Studie zum Leiberleben von Frauen mit Mastektomie beschreibt Fesenfeld (2006a) eindrücklich, dass Ärzt*innen und Pflegende per se zum Brustaufbau raten oder aber ohne Rücksprache mit den Frauen eine brustprothetische Versorgung in die Wege leiten. Dennoch bestehen solche Vorstellungen einer Weiblichkeitsnorm nicht nur bei professionellen Akteur*innen, auch viele an Brustkrebs erkrankte Frauen reproduzieren entsprechende Rollenbilder. Becker (2014) weist darauf hin, dass das Zusammenspiel aus feindlichem und wohlwollendem Sexismus, dem sogenannten ambivalenten Sexismus, seinen Träger*innen erlaubt, sowohl von positiven als auch negativen Vorurteilen aufgrund des Geschlechts auszugehen.

So unspezifisch und unbrauchbar, wie sich die Kategorie Weiblichkeit darstellt, ist ein weiterer Begriff, der zeigt, wie wichtig in der Forschung ein Nachfragen zu scheinbaren Selbstverständlichkeiten ist. So taucht in den Interviews der Begriff der Normalität auf. Auch hier finden sich Studien, die diese Kategorie ohne Einordnung[83] verwenden (Holtgräwe 2011; Reuter 2008, 2011; Wiedemann

83 Ansätze und Perspektiven der Forschung zum Normalitätsdiskurs sind vor allem aus der

2018). Die Studie von Lewis et al. (2016) will etwa herausfinden, welche Strategien Frauen mit fortgeschrittenem Brustkrebs nutzen, um gut mit der Erkrankung leben zu können. Als erfolgreichste Strategie bezeichnen sie den Versuch, ein Gefühl der Normalität aktiv im eigenen Leben wiederherstellen zu wollen. Den Begriff der Normalität haben auch die hier interviewten Frauen teilweise gewählt: Er findet sich in zahlreichen Kategorien wieder, vor allem in den Strategien ›Mit körperlichen Einschränkungen leben‹ *(vgl. Kap. 5.1.4.2)* und ›Über den eigenen Körper und das Aussehen entscheiden‹ *(vgl. Kap. 5.1.4.3)*. In den Daten zeigt sich ein Wunsch nach Normalität, womit die Frauen meinen, dass auch das durch die Krankheit eingeschränkte Leben von alltäglichen Strukturen und gewohnter Teilhabe gekennzeichnet sein soll. Offensichtlich helfen Normalitätskonstruktionen, indem sie den Frauen Halt und Orientierung geben und sie sich dadurch gedanklich auch außerhalb der Brustkrebserkrankung bewegen können. Was jedoch für die einzelne Frau ein ›normales Leben‹ konkret bedeutet, bleibt völlig unklar. Besonders auffällig ist in dem Zusammenhang, dass der Begriff der Normalität, der Beständigkeit suggeriert, im direkten Widerspruch zum Verhalten der Frauen steht, die ausgelöst durch die Krankheit ihr Leben neu bewerten und infolge veränderte Prioritäten setzten, beispielsweise indem Äußerlichkeiten für sie weniger Bedeutung haben *(vgl. Kap. 5.1.4.3)*.

Die Begriffe der Weiblichkeit und der Normalität sind ohne kritische Auseinandersetzung und ohne die Kontextualisierung ihrer Verwendung wissenschaftlich höchst problematisch und als wissenschaftliche Kategorien für Untersuchungen zu Lebensqualität und ähnlichem nicht brauchbar. Ihre Verwendung birgt im Gegenteil die Gefahr, dass wissenschaftliche Arbeiten zur Konstruktion einer scheinbaren ›Normalität‹ und zur Reproduktion von stereotypen Geschlechterbildern beitragen.

6.2.4 Das zentrale Phänomen *Gezeichnet sein* als spezifische Operationalisierung des Körpererlebens von Frauen mit fortgeschrittener Brustkrebserkrankung

Die Entwicklung des zentralen Phänomens aus den Daten zeigt das große Potenzial der analytischen Verschränkung von Körper und Leib und damit einer weitergehenden Operationalisierung des Körpererlebens. Die vorliegenden Ergebnisse eröffnen neue Perspektiven auf die Wahrnehmung von an Brustkrebs

---

Behindertenpädagogik und der Sozialen Arbeit bekannt (Schildmann 2001; Seelmeyer 2017). Weiterführende Fragen zum »Umgang mit Differenz und Anderssein« (Seelmeyer 2017, S. 30) können hier nicht erörtert werden und müssten in weiterer Forschung berücksichtigt werden *(vgl. Kap. 7.1)*.

erkrankten Frauen in der in der letzten Lebensphase und lassen Ergebnisse aus überwiegend körperorientierten Untersuchungen als zumindest ungenau und unvollständig erscheinen (Beyer 2008; Vas et al. 2018). Die Gegenüberstellung der hier identifizierten Ergebnisse mit den Studien von Beyer (2008) und Vas et al. (2018) zeigen dies eindrücklich. Die GTM-Studie (Beyer 2008) betrachtet Differenzen und Gemeinsamkeiten von Sterbeprozessen bei Frauen in österreichischen Hospizen und versäumt hierbei die Leibperspektive zu berücksichtigen. Sie macht den fragilen Körper bzw. einen fragiler werdenden Körper am Lebensende zum zentralen Ergebnis ihrer Studie. Dabei reproduziert Beyer (2008) den bereits kritisierten Zusammenhang von Weiblichkeit und Attraktivität einerseits und Krankheit und Verlust auf der anderen Seite:

> »So essenziell und fundamental Schönheit, Attraktivität und körperliche Integrität auf der einen Seite für viele Frauen sind, so heftig sind die Emotionen über den Verlust.« (ebd., S. 134)

Wie zur ›Weiblichkeit als Konstruktion‹ *(vgl. Kap. 6.2.3)* bereits dargestellt wurde, können diese Ergebnisse auf Basis der Erkenntnisse der vorliegenden Arbeit nicht bestätigt werden. Mehr noch, die Fokussierung auf diese Kategorien wird aus den genannten Gründen als eine wissenschaftliche Praxis, die zur Reproduktion stereotyper Geschlechter- und Rollenbilder beiträgt, abgelehnt. So geht Beyer (2008) davon aus, die Frauen, die von ihr berücksichtigt wurden, würden aufgrund ihres sich verändernden Aussehens Kontakte zu Zugehörigen abbrechen. Durch die Betrachtung des *Gezeichnet seins* wird hingegen deutlich, dass die körperlich sichtbaren Veränderungen keine wesentliche Rolle beim tatsächlich häufigen Abbruch von Kontakten spielen. Vielmehr ist fehlende Energie, also überwiegend ein leibliches Phänomen, ausschlaggebend dafür, dass eine Einengung auf bestimmte wichtige Beziehungen stattfindet *(vgl. Kap. 5.1.5.2)*. Diese wie andere angesprochene Strategien im Umgang mit der Krankheit zeigen die proaktive Gestaltung der Situation durch die Frauen, für die insbesondere die körperlichen Veränderungen und gerade auch Verschlechterung eben keine lineare und stetige Verschlechterung der eigenen Gesamtsituation bedeuten. Das Festhalten am Dualismus Gesundheit/Krankheit *(vgl. Kap. 2.4)* führt allzu leicht zu einer Unterstellung daran anknüpfender Dualismen wie Wohlbefinden/Leiden. Die Einbeziehung der Leibperspektive ermöglicht es, diese imaginierten Zusammenhänge zu überwinden. Bozzarro (2015b) weist darauf hin, dass multifaktorielle leidvolle Erfahrungen in der letzten Lebensphase sowie generell zum Leben dazugehören, diese aber oftmals nicht gewürdigt werden:

> »Bei all dem scheint ein Aspekt in den Hintergrund geraten zu sein, nämlich die schlichte Tatsache, dass Leiden ein wesentlicher Bestandteil des Lebens ist. Leiderlebnisse, egal welchen Ursprungs, ob körperlicher, psychischer, sozialer, existentieller oder

> spiritueller Natur, sind letztlich nur deshalb erfahrbar, weil Menschen grundsätzlich, nämlich aufgrund ihrer leiblichen und zeitlich-endlichen Verfasstheit verwundbare und bedingte Wesen sind. Aufgrund der leiblichen und begrenzten Verfasstheit sind Menschen einerseits in der Lage, positive Empfindungen wie Lust und Freude zu erleben sowie mit der Umwelt und anderen Menschen zu interagieren. Andererseits ist genau damit auch die Möglichkeit gegeben, negativ affiziert zu werden, Schmerz und Unlust zu erleben, verletzt, ja gar vernichtet zu werden« (Bozzaro 2015b, S. 103).

Die bereits angesprochene Körperfokussierung zeigt sich auch in der phänomenologischen Studie von Vas et al. (2018), die Palliativpatient*innen im Hospiz befragt haben. Eines der Hauptprobleme sterbender Menschen ist laut ihnen das Gefühl »not beeing me« (ebd., S. 232), das durch die starre Bindung an das frühere körperliche Selbst ausgelöst sei. Zwar kann anhand einer spezifischen Kategorie bestätigt werden, dass Frauen mit fortgeschrittenem Brustkrebs zum Teil das Gefühl haben, ein *anderer Mensch* zu werden *(vgl. Kap. 5.1.5.3)*, wobei die sichtbaren körperlichen Veränderungen sowie der Verlust der Selbstständigkeit und zunehmende Abhängigkeit *(vgl. Kap. 5.1.5.1)* tatsächlich eine wichtige Rolle spielen. Gleichzeitig bestehen die Frauen jedoch darauf, in ihrer gesamten Persönlichkeit wahrgenommen und nicht ausschließlich auf ihre Krankheit reduziert zu werden. Die ebenfalls häufig anzutreffende Aussage *Ich bin ich (vgl. Kap. 5.2)*, die Teil des Hauptphänomens *Gezeichnet sein* ist, verstärkt diese Position und zeigt damit einen für die Situation nicht überraschenden inneren Widerspruch, der mit dem Gefühl *not beeing me* (Vas et al. 2018) nicht dargestellt werden kann.

Das zentrale Phänomen *Gezeichnet sein* ist geeignet, die Prozesshaftigkeit von Körpererleben in der letzten Lebensphase zu betrachten. Indem die zitierten Studien (Beyer 2008; Vas et al. 2018) die von der Betrachtung der heilbaren Ersterkrankung bekannte wissenschaftliche Perspektive auch auf Fälle der letzten Lebensphase anwenden, scheinen sie weder in der Fragestellungen noch in den Ergebnissen die Spezifika dieser Lebenssituation abbilden zu können. Frauen mit einer heilbaren Primärerkrankung und dem Bedürfnis, sichtbare Veränderungen zu kaschieren und die Krankheit damit unsichtbar zu machen, stehen erst am Anfang des Prozesses der Auseinandersetzung mit ihrer Erkrankung (Bell & Ristovski-Slijepcevic 2011; Vilhauer 2011). Ihr Idealbild ist häufig ihr gesundes Ich in seiner gewohnten äußeren Erscheinung und Leistungsfähigkeit und umfasst damit auch stereotype Vorstellungen von Weiblich keit, die sich über Schönheit und Ausübung weiblich konnotierter Rollen wie etwa Mutterschaft darstellen. Die letzte Lebensphase hingegen ist dadurch gekennzeichnet, dass ihr seit der Diagnose weitreichende Veränderungsprozesse hinsichtlich Bedürfnissen und Wahrnehmungen vorausgegangen sind, die sich auch weiterhin fortsetzen. In der letzten Lebensphase ist eine Akzeptanz der sicht- und spürbaren körperlichen Einschränkungen festzustellen. Die vorhandene Energie fließt in die Alltagsbewältigung und die Ermöglichung von alltäglichen Aufgaben (*vgl. Kap. 6.1.5*, Definition zur letzten Lebensphase).

Dass die Frauen sich dadurch nicht gänzlich von den gelernten Rollenbildern abwenden, zeigt sich an den Parallelen, die jüngere Frauen zu alternden Körpern bzw. den Körpern von Seniorinnen *(vgl. Kap. 5.1)* ziehen. So wie Schönheit mit Jugend assoziiert wird, wird die eigene Situation des Krankseins mit dem Altern in Verbindung gebracht. Die Notwendigkeit, Hilfsmittel wie etwa eine Gehhilfe oder Unterstützungssysteme zur Körperpflege zu nutzen *(vgl. Kap. 5.1.4.2)*, wird aufgrund der Schwierigkeit, sich mit dem ›gealterten Ich‹ zu arrangieren, nur nach und nach akzeptiert. Der bevorstehende Tod nimmt in der eigenen Vorstellung mehr Raum ein, verliert seinen unkonkreten Charakter und ist Gegenstand einer praktischen Auseinandersetzung *(vgl. Kap. 5.1.5.4)*. Das *Gezeichnet sein* ermöglicht es diese Prozesse und ihre Zusammenhänge sichtbar und sprachfähig zu machen. Angesichts der beschriebenen Entwicklung, die Frauen bis zur letzten Lebensphase durchlaufen, erscheint es zweifelhaft, wenn in anderen Studien davon ausgegangen wird, der Haarverlust oder andere sichtbare Veränderungen seien der zentrale Konflikt der Frauen. Vor diesem Hintergrund ist es zudem nicht überraschend, dass sich die durch das zentrale Phänomen *Gezeichnet sein* aufgezeigten Zusammenhänge im Forschungsstand *(vgl. Kap. 2.1)* nicht fanden.

6.2.5 Auswirkungen der Erkenntnisse auf die Arbeitsdefinition

Unter Berücksichtigung der neuen empirischen Erkenntnisse wird die Arbeitsdefinition zum Körpererleben *(vgl. Kap. 2.3.3)* für die spezifische Situation von Frauen mit fortgeschrittenem Brustkrebs in der letzten Lebensphase entsprechend konkretisiert:

Das Körpererleben wird als Verbindung zwischen Körper und Leib verstanden. Frauen mit fortgeschrittener Brustkrebserkrankung sind *Gezeichnet. Gezeichnet sein* ist gleichermaßen Gefühl und Zustand. *Gezeichnet sein* ist ein Prozess, der mit verändertem Aussehen, spürbaren Veränderungen und einem zunehmenden körperlichen Verfall einhergeht. Das Erleben permanenter körperlicher Einschränkungen erfolgt bei spezifischem Leid (bspw. Schmerzen), aber auch in Situationen des Wohlbefindens, und wird vor allem durch soziale Komponenten begleitet. Spezifische Strategien, die auf das Leben mit körperlichen Veränderungen in der letzten Lebensphase ausgerichtet sind, werden durch das situative Körpererleben geprägt und beeinflusst.

6.3 Praktische Relevanz der empirischen Ergebnisse

Zunächst haben die Ergebnisse zur letzten Lebensphase sowie zum Körpererleben gezeigt, dass es belastbare Erkenntnisse zur Entwicklung eines Handlungs- und Interaktionsmodells zum Körpererleben von Frauen mit fortgeschrittener Brustkrebserkrankung in der letzten Lebensphase gibt. An dieser Stelle der Arbeit sollen praktische Möglichkeiten, die sich hieraus ergeben, erörtert werden. Diese adressieren vor allem Pflegefachpersonen, betreffen anteilig jedoch auch Vertreter*innen anderer Berufsgruppen im Gesundheitswesen, die Frauen mit fortgeschrittenem Brustkrebs begleiten. Ebenso zielen die aufgeführten Themen auf das soziale Umfeld der Frauen sowie Menschen aus dem Kontext der Selbsthilfe bzw. von Patient*innenorganisationen ab – Pflegefachpersonen können dabei als Schnittstelle agieren. Die Empfehlungen vor allem für eine veränderte Pflegepraxis beruhen auf dem Forschungsstand, wie er in Kapitel 2 dargestellt wurde, sowie auf den Ergebnissen dieser Studie in Kapitel 5. Dazu werden sechs Kriterien entwickelt: Frauen in der Versprachlichung ihres Körpererlebens ermutigen, Über die letzte Lebensphase sprechen, Routineangebote kritisch reflektieren, Kommunikation nutzen oder verbessern, Körper(erleben) orientierte Interventionen etablieren und Körpererleben in der Palliative Care. Die Ausführungen führen zusammenfassend dazu, Auswirkungen auf pflegerische Bildungsprozesse und Handlungsfelder im Kontext von Palliative Care aufzuzeigen.

6.3.1 Frauen in der Versprachlichung ihres Körpererlebens ermutigen

Menschen schaffen durch Wahrnehmen und Spüren einen Bezug »zu sich selbst, zu den anderen und zur Außenwelt« (Geuter 2019, S. 84). Da die Frauen im Körpererleben überwiegend auf sich selbst bezogen sind und die Krankheit – vielfach erst zu einem späten Zeitpunkt sichtbar ist, kann eine Unterstützung in der Versprachlichung des Körpererlebens dazu führen, die Kommunikation der Frauen mit ihrem Umfeld zu verbessern. Wichtig ist es daher diesen Aspekt in den verschiedenen Handlungsfeldern beruflicher Pflege sowie angrenzender Disziplinen zu verankern. Nicht nur im Rahmen von Studien wie diesen gilt es, Frauen dazu zu bewegen, von ihren Gefühlen und Wahrnehmungen des Körpers und der erlebten körperlichen Veränderungen zu berichten. Die Ergebnisse verdeutlichen, dass Frauen ein gutes Gespür für ihr körperliches Befinden haben, das ihnen vor allem in Situationen der Verschlechterung als innerer Kompass dient und ihnen Orientierung im Handeln gibt. Die Frauen benötigen Zuspruch, um ihre Vermutungen gegenüber Fachpersonen äußern zu können, wie zahlreiche Beispiele der interviewten Frauen zeigen. So beschreiben sie, mit bestimmten Symptomen nicht ernst genommen zu werden. Da sich der körperliche Zustand für Außenstehende meist nicht direkt erschließt, bleiben Frauen in ihrem Körpererleben oft allein. Hier gilt es, gezielt zu fragen und sie zu ermutigen, ihren Gefühlen und Wahrnehmungen zu vertrauen. Das Körpererleben kann als Indikator des körperlichen Befindens und zur Symptomeinschätzung eingesetzt werden. Damit könnten Frauen in ihrem Erleben wertgeschätzt und individuell betreut werden.

6.3.2 Über die letzte Lebenszeit sprechen

Die Beschäftigung mit der Endlichkeit beginnt mit der Diagnosemitteilung und wird mit Zunahme des *Gezeichnet seins* spezifischer, indem u. a. Vorkehrungen für das Sterben und über den Tod hinaus getroffen werden. Dass sich die Frauen konkreter mit dem Sterben auseinandersetzen, hat mit dem Körpererleben zu tun. Sie nehmen Veränderungen des körperlichen Befindens stetig war und vertrauen darauf zu merken, wenn das Lebensende erreicht ist. Dies wird anhand der Konsequenz *Wie lange das Ganze noch dauert? (vgl. Kap. 5.1.5.4)* deutlich. Für die Fachpersonen bedeutet dies, Fragen hinsichtlich der letzten bzw. verbleibenden Lebenszeit nicht auszuklammern. Allerdings ist davon abzuraten, genaue Zeitfenster anzusprechen. Aussagen wie ›Sie können maximal noch ein halbes Jahr mit der Krankheit leben‹ oder ›Den nächsten Sommer erleben Sie nicht mehr‹ wirken sich auf die Frauen negativ aus, wie bereits in Kapitel 6.1 kritisiert wurde. In der Zusammenarbeit verschiedener Berufsgruppen scheint es wichtig, die unterschiedlichen Vorstellungen und möglichen Auswirkungen mit Blick auf die Bedeutung des Erlebens zu thematisieren. Forschungsergebnisse wie diese können dabei helfen, einen Rahmen zu entwickeln, in dem solche Themen überhaupt zur Sprache kommen können. Bestenfalls kann Ambiguitätskonflikten durch prekäre ärztliche Aufklärung (Remmers, Busch & Hülsken-Giesler 2004) vorgebeugt werden, sodass Frauen vor falschen bzw. missverständlichen Äußerungen bewahrt werden. Im Vordergrund sollte die »seelische Stabilisierung von Patient*innen« (ebd., S. 33) stehen, damit diese trotz des Krankheitsprogresses möglichst gut im *Hier und Jetzt (vgl. Kap. 5.1.4.2)* leben können, ohne ein bestimmtes Sterbedatum vor Augen zu haben.

6.3.3 Routineangebote kritisch reflektieren

Für viele Onkologiepflegende, insbesondere für Breast Care Nurses, ist Körperbildarbeit (Marquard 2016, 2020) nicht nur ein Begriff, sondern gelebte Pflegepraxis. Für Frauen mit Brustkrebs sind spezifische körperbezogene Pflegeinterventionen beschrieben (Marquard & Biedermann 2020; Wiedemann 2018), die sich bislang überwiegend auf das theoretische Konzept zum Körperbild nach Price (1990, 1995, 1998) beziehen *(vgl. Kap. 2.3.1)*. Hierbei zeigt sich vor dem Hintergrund der identifizierten Erkenntnisse zum Körpererleben, dass bei Reduzierung auf die Komponenten Körperrealität, Körperideal und Körperpräsentation (ebd.) Irritationen und Probleme bei den erkrankten Frauen auftreten können. Konkret lässt sich dies anhand von zwei Beispielen veranschaulichen: Perückenrezepte und Schminkseminare für Krebspatientinnen. Im Vorfeld einer Chemotherapie, die vorhersagbar mit einem Haarverlust einhergehen wird, bekommen Frauen derzeit häufig ungefragt ein Perückenrezept überreicht. Pflegefachpersonen kümmern sich auch um die Organisation von Schminkkursen, die sich insbesondere in Organkrebszentren fest etabliert haben. Diese Angebote sind als Unterstützung des Wohlbefindens gedacht, werden vor dem Hintergrund der empirischen Erkenntnisse jedoch eher als ein hilfloser Versuch bewertet, den Aspekt des Wohlbefindens bzw. der Lebensqualität lediglich dem Anschein nach zu berücksichtigen. Die empirischen Ergebnisse dieser Arbeit *(vgl. Kap. 5)* sowie die daran anschließende Diskussion zur Konstruktion von Weiblichkeit *(vgl. Kap. 6.2.3)* legen die Empfehlung nahe, diese Praxis kritisch zu reflektieren. Die vermeintlichen Hilfsangebote können möglicherweise die Empfindungen der Frauen verstärken, dass sie mit ihrer Erkrankung und den damit verbundenen Auswirkungen der Gesellschaft in Bezug auf ein bestimmtes Verständnis von Schönheit und Weiblichkeit nicht gerecht werden (in Kapitel 1.2.1 wurde bereits die Kategorie Identität für diese Arbeit skizziert). Die Interviewpartnerinnen gehen von der sozialen Erwünschtheit aus, einen Kopfhaarverlust mit einer Perücke kaschieren zu müssen. Keine der Frauen fühlt sich jedoch wohl damit; fast alle empfinden das Hilfsmittel in der letzten Lebensphase als zusätzliche Last *(vgl. Kap. 5.1.4.3)*. Hier gibt es deutliche Unterschiede zur Lebenssituation von Frauen mit heilbarer Brustkrebserkrankung. Frauen, die sich auch sonst regelmäßig schminken, nutzen zwar häufig das Angebot eines Kurses, allerdings macht es sie im Nachhinein betrübt, die Produkte nicht benutzen zu können – entweder weil sie es in ihrem Zustand des körperlichen Verfalls (wobei sie die meiste Zeit des Tages im Bett oder auf dem Sofa verbringen) als unpassend empfinden oder weil sie die Kraft dafür nicht aufbringen können. Diese Praxis, also vermeintliche Makel auszugleichen bzw. zu kaschieren, gilt es daher zu hinterfragen. Die Empfehlung soll sich aber nicht nur auf ein Unterlassen beschränken, sondern im Gegenteil dabei helfen – unter Berücksichtigung der empirischen Erkenntnisse – im Gespräch mit den Frauen herauszufinden, welche Bedürfnisse sie in ihrer aktuellen Lebenssituation tatsächlich haben und welche Erwartungen sie mit bestimmten individuellen Angeboten verbinden.

6.3.4 Kommunikation nutzen und verbessern

Um ihr Körpererleben ansprechen zu können, ist es für Frauen hilfreich, sowohl ein privates als auch ein öffentliches bzw. professionelles Umfeld zu haben. Viele unheilbar an Krebs erkrankte Frauen haben insbesondere das Bedürfnis, sich mit anderen erkrankten Frauen über ihre Erkrankung auszutauschen.

> *[...] weil man zum Glück bei Brustkrebs, also das Glück hat, dass so viele betroffen sind und dass es so viele Medikamente und Therapien gibt und so viel geforscht wird. Und dass man auch so viele andere Betroffene hat mit den man sich austauschen kann.*

Dies zeigt auch eine deutsche Untersuchung zu den genutzten Formaten (Weis et al. 2020). Die Mehrheit der Frauen bevorzugt persönliche Einzelgespräche (62 %), gefolgt von Online-Foren (55 %) und Gruppentreffen (35 %) (ebd., S. 446). Während es für Frauen mit einer heilbaren Krebserkrankung wesentlich einfacher ist mit anderen erkrankten Frauen in Kontakt zu treten, beispielsweise durch flächendeckende Selbsthilfeangebote sowie durch die mediale Präsenz des Themas, haben es Frauen in einer fortgeschrittenen Erkrankungssituation schwerer. Zwar gibt es immer mehr spezifische Angebote für diese Zielgruppe, diese beschränken sich jedoch überwiegend auf schriftliche Informationen und Online-Angebote *(vgl. Fußnote 84)*. Der Bedarf an Austausch zeigt sich auch bei den meisten der hier interviewten Frauen. Zunehmend tauschen Frauen Informationen und Erfahrungen über soziale Netzwerke aus (Lindacher & Loss 2019). Hierbei unterscheidet sich die Gruppe der internetaffinen Frauen hinsichtlich aktiver und passiver Nutzung: Während einige Frauen lediglich an den öffentlichen Berichten von Frauen in vergleichbarer Lebenssituation interessiert sind, ist es für manche Frauen wichtig, sich anderen Menschen mitzuteilen. Grundsätzlich scheinen jedoch individuelle Hürden bei Frauen mit einer fortgeschrittenen Brustkrebserkrankung zu dominieren, sich anderen zu offenbaren. Problematisch ist in diesem Zusammenhang die öffentliche Darstellung von genesenen Frauen: Während diese mit der aktiven Nutzung von Früherkennungsmaßnahmen und individueller Stärke zur Überwindung der Krankheit assoziiert werden, fühlen sich die unheilbar erkrankten Frauen zum Teil stigmatisiert *(vgl. Kap. 5.1.5.3)*. Sie sehen sich mit der Unterstellung konfrontiert, ihr Nicht-Überleben sei eine Folge individuellen Versagens *(vgl. Kap. 5.1.3.5)*. Diesbezüglich aufzuklären und besonders für diese Gruppe ein Unterstützungsumfeld zu schaffen, erscheint daher besonders wichtig. Medial stehen häufig (u.a. durch Vertreter*innen von Medizin und Politik) vor allem optimale Heilungschancen bei Durchführung der empfohlenen Früherkennungsmaßnahmen im Vordergrund (Mayer et al. 2010; McClelland et al. 2015). Entsprechende Initiativen und öffentliche Debatten zum Thema Brustkrebs tragen zwar damit zu einer Enttabuisierung der Brustkrebserkrankung im In- und Ausland bei (Wieseler 2008), allerdings beklagen Selbsthilfe- und Advocacy-Bewegungen, dass damit auch der Druck für all jene Frauen steigt, deren Brustkrebs fortgeschritten und nicht mehr heilbar ist:

> »Der survivor-Kult, der die Frauen feiert, die ihre Erkrankung bisher überlebt haben, soll die Enttabuisierung weiter vorantreiben und Hoffnungen spenden, marginalisiert aber gleichzeitig die Sterbenden« (Wieseler 2008, S. 416).

Es braucht also ausgewogene Berichterstattungen und Angebote, die für gesunde Frauen sowie für Frauen mit heilbarer sowie unheilbarer Brustkrebserkrankung vorgehalten werden sollten. Für die Gruppe der Frauen mit fortgeschrittenem Brustkrebs versuchen verschiedene Kampagnen, deren Situation in der Öffentlichkeit mehr Aufmerksamkeit zuteilwerden zu lassen[84] und ein Bewusstsein für die lebensbegrenzende Erkrankung zu schaffen.

Die Kommunikation mit unheilbar erkrankten Frauen gilt es auch unmittelbar innerhalb der Versorgungsstrukturen zu verbessern. Die Ergebnisse der Literaturstudie, nämlich dass eine adäquate, an die Bedürfnisse der Frauen angepasste Begleitung oftmals fehlt (Grabsch et al. 2006; Reed et al. 2012), können auch mit der hier vorliegenden Studie bestätigt werden. Auch wenn nicht explizit nach Informationsbedürfnissen sowie der Zufriedenheit mit Beratungsleistungen gefragt wurde und diese nicht systematisch untersucht wurden, zeigt sich, dass die Frauen diesbezüglich schlechte Erfahrungen gemacht haben:

> *Und wenn ich mich so mit den Frauen austausche… Nur traurig macht mich halt immer dieses, dass man … eigentlich relativ alleine so auf weiter Flur steht, dass man von ganz wenigen Ärzten wirklich klare Ansagen und Auskünfte bekommt. Man muss sich im Prinzip alles alleine erarbeiten, man muss sehen, dass man an Informationen rankommt. Es gibt bestimmt Ausnahmen […] Aber im Gros, sage ich mal, von den ganz viele in diesen sechs Jahren, was ich mitgekriegt habe, da kann ich nur echt mit dem Kopf schütteln. Da kann ich wirklich nur mit dem Kopf schütteln, wo ich sage: Das gibt es überhaupt nicht. Und ich habe aufgrund dessen einmal die Onkologie gewechselt von dem Brustzentrum her.*

84 Zwei Beispiele aus Deutschland: Das Brustkrebsmagazin *Mamma Mia* widmet sich immer wieder dem Thema metastasierter Brustkrebs und hat auch ein separates Heft dazu veröffentlicht (vgl. Mamma Mia 2014). Der Bundeskongress der Frauenselbsthilfe Krebs Bundesverband e.V. (FSH) thematisierte im August 2019 Möglichkeiten der Unterstützung von Menschen mit einer metastasierten Krebserkrankung. Um den Informationsbedarf genauer einschätzen zu können, wurde eine Studie durchgeführt, in der Frauen mit fortgeschrittenen Krebserkrankungen befragt wurden – von 263 befragten Frauen waren 228 an Brustkrebs erkrankt (Weis et al. 2020). Schlussendlich wurde ein bundesweites Netzwerk für Betroffene aufgebaut – seit November 2020 gibt es nun eine Online-Selbsthilfe Gruppe für Frauen mit metastasiertem Brustkrebs. Verfügbar unter https://tinyurl.com/nmjnxrpe, abgerufen am 12.12.2021.

Deutlich wird auch, als wie wichtig hingegen eine umfängliche Kommunikation mit professionellen Akteur*innen angesehen wird und wie eine problematische Kommunikation, beispielsweise unter Zeitdruck, den Kommunikationsprozess insgesamt belastet:

> *Man spürt den Zeitdruck. Absolut, also das macht mir richtig Angst, dass man also merkt, der will jetzt zum Ende kommen und der wartet schon auf den nächsten [...]*

Grundsätzlich beklagen die interviewten Frauen eine mangelhafte Informationslage. Dies ist überraschend, denn Brustkrebs ist »im Vergleich zu anderen Krebsarten und vor allem im Vergleich zu den tatsächlichen Sterberaten medial überrepräsentiert« (Ruhrmann & Guenther 2019, S. 73). Eine Recherche zu den online verfügbaren Informationsmaterialien, gemeint sind Webpräsenzen und Informationsbroschüren, vor allem von Brustkrebszentren, Patient*innenorganisationen, Pharmaunternehmen und Krankenkassen, stützt diese Ansicht. Während für Frauen mit einer heilbaren Primärerkrankung vielfältige und umfassende Informationen zur Verfügung stehen, erhalten Patientinnen, Ratsuchende und Versicherte mit fortgeschrittener Erkrankung wesentlich schwieriger adäquate und vor allem differenzierte Informationen und Beratungen.[85]

Diese Erkenntnisse decken sich auch mit anderen Ergebnissen. So werden zwar Kommunikation sowie die Notwendigkeit der Reflexionsfähigkeit *(vgl. Kap. 6.3.3, Kap. 6.3.7)* als wichtige Grundlage zur pflegefachlichen Begleitung von Frauen mit fortgeschrittener Brustkrebserkrankung angesehen. Allerdings hat eine Befragung von insgesamt 58 Menschen in einer Palliativsituation im deutschen Gesundheitswesen ergeben, dass, wie in allen Handlungsfeldern der Pflege, auch in allen Bereichen der Palliativversorgung Kommunikationsprobleme und konfliktbehaftete Situationen auftreten (Garthaus et al. 2019). Insbesondere institutionelle und personelle Rahmenbedingungen sowie unfreundliches Verhalten von Pflegefachpersonen in der Palliativversorgung stellen ein ernstzunehmendes Problem im Kontext von Palliative Care dar (Marquard et al. 2018a).

Die Erkenntnisse der vorangegangenen Erläuterungen deuten also darauf hin, dass ein deutlicher Verbesserungsbedarf hinsichtlich der Information von und der Kommunikation mit Frauen mit einer unheilbaren Brustkrebserkrankung

85 So zeichnet sich bspw. die Startseite des Brustkrebszentrums der Ludwig-Maximilians-Universität München (LMU) durch zwei Besonderheiten aus. Zum einen findet sich dort jeweils ein Video zur primären und metastasierten Erkrankungssituation. Zum anderen sind Spezialsprechstunden wie die für Frauen mit metastasiertem Mammakarzinom aufgeführt, verfügbar unter https://tinyurl.com/munahwj6, abgerufen am 12.12.2021. Ein Beispiel für unausgewogene Informationen findet sich u.a. in der Broschüre der Bayerischen Krebsgesellschaft ›Keine Angst vor Brustkrebs!‹. Zwar geht es um Früherkennungsmaßnahmen, jedoch wird versäumt darauf hinzuweisen, dass der Brustkrebs auch fortgeschritten sein kann. Verfügbar unter https://tinyurl.com/yckvmmp6, abgerufen am 12.12.2021.

besteht. Aus pflegerischer Perspektive lassen sich verschiedene Empfehlungen ableiten *(vgl. Kap. 6.3.7)*.

6.3.5 Körper(erleben)orientierte Interventionen etablieren

Die interviewten Frauen beschreiben eine Abnahme an Körperlichkeit mit ihren engsten Bezugspersonen, die Sorgen haben, beispielsweise durch Berührungen die Schmerzen ihrer Lebenspartnerin, Ehefrau, Mutter oder Schwester zu verstärken. Gleichzeitig haben die Frauen ein Bedürfnis, berührt zu werden. Pflegefachpersonen können Unterstützung geben, indem sie Gespräche innerhalb der Familie auf körperbezogene Aspekte lenken oder den einzelnen Parteien Hilfestellungen geben und sie ermutigen, gegenseitig ihre Bedürfnisse, aber auch Sorgen offen anzusprechen. Darüber hinaus gibt es auch die Möglichkeit, dem Bedürfnis nach Berührung mit professionellen Angeboten zu begegnen. Darauf verweist beispielsweise Beyer (2008) in ihrer Studie im Kontext Palliative Care, in der sie feststellt: »Professionelle Berührung in Form von Massagen, Pflege, Halten und Trösten wird von den Frauen angenommen und genossen« (ebd., S. 205). Verschiedene Autorinnen (Beyer 2008; Fenton 2011; Vilhauer 2008) zeigen in ihren Arbeiten die Bedeutsamkeit des ›sich Einlassens‹ auf die Körpererlebensperspektive der Frauen für Pflegefachpersonen. In den hier identifizierten Ergebnissen zeigt sich die Leiborientierung jedoch ausschließlich aus der Perspektive der betroffenen Frauen selbst. Besonders deutlich wird dies anhand der Kategorie *mehr auf die Zeichen des Körpers achten* (vgl. Kap. 5.1.4.1) – hierbei nehmen die Frauen körperliche Veränderungen durch Selbsterfahrung wahr und reflektieren diese wiederum (Böhme 2003; Plessner 1982). Dem Phänomen des Spürens *(vgl. Ausführungen zum Leib in Kap. 2.3.1)* kommt hierbei eine besondere Bedeutung zu. Was fehlt ist allerdings, körperorientierte pflegespezifische Interventionen so einzusetzen, dass Frauen in ihrem eigenleiblichen Spüren sowie in ihren Reflexionen unterstützt werden können. Dazu braucht es in erster Linie eine Resonanzmöglichkeit *(vgl. Kap. 6.2.2)*. Damit verbunden ist das Thema der Zeitknappheit im Gesundheitswesen, welches auch für palliative Handlungsfelder beschrieben ist (Garthaus et al. 2019, Marquard et al. 2018), denn die Frauen benötigen Zeit, um sich auf ihr Körpererleben sowie die Versprachlichung körperlicher Veränderungen und leiblichen Erlebens einlassen zu können. Zweitens gilt es, körperorientierte Interventionen, beschrieben sind beispielsweise gezielte Berührungen und Massagen (Beyer 2008; Fenton 2011; Vilhauer 2008), in die Aus-, Fort- und Weiterbildung von (spezialisierten) Pflegenden aufzunehmen, sodass diese künftig u. a. Frauen mit fortgeschrittener Brustkrebserkrankung in der letzten Lebensphase angeboten werden können. Die Infrastruktur in der Palliative Care ist diesbezüglich nur sporadisch entwickelt, körperorientierte Verfahren werden nicht routinemäßig und wenn überhaupt nur von wenigen Fachdisziplinen angeboten.

In der Pflegepraxis ist es daher nötig, Berührungspotenziale zu erkennen (Hoffmann 2010) und mögliche Pflegeinterventionen zu identifizieren. Wie Berührungen gestaltet werden können, vor allem welche therapeutischen Konzepte zugrunde gelegt werden, sollte weiter untersucht werden. Dabei gilt es, bestehende Konzepte zu berücksichtigen (bspw. Shiatsu-Behandlung), die durchaus von geschulten bzw. weitergebildeten Pflegenden durchgeführt werden könnten – die Berufsbezeichnung Körpertherapeut*in und auch der Begriff Körpertherapie sind in Deutschland nicht geschützt. Somit unterliegt die Körpertherapie als Selbsterfahrung und als Instrument zur Selbstentwicklung keiner beschränkten Ausübung *(vgl. 6.4)*. Hier ergibt sich ein spannendes Arbeitsfeld, sogar eine Möglichkeit der Erweiterung pflegefachlicher Kompetenzen, die im Kontext von Palliative Care allen interessierten Frauen einen Zugang zu körperorientierten Verfahren bieten kann, da diese mit einem geringen Aufwand bei vermutlich großem Benefit zu erbringen wären. Aktuell sind es externe Dienstleister wie beispielsweise Heilpraktiker*innen, die verschiedene Verfahren für Selbstzahler*innen anbieten. Die Frage der Abrechenbarkeit pflegerischer Leistungen müsste für alle Handlungsfelder (insbesondere ambulant und stationär) konsequent verfolgt werden.

Aus den Ergebnissen der vorliegenden Studie lässt sich eine weitere Empfehlung ableiten, die in der Pflegepraxis untersucht werden sollte: Neben Interventionen, die auf eine unmittelbare Körpernähe abzielen, sind auch Interventionen denkbar, die das Körpererleben der Frauen als Indikator für körperliche Veränderungen und leibliches Erleben bewusst in das pflegerische Assessment sowie die Pflegeplanung einbeziehen.

> »Während man bei Symptomen wie Schmerz oder Dyspnoe noch Schmerzskalen bzw. messbare Werte als Grundlage der eigenen Einschätzung hat, stellt sich die Frage, wie erkennbar sein soll, ob und ab wann ein Gefühl von Einsamkeit oder die Angst, Anderen zur Last zu fallen, unerträglich oder aussichtslos ist« (Bozzaro 2015b, S. 99).

Ausgehend von diesem Zitat wird deutlich, dass der Einbezug des Körpererlebens der einzelnen Frau eine Möglichkeit darstellt, den Zugang zu existenziellen Fragen zu eröffnen. Voraussetzung dafür ist sicherlich, »Pflegende in leiblicher Kommunikation zu schulen und zu sensibilisieren – nicht zuletzt, um auch in der Diskussion um die Prozesse der Nähe-Distanz-Regulierung Antworten näherzukommen« (Becker 2019, S. 269). Wichtig erscheint es daher, die Wahrnehmungskompetenzen sowie Techniken der Gesprächsführung von (spezialisierten) Pflegefachpersonen im Hinblick auf den Zugang zu leiborientierten Empfindungen zu schärfen und systematisch für die Pflegepraxis zu definieren (vgl. McClelland et al. 2015).

Weltweit etabliert sich eine auf Leitlinien beruhende Versorgung in sogenannten Brustkrebszentren. Auf pflegerischer Seite gehören Breast Care Nurses nicht nur in Deutschland zum spezialisierten Kernteam. Das Fehlen empirischer Erkenntnisse zum Körpererleben in der Palliativphase scheint Auswirkungen, zumindest auf die Darstellung und möglicherweise auch auf die Ausübung pflegerischer Tätigkeiten, zu haben.

6.3.6 Palliative Care unter Berücksichtigung des Körpererlebens

Während sich die zuvor dargelegten Handlungsempfehlungen auf die Bedürfnisse erkrankter Frauen und Interventionen durch Pflegefachpersonen beziehen, orientieren sich die folgenden Überlegungen an Aspekten für die Versorgung in der letzten Lebensphase im deutschen Gesundheitswesen. Wie bereits die kontextuellen Bedingungen der vorliegenden Studie gezeigt haben *(vgl. Kap. 5.1.2)*, findet die palliative Versorgung der Frauen in einem medizinisch dominierten Feld statt, d.h. eine tumorspezifische Palliativtherapie, die oftmals bis zum Lebensende aufrechterhalten bleibt. Wie verschiedene Studie zeigen, erhält nur eine Minderheit der Frauen mit fortgeschrittenem Brustkrebs eine ambulante Palliativversorgung bzw. werden nur wenige hospitalisierte Frauen vor dem Sterben in ein Hospiz entlassen (Grabsch et al. 2006; Reed et al. 2012; Shin et al. 2016). Diese Situation stellt sich auch im Rahmen der vorliegenden Studie dar, zudem werden nur wenige Interviewpartnerinnen überhaupt von Palliativ-Fachleuten und erfahrenen ehrenamtlichen Begleiter*innen betreut. Die Frauen berichten fast ausschließlich von Kontakten im Zusammenhang mit palliativen Therapien, dem Symptommanagement und der medikamentösen Schmerztherapie, wobei meist lediglich die biomedizinische, also die pathophysiologische Perspektive im Vordergrund steht. Offensichtlich erhalten die Frauen keinen Zugang zu den umfassenden Angeboten einer Palliative Care. Vermutlich fokussieren die behandelnden Mediziner*innen ausschließlich die Durchführung und die Wirkung palliativer Therapien und verlieren dabei die Gesamtsituation der eigentlich umfassend palliativ zu betreuenden Frauen aus dem Blick. Es stellt sich daher die Frage, an welchen Stellen im Gesundheitssystem die Frauen von den Angeboten und Möglichkeiten ambulanter sowie stationärer Palliative Care (wiederholt) erfahren können. Zumindest laut dem Bericht des GKV-Spitzenverbandes (2020) zur Palliativversorgung ist mit dem am 08.12.2015 eingeführten Gesetz zur Verbesserung der Hospiz- und Palliativversorgung in Deutschland – kurz HPG – (Bundesanzeiger 2015) der flächendeckende Ausbau der Palliativversorgung zuhause, im Pflegeheim, im Hospiz und im Krankenhaus auf einem guten Weg:

> »Der Strukturaufbau im Bereich der SAPV ist zwischenzeitlich nahezu abgeschlossen. Der vorliegende Bericht zeigt, dass keine Versicherte und kein Versicherter auf eine notwendige palliative Versorgung verzichten muss« (GKV-Spitzenverband 2020, S. 47).

Die bestehenden Strukturen müssen also transparenter gemacht und die Informationslücken identifiziert werden, damit Frauen mit fortgeschrittener Brustkrebserkrankung nicht weiterhin zu spät von palliativen, bedarfsgerechten Versorgungsmöglichkeiten erfahren – zu diesem Ergebnis kommen auch Vogt et al. (2021), die die Bedeutung einer frühzeitigen Palliativversorgung für unheilbar onkologisch erkrankter Menschen in Deutschland aufzeigen. Wichtig erscheint, das Konzept der Early Palliative Care sowie die Überlegungen einer gesundheitlichen Vorausplanung *(vgl. Kap. 1.2.3, 2.2.1)* für Frauen mit fortgeschrittener Brustkrebserkrankung konsequent zu berücksichtigen und Strukturen zur Implementierung zu schaffen, wie sie ebenfalls im HPG (Bundesanzeiger 2015) als Beratungsangebote vorgesehen sind. Im Rahmen von frühzeitigen Beratungsgesprächen sollte es um eine spezifische Betrachtung möglicher Therapien und deren Auswirkungen, um den Krankheitsfortschritt und damit verbundene mögliche individuelle Konsequenzen gehen. Hier können Merkmale des Körpererlebens eine gezielte und vor allem bedarfsgerechte Versorgungsplanung unterstützen. Beschäftigen sich Frauen frühzeitig mit potenziellen körperlichen Veränderungen, den Grenzen ihrer individuellen körperlichen Resistenz und der Art von Informationen, die sie benötigen, um weitere Entscheidungen treffen zu können, können sie in ihrem Willen, selbstbestimmt zu bleiben, bestärkt werden. Das Körpererleben kann aber auch auf der Versorgungsebene als Begründungs rahmen dienen. Qua Definition berücksichtigt eine Palliative Care, die diesen Namen verdient, Aspekte der Lebensqualität – sie bezieht also körperliche, psychische, soziale und spirituelle Dimensionen mit ein *(vgl. Kap. 1.2.3)*, die allesamt mit dem individuellen Körpererleben verschränkt sind.

6.3.7 Auswirkungen der Erkenntnisse auf pflegerische Bildungsprozesse und Handlungsfelder im Kontext von Palliative Care

> »Gerade in der Pflege, die den Patientinnen ja im wahrsten Sinne des Wortes »auf den Leib rückt«, muss eine sehr feine Sensibilität dafür entwickelt werden, an welchen Stellen gesellschaftliche Normen und Geschlechterkonstruktionen unbewusst oder bewusst reproduziert werden. Dafür bedarf es einer kontinuierlichen Reflexion und kritischen Beleuchtung der eigenen Haltung gegenüber Themen wie Leiberleben, Weiblichkeit und Sexualität. Eine solche Reflexion bedarf kompetenter An- und Begleitung, die auf der Ebene der jeweiligen Institutionen ebenso erfolgen muss wie in Veröffentlichungen und Fortbildungen« (Fesenfeld 2006b, S. 260).

Im Kontext des Körpererlebens stellen sich die Fragen, weshalb Frauen immer wieder mit stereotypen Haltungen von Fachpersonen konfrontiert werden und weshalb an Brustkrebs erkrankte Frauen in der letzten Lebensphase offenbar Pflegende nicht als Unterstützungspersonen für leiblich orientierte Fragestellungen anerkennen (ebd.). Eine pflegefachliche Begleitung kann gleichzeitig dazu beitragen, das Körpererleben von Frauen mit fortgeschrittener Brustkrebserkrankung in deren individueller Lebenswelt positiv zu beeinflussen – die bis hierhin aufgezeigten Beispiele zur praktischen Relevanz *(vgl. Kap. 6.3)* verdeutlichen dies. Dass es dabei nicht ausreicht, diese Impulse als praktische Handlungsempfehlungen weiterzugeben, soll dieses Unterkapitel zeigen. Ziel der Ausführungen ist es, auf Basis der gegenwärtigen Situation ausgewählte Aspekte für die Pflegebildung zu erörtern sowie Alternativen für pflegespezifische Rollen im Kontext von Breast Care darzulegen.

> »Es bedarf einer Diskussion in unserer Gesellschaft über die Frauenrolle und das daran geknüpfte Aussehen, auch der Brust« (Wiedemann 2018, S. 161).

Neben einer erforderlichen grundlegenden gesellschaftlichen Diskussion zum Frauenbild braucht es berufsspezifische Möglichkeiten für Reflexionsprozesse, die die eigene Sozialisation bewusst machen und das berufliche Handeln adressieren. Diese Aussage lässt sich anhand der empirischen Ergebnisse der vorliegenden Studie schlussfolgern, da Pflegefachpersonen offenbar das Potenzial einer körpererlebensorientierten Pflege derzeit nicht ausschöpfen. Dass dem pflegerischen Handeln in vielen Bereichen ein unreflektiertes, biomedizinisches Krankheitsverständnis zugrunde liegt *(vgl. Kap. 2.4)*, machen auch Remmers und Kruse (2014) deutlich:

> »In der Wahrnehmung und Ansprache schwerkranker, pflegebedürftiger und sterbender Menschen dominieren immer noch die gesundheitlichen Verluste und Funktionseinbußen; die Pflege sieht sich einem Verständnis ihres professionellen Handelns ausgesetzt, das dieses zumeist auf ein enges Spektrum körperorientierter Pflegehandlungen begrenzt« (Remmers & Kruse 2014, S. 228).

Es überrascht also in der jetzigen Situation nicht, wenn sich körperspezifische Interventionen in der pflegerischen Begleitung von an Brustkrebs erkrankten Frauen primär darauf beziehen, die Frauen in ihrer Körperpräsentation (*vgl. Kap. 2.3.1*; Ausführungen zum Körperbild) zu unterstützten. Beispielsweise gehören u. a. Empfehlungen zum Haarersatz – es stellt sich nicht die Frage, ob der Haarverlust überhaupt kaschiert werden soll, sondern lediglich die Frage, womit – selbstverständlich zur Praxis von Breast Care Nurses (Marquard & Biedermann 2020), wie auch die Erfahrungen der befragten Frauen gezeigt haben *(vgl. Kap. 5.1.4.3, 6.3.3)*. Wichtig ist, (spezialisierte) Pflegende künftig in die Lage zu versetzen, mit den Patientinnen deren individuelle Bedürfnisse zu besprechen, unabhängig davon, wie sie Schönheitsideale selbst bewerten oder für die zu Betreuenden einschätzen. Nachfolgend werden die Grenzen dieser hier vereinfacht dargestellte Pflegepraxis dargelegt, aber auch deren Potenziale, beginnend bei der beruflichen und hochschulischen[86] Pflegeausbildung. Unter Berücksichtigung der spezifischen Handlungsfelder, in denen Frauen mit fortgeschrittener Brustkrebserkrankung pflegerisch begleitet werden, soll außerdem ein Blick auf die Herausforderungen der entsprechenden Fort- und Weiterbildung geworfen sowie das Potenzial der akademischen Pflegebildung auf Masterniveau aufgezeigt werden. Abschließend wird ein Weg skizziert, wie insbesondere spezialisierte Pflegende Frauen mit einer lebenslimitierenden Brustkrebserkrankung in ihrem veränderten Körpererleben in der letzten Lebensphase adäquat unterstützen und begleiten können.

Die angesprochenen Reflexionsprozesse waren bedauerlicherweise in der Pflegebildung bislang nicht erkennbar, wie fachwissenschaftliche Untersuchungen zur professionellen Identität in der Pflege in Deutschland zeigen (Flaiz 2018; Gerlach 2013; Kühme 2019). Diese beschäftigen sich mit pflegerischen Bildungsprozessen, in denen das professionelle Selbstverständnis der Pflegefachpersonen eine bedeutende Rolle einnimmt. Grundsätzlich scheinen patientinnenorientierte Interventionen aufgrund einer dominierenden Verrichtungsorientierung im ökonomischen Spannungsfeld (Kühme 2019) sowie dem damit verbunden Einfluss der Medizin (Flaiz 2018) in den Hintergrund zu treten. Auch wenn fortwährend Abgrenzungsprozesse von der Medizin initiiert werden, beispielsweise aufgrund pflegerischer Konzepte wie dem der Basalen Stimulation oder des Primary Nursing, wird die Chance auf deren erfolgreiche Umsetzung als eher ungewiss angesehen, da »Rahmenbedingungen und gesetzliche Strukturen an einer kurativen, von der Medizin maßgeblich beeinflussten Versorgungskultur ausgerichtet sind« (Flaiz 2018, S. 102). Hierbei scheinen Prozesse zur beruflichen Identitätsfindung bereits während der primärqualifizierenden Ausbildung als auslösende Faktoren angesehen zu werden:

> »Den PflegeschülerInnen wird weitestgehend Anpassung an Pflegeteams und Funktionalität in der Pflegepraxis abverlangt. Darin zeigen sich institutionelle Machteinflüsse und deren kontraproduktive Auswirkung auf die Bildungsprozesse der Lernenden. Pflegebildung gerät so in Widerspruch zur Bildung einer mündigen Persönlichkeit« (Kühme 2019, S. 15).

Balzer (2019) erkennt in der Ausübung solcher Praktiken, Einstellungen und Haltungen der Auszubildenden eine »Chamäleonkompetenz« (ebd., S. 215): Pflegeschüler*innen reagieren nicht nur auf das Handlungsfeld, sondern ge-

86 Im Rahmen der hochschulischen Ausbildung kann ausschließlich ein generalistischer Abschluss erworben werden – erfolgreiche Absolvent*innen erhalten die Berufsbezeichnung Pflegefachfrau/Pflegefachmann und den akademischen Grad Bachelor.

stalten es gleichermaßen auch, indem sie die Praxisbedingungen reproduzieren und damit zu dessen Aufrechterhaltung beitragen. Es wird davon ausgegangen, dass diese Praxis zwangsläufig elementare Bereiche der Pflege ausgrenzt, wie beispielsweise die einer Körpererlebensorientierung.

Die berufliche Identitätsbildung geht mit verschiedenen Kompetenzen[87] einher (Kühme 2019). Der Einbezug zentraler Wissensformen, wie beispielsweise von Chinn und Kramer (1996) beschrieben, wird zahlreich zitiert und laufend ergänzt. Das empirische, personenbezogene, ästhetische und ethische Wissen (ebd.) hat Heath (1998) beispielsweise um die Komponenten des Nicht-Wissens (Unwissenheit) sowie des sozialpolitischen Wissens ergänzt. Zudem diskutieren Uzarewicz und Moers (2012) eine neue Wissensform auf Basis der Leibphänomenologie, die die »kritische Auseinandersetzung mit dem Dualismus« (ebd., S. 104) in den Fokus nimmt:

> »Mit einer leibphänomenologischen Basis in der Pflege kann die ausschließliche Perspektive der Funktionalität des Körperlichen überwunden werden. Denn sie bietet verstehende Zugänge zu leiblichen Regungen wie Schmerz, Angst oder Unwohlsein an und macht diese subjektiven Tatsachen intersubjektiv kommunizierbar« (Uzarewicz & Moers 2012, S. 108f.).

Flaiz (2018) macht darauf aufmerksam, dass das »Wissen von Pflegefachpersonen dadurch kein beliebiges Sammelsurium [ist], sondern als multiperspektivisch« (ebd., S. 122) angesehen werden muss. Vor dem Hintergrund des Pflegeberufegesetzes (PflBG), welches im Januar 2020 in Kraft getreten ist (Fachkommission nach § 53 Pflegeberufegesetz 2020a), bekommen diese Kompetenzen eine neue Bedeutung. Die Kompetenzbereiche der generalistischen Pflegeausbildung umfassen nun fünf Kompetenzbereiche[88] (Ausbildungs- und Prüfungsverordnung für die Pflegeberufe/Pflegeberufe-Ausbildungs- und -Prüfungsverordnung – PflAPrV 2020), die sich anstelle von Krankheitsbildern an den beruflichen Handlungskontexten und damit an Situationen orientieren und Reflexionsprozesse grundsätzlich einschließen:

87 Im Pflegeberufegesetz wird Kompetenz definiert als »die Fähigkeit und Bereitschaft, in komplexen Pflege- und Berufssituationen professionell zu handeln und sich für die persönliche und fachliche Weiterentwicklung einzusetzen. Kompetenz ist als Handlungsvoraussetzung des Einzelnen anzusehen, die nicht unmittelbar beobachtet werden kann, sich jedoch mittelbar im Handeln selbst zeigt. Das beobachtbare Handeln wird auch als Performanz bezeichnet« (Fachkommission nach § 53 Pflegeberufegesetz 2020a, S. 12).

88 (1) Die eigenverantwortliche Planung, Durchführung, Evaluation der Pflege durch personenbezogene Pflegeplanung und Pflegediagnostik, (2) Die personenbezogene und situationsorientierte Beratung sowie Kommunikation, (3) Intra- sowie interprofessionelles Handeln eigenständig gestalten, (4) Die Reflexion der eigenen Handlungen auf der Grundlage von Gesetzen, Richtlinien sowie ethischen Leitlinien, (5) Die Begründung sowie Reflexion der eigenen Handlungen auf der Grundlage von wissenschaftlichen Erkenntnissen sowie berufsethischen Werthaltungen.

»Die Ausbildung zur Pflegefachfrau oder zum Pflegefachmann vermittelt die für die selbstständige, umfassende und prozessorientierte Pflege von Menschen aller Altersstufen in akut und dauerhaft stationären sowie ambulanten Pflegesituationen erforderlichen fachlichen und personalen Kompetenzen einschließlich der zugrunde liegenden methodischen, sozialen, interkulturellen und kommunikativen Kompetenzen und der zugrunde liegenden Lernkompetenzen sowie der Fähigkeit zum Wissenstransfer und zur Selbstreflexion. Lebenslanges Lernen wird dabei als ein Prozess der eigenen beruflichen Biographie verstanden und die fortlaufende persönliche und fachliche Weiterentwicklung als notwendig anerkannt« (Gesetz über die Pflegeberufe/ Pflegeberufegesetz – PflBG 2020, §5).

Um diese Reflexionsprozesse bzw. verstehenden Zugänge zu ermöglichen, stellen Methoden der Selbstreflexion als Teil personaler Kompetenz (Himml & Kerres 2021) eine wichtige Voraussetzung dar. In den Ausarbeitungen zum Pflegeberufegesetz wird unter Bildung ein »übergeordneter kultureller und gesellschaftlicher Anspruch« (Fachkommission nach § 53 Pflegeberufegesetz 2020b, S. 12) sowie eine »(Weiter-) Entwicklung der Selbst- und Weltsicht, als Transformation von Welt- und Selbstverhältnissen« (ebd.) verstanden. In Anlehnung an Klafki (2007) werden komplexe Ziele wie die »Entwicklung von kritischer Reflexionsfähigkeit, Mündigkeit, Emanzipation sowie Selbst-, Mitbestimmungs- und Solidaritätsfähigkeit« (Fachkommission nach § 53 Pflegeberufegesetz 2020b, S. 12) verfolgt.

Eine entsprechende didaktische Umsetzung ist erforderlich, die es nach Auffassung von Kühme (2019) frühzeitig einzuleiten gilt. Mit der generalistischen Pflegeausbildung wurde die curriculare Einheit ›Erste Pflegeerfahrungen reflektieren – verständigungsorientiert kommunizieren‹ (Fachkommission nach § 53 Pflegeberufegesetz 2020a, S. 45) geschaffen, welche als Fundament der Reflexionsförderung betrachtet werden kann.

Es wird jedoch davon ausgegangen, dass die folgenden (pflege)didaktischen Ansätze und Modelle, auf deren Grundlage »die Pflegenden ganz andere Verhaltensweisen, Verständnisse und letztlich dann auch veränderte Handlungslogiken kreieren« (Uzarewicz & Moers 2012, S. 109) können, für sämtliche Bildungsebenen in der Pflege einzusetzen sind:

»Um sich zu einer verantwortungsbewussten Pflegeperson entwickeln zu können, müssen kontinuierlich reflexive Prozesse erfolgen« (Himml & Kerres 2021, S. 35).

Hierzu liegen verschiedene Beispiele vor allem mündlicher, aber auch schriftlicher Reflexionsmethoden vor. Dazu zählen das szenische Spiel, die Durchführung kollegialer Beratungen (Fachkommission nach § 53 Pflegeberufegesetz 2020a), Methoden der Fallarbeit (Arens, Gerdes, Pedde & Schibielsky 2017; Hülsken-Giesler 2016b; Schrems 2003) sowie das Verfassen eines Lerntagebuches, (Lern-)Portfolios oder auch E-Portfolios (Hilzensauer 2008). Hierdurch gewinnt das Konzept der Ästhetischen Pflegebildung[89] (Straubenmüller 2015) grundsätzlich an Bedeutung, das diese Methoden vereint. In klinischen Handlungsfeldern sind darüber hinaus Formate wie das der ethischen Fallbesprechung (Riedel et al. 2017; Riedel & Lehmeyer 2016) denkbar.

Gelingt es, Gefühle, Überzeugungen und Wertvorstellungen der Pflegefachpersonen durch die aufgezeigten Möglichkeiten anzusprechen, können sowohl deren persönliches Selbstverständnis, welches höchst individuell u. a. vom eigenen Menschenbild geprägt ist, als auch das berufliche Pflegeverständnis dadurch (weiter)entwickelt und geschärft werden:

> »Dazu ist es unter anderem erforderlich, dass sie ihre eigene pflegerische Sozialisation nicht nur kritisch hinterfragen, sondern entsprechende Anpassungen an ein generalistisches Pflegeverständnis vornehmen« (Bossle & Schneider 2020, S. 261).

Die aufgezeigten Reflexionsprozesse gilt es mit Bezug auf das hier vorliegende Forschungsthema auf den Kontext der Onkologie- und Palliativpflege zu beziehen. Auch hier bietet das Pflegeberufegesetz mit der Hauptausrichtung auf das Pflegehandeln neue Möglichkeiten:

> »Der Pflege von Menschen mit onkologischen Erkrankungen erfährt mit der Pflegeberufereform eine Stärkung« (Wecht 2020, S. 1038).

Insbesondere die curriculare Einheit ›Menschen in kritischen Lebenssituationen und in der letzten Lebensphase begleiten‹ ist hier von besonderer Bedeutung (Fachkommission nach § 53 Pflegeberufegesetz 2020a, S. 128f.).

In Kapitel 6.3.4 wurden bereits Kommunikationsprobleme u. a. zwischen Menschen in einer Palliativsituation und Pflegefachpersonen angesprochen. Hier kann auch das Konzept der Beziehungsarbeit (Remmers 2014c, 2018b) einen Beitrag dazu leisten, die Reflexion eigenen pflegerischen Handelns in die verschiedenen Qualifikationsebenen zu integrieren. Besonders interessant hieran erscheint, dass sich Pflege dadurch »im psychophysischen Medium leiblicher Gegenseitigkeit« (Remmers 2018b, S. 167) vollzieht. Beziehung weist somit eine eindeutig leibliche Dimension auf, die für Remmers (2014c) den Rückgriff auf »körperlich-leibliche Ausdrucksschichten« (ebd., S. 15) ermöglicht. Zur Etablierung des erforderlichen Wahrnehmungsvermögens von Pflegefachpersonen und der damit in Zusammenhang stehenden Praxis lassen sich vor allem zwei Aspekte ableiten: Etwa das Stellen situativ angemessener Fragen und die emotionale Entlastung durch Gespräche sowie gezielte Berührungen. Voraussetzung für diese Praxis ist der Faktor Zeit: Diese aus fachlicher Perspektive trotz Zeit-

89 Ästhetische Pflegebildung zielt auf reflexive Momente und handlungsentlastende Reflexionen ab, indem Lernende einen künstlerischen Zugang erhalten, der ihnen ermöglicht, ihre konkret erlebten Erfahrungen aus ihrer Pflegepraxis sowie eigene Haltungen und Sozialisationsprozesse wahrzunehmen sowie zu reflektieren (Bossle 2015; Straubenmüller 2015).

knappheit so einzusetzen, dass den betroffenen Frauen so viel Zeit gegeben werden kann, dass diese sich auf ihr Körpererleben und die Versprachlichung überhaupt einlassen können. Die Einbettung des Konzepts der Beziehungsarbeit in die Aus-, Fort- und Weiterbildung ist unerlässlich und sollte auch entsprechende institutionelle Rahmenbedingungen beinhalten.

Wie mit der vorliegenden Studie gezeigt, gilt es, die Frauen im Kontext ihrer familiären, sozialen, kulturellen und religiösen Bezüge und Lebenswelten in der letzten Lebensphase zu unterstützen. Pflegefachpersonen, die über Diversion und Vielfalt Bescheid wissen und diese ernst nehmen, können die Frauen konkret begleiten. Auf Grundlage deren krankheitsbezogener, persönlicher Entwicklungsprozesse (wie bspw. der Erkenntnis, dass sie als gesunde Frau ein bestimmtes Idealbild verfolgt haben; *vgl. Kap. 5.1.4.3*) können Pflegende mit den erkrankten Frauen beispielsweise konkret über deren Vorstellungen von Therapien und damit verbundene Aus- und Nebenwirkungen sprechen, ihnen Gestaltungsspielräume aufzeigen und damit zur Unterstützung selbstbestimmter Entscheidungen der Frauen beitragen. Dazu ist eine Auseinandersetzung von Pflegefachpersonen mit ihren persönlichen Vorstellungen von Krankheit, Therapieangeboten, Sterben, Weiblichkeit und einem veränderten Aussehen erforderlich, um überhaupt mit Pflegeempfänger*innen in Beziehung treten und auf dieser Grundlage dann konkrete und spezifische, reflektierte Praxisentscheidungen treffen zu können:

> »Um diese allerdings vor dem Hintergrund der lebensweltlichen Besonderheiten des Erkrankten angemessen zur Geltung zu bringen, bedarf es auf Seiten der Pflegenden einer hermeneutisch-individualisierenden Deutungsperspektive, die sich in einer kontextsensiblen Interaktion mit den Beteiligten begründet« (Hülsken-Giesler 2010, S. 162).

Bis hierhin ist deutlich geworden, dass mit dem neuen Pflegeberufegesetz eine curriculare Grundlage geschaffen wurde, Reflexionsprozesse systematisch und kontinuierlich in der Pflegebildung zu integrieren und zu verankern. Im Hinblick auf die Berücksichtigung des Konzepts Körpererleben in der bisherigen Pflegebildung sind zwei wesentliche Aspekte erkennbar. Bislang waren Reflexionsmöglichkeiten nicht systematisch berücksichtigt. Die Gesetzesänderung lässt auf eine künftige Stärkung der individuellen Wahrnehmungs- und Empfindungsfähigkeit hoffen. Inwiefern Reflexionsprozesse nicht nur faktisch, sondern auch spürbar Gewicht bekommen und sich positiv auf das Pflegeverständnis und Pflegehandeln auswirken, bleibt abzuwarten – die ersten Absolvent*innen werden 2023 erwartet. Das bedeutet, dass die hier angesprochenen stereotypen Haltungen *(vgl. Kap. 6.3.3)* zunächst weiterhin Realität sind und bei vielen Pflegenden auch bleiben werden, da Reflexionsprozesse weder in der Fort- und Weiterbildung noch außerhalb der primärqualifizierenden Akademisierung in der Pflege verankert waren. Allerdings zielen genau diese Bildungsbereiche auf die Weiterqualifizierung von spezialisierten Pflegenden ab. Wie bereits in Kapitel 1.2.3 beschrieben, übernehmen vorzugsweise Breast Care Nurses die pflegerische Begleitung von Frauen mit Brustkrebs. Diese Fachpersonen übernehmen komplexe Pflegeinterventionen, zu denen u. a. eine körpererlebensorientierte Beratung und Begleitung gehören sollte. Als problematisch erweist sich der Zugang zu Frauen, deren Brustkrebs unheilbar ist und daher palliativ behandelt wird. Im Unterschied zu Frauen mit heilbarer Brustkrebserkrankung befinden sich Frauen mit fortgeschrittener Brustkrebserkrankung seltener in stationärer Versorgung, d. h. in Brustkrebszentren, sondern in der Regel in ihrem privaten Umfeld. Dort erhalten sie meist ab einem späten Zeitpunkt eine in der Regel allgemeine Palliativversorgung, bevor sie die letzte Lebenszeit überwiegend im Krankenhaus, beispielsweise auf einer Palliativstation, oder im Hospiz verbringen (Diehl et al. 2021). Dementsprechend begegnen die Frauen erst vergleichsweise spät Pflegefachpersonen, die, wenn sie spezialisiert sind, entweder über eine allgemein onkologische oder eine palliative Zusatzqualifikation verfügen. Mit Blick auf die brustkrebsspezifischen Versorgungsthemen wäre es nur konsequent, die Weiterentwicklung der Rolle von Breast Care Nurses zu verfolgen. Bislang ausgearbeitete Curricula für Breast Care Nurses in Europa und damit auch in Deutschland sehen prinzipiell die Begleitung von Frauen mit fortgeschrittener, palliativer Brustkrebserkrankung vor (Eicher et al. 2012; Marquard & Wiedemann 2020b). Aufgrund der mangelnden Erfahrung in der Begleitung von Frauen mit fortgeschrittenem Brustkrebs wird davon ausgegangen, dass sich Breast Care Nurses in Deutschland allerdings ebenso wenig vorbereitet sehen, wie es eine Studie aus Großbritannien für Pflegende aus dem Vereinigten Königreich zeigt (Reed et al. 2012). Offensichtlich fehlt es den Pflegeexpertinnen an inhaltlicher Auseinandersetzung mit der unheilbaren Erkrankungssituation. Auch hierbei können die schon angesprochenen Reflexionsprozesse, die bislang im Rahmen der Weiterqualifizierungen nicht bedacht sind, die Qualität und Sicherheit im Umgang mit den Patientinnen und deren Zugehörigen deutlich verbessern. Ebenso wäre der systematische Einbezug ethischer Kompetenzen zu berücksichtigen, damit Pflegende beispielsweise Wertekonflikten professionell begegnen können (Riedel & Giese 2019). Eine kritische Prüfung der Curricula ist daher empfehlenswert. Möglicherweise kann das Pflegeberufegesetz einen Vorbildcharakter haben und zur Ausdifferenzierung der Kompetenzen beitragen. Die Forderungen, Breast Care Nurses sollten zumindest in Brustkrebszentren auch Frauen mit fortgeschrittener Erkrankung betreuen (Biganzoli et al. 2020), kann die Diskussion zur Weiterentwicklung des Berufsbilds unterstützen. Allerdings reicht es nicht aus, lediglich das stationäre Handlungsfeld zu betrachten. Anknüpfend an die Untersuchung von Wiedemann (2018), die die Übernahme der besonderen Aufgabe der brustprothetischen Versorgung von an Brustkrebs erkrankten Frauen im Rahmen strukturierter Behandlungsprogramme (DMP) vorschlägt, lassen die vorliegenden Erkenntnisse auch den Schluss zu, Breast Care Nurses im Rahmen von DMPs in die Begleitung und Anwendung körpererlebensorientierter Verfahren von Frauen in der letzten Lebensphase einzubinden. Hierzu ist jedoch zunächst eine Prüfung, d. h. eine explorative Konzeptentwicklung unter kompetenzorientierten und finanziellen Aspekten sowie unter Berücksichtigung sektorenübergreifender Versorgungsangebote erforderlich. Dies schließt ebenso die Berücksichtigung verschiedener Qualifikationsniveaus ein.

Neben den bislang angesprochenen Aus-, Fort- und Weiterbildungen entwickeln sich zunehmend auch akademische Qualifizierungsmöglichkeiten in klinischen Handlungsfeldern der Pflege. Wie eine Gegenüberstellung von Gerlach (2013, 2017) zeigt, können akademische Expert*innen aufgrund des vorhandenen »akademischen Orientierungsrahmens« (Gerlach 2017, S. 67) auf eine gemeinsame Auffassung von guter Pflege zurückgreifen und einen eigenständigen Beitrag an der Versorgung definieren. Außerdem verfügen sie über ein Verständnis von theoriebasiertem Pflegehandeln und sind in der Lage, die Versorgungspraxis kritisch einzuschätzen. Damit sind sie gegenüber Absolvent*innen der fachschulischen Pflegeausbildung, die weitestgehend auf den »traditionellen Orientierungsrahmen« (ebd., S. 68) zurückgreifen, im Vorteil. Um den Frauen und ihren Zugehörigen gerecht werden zu können und ihnen eine passende körpererlebensorientierte Unterstützung zuteilwerden zu lassen, braucht es ein Verständnis über die eigenen Vorstellungen von krebserkrankten sowie sterbenden Menschen und ein Bewusstsein für körperliche und leibliche Erfahrungen. Diese Auseinandersetzungsprozesse können dazu beitragen, persönliche stereotype Patient*innen- oder Rollenbilder offenzulegen, diese zu reflektieren und sich der eigenen Rolle bewusst zu werden. Anzunehmen ist, dass es sich dabei unabhängig vom Qualifikationsniveau um persönliche Entwicklungsprozesse handelt, die sich vor allem in der Ausübung des Berufs entfalten. Daher ist auch nicht davon auszugehen, dass sich »professionelle Sozialisationsprozesse« (Gerlach 2013, S. 69) ausschließlich im Rahmen eines pflegebezogenen Studiengangs oder während der pflegerischen Grundausbildung automatisch ergeben. Die von Gerlach (2017) beschriebene »Einigkeit über den praxisrelevanten Mehrwert einer akademischen Ausbildung« (ebd., S. 67) legt jedoch die Vermutung nahe, dass es spezialisierten Pflegenden, insbesondere den akademisch qualifizierten Pflegenden, leichter gelingen wird, die hier geforderte Patientinnenorientierung zu erreichen. Wenn diese Pflegenden dem Bedürfnis einer individualisierten, wertfreien und offenen Begleitung flexibel begegnen können, können sie sich als kontinuierliche Begleitpersonen unentbehrlich machen – etwa als Berater*innen bei niedergelassenen Gynäkolog*innen oder, wie bereits angedeutet, im Rahmen strukturierter Behandlungsprogramme. Davon können dann vor allem die Frauen profitieren, die selbstbestimmt und lange im häuslichen Umfeld leben. Mitzudenken ist dabei auch das erforderliche Qualifikationsniveau. Es gibt zahlreiche Beispiele für pflegerische Spezialisierungen im Kontext der Onkologie, u. a. bezüglich klinischer Pflegeexpert*innen auf Masterniveau, sogenannte Advanced Nurse Practitioner (ANP) (Bachmann-Mettler 2007; Eicher, Marquard & Aebi 2006). Die beginnende wissenschaftliche Auseinandersetzung zeigt, dass ANP-Interventionen die Lebensqualität von krebserkrankten Menschen im Allgemeinen (Alotaibi & Al Anizi 2020) sowie von Frauen mit Brustkrebs im Speziellen (Ritz et al. 2000) verbessern können.

Wünschenswert wäre, anhand der hier aufgezeigten Ergebnisse sowie weiterer Forschungserkenntnisse *(vgl. Kap. 7.1)* spezielle Beratungsthemen und körpererlebensorientierter Verfahren für Frauen mit fortgeschrittener Brustkrebserkrankung zu definieren. Das Angebot komplexer Pflegeinterventionen sollte vorzugsweise durch eine mit dem Palliative-Care-Team vernetzte Breast Care Nurse, ggf. mit akademischer Ausbildung, in einem neuen Handlungsfeld erfolgen oder aus den bestehenden Versorgungsstrukturen (Brustkrebszentren mit Breast Care Nurses) organisiert und gesteuert werden. Vorteilhaft hierfür wäre es, gerade die interdisziplinäre Zusammenarbeit zwischen den Handlungsfeldern Palliative Care und Breast Care systematisch zu etablieren, sodass eine bedarfsorientierte und aufeinander abgestimmte Begleitung der Frauen gewährleistet werden kann. Dies würde der Lebenswelt der Frauen mit fortgeschrittener Brustkrebserkrankung entsprechen, die aufgrund von Therapien oder eines akuten Geschehens meistens nur kurzzeitig stationäre Hilfe benötigen.

6.4 Reichweite des methodischen Vorgehens

In Ergänzung der Ausführungen zu den Gütekriterien, in deren Rahmen bereits eine umfassende Erläuterung der Limitationen dieser Studie erfolgte *(vgl. Kap. 4.2.8)*, soll dieses Kapitel die Reflexion des methodischen Vorgehens adressieren.

Den empirischen und theoretischen Vorannahmen begegnen zu können, war mit einer qualitativen Forschungsperspektive möglich. Die Durchführung des Forschungsprozesses, die Grounded-Theory-Methodologie nach den Empfehlungen von Strauss und Corbin (1996) durchzuführen, hat sich nach anfänglichen Herausforderungen, insbesondere bezogen auf die Rekrutierung von Interviewpartnerinnen, als geeignet herausgestellt – geeignet insofern, da umfangreiche Erkenntnisse zum Körpererleben aus der Perspektive von Frauen mit fortgeschrittener Brustkrebserkrankung und den zugrundeliegenden Motiven umfänglich untersucht werden konnten. Mit der gewählten Erhebungsmethode des Leitfadeninterviews ist es gelungen, Narrationen zu erhalten. Konkrete Nachfragen wurden entweder an vorherige Schilderungen angeschlossen oder in Bezug auf spezifische Beispiele gestellt, wodurch die Frauen zum Weitererzählen motiviert wurden. Einige Frauen hatten auch Tage nach dem Interview das Bedürfnis an Mitteilung. Sie haben per E-Mail weitere Gedanken, ausgelöst durch das Interview, formuliert. Hierdurch zeigt sich, dass eine erweiterte Form der Datenerhebung, beispielsweise durch ergänzende Tagebuchaufzeichnungen, möglicherweise weitere Erkenntnisse geliefert hätte. Offensichtlich haben sich diese Frauen in ihrem Leiberleben sehr konkret angesprochen gefühlt, was zu einer vertieften Auseinandersetzung mit ihren körperlichen Veränderungen geführt hat.

Die Ergebnisse zeigen die Bedeutung körperlicher und leiblicher Auswirkungen der fortgeschrittenen Brustkrebserkrankung für alle Frauen. Auch wenn keine Vergleichsstudien zum Körpererleben von Frauen mit heilbarer Brustkrebserkrankung durchgeführt wurden, lässt der komplexe Datenbestand Gegenüberstellungen mit dem zugrundeliegenden empirischen Forschungsstand sowie den retrospektiven Ausführungen der Frauen zu. Demnach weichen das Körpererleben und vor allem der Umgang mit körperlichen Veränderungen in der letzten Lebensphase von dem Erleben und Verhalten in der Phase der Primärerkrankung ab – dies gilt es durchaus empirisch zu fundieren. Mit dem zentralen Phänomen *Gezeichnet sein* ist es möglich, differenzierte Aussagen zum Körpererleben der Frauen mit fortgeschrittener Brustkrebserkrankung in der letzten Lebensphase zu treffen. In den Gesprächen mit den Frauen waren diese äußerst bemüht, detaillierte Angaben zum Erleben machen zu können. Dabei formulierten einige den Wunsch, ihre Lebenssituation möge in der Öffentlichkeit wahrgenommen werden. Viele Frauen haben ihre Motivation, an der Studie teilzunehmen, ausgesprochen. Aus Sorge, die Einschlusskriterien nicht zu erfüllen, gab sich eine Frau in einem Telefongespräch vorab als deutlich körperlich eingeschränkter aus. Dies bestätigte die Überarbeitung der Einschlusskriterien dahingehend, dass eine Pflege- und/oder Hilfebedürftigkeit nicht gegeben sein muss *(vgl. Kap. 4.2.4)*. Somit konnte der Blick auf die unterschiedlichen Nuancen innerhalb der letzten, teilweise durchaus mehrere Jahre umfassenden Lebensphase gelegt werden. Insofern waren im Sinne der Kontrastierung sowohl die Frauen, die nur wenige Einschränkungen aufgrund körperlicher Veränderungen hatten, als auch diejenigen, die kurz vor dem Versterben interviewt wurden, sehr wichtig. Damit können Aussagen zu den individuellen Empfindungen der Frauen im Verlauf der letzten Lebensphase getroffen werden. Ursprünglich wurde angenommen, unterschiedliche Subphasen innerhalb der letzten Lebensphase identifizieren zu können. Allerdings liegen keine belastbaren Erkenntnisse zu spezifischen Transitionen vor.

Im Zusammenhang mit der methodischen Reichweite ist es wichtig, die Auswahl der Interviewteilnehmerinnen zu reflektieren. Zunächst war es erforderlich, Frauen über Gatekeeper zu rekrutieren. Diese haben die erkrankten Frauen nach persönlichen Kriterien ausgewählt, weshalb unter methodischen Gesichtspunkten von einem Bias ausgegangen werden muss. Um diesen auszugleichen sowie aufgrund der Tatsache, dass ein stationärer Aufenthalt (Krankenhaus, Hospiz) zumeist zum Lebensende oder in Krisensituationen stattfindet und die Frauen häufig nicht durch ambulante Palliativdienste betreut werden, wurde der direkte Kontakt zu Frauen gesucht *(vgl. Kap. 4.2.4)*. Erfolgreich war die Strategie, Frauen über die Social-Media-Plattform Facebook zu rekrutieren. Diese ist als Quelle für eine Rekrutierung sowie auch zur Datenerhebung zahlreich beschrieben. Da die Posts innerhalb sozialer Netzwerke von den Nutzer*innen nicht aktiv bzw. bewusst zu Forschungszwecken zur Verfügung gestellt werden, wurden individuelle Einwilligungen dann eingeholt, wenn lediglich ein Eintrag als Zitat verwendet werden sollte. Wichtig erscheint eine methodische Debatte um die Nutzung öffentlicher Daten, vor allem hinsichtlich datenschutzrechtlicher und ethischer Kriterien (Lauberger & Lühnen 2021; Southerton & Taylor 2020). Aus der vorliegenden Studie ergeben sich drei Vorteile, Interviewpartnerinnen innerhalb sozialer Netzwerke, also nicht über Gatekeeper, für ein Interview zu gewinnen: (1) Die Frauen haben sich mit ihrer Erkrankung sowie ihrem Erleben bereits vielfach auseinandergesetzt, da sie in ihren Posts von sich und ihren Gefühlen berichten. (2) In der Ansprache kann teilweise ein ›optimaler' Zeitpunkt abgepasst werden, da einige Posts Aufschluss über das körperliche Befinden geben. (3) Als Facebook-Nutzerinnen verfügen die Frauen über eine gewisse technische Ausstattung und Affinität, was die Durchführung videogestützter Interviews, vor allem während der Corona-Pandemie, ermöglicht bzw. erleichtert hat.

Bei dem in dieser Arbeit vorgestellten zentralen Phänomen handelt es sich um ein Modell begrenzter Reichweite, welches nach dem Verständnis der qualitativen Sozialforschung einen Ausschnitt der sozialen Wirklichkeit der befragten Frauen ermöglicht. Das breite Spektrum zum *Gezeichnet sein* verdeutlicht die Reichweite eines komplexen Verständnisses in Bezug auf das Körpererleben von Frauen mit fortgeschrittener Brustkrebserkrankung in der letzten Lebensphase. Gemäß der quantitativen Logik sind die Ergebnisse daher weder repräsentativ noch verallgemeinerbar. Im Sinne der Generalisierung, für die es unterschiedliche Formen und Strukturen innerhalb der qualitativen Forschung gibt (Mayring 2007), wurde in dieser Studie der Prozess des theoretischen Samplings *(vgl. Kap. 4.2.6.1)* verfolgt. Aufgrund der hier erreichten theoretischen Sättigung ist die Arbeit als empirisch legitimiert anzuerkennen. Als großen Vorteil gegenüber anderen Studien erweist sich die Tatsache, dass sowohl Frauen mit allen im Rahmen eines Mammakarzinoms auftretenden Metastasenlokalisationen sowie

Frauen mit einer Exulzeration befragt werden konnten. Dennoch wird es Einschränkungen geben, die jedoch erst bei genauerer Betrachtung einzelner Subphänomene deutlich werden. Die Datenanalyse hat beispielsweise keine Anhaltspunkte ergeben, ob sich Frauen mit Migrationshintergrund bzw. aus anderen Kulturen oder Frauen unterschiedlicher sexueller Orientierung in Bezug auf das untersuchte Körpererleben unterscheiden. Es wird davon ausgegangen, dass weitere Untersuchungen mit einem anderen Fokus (bspw. veränderte Sexualität) zu weiteren, für das Konzept Körpererleben, relevanten Erkenntnissen führen. Schlussendlich könnte in weiteren Studien ebenfalls die Perspektive an Brustkrebs erkrankter Männer untersucht werden. Inwieweit sich ihr Körpererleben in der letzten Lebensphase verändert und ob ggf. Unterschiede zu der untersuchten Gruppe der Frauen bestehen, müsste weiter verfolgt werden.

7 Ausblick und Schluss

7.1 Implikationen für weitere Forschung und Praxis

> »Über die Erfahrungswelten von Palliativpatienten und Hospizgästen in Deutschland gibt es nur wenige Erkenntnisse. In diesem Bereich besteht ein Forschungsbedarf, der sich auf Sachthemen wie die subjektiven Sichtweisen von Patienten und Angehörigen, auf Interaktionen am Lebensende, auf Lebenswelten des Sterbens und nicht zuletzt auf soziale Strukturen von Versorgungseinheiten bezieht. Diese und andere Sachthemen können durch qualitative, quantitative und andere Forschungsmethoden, die im weitesten Sinne sozialwissenschaftlich ausgerichtet sind, erschlossen werden. Obgleich diese Methoden auch in Deutschland vermehrt Eingang in die Forschungslandschaft erhalten haben, sind die besondere Perspektive und entsprechende Studien weiterhin zu fördern« (Schnell, Schulz-Quach & Dunger 2021, S. V).

Wie das eingangs zitierte Statement aus der Buchreihe ›Palliative Care und Forschung‹ zeigt, gibt es in Deutschland noch viele Forschungsthemen im Kontext von Palliative Care zu bearbeiten. Die vorliegende Studie leistet einen Beitrag, die Erfahrungswelt von Frauen mit fortgeschrittener Brustkrebserkrankung in der letzten Lebensphase in Bezug auf das Körpererleben zu beschreiben. Gleichwohl will die Arbeit zum Abschluss dazu beitragen, den hier bearbeiteten Forschungsgegenstand, das Körpererleben von Frauen mit fortgeschrittener Brustkrebserkrankung in der letzten Lebensphase, für weitere Untersuchungen und Arbeiten zu erweitern sowie andere methodischer Zugänge aufzuzeigen.

Ausgehend von dem Interesse, die hier dargelegten empirischen, aber auch theoretischen Erkenntnisse weiterzuverfolgen, sollen in einem ersten Schritt die Ergebnisse der vorliegenden Studie der interessierten (Fach-)Öffentlichkeit zugänglich gemacht werden. Dem ausdrücklich formulierten Wunsch einiger Interviewpartnerinnen, ihre Erkrankung und ihre Lebenssituation für die Gesellschaft aufzubereiten, soll in einem weiteren Schritt nachgekommen werden. Hiermit wird beabsichtigt, einen Beitrag zur öffentlichen Enttabuisierung der fortgeschrittenen Brustkrebserkrankung zu leisten. Es ist angedacht, verschiedene Strategien der Informationsweitergabe zu nutzen. Denkbar sind Social-Media-Beiträge, Artikel in Fachzeitschriften und Patientinnen- bzw. Frauenmagazinen sowie die Präsentation der Ergebnisse im Rahmen von Kongressen.

Im Gegensatz zu den aufgezeigten, eher kurz- bis mittelfristig zu erreichenden Zielen gibt es eine Reihe an Themen, die in größer angelegten Studien zu verfolgen wären. Ausgehend von den Ergebnissen sowie der zuvor aufgezeigten Diskussion lassen sich inhaltliche und methodische Implikationen für weitere Forschungen in Bezug auf zwei verschiedene Blickwinkel unterscheiden: die der erkrankten Frauen und die der Pflege (bezogen auf die betreuenden Pflegefachpersonen und die Möglichkeiten der Pflegebildung).

Die hier aufgezeigten Ergebnisse *(vgl. Kap. 5)* lassen beispielsweise keinerlei Aussagen zu, ob oder inwiefern Religion, Kultur oder sexuelle Orientierung *(vgl. Kap. 4.2.8, 6.4)* das Körpererleben erkrankter Frauen beeinflussen. Wichtig erscheinen weitere Untersuchungen, die eben diese Aspekte unter Berücksichtigung von Diversität und Vielfalt in den Blick nehmen. Zudem ist unklar, welchen Einfluss kritische Lebensereignisse – also einerseits die Brustkrebserkrankung, aber auch andererseits die Biografie der Frauen – auf das Körpererleben im Verlauf haben. Unter methodischen Gesichtspunkten wäre es interessant, das Körpererleben anhand rekonstruktiver Ansätze der Biografieforschung zu untersuchen. In der Literatur finden sich diesbezüglich wichtige Hinweise in Bezug auf die letzte Lebensphase (Remmers 2011) sowie hinsichtlich der Situation von Frauen mit Brustkrebs (Fesenfeld 2006b). In beiden Publikationen wird die Wichtigkeit deutlich, »individuelle Lebensverläufe in ihren subjektiv bedeutsamen Aspekten hervortreten zu lassen« (Remmers 2011, S. 156). Dieses Bedürfnis der hier befragten Frauen zeigte sich auch während der Datenerhebung; viele Frauen nutzten die Gelegenheit, zum Teil ausführlich, die für sie wichtigen Lebensthemen (bspw. Reisen, das Zusammenleben mit einem Lebenspartner, aber auch dessen Tod) mitzuteilen. Zwar wurden die Frauen nicht nur auf ihre Krankheit reduziert, das Erleben körperlicher Veränderungen aufgrund der fortgeschrittenen Brustkrebserkrankung stand aber dennoch im Vordergrund. Daher wäre bei Anwendung einer biografischen Methode der Vorteil gegeben, ein »Aufeinandertreffen von Krankheit, Biographie und Alltag« (Fesenfeld 2006b, S. 242) zu erzielen und damit Erkenntnisse über die Lebenswelt der Frauen gewinnen zu können. Ebenso könnten weitere Erkenntnisse erzielt werden, indem qualitative Erhebungen (in Form von schriftlichen Tagebuchaufzeichnungen) zu unterschiedlichen Zeitpunkten im Verlauf der Erkrankung (Longitudinalstudien) durchgeführt werden. Da es eine große Gruppe an Frauen gibt, die sich über soziale Netzwerke mitteilen, könnte damit neben inhaltlichen Fragestellungen auch die methodische Untersuchung internetbasierter Forschungsmethoden verbunden werden. Auch wenn noch geringe Erfahrungen mit qualitativer Online-Forschung vorliegen, besteht aufgrund der »fortschreitenden technologischen Entwicklung internetgestützter Endgeräte und der weitflächigen Verbreitung« (Gnambs & Batinic 2020, S. 109) die Empfehlung, »das Internet nicht nur als Untersuchungsgegenstand, sondern generell als Erhebungsmethode zu nutzen« (ebd.).

Eine Ergänzung wäre zudem die Einbindung der Metaphernanalyse (Lakoff & Johnson 2018; Schmitt, Schröder & Pfaller 2018), für die erste metaphorische Konzepte im Kontext einer Krebserkrankung am Beispiel der Lebensgeschichte einer an Brustkrebs erkrankten Frau vorliegen (Schmitt 2013; Schmitt et al. 2018). Dadurch lassen sich beispielsweise die Maschinen-Metapher sowie das Bild des Kampfes (ebd.), die auch in der vorliegenden Studie wiederzufinden sind *(vgl. Kap. 5.1.2.2)*, genauer untersuchen.

Nover und Amekor (2021) ermutigen überdies, »vulnerablen Menschen eine je eigene Stimme« (ebd., S. 102) zu geben, »indem die Sprache nicht der alleinige Kommunikationsweg bleibt« (ebd.). Sie führen methodische Verfahren auf, die eben nicht primär auf Interviews oder teilnehmender Beobachtung beruhen. Zwar sind diese in der qualitativen Pflegeforschung bislang sowohl methodologisch als auch methodisch noch wenig entwickelt, allerdings können diese alternativen Zugänge die Forschungslandschaft ergänzen (ebd.). Ein vielversprechender Vorschlag wird in der partizipativen Methode Photo Voice gesehen, bei der die Studienteilnehmer*innen Fotografien erstellen und damit persönliche Einblicke in ihre Lebenswelt ermöglichen (O'Malley & Munsell 2020). Während der Interviewsituationen im Kontext der vorliegenden Studie haben Frauen häufig Fotos von sich genutzt, um den Verlauf ihrer Erkrankung auch bildhaft zu zeigen. Sie haben beispielsweise Bilder nach Operationen, von der Wundheilung der operierten Brust, der Hirnmetastase oder dem Abrasieren der Haare gezeigt. Möglicherweise wäre dieser Zugang in weiteren Untersuchungen gut nutzbar und könnte das Gespräch auch auf andere Themen lenken, die sonst nicht oder anders zur Sprache gekommen wären.

In der quantitativen Forschung wird zur Untersuchung der Lebensqualität von Brustkrebspatientinnen, bei der es auch um Fragen des Körpererlebens geht, häufig mit dem quantitativen, standardisierten Fragebogen EORTC gearbeitet *(vgl. Kap. 2.1.3, 6.2.3)*. Ein neues Modul für Frauen mit metastasiertem Brustkrebs wird erwartet.[90] Ausgehend von der hier aufgezeigten Kritik an den bestehenden Fragebögen, diese gingen bei Fragen in Bezug auf das Aussehen und

90 Die European Organisation for Research and Treatment of Cancer (EORTC) wird von der Quality of Life Group (QLG) unterstützt, die bei der Planung, Durchführung und Analyse von Lebensqualität-Studien bei unterschiedlichen Krebserkrankungen berät. Derzeit sind 15 europäische Länder sowie Australien, Kanada und die Vereinigten Staaten in der QLG vertreten. Ein spezifisches Modul zur Erhebung der Lebensqualität von an Brustkrebs erkrankten Frauen mit Metastasen befindet sich in der Entwicklung. Verfügbar unter https://tinyurl.com/ypzpe7en, abgerufen am 12.12.2021.

den veränderten Körper auch von stereotypen Ansichten von Weiblichkeit aus *(vgl. Kap. 6.2.3)*, bleibt es abzuwarten, welche Ergebnisse damit erzielt werden. Es wäre allerdings ratsam, den Einsatz dieses Fragebogens genau zu untersuchen, also Frauen danach zu fragen, wie sie körperassoziierte Fragen empfinden und was diese möglicherweise bei weiterem Nachdenken darüber in ihnen auslösen. Sobald der Fragebogen in die deutsche Sprache übersetzt ist, wäre genau zu überprüfen, wie dieses Instrument in der Wissenschaft aufgenommen und eingesetzt wird.

Da sich die Rekrutierung im Kontext von Palliative Care grundsätzlich als schwierig erweist *(vgl. Kap. 4.1.4.1, 4.2.4)*, sollte ein breites Spektrum an Zugängen genutzt werden. Weitere Forschungen im Bereich Palliative Care können die Bereitschaft von Fachpersonen, die oftmals Vorbehalte haben, bei der Rekrutierung von Studienteilnehmer*innen möglicherweise erhöhen. Dennoch ist es hilfreich, auch andere Strategien zu verfolgen: Denkbar ist, Frauen über klinische Therapiestudien zu gewinnen – hierzu braucht es jedoch einen großzügigen zeitlichen Rahmen für Planung und Vorbereitung sowie die generelle Ermöglichung, über klinische Studien überhaupt Teilnehmer*innen für weitere Forschungszwecke anfragen zu können. Schneller zu verfolgen ist die Rekrutierung über Social-Media-Kanäle. Allerdings zeigt sich auch hierzu ein Forschungsbedarf, nämlich diesen Zugang zunächst unter forschungsethischen und forschungspraktischen Bedingungen sowie in Einstimmungen mit den Nutzungsbedingungen für den Kontext Palliative Care zu untersuchen. Unklar ist u.a., wie eine optimale Ansprache erfolgen kann, da die Frauen sich zumeist privat und oftmals anonym in den Foren bewegen. Außerdem ist nicht geklärt, wie eine informierte Zustimmung zur Nutzung von Beiträgen erfolgen sollte.

Neben der Perspektive erkrankter Frauen können Untersuchung zur Rolle der Pflegefachpersonen die Erkenntnisse zum Körpererleben von Frauen mit fortgeschrittener Brustkrebserkrankung erweitern. Die Ergebnisse lassen die Vermutung zu, dass insbesondere Pflegefachpersonen entscheidenden Einfluss auf das Körpererleben der Frauen nehmen und dies durch einen bewussten Umgang positiv beeinflusst werden kann. Unklar ist, wie Pflegefachpersonen, insbesondere spezialisierte Pflegende, das Körpererleben der Frauen wahrnehmen, wie sie ihre Rolle in Bezug auf körpererlebensorientierte Interventionen beurteilen und wie sie eigene stereotype Verhaltensweisen einschätzen. Hierbei geht es um die Konzepte Patient*innenorientierung und Pflegeverständnis, für die Flaiz (2018) begriffliche, wissenschaftliche Klärungen fordert. Sie formuliert allgemeine Fragen, die auch zur Untersuchung der Rollen von spezialisierten Pflegenden wie beispielsweise Breast Care Nurses genutzt werden könnten:

> »Ungeklärt sind bislang, neben inhaltlichen Leerstellen und den vagen Begrifflichkeiten Patientenorientierung und Pflegeverständnisse, folgende Fragen: a) Wie kommt es bei

der einzelnen Pflegefachperson zur Entwicklung eines patientenorientierten Pflegeverständnisses? b) Verändert sich das Pflegeverständnis im Karriereverlauf? c) Ist einer Pflegefachperson ihr patientenorientiertes Pflegeverständnis in ihrer Performanz bewusst?« (ebd., S. 127).

Da Breast Care Nurses bislang kaum in die Begleitung der letzten Lebensphase eingebunden sind (Grabsch et al. 2006), die erkrankten Frauen jedoch ein komplexes, aber durchaus individualisiertes Vorgehen von zu betreuenden Pflegenden benötigen, gilt es, unterschiedliche Wissensbestände aufzubauen. Curricula müssten daraufhin angepasst und überarbeitet werden, wobei die Fähigkeit zur Reflexion einen besonderen Stellenwert bekommen sollte. Wichtig wäre zudem eine genauere Untersuchung der Effekte von Qualifikationsprofilen und Schulungen unter Fokussierung der Kompetenzen, die die Reflexion der eigenen Handlungen auf der Grundlage von Gesetzen, Richtlinien und ethischen Leitlinien sowie von wissenschaftlichen Erkenntnissen und berufsethischen Werthaltungen vorsehen *(vgl. Kap. 6.3.7, Pflegeberufegesetz).*

Um den erkrankten Frauen und ihren Zugehörigen diese spezialisierte Pflege auch in der letzten Lebensphase anbieten zu können, soll abschließend die Empfehlung aus dem vorherigen Kapitel 6.3.7 nochmal aufgegriffen werden, nämlich das pflegerische Handlungsfeld nicht nur auf die stationäre Versorgung in Brustkrebszentren zu beschränken:

»In der Pflege gibt es zwar institutionsintern häufig das Prinzip der Bezugspflege, institutionsübergreifende Konzepte aber sind selten. Zudem deutet die oben erwähnte spät einsetzende Krankheitsverarbeitung auf einen langfristigen Unterstützungsbedarf hin, der nicht nur im stationären Bereich angesiedelt werden kann. Auch und insbesondere die ambulante Pflege muss in diesem Sinne qualifiziert und eingebunden werden. Vernetzungen und übergreifende Konzepte, die eine Versorgungskontinuität garantieren, müssen entwickelt werden. Hier müssen die gesundheitspolitischen Strukturen dringend dahingehend erweitert werden, dass Pflegebedürftigkeit nicht nur an somatischen Defiziten und notwendigen körperbezogenen Handlungen festgemacht wird, sondern Unterstützungsbedarf eine breitere Definition erhält« (Fesenfeld 2006b, S. 259).

Autorinnen anderer Studien (Fesenfeld 2006b; Grabsch et al. 2006; Reed et al. 2012; Wiedemann 2018) ziehen ähnliche Schlüsse, wie spezialisierte Pflegende im Kontext Breast Care eine adäquate und vor allem langfristige Unterstützung anbieten könnten *(vgl. Kap. 6.3.7).* Um diese Impulse nicht nur immer wieder zu reproduzieren, sondern tatsächlich in die Tat umzusetzen, wären konkrete Forschungsprojekte über den Innovationsfond des G-BA, im Rahmen des DMP Brustkrebs entweder direkt mit Krankenkassen oder zentral über das Bundesamt für soziale Sicherung (BAS) oder über die Deutsche Krebshilfe denkbar. Um ein Modellvorhaben auf den Weg zu bringen, ist es erforderlich, die Forschungserkenntnisse sowie weitere Arbeiten zusammenzutragen und im Rahmen eines Konzepts zur Implementierung einer neuen Rolle auszuarbeiten.

7.2 Schlussbetrachtung

Federn lassen
und dennoch schweben –
das ist das Geheimnis des Lebens.
Hilde Domin

Frauen mit fortgeschrittener Brustkrebserkrankung sind in der letzten Lebensphase mit verschiedenen Symptomen des Krankheitsprogresses sowie zunehmenden körperlichen Beeinträchtigungen aufgrund palliativer Therapien konfrontiert. Ihr individuelles Bewältigungshandeln richten sie vor allem auf das Leben im Alltag aus. Diese Aspekte wurden einleitend im Forschungshintergrund deutlich *(vgl. Kap. 1.2)*. Was es für die Frauen bedeutet, körperliche Veränderungen wahrzunehmen, diese leiblich zu spüren und wie sich ihr Erleben in der letzten Lebensphase entwickelt, war von Beginn der Arbeit an erkenntnisleitend. Der empirische und der theoretische Bezugsrahmen haben dazu beigetragen, den Forschungsgegenstand zu konturieren. Die Fokussierung des Körpererlebens führt zu einer Berücksichtigung verschiedener Bedeutungen des Körpers, wobei die leiblichen Erfahrungen einen wesentlichen Aspekt darstellen. Die Forschung gleichzeitig auf die letzten Lebensphase zu begrenzen, ermöglichte es, eine systematische Perspektive einzunehmen, bei der ein dynamischer Zeitraum betrachtet wird. Die Dynamiken beziehen sich auf das Leben mit einer chronischen, fortgeschrittenen Brustkrebserkrankung. Dabei nehmen die Frauen in ihrem Kranksein nicht nur Leid, sondern auch Wohlbefinden war. Im Rahmen der Datenanalyse wurde das zentrale Phänomen *Gezeichnet sein* rekonstruiert. *Gezeichnet sein* und dennoch weiter als Persönlichkeit wahrgenommen werden – trotz körperlicher und leiblicher Veränderungen stellen sich die Frauen ihrer Krankheit und versuchen, ihr Leben mit Einschränkungen zu gestalten. In dieser Studie zeigt sich, dass die Frauen ihren Körper unter anderem als Kompass wahrnehmen. Sie schätzen ihren Zustand und ihr Befinden ein und können dadurch eine für sie entscheidende »Gestaltungsaufgabe der letzten Lebensphase« (Remmers & Kruse 2014, S. 221) übernehmen:

> »Die Möglichkeit der Herstellung oder Aufrechterhaltung von Kontinuität wird – wie in vielen aktuellen Theorien lebenslanger Persönlichkeitsentwicklung – als eine zentrale Voraussetzung für Zufriedenheit und subjektives Wohlbefinden angesehen« (ebd., S. 222).

Für die Frauen bedeutet Herstellung oder Aufrechterhaltung von Kontinuität, sich möglichst selbstständig den Bedürfnissen zu widmen, die ihnen wichtig sind. Es sind ›die kleinen Dinge des Lebens‹, wie beispielsweise in der Natur spazieren zu gehen oder Zeit mit Familienangehörigen und Freund*innen zu verbringen. Vielen Frauen gelingt, trotz zum Teil gravierender körperlicher Veränderungen, im Krankheitsverlauf eine Aussöhnung mit ihrem veränderten und sich verändernden Körper. Diese ermöglicht ihnen ein situatives Einlassen auf ihren Alltag mit schönen Momenten, die jedoch aufgrund des Progresses immer schwerer zu erreichen sind und seltener werden. Die mit dem entwickelten Handlungs- und Interaktionsmodell zum Körpererleben von Frauen mit fortgeschrittener Brustkrebserkrankung in der letzten Lebensphase verbundenen Erkenntnisse berücksichtigen sowohl die Körper- als auch die Leibperspektive. Damit wird vor allem dem Phänomen der Leiblichkeit begegnet, welches nach Auffassung von Moers und Uzarewicz (2012) in vielen Pflegetheorien nur unzureichend berücksichtigt ist, da oftmals dualistische Vorstellungen von Gesundheit und Krankheit zugrunde gelegt werden und dadurch der Körper maximal als »Funktionseinheit« (ebd., S. 144) betrachtet wird. Schlussendlich erweisen sich die Ergebnisse durch sämtliche Analyseschritte und in der Erarbeitung des Modells als belastbar. Anhand der Diskussion wurden ausgewählte Kriterien zur letzten Lebensphase und zum Körpererleben erörtert, die allesamt darin münden, hauptsächlich Empfehlungen für eine veränderte Pflegepraxis abzuleiten. Hierzu sind pflegerische Bildungsprozesse erforderlich, ebenso wie weiterführende Forschungen.

Zum Abschluss der vorliegenden Arbeit richten sich die Gedanken an die hier deutlich gewordene besondere Lebenssituation der Frauen mit fortgeschrittener Brustkrebserkrankung in der letzten Lebensphase. Zukünftig ist es für Frauen wünschenswert, dass die Ergebnisse sowie daran anknüpfende Untersuchungen zu einem vertieften Verständnis ihrer individuellen Situationen und zu einer adäquaten pflegerischen Begleitung beitragen.

Literaturverzeichnis

Abels, H. (2010). Herbert Blumer: Symbolischer Interaktionismus. In H. Abels (Hrsg.), Interaktion, Identität, Präsentation. Kleine Einführung in interpretative Theorien der Soziologie (Aufl. 5, S. 43–58). Wiesbaden: Springer VS.

Abels, H. (2017). *Identität* (Aufl. 3). Wiesbaden: Springer VS.

Abraham, A. (2010). Mut zur Intervention – zentrale Forschungsfragen und ein empirisches KörperTheorie-KörperPraxis-Projekt. In A. Abraham & B. Müller (Hrsg.), *Körperhandeln und Körpererleben Multidisziplinäre Perspektiven auf ein brisantes Feld* (S. 365–383). Bielefeld: transcript.

Abraham, A. & Müller, B. (2010). *Körperhandeln und Körpererleben. Multidisziplinäre Perspektiven auf ein brisantes Feld.* Bielefeld: transcript.

AGO. (2021). Guidelines Breast Version 2021.1D. Diagnostik und Therapie früher und fortgeschrittener Mammakarzinome. Verfügbar unter https://tinyurl.com/yebxbjzp, abgerufen am 12. 12. 2021

Alexander, S. J. (2010). »As long as it helps somebody«: why vulnerable people participate in research. *International journal of palliative nursing, 16*(4), 173–178. DOI: 10.12968/ijpn.2010.16.4.47783.

Alotaibi, T. & Al Anizi, C. A. (2020). The impact of advanced nurse practitioner (ANP) role on adult patients with cancer: A quantitative systematic review. *Appl Nurs Res, 56*, 151370. DOI: 10.1016/j.apnr.2020.151370.

Alt-Epping, B. & Nauck, F. (2014). Forschungsethische Aspekte in der Palliativmedizin. In C. Lenk, G. Duttge & H. Fangerau (Hrsg.), *Handbuch Ethik und Recht der Forschung am Menschen* (S. 359–365). Berlin/Heidelberg: Springer.

Aranda, S., Schofield, P., Weih, L., Yates, P., Milne, D., Faulkner, R. & Voudouris, N. (2005). Mapping the quality of life and unmet needs of urban women with metastatic breast cancer. *European Journal of Cancer Care, 14*(3), 211–222. DOI: 10.1111/j.1365-2354.2005.00541.x.

Arbesman, M., Scheer, J. & Lieberman, D. (2008). Using AOTA's critically appraised topic (CAT) and critically appraised paper (CAP) series to link evidence to practice. *OT practice, 13*(12).

Arens, F., Gerdes, M., Pedde, A. & Schibielsky, N. F. (2017). Kompetenzentwicklung durch fallerklärende und fallverstehende Methoden in der Pflegeausbildung. Eine pflegedidaktische Analyse. *Pflegewissenschaft, 5*(6), 250–261. DOI: 10.3936/1494

Ausbildungs- und Prüfungsverordnung für die Pflegeberufe/Pflegeberufe-Ausbildungs- und -Prüfungsverordnung – PflAPrV. (2020). Pflegeberufe-Ausbildungs- und -Prüfungsverordnung vom 2. Oktober 2018 (BGBl. I S. 1572), die durch Artikel 10 des Gesetzes vom 19. Mai 2020 (BGBl. I S. 1018) geändert worden ist. Verfügbar unter https://tinyurl.com/73ewt9nt, abgerufen am 12. 12. 2021.

Bachmann-Mettler, I. (2007). Die zukünftige Rolle der Pflegenden in der Onkologie. *Der Onkologe, 13*, 356–359. DOI: 10.1007/s00761-006-1176-6.

Bardenheuer, H. (2012). Abläufe und Phasen des Sterbens. In M. Anderheiden & W. Eckart (Hrsg.), *Handbuch Sterben und Menschenwürde.* Berlin: de Gruyter.

Bauer, A., Vocks, S. & Legenbauer, T. (2016). *Wer schön sein will, muss leiden? Wege aus dem Schönheitswahn. Ein Ratgeber.* Bern: Hogrefe.

Becker, D. (2019). Leibphänomenologische Erkenntnisse aus der Begleitung Schwerstkranker und Sterbender. In S. Kreutzer, C. Oetting-Roß & M. Schwermann (Hrsg.), *Palliative Care aus sozial- und pflegewissenschaftlicher Perspektive* (S. 254–271): Beltz Juventa.

Becker, J. C. (2014). Subtile Erscheinungsformen von Sexismus. *Aus Politik und Zeitgeschichte (APuZ), 64*(8), 29–34.

Bell, K. & Ristovski-Slijepcevic, S. (2011). Metastatic Cancer and Mothering: Being a Mother in the Face of a Contracted Future. *Medical Anthropology, 30*(6), 629–649. DOI: 10.1080/01459740. 2011.588631.

Benner, P. & Wrubel, J. (1997). *Pflege, Stress, Bewältigung: gelebte Erfahrung von Gesundheit und Krankheit.* Bern: Hans Huber.

Berg, C. & Milmeister, M. (2007). Im Dialog mit den Daten das eigene Erzählen der Geschichte finden. Über die Kodierverfahren der Grounded Theory Methodologie. *Historical Social Research, 19*, 182–210. DOI: 10.1007/978-3-531-93318-4_14.

Bergqvist, J. & Strang, P. (2017). The will to live – breast cancer patients perceptions' of palliative chemotherapy. *Acta Oncol, 56*(9), 1168–1174. DOI: 10.1080/0284186X.2017.1327719.

Beyer, S. (2008). *Frauen im Sterben. Gender und Palliative Care.* Freiburg i. B.: Lambertus.

Bielefeld, J. (1986). *Körpererfahrung: Grundlagen menschlichen Bewegungshandelns.* Göttingen: Hogrefe.

Bienstein, C. & Schnell, M. W. (2004). Pflegewissenschaft als Leibwissenschaft und Herausforderung durch die Biotechnologie. In M. Schnell (Hrsg.), *Leib. Körper. Maschine. Interdisziplinäre Studien über den bedürftigen Menschen* (S. 139–144). Düsseldorf: Verlag Selbstbestimmtes Leben.

Biganzoli, L., Cardoso, F., Beishon, M., Cameron, D., Cataliotti, L., Coles, C. E., … Poortmans, P. (2020). The requirements of a specialist breast centre. *Breast, 51*, 65–84. DOI: 10.1016/ j.breast.2020.02.003.

Bischof, A. & Wohlrab-Sahr, M. (2018). Theorieorientiertes Kodieren, kein Containern von Inhalten! Methodologische Überlegungen am Beispiel jugendlicher Facebook-Nutzung In C. Pentzold, A. Bischof & N. Heise (Hrsg.), *Praxis Grounded Theory. Theoriegenerierendes empirisches Forschen in medienbezogenen Lebenswelten. Ein Lehr- und Arbeitsbuch* (S. 73–101). Wiesbaden: Springer VS.

Black, C. (2014). Forschung in der Palliative Care. In M. A. Baldwin & J. Woodhouse (Hrsg.), *Grundbegriffe der Palliative Care begreifen* (S. 77–83). Bern: Hans Huber.

Bloomer, M. J., Hutchinson, A. M., Brooks, L. & Botti, M. (2018). Dying persons' perspectives on, or experiences of, participating in research: An integrative review. *Palliative Medicine, 32*(4), 851–860. DOI: 10.1177/0269216317744503.

Blum-Lehmann, S. (2015). *Körper- und leiborientierte Gerontologie. Altern erfahren, erleben und verstehen. Ein Praxishandbuch.* Bern: Hogrefe.

Blumer, H. (2004). Der methodologische Standort des symbolischen Interaktionismus. In J. Strübing & B. Schnettler (Hrsg.), *Methodologie interpretativer Sozialforschung. Klassische Grund-lagentexte* (S. 319–385). Konstanz: UVK Verlagsgesellschaft.

Body, J. J., Quinn, G., Talbot, S., Booth, E., Demonty, G., Taylor, A. & Amelio, J. (2017). Systematic review and meta-analysis on the proportion of patients with breast cancer who develop bone metastases. *Critical reviews in oncology/hematology, 115*, 67–80. DOI: 10.1016/j.critrevonc. 2017.04.008.

Böhm, A. (1994). *Grounded Theory. Wie aus Texten Modelle und Theorien gemacht werden* (Aufl. 14). Konstanz: UVK/Universitätsverlag.

Böhme, G. (2003). *Leibsein als Aufgabe. Leibphilosophie in pragmatischer Hinsicht.* Kusterdingen: SFG-Servicecenter Fachverlage Gmbh. Die Graue Edition.

Böhnke, U. (2010). *Dem Leibkörper auf der Spur. Theoretischer Begründungsrahmen professioneller reflexiver Könnerschaft im Berufsfeld Pflege.* Dissertation. Universität Bremen.

Böhnke, U. (2012). Die bewegten Leibkörper in Pflegesituationen. Körperkontakte pflegeberuflichen Handelns. In R.-B. Schmidt & M. Schetsche (Hrsg.), *Körperkontakt. Interdisziplinäre Erkundungen.* Gießen: Psychosozial-Verlag.

Bohnsack, R. (1999). *Rekonstruktive Sozialforschung. Einführung in Methodologie und Praxis qualitativer Forschung* (Aufl. 3). Opladen: Leske + Budrich.

Bollig, G., Unger, M. & Pani, P. (2010). Gibt es einen Unterschied zwischen Palliative Care und Palliativmedizin? *Zeitschrift für Palliativmed, 11*, 304–313. DOI: 10.1055/s-0030-1248613.

Bolze, M. (2020). *Lebensführung im Alter(n)swandel. Impulse für eine interdisziplinäre Sozial-strukturanalyse des höheren Alters.* Wiesbaden: Springer VS.

Bossle, M. (2015). Kunst als Erfahrung. Ausgewählte Grundgedanken John Deweys als Argumente für ästhetische Pflegebildungsprozesse. *PADUA, 10*(1), 12–18. DOI: abs/10.1024/1861-6186/ a000223.

Bossle, M. & Schneider, K. (2020). Generalistik – sich den vielfältigen Herausforderungen stellen. *PADUA, 15*(5), 261. DOI: org/10.1024/1861-6186/a000577.

Bozzaro, C. (2015a). Assistierter Suizid zur Linderung unerträglichen Leidens? *Forum, 30*, 389–392. DOI: 10.1007/s12312-015-1371-8.

Bozzaro, C. (2015b). The concept of suffering in medicine: an investigation using the example of deep palliative sedation at the end of life. *Ethik in der Medizin, 27*(2), 93–106. DOI: 10.1007/s00481-015-0339-7.

Bozzaro, C. (2016). Schmerz und Leiden als anthropologische Grundkonstanten und als normative Konzepte in der Medizin. In G. Maio, C. Bozzaro & T. Eichinger (Hrsg.), *Leid und Schmerz. Konzeptionelle Annäherungen und medizinethische Implikationen* (S. 13–36). Freiburg i. B.: Verlag Karl Alber.

Braga, S., Miranda, A., Fonseca, R., Passos-Coelho, J., Fernandes, A., Costa, J. & Moreira, A. (2007). The aggressiveness of cancer care in the last three months of life: a retrospective single centre analysis. *Psycho-Oncology, 16*(9), 863–868.

Brähler, E. (1986). Körpererleben. Ein vernachlässigter Aspekt der Medizin. In E. Brähler (Hrsg.), *Körpererleben. Ein subjektiver Ausdruck von Geist und Seele. Beiträge zur psychosomatischen Medizin* (S. 3–18). Berlin/Heidelberg/New York/Tokyo: Springer.

Brandenburg, H., Panfil, E., Mayer, H. & Schrems, B. (2018). *Pflegewissenschaft 2. Lehr- und Arbeitsbuch zur Einführung in die Methoden der Pflegeforschung.* Bern: Hogrefe.

Brath, K. (2015). Sterben in der Kunst. Mit Stift und Pinsel auf den Spuren des Todes. *Deutsches Ärzteblatt, 112*(17), 790–792.

Braun, V. & Clarke, V. (2006). Using thematic analysis in psychology. Qualitative research in psychology. *Qualitative Research in Psychology, 3*(2), 77–101. DOI: 10.1191/1478088706qp063oa.

Breaden, K. (2003). »You'll never hear them say you're cured«: the language of tragedy in cancer care. *Health Sociology Review, 12*, 120–128. DOI: 10.5172/hesr.12.2.120.

Breuer, F. (1996). *Qualitative Psychologie. Grundlagen, Methoden und Anwendungen eines Forschungsstils.* Wiesbaden: Springer VS.

Breuer, F., Muckel, P. & Dieris, B. (2019). *Reflexive Grounded Theory. Eine Einführung für die Forschungspraxis* (Aufl. 4). Wiesbaden: Springer VS.

Brieskorn-Zinke, M. (2019). Leiblichkeit als Herausforderung für die Pflegebildung. *Pflege & Gesellschaft, 24*(2), 167–182.

Brufsky, A. M., Ormerod, C., Dickson, R. B. & Citron, M. L. (2017). Understanding the Needs of Patients with Metastatic Breast Cancer: Results of the Make Your Dialogue Count Survey. *Breast Journal, 23*(1), 17–25. DOI: 10.1111/tbj.12675.

Bundesanzeiger. (2015). Gesetz zur Verbesserung der Hospiz- und Palliativversorgung in Deutschland (Hospiz- und Palliativgesetz – HPG). Verfügbar unter https://tinyurl.com/mry26fj7, abgerufen am 12.12.2021.

Bundesministerium der Justiz und für Verbraucherschutz & Bundesamt für Justiz. (2018). Bundesdatenschutzgesetz. Verfügbar unter https://tinyurl.com/ar7t96e6, abgerufen am 12.12.2021.

Bundesversicherungsamt. (2018). Zulassung der strukturierten Behandlungsprogramme (Disease Management Programme – DMP) durch das Bundesversicherungsamt (BVA). Verfügbar unter https://tinyurl.com/kbjdd6vv, abgerufen am 12.12.2021.

Butler, J. (2021). *Das Unbehagen der Geschlechter* (Aufl. 22). Frankfurt, Main: Suhrkamp.

Caplette-Gingras, A. & Savard, J. (2008). Depression in women with metastatic breast cancer: a review of the literature. *Palliat Support Care, 6*(4), 377–387. DOI: 10.1017/S1478951508000606

Cardoso, F., Paluch-Shimon, S., Senkus, E., Curigliano, G., Aapro, M. S., Andre, F., … Winer, E. P. (2020). 5th ESO-ESMO international consensus guidelines for advanced breast cancer (ABC 5). *Ann Oncol, 31*(12), 1623–1649. DOI: 10.1016/j.annonc.2020.09.010.

Carnevale, F. (2009). A conceptual and moral analysis of suffering. *Nursing ethics, 16*(2), 11. DOI: 10.1177/0969733008100076.

Chabloz-Süssenbach, C., Sailer Schramm, M., Stoll, H. & Spirig, R. (2016). Die Welt nicht zu klein werden lassen. Wie Menschen mit einer Krebserkrankung und Angehörige Übergänge in den letzten Monaten bewältigen. Eine qualitative Studie. *Pflege, 29*(4), 171–181. DOI: 10.1024/1012-5302/a000495.

Chiang, V. C., Keatinge, D. & Williams, A. K. (2001). Challenges of recruiting a vulnerable population in a grounded theory study. *Nursing & Health Sciences, 3*(4), 205–211. DOI: 10.1046/j.1442-2018.2001.00090.x.

Chikhradze, N. (2018). *Familien und Brustkrebs: Bedürfnisse und Bewältigung in der letzten Lebensphase. Eine qualitative Untersuchung.* Promotionsschrift, Universität Witten/ Herdecke.

Chikhradze, N., große Schlarmann, J., Büscher, A. & Schnepp, W. (2015). Auswirkung einer fortgeschrittenen Brustkrebserkrankung auf die Familie. *Pflegewissenschaft, 17*(1), 28–35. DOI: 10.3936/1283.

Chinn, P. L. & Kramer, M. K. (1996). *Pflegetheorie. Konzepte – Kontext – Kritik.* Berlin Wiesbaden: Ullstein Mosby.

Conzen, P. (2010). *Erik H. Erikson. Grundpositionen seines Werkes.* Stuttgart: Kohlhammer.

Corbin, J. & Strauss, A. (2004). *Weiterleben lernen. Verlauf und Bewältigung chronischer Krankheit* (2 Aufl.). Bern, Göttingen, Toronto, Seattle: Verlag Hans Huber.

Corbin, J. & Strauss, A. (2015). *Basics of Qualitative Research. Techniques and Procedures for Developing Grounded Theory* (Aufl. 4). Los Angeles: SAGE Publications, Inc.

Corbin, J. M. (2002). Die Methode der Grounded Theory im Überblick. In D. Schaeffer & G. Müller-Mundt (Hrsg.), *Qualitative Gesundheits- und Pflegeforschung* (S. 59–70). Bern: Hans Huber.

Corbin, J. M. & Strauss, A. (1998a). Ein Pflegemodell zur Bewältigung chronischer Krankheiten. In P. Woog (Hrsg.), *Chronisch Kranke pflegen: das Corbin-und-Strauss-Pflegemodell* (S. 1–30). Wiesbaden: Ullstein Medical.

Corbin, J. M. & Strauss, A. (1998b). Anmerkung. In P. Woog (Hrsg.), *Chronisch kranke pflegen. Das Corbin-Strauss-Pflegemodell* (S. 129–137). Wiesbaden: Ullstein Medical.

daCosta DiBonaventura, M., Copher, R., Basurto, E., Faria, C. & Lorenzo, R. (2014). Patient Preferences of Treatments among Women with Metastatic Breast Cancer: Results from a Conjoint Analysis Study. *Value in Health, 17*(3), 4. DOI: 10.1016/j.jval.2014.03.028.

Danesh, M., Belkora, J., Volz, S. & Rugo, H. (2014). Informational needs of patients with metastatic breast cancer: what questions do they ask, and are physicians answering them? *Journal of Cancer Education, 29*(1), 175–180. DOI: 10.1007/s13187-013-0566-x.

Davies, M. & Sque, M. (2002). Living on the outside looking in: a theory of living with advanced breast cancer. *International journal of palliative nursing, 8*(12), 583–590. DOI: 10.12968/ijpn.2002. 8.12.10975.

Davis, K. (2020). *Tango tanzen. Leidenschaftliche Begegnungen in einer globalisierten Welt.* Wiesbaden: Springer VS.

Degele, N. (2004). *Sich schön machen. Zur Soziologie von Geschlecht und Schönheitshandeln.* Wiesbaden: Springer VS.

Deutsche Gesellschaft für Palliativmedizin & Sektion Pflege. (2014). Leitlinie Palliativpflege: Exulzerierende Wunden. Verfügbar unter https://tinyurl.com/bp5wteph, abgerufen am 12.12.2021.

Deutsche Gesellschaft für Palliativmedizin e.V., Deutscher Hospiz- und PalliativVerband e.V. & Bundesärztekammer. (2010). Charta zur Betreuung schwerstkranker und sterbender Menschen in Deutschland. Handlungsempfehlungen im Rahmen einer nationalen Strategie. Verfügbar unter https://tinyurl.com/2xy6c22u, abgerufen am 12.12. 2021.

Deutscher Hospiz- und PalliativVerband e.V. (2021). Hospizarbeit und Palliativversorgung. Definitionen der WHO. Verfügbar unter https://tinyurl.com/msf3shzs, abgerufen am 12.12.2021.

Devereux, G. (1988). *Angst und Methode in den Verhaltenswissenschaften* (Aufl. 2). Frankfurt, Main: Suhrkamp.

Diehl, E., Rieger, S., Letzel, S., Schablon, A., Nienhaus, A., Pinzon, L. C. E. & Dietz, P. (2021). Arbeitsbedingungen von Pflegekräften in der allgemeinen Palliativversorgung in Deutschland. Eine Querschnittbefragung. *Pflege, 34*(2), 80–91. DOI: org/10.1024/1012-5302/a000791.

Dimbath, O., Ernst-Heidenreich, M. & Roche, M. (2018). Praxis und Theorie des theoretical sampling. Methodologische Überlegungen zum Verfahren einer verlaufsorientierten Fallauswahl. *Forum Qualitative Sozialforschung, 19*(3), Art. 34. DOI: 10.17169/fqs-19.3.2810.

Ditz, S., Diegelmann, C. & Isermann, M. (2006). *Psychoonkologie-Schwerpunkt Brustkrebs: ein Handbuch für die ärztliche und psychotherapeutische Praxis.* Stuttgart: Kohlhammer.

Dixon-Woods, M., Cavers, D., Agarwal, S., Annandale, E., Arthur, A., Harvey, J., … Sutton, A. J. (2006). Conducting a critical interpretive synthesis of the literature on access to healthcare by vulnerable groups. *BMC Med Res Methodol, 6*, 35. DOI: 10.1186/1471-2288-6-35.

Doll, A. & Kern, M. (2013). Pflegeberatung. Sexualität und Körperbildveränderungen bei Palliativpatienten. *Zeitschrift für Palliativmedizin, 2*(3), 54–57. DOI: 10.1055/s-0032-1319273.

Dorsett, S. D. (1991). The Trajectory of Cancer Recovery. *Scholarly Inquiry for Nursing Practice, 5*(3), 175–184.

Dowsett, C. (2002). Malignant fungating wounds: assessment and management. *Br J Community Nurs, 7*(8), 394–400. DOI: 10.12968/bjcn.2002.7.8.10641.

Dragomir, B.-I. & Fodoreanu, L. (2013). Correlations between state anxiety and quality of life in metastatic breast cancer patients. *Rev. Med. Chir. Soc. Med. Nat., 117*(3), 610–615.

Dreßke, S. (2008). Identität und Körper am Lebensende: Die Versorgung Sterbender im Krankenhaus und im Hospiz. *Psychologie und Gesellschaftskritik, 32*(2), 21.

du Bois, R. (1990). *Körper-Erleben und psychische Entwicklung.* Göttingen: Hogrefe.

Ebert-Hampel, B. (1990). *Bewältigung der Brustoperation nach Mamma-Karzinom im Spiegel veränderter Körpererfahrung* Berlin: Peter Lang Verlag.

Ecclestone, C., Chow, R., Pulenzas, N., Zhang, L. Y., Leahey, A., Hamer, J., … Verma, S. (2016). Quality of life and symptom burden in patients with metastatic breast cancer. *Supportive Care in Cancer, 24*(9), 4035–4043. DOI: 10.1007/s00520-016-3217-z.

Egger, J. W. (2005). Das biopsychosoziale Krankheitsmodell. Grundzüge eines wissenschaftlich begründeten ganzheitlichen Verständnisses von Krankheit. *Psychologische Medizin, 16*(2), 3–12.

Eicher, M. R., Kadmon, I., Claassen, S., Marquard, S., Pennery, E., Wengstrom, Y. & Fenlon, D. (2012). Training breast care nurses throughout Europe: the EONS postbasic curriculum for breast cancer nursing. *European Journal of Cancer, 48*(9), 1257–1262. DOI: 10.1016/j.ejca. 2011.07.011.

Eicher, M. R., Marquard, S. & Aebi, S. (2006). A nurse is a nurse? A systematic review of the effectiveness of specialised nursing in breast cancer. *European Journal of Cancer, 42* (18), 3117–3126. DOI: 10.1016/j.ejca.2006.07.007.

Eisewicht, P. & Grenz, T. (2018). Die (Un)Möglichkeit allgemeiner Gütekriterien in der Qualitativen Forschung – Replik auf den Diskussionsanstoß zu »Gütekriterien qualitativer Forschung« von Jörg Strübing, Stefan Hirschauer, Ruth Ayaß, Uwe Krähnke und Thomas Scheffer. *Zeitschrift für Soziologie, 47*(5), 364–373. DOI: 10.1515/zfsoz-2018-0123.

Erikson, E. H. (2017). *Identität und Lebenszyklus: drei Aufsätze* (Aufl. 28). Berlin: Suhrkamp.

Eriksson, M. & Andershed, B. (2008). Care dependence: A struggle toward moments of respite. *Clinical Nursing Research, 17*(3), 220–236. DOI: 10.1177/1054773808320725.

Ewers, M. & Schaeffer, D. (2005). *Am Ende des Lebens: Versorgung und Pflege von Menschen in der letzten Lebensphase.* Bern: Hans Huber.

Ewing, G., Rogers, M., Barclay, S., McCabe, J., Martin, A. & Todd, C. (2004). Recruiting patients into a primary care based study of palliative care: why is it so difficult? *Palliative Medicine, 18*, 452–459. DOI: 10.1191/0269216304pm905oa.

Fachkommission nach § 53 Pflegeberufegesetz. (2020a). Rahmenpläne der Fachkommission nach § 53 PflBG. Verfügbar unter https://tinyurl.com/4rt76kxb, abgerufen am 12. 12.2021.

Fachkommission nach § 53 Pflegeberufegesetz. (2020b). Begleitmaterialien zu den Rahmenplänen der Fachkommission nach § 53 PflBG. Verfügbar unter https://tinyurl.com /4ejbruw4, abgerufen am 12.12.2021.

Faltermaier, T., Mayring, P., Saup, W. & Strehmel, P. (2013). *Entwicklungspsychologie des Erwachsen-enalters* (Aufl. 3). Stuttgart: Kohlhammer.

Fenton, S. (2011). Reflections on lymphoedema, fungating wounds and the power of tough in the last weeks of life *International journal of palliative nursing, 17*(2), 60–67. DOI: 10.12968/ ijpn.2011.17.2.60.

Ferch, S. (2011). Zwischen Selbstbestimmung und Fürsorge. Eine qualitative Untersuchung des Erlebens von Frauen mit Brustkrebs. In H. Mayer & H. Zellhofer (Hrsg.), *Krebs – (Er)leben. Eine pflegewissenschaftliche Perspektive* (S. 78–116). Wien: Facultas.

Fesenfeld, A. (2006a). *Brustverlust: Zum Leib-Erleben von Frauen mit einer Brustamputation.* Marburg: Tectum-Verlag.

Fesenfeld, A. (2006b). Biographieforschung – ein interessanter Weg für die Pflegeforschung. *Pflege & Gesellschaft, 11*(3), 240–267.

Filter, D. & Reich, J. (2012). *»Bei mir bist du schön…«: Kritische Reflexionen über Konzepte von Schönheit und Körperlichkeit* (Aufl. 4): Centaurus Verlag & Media KG.

Flaiz, B. (2018). *Die professionelle Identität von Pflegefachpersonen. Eine Vergleichsstudie zwischen Australien und Deutschland.* Frankfurt, Main: Mabuse.

Flick, U. (2012). *Qualitative Sozialforschung* (Aufl. 5). Reinbek bei Hamburg: Rowohlt Taschenbuch Verlag.

Flick, U. (2020). Gütekriterien qualitativer Forschung. In G. Mey & K. Mruck (Hrsg.), *Handbuch Qualitative Forschung in der Psychologie* (S. 247–261). Wiesbaden: Springer.

Follwell, M., Burman, D., Le, L. W., Wakimoto, K., Seccareccia, D., Bryson, J., … Zimmermann, C. (2009). Phase II study of an outpatient palliative care intervention in patients with metastatic cancer. *Journal of Clinical Oncology, 27*(2), 206–213. DOI: 10.1200/JCO.2008.17.7568.

Frank, R. (2017). *Therapieziel Wohlbefinden. Ressourcen aktivieren in der Psychotherapie* (Aufl. 3). Berlin: Springer.

Franke, A. (2012). *Modelle von Gesundheit und Krankheit* (Aufl. 3). Göttingen: Hogrefe.

Friese, N. (2013). Körperbilder in gegenwärtigen Modemisierungsprozessen. Konstruktionsprozesse von Geschlechtsidentität. In B. Bütow, R. Kahl & A. Stach (Hrsg.), *Körper, Geschlecht, Affekt. Selbstinszenierungen und Bildungsprozesse in jugendlichen Sozialräumen* (S. 137–156). Wiesbaden: Springer VS.

Fuchs, T. (2000). *Leib, Raum, Person: Entwurf einer phänomenologischen Anthropologie.* Stuttgart: Klett-Cotta.

Fuchs, T. (2004). Der Leib und der interpersonale Raum. In M. W. Schnell (Hrsg.), *Leib. Körper. Maschine. Interdisziplinäre Studien über den bedürftigen Menschen* (S. 41–52). Düsseldorf: Verlag selbstbestimmtes Leben.

Fuchs, T. (2013). Zwischen Leib und Körper. In M. Hähnel & M. Knaup (Hrsg.), *Leib und Leben. Perspektiven für eine neue Kultur der Körperlichkeit* (S. 82–93). Darmstadt: WBG. Wissenschaftliche Buchgesellschaft.

Gaertner, J., Wuerstlein, R., Ostgathe, C., Mallmann, P., Harbeck, N. & Voltz, R. (2011). Facilitating Early Integration of Palliative Care into Breast Cancer Therapy. Promoting Disease-Specific Guidelines. *Breast Care (Basel), 6*(3), 240–244. DOI: 10.1159/000329007.

Gahlings, U. (2016). Phänomenologie weiblicher Leiberfahrungen. In H. Landweer & I. Marcinski (Hrsg.), *Dem Erleben auf der Spur: Feminismus und die Philosophie des Leibes* (S. 91–112). Bielefeld: transcript.

Galipeau, N., Klooster, B., Krohe, M., Tang, D. H., Revicki, D. A. & Cella, D. (2019). Understanding key symptoms, side effects, and impacts of HR+/HER2- advanced breast cancer: qualitative study findings. *J Patient Rep Outcomes, 3*(1), 10. DOI: 10.1186/s41687-019-0098-1.

Galster, I. (2010). Französische Feminismus. In R. Becker & B. Kortendiek (Hrsg.), *Handbuch Frauen- und Geschlechterforschung. Theorie, Methoden, Empirie* (Aufl. 3, S. 45–51). Wiesbaden: Springer VS.

Garthaus, M., Marquard, S., Wendelstein, B., Kruse, A. & Remmers, H. (2019). Kommunikation am Lebensende aus Sicht schwerkranker und sterbender Menschen. Erfahrungen eines explorativen Forschungsprojekts. In S. Kreutzer, M. Schwermann & C. Oetting-Roß (Hrsg.), *Palliative Care aus sozial- und pflegewissenschaftlicher Perspektive* (S. 116–137). Weinheim: Beltz Juventa.

Gemeinsamer Bundesausschuss. (2020). DMP-Anforderungen-Richtlinie Richtlinie zur Zusammenführung der Anforderungen an strukturierte Behandlungsprogramme nach § 137f Abs. 2 SGB V – DMP-A-RL. Verfügbar unter https://tinyurl.com/ckemtrdp, abgerufen am 12.12.2021.

Georg, J. (2016). Körperbild – Pflegeklassifikation, Pflegeprozess und Pflegediagnose. In A. Uschok (Hrsg.), *Körperbild und Körperbildstörungen. Handbuch für Pflege- und Gesundheitsberufe* (S. 107–135). Bern: Hogrefe.

Gerber, B., Marx, M., Untch, M. & Faridi, A. (2015). Brustrekonstruktion nach Mammakarzinom. *Deutsches Ärzteblatt International, 112*, 593–600. DOI: 10.3238/arztebl.2015.0593.

Gerl-Falkovitz, H.-B. (2013). Leiblichkeit und Gender. In M. Hähnel & M. Knaup (Hrsg.), *Leib und Leben. Perspektiven für eine neue Kultur der Körperlichkeit* (S. 52–67). Darmstadt: WBG. Wissenschaftliche Buchgesellschaft.

Gerlach, A. (2013). *Professionelle Identität in der Pflege. Akademisch Qualifizierte zwischen Tradition und Innovation.* Frankfurt, Main: Mabuse.

Gerlach, A. (2017). Zur Frage der professionellen Identität akademisch Qualifizierter in der Pflege. Ergebnisse einer empirischen Studie In T. Sander & S. Dangendorf (Hrsg.), *Akademisierung der Pflege. Berufliche Identitäten und Professionalisierungspotentiale im Vergleich der Sozial- und Gesundheitsberufe* (S. 60–82). Weinheim/Basel: Beltz Juventa.

Gesetz über die Pflegeberufe/Pflegeberufegesetz – PflBG. (2020). Artikel 1 G. v. 17.07.2017 BGBl. I S. 2581 (Nr. 49); zuletzt geändert durch Artikel 13a G. v. 24.02.2021 BGBl. I S. 274. Geltung ab 01.01.2020. Verfügbar unter https://tinyurl.com/2p8vtrcc, abgerufen am 12.12.2021.

Geuter, U. (2015). *Körperpsychotherapie. Grundriss einer Theorie für die klinische Praxis.* Berlin, Heidelberg: Springer.

Geuter, U. (2019). *Praxis Körperpsychotherapie. 10 Prinzipien der Arbeit im therapeutischen Prozess.* Berlin: Springer.

Ginter, A. C. (2020). »The day you lose your hope is the day you start to die«: Quality of life measured by young women with metastatic breast cancer. *Journal of Psychosocial Oncology.* DOI: 10.1080/07347332.2020.1715523.

Girtler, R. (2001). Die freie Feldforschung. In R. Girtler (Hrsg.), *Methoden der Feldforschung* (Aufl. 4). Wien: Böhlau Verlag.

GKV-Spitzenverband. (2020). Bericht des GKV-Spitzenverbandes zur Palliativversorgung. Verfügbar unter https://tinyurl.com/2p98fu6t, abgerufen am 12.12.2021.

Glaser, B. G. & Strauss, A. L. (1967). *The discovery of grounded theory. Strategies for qualitative research.* Chicago: Aldire.

Glaser, B. G. & Strauss, A. L. (1974). *Awareness of dying* (Aufl. 7). Chicago: Aldine.

Gnambs, T. & Batinic, B. (2020). Qualitative Online-Forschung. In G. Mey & K. Mruck (Hrsg.), *Handbuch Qualitative Forschung in der Psychologie. Band 2: Designs und Verfahren* (Aufl. 2, S. 97–112). Wiesbaden: Springer.

Goettle, G. (2012). Vom Schwinden der Sinne. Körperhistorikerin. Gespräch mit Barbara Duden *Der Augenblick. Reisen durch den unbekannten Alltag* (S. 22–35). München: Verlag Antje Kunstmann.

Goffman, E. (1975). *Stigma. Über Techniken der Bewältigung beschädigter Identität* (Aufl. 22). Frankfurt, Main: Suhrkamp.

Goudinoudis, K. (2018). Von Palliativmedizin zu Palliativversorgung. Welche Rolle spielen nichtärztliche Begleiter? *Forum, 33*(3), 196–201. DOI: 10.1007/s12312-018-0419-y.

Göymen-Steck, T. & Völcker, M. (2016). Georg Herbert Mead: Mind, Self, and Society. In S. Salzborn (Hrsg.), *Klassiker der Sozialwissenschaften. 100 Schlüsselwerke im Portrait* (Aufl. 2, S. 125–129). Wiesbaden: Springer VS.

Grabsch, B., Clarke, D., Love, A., McKenzie, D., Snyder, R., Bloch, S., … Kissane, D. (2006). Psychological morbidity and quality of life in women with advanced breast cancer: A cross-sectional survey. *Palliat Support Care, 4*(1), 47–56. DOI: 10.1017/S1478951506060068.

Graf von Kielmansegg, S. (2014). Nutzen, Art des Nutzens. In C. Lenk, G. Duttge & H. Fangerau (Hrsg.), *Handbuch Ethik und Recht der Forschung am Menschen* (S. 207–211). Berlin/Heidelberg: Springer.

Greer, J. A., Jackson, V. A., Meier, D. E. & Temel, J. S. (2013). Early integration of palliative care services with standard oncology care for patients with advanced cancer. *CA Cancer J Clin, 63*(5), 349–363. DOI: 10.3322/caac.21192.

Greve, W. (2007). Selbst und Identität im Lebensverlauf. In J. Brandtstädter & U. Lindenberger (Hrsg.), *Entwicklungspsychologie der Lebensspanne* (S. 305–336). Stuttgart: Kohlhammer.

Grötken, K., Hufnagel, M. & Sen, A. (2005). Implementation des Modells in einem Brustkrebszentrum und Implikationen für Case Management- Instrumente. In B. Gerwin & B. Lorenz-Krause (Hrsg.), *Pflege- und Krankheitsverläufe aktiv steuern und bewältigen. Unter Berücksichtigung des Corbin-Strauss-Pflegemodells* (S. 149–161). Münster: Lit Verlag.

Grypdonk, M. (2005). Ein Modell der Pflege chronisch Kranker. In E. Seidl & I. Walter (Hrsg.), *Chronisch kranke Menschen in ihrem Alltag. Das Modell von Mieke Grypdonk bezogen auf PatientInnen nach Nierentransplantation* (S. 15–60). Wien/München/Bern: Verlag für medizinische Wissenschaften Wilhelm Maudrich.

Gudehus, C. & Wessels, S. (2018). Symbolischer Interaktionismus. In O. Decker (Hrsg.), *Sozial-psychologie und Sozialtheorie* (S. 39–106). Wiesbaden: Springer.

Gugutzer, R. (2015a). Methodologische Anmerkungen zu Körper und Leib im Forschungsalltag. In R. Gugutzer (Hrsg.), *Soziologie des Körpers* (S. 137–144). Bielefeld: transcript.

Gugutzer, R. (2015b). *Body Turn: Perspektiven der Soziologie des Körpers und des Sports* (Aufl. 2). Bielefeld: transcript.

Gugutzer, R. (2015c). *Soziologie des Körpers* (Aufl. 5). Bielefeld: transcript.

Gugutzer, R. (2016). Die Körper der Gesellschaft. Eine soziologische Entdeckungsreise. In A. Uschok (Hrsg.), *Körperbild und Körperbildstörungen. Handbuch für Pflege- und Gesundheitsberufe* (S. 69–84). Bern: Hogrefe.

Gugutzer, R. (2017). Leib und Körper als Erkenntnissubjekte. In R. Gugutzer, G. Klein & M. Meuser (Hrsg.), *Handbuch Körpersoziologie. Band 2* (S. 381–394). Wiesbaden: Springer VS.

Gugutzer, R., Klein, G. & Meuser, M. (2017). *Handbuch Körpersoziologie. Band 1: Grundbegriffe und theoretische Perspektiven.* Wiesbaden: Springer VS.

Gysels, M., Evans, C. J., Lewis, P., Speck, P., Benalia, H., Preston, N. J., … Higginson, I. J. (2013). MORECare research methods guidance development. Recommendations for ethical issues in palliative and end-of-life care research. *Palliative Medicine, 27*(10), 908–917. DOI: 10.1177/0269216313488018.

Haring, R. (2019). *Gesundheitswissenschaften.* Wiesbaden: Springer VS.

Haun, M. W., Estel, S., Ruecker, G., Friederich, H. C., Villalobos, M., Thomas, M. & Hartmann, M. (2017). Early palliative care for adults with advanced cancer. *Journal Cochrane Database of Systematic Reviews, 12*(6). DOI: 10.1002/14651858.CD011129.pub2.

Heath, H. (1998). Reflection and patterns of knowing in nursing. *Journal of Advanced Nursing, 27*(5), 1054–1059. DOI: 10.1046/j.1365-2648.1998.00593.x.

Heiser, P. (2018). *Meilensteine der qualitativen Sozialforschung. Eine Einführung entlang klassischer Studien.* Wiesbaden: Springer Verlag.

Helfferich, C. (2011). *Die Qualität qualitativer Daten. Manual für die Durchführung qualitativer Interviews* (Aufl. 4). Wiesbaden: Springer Verlag.

Helfferich, C. (2014). Leitfaden- und Experteninterviews. In N. Baur & J. Blasius (Hrsg.), *Handbuch Methoden der empirischen Sozialforschung* (S. 559–574). Wiesbaden: Springer VS.

Heller, A. & Pleschberger, S. (2015). Geschichte der Hospizbewegung in Deutschland. Hintergrundfolie für Forschung in Hospizarbeit und Palliative Care. In M. W. Schnell, C. Schulz, A. Heller & C. Dunger (Hrsg.), *Palliative Care und Hospiz. Eine Grounded Theory* (S. 61–74). Wiesbaden: Springer VS.

Heller, A., Pleschberger, S., Fink, M. & Gronemeyer, R. (2013). *Die Geschichte der Hospizbewegung in Deutschland* (Aufl. 2). Ludwigsburg: Der Hospiz Verlag.

Henderson, M., Addington-Hall, J. M. & Hotopf, M. (2005). The willingness of palliative care patients to participate in research. *Journal of pain and symptom management, 29* (2), 116–118. DOI: 10.1016/j.jpainsymman.2004.12.001.

Herdmann, H. & Kamitsuru, S. (2019). *NANDA International Pflegediagnosen: Definitionen und Klassifikation 2018–2020.* Kassel: RECOM.

Herlyn, M. (1997). *Zivilisationskrankheiten und ganzheitliche Gesundheitsförderung: Gesellschaft – Familie.* Hamburg: Verlag Dr. Kovač.

Hilzensauer, W. (2008). Theoretische Zugänge und Methoden zur Reflexion des Lernens. Ein Diskussionsbeitrag. *Bildungsforschung, 5*(2), 1–18.

Himml, L.-M. & Kerres, A. (2021). Reflexionsfähigkeit stärken. Förderung der Reflexionsfähigkeit von Auszubildenden in der Pflege. *PADUA, 16*(1), 35–39. DOI: org/10.1024/1861-6186/a000593.

Hinsley, R. & Hughes, R. (2007). The reflections you get: an exploration of body image and cachexia. *International journal of palliative nursing, 13*(2), 84–89. DOI: 10.12968/ijpn.2007.13.2.23068.

Hoffmann, R. (2010). Der berührte Mensch. Berührungspotenziale erkennen in der Betreuung und Begleitung alter und sterbender Menschen. In E. Reitinger & S. Beyer (Hrsg.), *Geschlechter-sensible Hospiz- und Palliativkultur in der Altenhilfe* (S. 73–84). Frankfurt, Main: Mabuse.

Hoffmann, S. O. (2006). Viktor von Weizsäcker. Arzt und Denker gegen den Strom. Eine Würdigung des »Vaters der Psychosomatischen Medizin« anlässlich des Erscheinens der Gesammelten Schriften. *Deutsches Ärzteblatt International, 103*(11), 672–674.

Holtgräwe, M. (2011). *Posttraumatisches Wachstum, Krankheitsverarbeitung und Lebensqualität von Frauen mit Brustkrebs im perioperativen Verlauf.* Hamburg: Kovač.

Hölzel, D., Eckel, R., Bauerfeind, I., Baier, B., Beck, T., Braun, M., … Engel, J. (2017). Survival of de novo stage IV breast cancer patients over three decades. *Journal of Cancer Research and Clinical Oncology, 143*(3), 509–519. DOI: 10.1007/s00432-016-2306-1.

Hopwood, P., Howell, A. & Maguire, P. (1991). Psychiatric morbidity in patients with advanced cancer of the breast: prevalence measured by two self-rating questionnaires. *British Journal of Cancer, 64*(2), 349–352. DOI: 10.1038/bjc.1991.304.

Hülsken-Giesler, M. (2008). *Der Zugang zum Anderen. Zur theoretischen Rekonstruktion von Professionalisierungsstrategien pflegerischen Handelns im Spannungsfeld von Mimesis und Maschinenlogik.* Göttingen: V&R unipress, Universitätsverlag Osnabrück.

Hülsken-Giesler, M. (2010). Modernisierungsparadoxien der beruflichen Pflege im 21. Jahrhundert. In S. Kreutzer (Hrsg.), *Transformationen pflegerischen Handelns. Institutionelle Kontexte und soziale Praxis vom 19. bis 21. Jahrhundert* (S. 155–174). Göttingen: V&R unipress, Universitätsverlag Osnabrück.

Hülsken-Giesler, M. (2016a). Körper und Leib als Ausgangspunkt eines mimetisch begründeten Pflegehandelns. In A. Uschok (Hrsg.), *Körperbild und Körperbildstörungen. Handbuch für Pflege- und Gesundheitsberufe* (S. 55–67). Bern: Hogrefe.

Hülsken-Giesler, M. (2016b). Rekonstruktive Fallarbeit in der Pflege. Ausgangslage und Problemstellung. In M. Hülsken-Giesler, S. Kreutzer & N. Dütthorn (Hrsg.), *Rekonstruktive Fall-arbeit in der Pflege. Methodologische Reflexionen und praktische Relevanz für Pflegewissenschaft, Pflegebildung und die direkte Pflege* (S. 15–32). Göttingen: V&R unipress, Universitätsverlag Osnabrück.

Hülsken-Giesler, M. & Remmers, H. (2020). *Robotische Systeme für die Pflege. Potenziale und Grenzen Autonomer Assistenzsysteme aus pflegewissenschaftlicher Sicht.* Göttingen: V&R unipress, Universitätsverlag Osnabrück.

in der Schmitten, J. & Marckmann, G. (2015). Was ist Advance Care Planning? Internationale Bestandsaufnahme und Plädoyer für eine transparente, zielorientierte Definition. In M. Coors, R. J. Jox & J. in der Schmitten (Hrsg.), *Advance Care Planning. Von der Patientenverfügung zur gesundheitlichen Vorausplanung* (S. 75–94). Stuttgart: Kohlhammer.

Irvin, W., Muss, H. B. & Mayer, D. K. (2011). Symptom Management in Metastatic Breast Cancer. *The Oncologist, 16*, 1203–1214. DOI: doi:10.1634/theoncologist.2011-0159.

Jackisch, C., Untch, M., Dall, P., Jaeger, A., Lamparter, C., Lichtenegger, W., … Janni, W. (2016). Die Therapie des metastasierten Mammakarzinoms in Deutschland 2016. Eine Qualitäts-sicherungsinitiative der AGO Kommission Mamma. Erhebung von Zentrumsdaten und Dokumentation der Behandlungsverläufe, Frühjahr 2016. Verfügbar unter https://tinyurl.com/37sh35m5, abgerufen am 12.12.2021.

Jacob, L., Scholten, P. C., Kostev, K. & Kalder, M. (2018). Association between sleep disorders and the presence of breast cancer metastases in gynecological practices in Germany: a case-control study of 11,412 women. *Breast Cancer Research and Treatment, 171*(2), 443–448. DOI: 10.1007/s10549-018-4831-x.

Jakisch, C. (2014). Metastasiertes Mammakarzinom. Längeres und besseres Überleben. *Deutsches Ärzteblatt*, 18–23.

Janghorban, R., Roudsari, R. L. & Taghipour, A. (2014). Skype interviewing: The new generation of online synchronous interview in qualitative research. *International Journal of Qualitative Studies on Health and Well-being, 9*(1). DOI: 10.3402/qhw.v9.24152.

Joraschky, P. (1986). Das Körperschema und das Körper-Selbst. In E. Brähler (Hrsg.), *Körpererleben. Ein subjektiver Ausdruck von Leib und Seele. Beiträge zur psychosomatischen Medizin* (S. 34–49). Berlin/Heidelberg/New York/Tokyo: Springer.

Joraschky, P. (1996). Körperbild und Sprache aus der Sicht des Arztes. In R. Inheetveen & R. Kötter (Hrsg.), *Betrachten – Beobachten – Beschreiben. Beschreibungen in Kultur und Naturwissen-schaften* (S. 171–191). München: Fink.

Joraschky, P., Loew, T. & Röhricht, F. (2009). *Körpererleben und Körperbild: Ein Handbuch zur Diagnostik.* Stuttgart, New York: Schattauer.

Jox, R. J. (2014). Patienten mit infauster Prognose. In C. Lenk, G. Duttge & H. Fangerau (Hrsg.), *Handbuch Ethik und Recht der Forschung am Menschen* (S. 347–351). Berlin/ Heidelberg: Springer.

Keeley, P. W. (2008). Improving the evidence base in palliative medicine: a moral imperative. *Journal of Medical Ethics, 34*, 757–760. DOI: 10.1136/jme.2007.022632.

Keller, M. (2012b). Krebspatienten im Sterbeprozess. Perspektiven und Erfahrungen der Psychoonkologie. In M. Anderheiden & W. Eckart (Hrsg.), *Handbuch Sterben und Menschenwürde.* (S. 765–797). Berlin: de Gruyter.

Keller, R. (2012a). *Das Interpretative Paradigma. Eine Einführung.* Wiesbaden: Springer VS.

Kern, M. & Nauck, F. (2006). Die letzte Lebensphase. Definitionen und Begriffe. Verfügbar unter https://tinyurl.com/2p9bfyt2, abgerufen am 30.06.2021.

Kiechle, M. (2016). Brustkrebsfrüherkennung. Zielgruppen, Methoden, Nutzen und Nebenwirkungen. *Onkologe, 22*, 550–557. DOI: 10.1007/s00761-016-0075-8.

Kirschning, S. (2001). *Brustkrebs: Der Diagnoseprozess und die laute Sprachlosigkeit der Medizin Eine soziologische Untersuchung.* Opladen: Leske und Budrich.

Kissane, D., Grabsch, B., Love, A., Clarke, D., Bloch, S. & Smith, G. (2004). Psychiatric disorder in women with early stage advanced breast cancer: a comparative analysis. *Australian and New Zealand Journal of Psychiatry, 38*(5), 320–326. DOI: 10.1080/j.1440-1614.2004.01358.x.

Klafki, W. (2007). *Neue Studien zur Bildungstheorie und Didaktik. Zeitgemäße Allgemeinbildung und kritisch-konstruktive Didaktik* (Aufl. 6). Weinheim Basel: Beltz Verlag.

Kleemann, F., Krähnke, U. & Matuschek, I. (2009). *Interpretative Sozialforschung. Eine praxisorientierte Einführung.* Wiesbaden: Springer VS.

Kralik, D., Visentin, K. & Van Loon, A. (2006). Transition. A literature review. *Journal of Advanced Nursing, 55*(3), 320–329. DOI: 10.1111/j.1365-2648.2006.03899.x.

Krause, J. (2018). *Schönheitshandeln. Der Einfluss des Habitus auf die Bearbeitung des Körpers.* Wiesbaden: Springer VS.

Krigel, S., Myers, J., Befort, C., Krebill, H. & Klemp, J. (2014). »Cancer changes everything!« Exploring the lived experiences of women with metastatic breast cancer. *Int J Palliat Nurs, 20*(7), 334–342. DOI: 10.12968/ijpn.2014.20.7.334.

Krikorian, A., Limonero, J. T. & Maté, J. (2012). Suffering and distress at the end-of-life. *Psycho-Oncology: Journal of the Psychological, Social and Behavioral Dimensions of Cancer, 21*(8), 799–808. DOI: 10.1002/pon.2087.

Krouwel, M. J., K.; Greenfield, S. (2019). Comparing Skype (video calling) and inperson qualitative interview modes in a study of people with irritable bowel syndrome – an exploratory comparative analysis. *BMC Medical Research Methodology, 19.* DOI: 10.1186/s12874-019-0867-9.

Krüger-Kirn, H. (2010). Weiblichkeit zwischen Körper und Leib. Zur Bedeutung des Mutterkörpers in der weiblichen Identitätsentwicklung. In A. Abraham & B. Müller (Hrsg.), *Körperhandeln und Körpererleben. Multidisziplinäre Perspektiven auf ein brisantes Feld* (S. 333–350). Bielefeld: transcript.

Krumm, N., Stiel, S., Ostgathe, C., Lindena, G., Nauck, F., Elsner, F. & Radbruch, L. (2008). Subjektives Befinden bei Palliativpatienten. Ergebnisse der Hospiz-und Palliativerhebung (HOPE). *Zeitschrift für Palliativmedizin, 9*(03), 132–138. DOI: 10.1055/s-2008-1067515.

Kruse, A. (2006). Das Verhältnis Sterbender zu ihrer eigenen Endlichkeit. In Nationaler Ethikrat (Hrsg.), *Tagungsdokumentationen Wie wir sterben. Selbstbestimmung am Lebensende Tagungen des Nationalen Ethikrates in Augsburg und Münster* (S. 43–54): Nationaler Ethikrat.

Kruse, A. (2012). Sterben in Demenz. In M. v. Anderheiden & W. Eckart (Hrsg.), *Handbuch Sterben und Menschenwürde.* Berlin: de Gruyter.

Kruse, A. (2017). *Lebensphase hohes Alter. Verletzlichkeit und Reife.* Berlin: Springer Verlag.

Kruse, J. (2015). *Qualitative Interviewforschung. Ein integrativer Ansatz* (Aufl. 2): Beltz Juventa.

Krutter, S., Nestler, N. & Osterbrink, J. (2015). Forschung in der Praxis, mit der Praxis und für die Praxis – ein Erfahrungsbericht aus der Perspektive der Wissenschaft. *Die Hospiz Zeitschrift, 17*(64), 12–17.

Kübler-Ross, E. (2014). *Interviews mit Sterbenden* (Aufl. 6). Freiburg im Breisgau: Kreuz-Verlag.

Küchenhoff, J. (2013). Zwischenleiblichkeit und Körpersprache. Sinn und Nicht-Sinn körperbezogener psychischer Leiden. In E. Alloa & M. Fischer (Hrsg.), *Leib und Sprache: Zur Reflexivität verkörperter Ausdrucksformen* (S. 45–55). Weilerswist-Metternich: Velbrück Wissenschaft.

Küchenhoff, J. (2016). Zwischenleiblichkeit und Körperbild. Das Körpererleben in der Beziehung. In S. Walz-Pawlita, B. Unruh & B. Janta (Hrsg.), *Körper-Sprachen* (S. 109–124). Gießen: Psychosozial-Verlag.

Küchenhoff, J. & Agarwalla, P. (2012). *Körperbild und Persönlichkeit. Die klinische Evaluation des Körpererlebens mit der Körperbild-Liste.* Wiesbaden: Springer VS.

Küchenhoff, J. & Agarwalla, P. (2013). *Körperbild und Persönlichkeit. Die klinische Evaluation des Körpererlebens mit der Körperbild-Liste.* Berlin/Heidelberg: Springer.

Kuckartz, U., Dresing, T., Rädiker, S. & Stefer, C. (2008). *Qualitative Evaluation. Der Einstieg in die Praxis* (Aufl. 2). Wiesbaden: Springer VS.

Kuckartz, U. & Rädiker, S. (2019). *Analyse qualitativer Daten mit MAXQDA. Text, Audio und Video.* Wiesbaden: Springer VS.

Kühme, B. (2019). *Identitätsbildung in der Pflege.* Frankfurt, Main: Mabuse.

Lakoff, G. & Johnson, M. (2018). *Leben in Metaphern. Konstruktion und Gebrauch von Sprachbildern.* Heidelberg: Carl-Auer Verlag GmbH.

Lamnek, S. & Krell, C. (2010). Methodologie qualitativer Sozialforschung *Qualitative Sozialforschung* (Aufl. 5). Weinheim: Beltz.

Lamnek, S. & Krell, C. (2016). *Qualitative Sozialforschung* (Aufl. 6). Weinheim: Beltz Verlag.

Landmark, B. T., Strandmark, M. & Wahl, A. K. (2001). Living with newly diagnosed breast cancer. The meaning of existential issues. A qualitative study of 10 women with newly diagnosed breast cancer, based on grounded theory. *Cancer Nursing, 24*(3), 220–226. DOI: 10.1097/00002820-200106000-00008.

Langenbach, M. & Koerfer, A. (2006). Körper, Leib und Leben. Wissenschaftliche und praktische Traditionen im ärztlichen Blick auf den Patienten. *ZBBS – Zeitschrift für qualitative Bildungs-, Beratungs- und Sozialforschung, 7*(2), 191–216.

Langer, M. (2016). Die Psychologie der Schönheitsmedizin vor dem Hintergrund gesellschaftlicher Körpernormen In B. Wimmer-Puchinger, K. Gutierrez-Lobos & A. Riecher-

Rössler (Hrsg.), *Irrsinnig weiblich. Psychische Krisen im Frauenleben* (S. 55–71). Berlin/ Heidelberg: Springer.

Längle, A. (2009). Warum wir leiden. Verständnis, Umgang und Behandlung von Leiden aus existenzanalytischer Sicht. *Existenzanalyse, 26*(1), 20–29.

Lauberger, J. & Lühnen, J. (2021). Social Media als Datenquelle für Studien in den Pflege- und Gesundheitswissenschaften. *Pflege, 34*(2), 120–121. DOI: org/10.1024/1012-5302/ a000795.

Lee Mortensen, G., Madsen, I., Krogsgaard, R. & Ejlertsen, B. (2018). Quality of life and care needs in women with estrogen positive metastatic breast cancer: a qualitative study. *Acta Oncol, 57*(1), 146–151. DOI: 10.1080/0284186X.2017.1406141.

Leitlinienprogramm Onkologie. (2020a). Interdisziplinäre S3-Leitlinie für die Früherkennung, Diagnostik, Therapie und Nachsorge des Mammakarzinoms. Version 4.04, September 2020, AWMF Registernummer: 032-045OL. Verfügbar unter https://tinyurl.com /ypb45tsk, abgerufen am 30.06.2021.

Leitlinienprogramm Onkologie. (2020b). Erweiterte S3-Leitlinie Palliativmedizin für Patienten mit einer nicht-heilbaren Krebserkrankung. Langversion 2.2, September 2020, AWMF-Registernummer: 128/001OL. Verfügbar unter https://tinyurl.com/3uknctkd, entnommen am 30.06.2021.

Lemche, E. (2009). Entwicklungsphasen des Körperbildes und Methoden zur Erfassung der kognitiven Körperorientierung in der frühen Kindheit. In P. Joraschky, T. Loew & F. Röhricht (Hrsg.), *Körpererleben und Körperbild: Ein Handbuch zur Diagnostik* (S. 9–22). Stuttgart/New York: Schattauer.

Lemche, E. & Loew, T. (2009). Neo- und subkortikale zerebrale Grundlagen der Körperbild-Funktionen. In P. Joraschky, T. Loew & F. Röhricht (Hrsg.), *Körpererleben und Körperbild: Ein Handbuch zur Diagnostik* (S. 1–7). Stuttgart/New York: Schattauer.

Lengen, C. & Gebhard, U. (2016). Zum Identitätsbegriff. In U. Gebhard & T. Kistemann (Hrsg.), *Landschaft, Identität und Gesundheit. Zum Konzept der Therapeutischen Landschaften* (S. 45–61). Wiesbaden: Springer VS.

Lenz, P. (2018). *Der theoretische Krankheitsbegriff und die Krise der Medizin.* Wiesbaden: J. B. Metzler.

Levit, L. A., Balogh, E., Nass, S. J. & Ganz, P. (2013). *Delivering high-quality cancer care: charting a new course for a system in crisis.* Washington: National Academies Press.

Lewis, S., Willis, K., Yee, J. & Kilbreath, S. (2016). Living Well? Strategies Used by Women Living With Metastatic Breast Cancer. *Qualitative Health Research, 26*(9), 1167–1179. DOI: 10.1177/ 1049732315591787.

Lexa, N. (2019). *Palliativpflege. Versorgung von Menschen am Lebensende* (Aufl. 2). Stuttgart: Kohlhammer Verlag.

Lidgren, M., Wilking, N., Jönsson, B. & Rehnberg, C. (2007). Health related quality of life in different states of breast cancer. *Quality of life research, 16*(6), 1073–1081. DOI: 10.1007/ s11136-007-9202-8.

Liebsch, K. (2016). Identität und Habitus. In H. Korte & B. Schäfers (Hrsg.), *Einführung in Hauptbegriffe der Soziologie* (S. 79–100). Wiesbaden: Springer VS.

Lindacher, V. & Loss, J. (2019). Die Bedeutung sozialer Online-Netzwerke für die Gesundheits-kommunikation. In C. Rossmann & M. R. Hastall (Hrsg.), *Handbuch der Gesundheits-kommunikation. Kommunikationswissenschaftliche Perspektiven* (S. 185–196). Wiesbaden: Springer VS.

Lindemann, G. (2017). Leiblichkeit und Körper. In R. Gugutzer, G. Klein & M. Meuser (Hrsg.), *Handbuch Körpersoziologie* (S. 57–66). Wiesbaden: Springer VS.

Lindsey, E. (1996). Health within illness: experiences of chronically ill/disabled people. *Journal of advanced nursing, 24*(3), 465–472. DOI: 10.1046/j.1365-2648.1996.02135.x.

Lloyd-Williams, M., Kennedy, V., Sixsmith, A. & Sixsmith, J. (2007). The end of life: A qualitative study of the perceptions of people over the age of 80 on issues surrounding death and dying. *Journal of pain and symptom management, 34*(1), 60–66. DOI: 10.1016/j.jpainsymman.2006.09.028.

Lohauß, P. (1995). *Moderne Identität und Gesellschaft. Theorien und Konzepte.* Opladen: Leske + Buderich.

Lorenz-Krause, R. (2005). Das Trajekt-Modell als Bezugsrahmen der Pflege- und Krankheitsverlaufs-kurve. In B. Gerwin & B. Lorenz-Krause (Hrsg.), *Pflege- und Krankheitsverläufe aktiv steuern und bewältigen. Unter Berücksichtigung des Corbin-Strauss-Pflegemodells* (S. 6–35). Münster: Lit Verlag.

Luft, S. & Wehrle, M. (2017). *Husserl-Handbuch. Leben – Werk – Wirkung.* Stuttgart: J. B. Metzler.

Lund-Nielsen, B., Müller, K. & Adamsen, L. (2005a). Malignant wounds in women with breast cancer: feminine and sexual perspectives. *Journal of Clinical Nursing, 14*(1), 56–64. DOI: 10.1111/ j.1365-2702.2004.01022.x.

Lund-Nielsen, B., Müller, K. & Adamsen, L. (2005b). Qualitative and quantitative evaluation of a new regimen for malignant wounds in women with advanced breast cancer. *J Wound Care, 14*(2), 69–73. DOI: 10.12968/jowc.2005.14.2.26736.

Luoma, M.-L. & Hakamies-Blomqvist, L. (2004). The meaning of quality of life in patients being treated for advanced breast cancer: a qualitative study. *Psychooncology, 13*(10), 729–739. DOI: 10.1002/pon.788.

Mamma Mia. (2014). Das Brustkrebsmagazin. Die fortgeschrittene Situation. Verfügbar unter https://mammamia-online.de/wp-content/uploads/2014/09/MM-Spezial-Brustkrebsmagazin-2019-neu.pdf, abgerufen am 30.06.2021.

Mariotto, A. B., Etzioni, R., Hurlbert, M., Penberthy, L. & Mayer, M. (2017). Estimation of the Number of Women Living with Metastatic Breast Cancer in the United States. *Cancer Epidemiol Biomarkers Prev, 26*(6), 809–815. DOI: 10.1158/1055-9965.EPI-16-0889.

Marquard, S. (2008). Versorgungskonzepte in der Behandlung von Brustkrebs. In M. Eicher & S. Marquard (Hrsg.), *Brustkrebs. Lehrbuch für Breast Care Nurses, Pflegende und Gesundheitsfachberufe* (S. 431–446). Bern: Hans Huber.

Marquard, S. (2011). Die Breast Care Nurse im multidisziplinären Team. *Forum Onkologische Pflege, 1*, 40–41.

Marquard, S. (2016). Brustkrebs – es geht an die Substanz. In A. Uschok (Hrsg.), *Körperbild und Körperbildstörungen. Handbuch für Pflege- und Gesundheitsberufe* (S. 179–195). Bern: Hogrefe.

Marquard, S. (2020). Körperbild – krebsbedingte Veränderungen. In S. Marquard, R. Wiedemann, M. Biedermann & M. Eicher (Hrsg.), *Brustkrebs. Lehrbuch für Breast Care Nurses und Fachpersonen in der Onkologie* (Aufl. 2, S. 261–270). Bern: Hogrefe.

Marquard, S. & Biedermann, M. (2020). Umgang mit therapiebedingtem Haarausfall. In S. Marquard & R. Wiedemann (Hrsg.), *Brustkrebs. Lehrbuch für Breast Care Nurses und Fachpersonen in der Onkologie* (Aufl. 2, S. 271–277). Bern: Hogrefe.

Marquard, S., Dürdodt, A., Kolbe, N. & Plocher, M. (2004). Körperbild nach Brustamputation – Das Ende der Unversehrtheit. *Pflegezeitschrift, 4*, 254–257.

Marquard, S., Garthaus, M., Wendelstein, B., Remmers, H. & Kruse, A. (2018a). Konflikte am Lebensende. Erfahrungen in Pflegebeziehungen aus der Sicht schwer kranker und sterbender Menschen. *Zeitschrift für Palliativmedizin, 19*(2), 110–115. DOI: 10.1055/s-0043-125221.

Marquard, S., Garthaus, M., Wendelstein, B., Remmers, H. & Kruse, A. (2018b). Kommunikations-probleme und Konflikte in der Palliativpflege. Die Sichtweise der Professionellen. *Hospiz-Dialog Nordrhein-Westfalen, 74*, 14–16.

Marquard, S. & Wiedemann, R. (2008). Breast Care Nurses. Spezialisiertes Pflegepersonal für die Betreuung an Brustkrebs erkrankter Frauen. *Deutsche Zeitschrift für Onkologie, 40*, 89.

Marquard, S. & Wiedemann, R. (2020a). Brust und Brustkrebs – unterschiedliche Betrachtungsweisen. In S. Marquard, R. Wiedemann, M. Biedermann & M. Eicher (Hrsg.), *Brustkrebs. Lehrbuch für Breast Care Nurses und Fachpersonen in der Onkologie* (Aufl. 2, S. 27–35). Bern: Hogrefe.

Marquard, S. & Wiedemann, R. (2020b). Berufsbild Breast Care Nurse. In S. Marquard, R. Wiedemann, M. Biedermann & M. Eicher (Hrsg.), *Brustkrebs. Lehrbuch für Breast Care Nurses und Fachpersonen in der Onkologie* (Aufl. 2, S. 365–371). Bern: Hogrefe.

Massmünster, M. (2014). Sich selbst in den Text schreiben. In C. Bischoff, K. Oehme-Jüngling & W. Leimgruber (Hrsg.), *Methoden der Kulturanthropologie* (S. 522–538). Bern: Haupt Verlag.

Matthews, H. & Semper, H. (2017). »Dropped from the system«: the experiences and challenges of long-term breast cancer survivors. *Journal of Advanced Nursing, 73*(6), 1355–1365. DOI: 10.1111/jan.13237.

Mayer, H. (2015). *Pflegeforschung anwenden. Elemente und Basiswissen für das Studium* (Aufl. 4). Wien: Facultas.

Mayer, H. (2016). Qualitative Forschung in der Konjunktur – (k)ein Anlass zur Freude?. Eine Debatte über qualitative Forschung im Spannungsfeld zwischen Hochblüte und Trivialisierung und ihr Beitrag zur Evidenzbasierung in der Pflege. *Pflege & Gesellschaft, 21*(1), 5–19.

Mayer, M., Huñis, A., Oratz, R., Glennon, C., Spicer, P., Caplan, E. & Fallowfield, L. (2010). Living with metastatic breast cancer: a global patient survey. *Community Oncology, 9*(7), 406–412. DOI: 10.1016/S1548-5315(11)70415-6.

Mayring, P. (2007). Generalisierung in qualitativer Forschung. *Forum Qualitative Sozialforschung, 8*(3, Art. 26).

McClelland, S., Holland, K. & Griggs, J. (2015). Quality of life and metastatic breast cancer: the role of body image, disease site, and time since diagnosis. *Qual Life Res, 24*(12), 2939–2943. DOI: 10.1007/s11136-015-1034-3.

McClelland, S. I. (2017). Gender and sexual labor near the end of life: Advanced breast cancer and femininity norms. *Women's Reproductive Health, 4*(1), 29–45. DOI: 10.1080/23293691. 2017.1276367.

McCrea, C. W., Summerfield, A. B. & Rosen, B. (1982). Body image: a selective review of existing measurement techniques. *Br J Med Psychol, Sep*(55), 225–233. DOI: 10.1111/j.2044-8341. 1982.tb01502.x.

McIlfatrick, S. (2007). Assessing palliative care needs: views of patients, informal carers and healthcare professionals. *Journal of Advanced Nursing, 57*(1), 77–86. DOI: 10.1111/ j.1365-2648.2006. 04062.x.

Mead, G. H. (2020). *Geist, Identität und Gesellschaft. Aus der Sicht des Sozialbehaviorismus* (Aufl. 19). Frankfurt, Main: Suhrkamp.

Mecheril, P. & Plößer, M. (2012). Iteration und Melancholie. Identität als Mangel(ver)waltung. In N. Ricken & N. Balzer (Hrsg.), *Judith Butler: Pädagogische Lektüren* (S. 125–148). Wiesbaden: Springer VS.

Mehta, A. & Chan, L. S. (2008). Understanding of the Concept of »Total Pain«. A Prerequisite for Pain Control. *Journal of Hospice and Palliative Nursing, 10*(1), 26–32.

Meier, F., Harney, A., Rhiem, K., Neumann, A., Neusser, S., Braun, M., … Dabrock, P. (2018). *Risikoadaptierte Prävention. Governance Perspective für Leistungsansprüche bei genetischen (Brustkrebs-)Risiken.* Wiesbaden: Springer VS.

Melching, H. (2017). Bestandsaufnahme der Palliativ- und Hospizversorgung in Deutschland. In D. Berthold, J. Gramm, M. Gaspar & U. Sibelius (Hrsg.), *Psychotherapeutische Perspektiven am Lebensende* (S. 13–23). Göttingen: Vandenhoeck & Ruprecht.

Meleis, A. I. (2010). *Tansitions Theory – midle range and situation specific theories in nursing research and practice.* New York: Springer.

Meleis, A. I., Sawyer, L. M., Im, E. O., Messias, D. K. H. & Schumacher, K. (2000). Experiencing transitions: An emerging middle-range theory. *Advances in Nursing Science, 23* (1), 12–28. DOI: 10.1097/00012272-200009000-00006.

Mentrup, S. & Schnepp, W. (2012). Das Erleben und die Bewältigung einer primären Koronar-intervention. Eine Literaturstudie qualitativer Forschungsarbeiten. *Pflege, 25* (5), 363–375. DOI: DOI 10.1024/1012-5302/a000232.

Mercadante, S., Vitrano, V. & Catania, V. (2010). Sexual issues in early and late stage cancer: a review. *Support Care Cancer, 18*, 659–665. DOI: 10.1007/s00520-010-0814-0.

Merleau-Ponty, M. (1966). *Phänomenologie der Wahrnehmung.* Berlin: de Gruyter.

Meuser, M. (2018). Interpretatives Paradigma. In R. Bohnsack, A. Geimer & M. Meuser (Hrsg.), *Hauptbegriffe Qualitativer Sozialforschung* (Aufl. 4, S. 122–124). Stuttgart: UTB GmbH.

Mey, G. & Mruck, K. (2009). Methodologie und Methodik der Grounded Theory. In W. Kempf & M. Kiefer (Hrsg.), *Forschungsmethoden der Psychologie. Zwischen naturwissenschaftlichem Experiment und sozialwissenschaftlicher Hermeneutik* (S. 100–152). Berlin: Regener.

Mey, G. & Mruck, K. (2010). *Handbuch Qualitative Forschung in der Psychologie.* Wiesbaden: VS Verlag.

Mey, G. & Mruck, K. (2011). *Grounded Theory Reader* (Aufl. 2). Wiesbaden: VS Verlag.

Mey, G. & Mruck, K. (2020). Grounded-Theory-Methodologie. In G. Mey & K. Mruck (Hrsg.), *Handbuch Qualitative Forschung in der Psychologie. Band 2: Designs und Verfahren* (Aufl. 2, S. 513–536). Wiesbaden: Springer.

Mey, G. & Ruppel, P. S. (2016). Narrativität in der Grounded-Theory-Methodologie. In C. Equit & C. Hohage (Hrsg.), *Ausgewählte Entwicklungen und Konfliktlinien der Grounded-Theory-Methodologie* (S. 273–289). Berlin: de Gruyter.

Meyer, A.-R. (2011). *Homo dolorosus. Körper – Schmerz – Ästhetik.* München: Wilhelm Fink Verlag.

Meyer, F. (2018). Yes, we can (?) Kommunikative Validierung in der qualitativen Forschung. In F. Meyer, J. Miggelbrink & K. Beurskens (Hrsg.), *Ins Feld und zurück – Praktische Probleme qualitativer Forschung in der Sozialgeographie* (S. 163–168). Berlin/Heidelberg: Springer Spektrum.

Michl, S. & Paul, N. W. (2014). Belmont Report. In C. Lenk, G. Duttge & H. Fangerau (Hrsg.), *Handbuch Ethik und Recht der Forschung am Menschen.* Berlin/Heidelberg: Springer.

Misoch, S. (2015). *Qualitative Interviews.* Oldenbourg: De Gruyter.

Moers, M. (2012). Leibliche Kommunikation, Krankheitserleben und Pflegehandeln. *Pflege & Gesellschaft, 17*(2), 112–119.

Moers, M. & Uzarewicz, C. (2012). Leiblichkeit in Pflegetheorien. Eine Relektüre. *Pflege & Gesellschaft, 17*(2), 135–148.

Morse, J. M. (1998). The contracted Relationship: Ensuring Protection of Anonymity and Confidentiality. *Qualitative Health Research, 8*(3), 301–303. DOI: 10.1177/104973239800800301.

Morse, J. M. (2000). Researching Illness and Injury. Methodological Considerations. *Qualitative Health Research, 10*(4), 538–546. DOI: 10.1177/104973200129118624.

Morse, J. M. (2010). How Different is Qualitative Health Research From Qualitative Research? Do We Have a Subdiscipline? . *Qualitative Health Research, 20*(11), 1459–1468.

Morse, J. M. & Field, A. (1998). *Qualitative Pflegeforschung. Anwendung qualitativer Ansätze in der Pflege.* Wiesbaden: Ullstein Medical Verlagsgesellschaft mbH & Co.

Morse, J. M., Noerager Stern, P., Corbin, J., Bowers, B., Charmaz, K. & Clarke, A. E. (2009). *Developing grounded theory. The second generation.* Walnut Creek, California: Left Coast Press.

Mosher, C., Johnson, C., Dickler, M., Norton, L., Massie, M. J. & DuHamel, K. (2013). Living with metastatic breast cancer: a qualitative analysis of physical, psychological, and social sequelae. *Breast Journal, 19*(3), 285–292. DOI: 10.1111/tbj.12107.

Mosher, C. E., Daily, S., Tometich, D., Matthias, M. S., Outcalt, S. D., Hirsh, A., … Miller, K. (2018). Factors underlying metastatic breast cancer patients' perceptions of symptom importance: a qualitative analysis. *Eur J Cancer Care (Engl), 27*(1). DOI: 10.1111/ecc.12540.

Mruck, K. & Mey, G. (2000). Qualitative Sozialforschung in Deutschland. *Forum Qualitative Sozialforschung, 1*(1). DOI: org/10.17169/fqs-1.1.1114.

Muckel, P. (2011). Die Entwicklung von Kategorien mit der Methode der Grounded Theory. In G. Mey & K. Mruck (Hrsg.), *Grounded Theory Reader* (Aufl. 2, S. 333–352). Wiesbaden: Springer VS.

Muckel, P. & Breuer, F. (2016). Die Praxis der Reflexiven Grounded Theory. Beispielhaft erläutert an der Entwicklung erster Theoriefragmente aus den Kodes unterschiedlicher Daten und bereits bestehender Theorien. In C. Equit & C. Hohage (Hrsg.), *Handbuch Grounded Theory. Von der Methodologie zur Forschungspraxis* (S. 158–179). Weinheim/Basel: Beltz Juventa.

Müller-Busch, H. C. (2014). Palliative Care. Geschichte und Konzept einer interdisziplinären Begleitung Schwerstkranker und Sterbender. *EthikJournal, 2*(2), 1–16.

Nationale Akademie der Wissenschaften Leopoldina und Union der deutschen Akademien der Wissenschaften. (2015). Palliativversorgung in Deutschland. Perspektiven für Praxis und Forschung. Verfügbar unter https://tinyurl.com/2c3shfe6, abgerufen am 30.06. 2021.

Nauck, F. (2001). Symptomkontrolle in der Finalphase. *Der Schmerz, 15*(5), 362–369. DOI: 10.1007/s004820170011.

Niklasson, A., Paty, J. & Ryden, A. (2017). Talking About Breast Cancer: Which Symptoms and Treatment Side Effects are Important to Patients with Advanced Disease? *Patient, 10*(6), 719–727. DOI: 10.1007/s40271-017-0242-z.

Nitzschke, B. (2011). *Die Psychoanalyse Sigmund Freuds. Konzepte und Begriffe.* Wiesbaden: Springer VS.

Nordhausen, T. & Hirt, J. (2020). RefHunter. Manual zur Literaturrecherche in Fachdatenbanken. (Martin-Luther-Universität Halle-Wittenberg & FHS St.Gallen, Hrsg.), Halle, Saale & St. Gallen. Version 5.0. Verfügbar unter https://tinyurl.com/2p95k8au, abgerufen am 12.12.2021.

Nover, S. U. & Amekor, L. M. (2021). Sprachloses Verstehen. Alternative Zugänge zum Verstehen im Forschungsprozess. *Pflege & Gesellschaft, 26*(2), 101–117.

O'Malley, L. J. & Munsell, S. E. (2020). PhotoVoice: An Innovative Qualitative Method in Research and Classroom Teaching. *Educational Research: Theory and Practice, 31*(1), 26–32.

O'Shaughnessy, J. (2005). Extending survival with chemotherapy in metastatic breast cancer. *The Oncologist, 10*(3), 20–19. DOI: 10.1634/theoncologist.10-90003-20.

Ohlbrecht, H., Detka, C. & Tiefel, S. (2021). Einleitung: Traditionen bewahren und Neues entwickeln. Zur Forschungshaltung Anselm Strauss. In C. Detka, H. Ohlbrecht & S. Tiefel (Hrsg.), *Anselm Strauss. Werk, Aktualität und Potentiale. Mehr als Grounded Theory* (S. 7–22). Opladen/ Toronto: Verlag Barbara Budrich.

Olbricht, I. (2002). *Brustansichten. Selbstverständnis, Gesundheit und Symbolik eines weiblichen Organs.* Berlin: Orlanda.

Orbach, S. (2016). Wie die Beschäftigung mit dem eigenen Körper die psychische Gesundheit von Frauen untergräbt. In B. Wimmer-Puchinger, K. Gutierrez-Lobos & A. Riecher-Rössler (Hrsg.), *Irrsinnig weiblich. Psychische Krisen im Frauenleben* (S. 37–44). Berlin/Heidelberg: Springer.

Page, M. J., McKenzie, J. E., Bossuyt, P. M., Boutron, I., Hoffmann, T. C., Mulrow, C. D., … Moher, D. (2021). The PRISMA 2020 statement: an updated guideline for reporting systematic reviews. *BMJ, 372*, n71. DOI: 10.1136/bmj.n71.

Pastrana, T., Jünger, S., Ostgathe, C., Elsner, F. & Radbruch, L. (2008). A matter of definition: key elements identified in a discourse analysis of definitions of palliative care. *Palliative medicine, 22*(3), 222–232. DOI: 10.1177/0269216308089803.

Paterson, B. L. (2001). The shifting perspectives model of chronic illness. *Journal of nursing scholarship, 33*(1), 21–26. DOI: 10.1111/j.1547-5069.2001.00021.x.

Paterson, B. L. (2003). The koala has claws: Applications of the shifting perspectives model in research of chronic illness. *Qualitative Health Research, 13*(7), 987–994. DOI: 10.1177/1049732303251193.

Pautex, S., Herrmann, F. R. & Zulian, G. B. (2005). Is research really problematic in palliative care? A pilot study. *Journal of pain and symptom management, 30*(2), 109–111. DOI: 10.1016/j.jpainsymman.2005.05.010.

Pawelz, J. (2018). Researching Gangs. How to Reach Hard-to-Reach Populations and Negotiate Tricky Issues in the Field. *Forum Qualitative Sozialforschung, 19*(1). DOI: 10.17169/fqs-19.1.2878.

Pfeffer, S. (2018). Krankheit und Biografie – Herausforderungen für die Lebensorientierung und Lebensführung. In R. Haring (Hrsg.), *Gesundheitswissenschaften*. Berlin: Springer.

Pinkert, C. (2015). *Die Pflege von Frauen mit Brustkrebs- Balancieren zwischen Bedürfnisorientierung und professionellem Selbstverständnis*. Göttingen: V&R Unipress, Universitätsverlag Osnabrück.

Pleschberger, S. (2015). Vom Schattendasein der Pflegeforschung in Hospizarbeit und Palliative Care. *Pflege, 28*(2), 67–68. DOI: 10.1024/1012-5302/a000408.

Plessner, H. (1982). *Mit anderen Augen. Aspekte einer philosophischen Anthropologie*. Stuttgart Reclam.

Price, B. (1990). A model for body-image care. *Journal of Advanced Nursing, 15*(5), 585–593. DOI: 10.1111/j.1365-2648.1990.tb01858.x.

Price, B. (1995). Assessing altered body image. . *Journal of Psychiatric and Mental Health Nursing, 2*(3), 169–175. DOI: 10.1111/j.1365-2850.1995.tb00052.x.

Price, B. (1998). Cancer. Altered body image. *Nursing Standard, 12*(21), 49–55. DOI: 10.7748/ns.12.21.49.s49.

Probst, S., Arber, A. & Faithfull, S. (2013a). Malignant fungating wounds: the meaning of living in an unbounded body. *Eur J Oncol Nurs, 17*(1), 38–45. DOI: 10.1016/j.ejon.2012.02.001.

Probst, S., Arber, A. & Faithfull, S. (2013b). Coping with an exulcerated breast carcinoma: an interpretative phenomenological study. *Journal of wound care, 22*(7), 352–360. DOI: 10.12968/jowc.2013.22.7.352.

Prütz, F. & Saß, A.-C. (2017). Daten zur Palliativversorgung in Deutschland. *Bundesgesundheitsblatt-Gesundheitsforschung-Gesundheitsschutz, 60*(1), 26–36. DOI: 10.1007/s00103-016-2483-8.

Przyborski, A. & Wohlrab-Sahr, M. (2014). *Qualitative Sozialforschung. Ein Arbeitsbuch*. Oldenbourg: Wissenschaftsverlag.

Puetzler, J., Feldmann, R. E., Brascher, A. K., Gerhardt, A. & Benrath, J. (2014). Improvements in Health-Related Quality of Life by Comprehensive Cancer Pain Therapy: A Pilot Study with Breast Cancer Outpatients under Palliative Chemotherapy. *Oncology Research and Treatment, 37*(9), 456–462. DOI: 10.1159/000365537.

Radbruch, L. & Payne, S. (2011). Standards und Richtlinien für Hospiz-und Palliativversorgung in Europa: Teil 1. *Zeitschrift für Palliativmedizin, 12*(5), 216–227. DOI: 10.1055/s-0031-1276909.

Radwany, S., Albanese, T., Clough, L., Sims, L., Mason, H. & Jahangiri, S. (2009). End-of-Life Decision Making and Emotional Burden. Placing Family Meetings in Context. *American Journal of Hospice and Palliative Medicine, 26*(5), 376–383. DOI: 10.1177/1049909109338515.

Rasmussen, B. H., Tishelman, C. & Lindqvist, O. (2010). Experiences of living with a deteriorating body in late palliative phases of cancer. *Current opinion in supportive and palliative care, 4*(4), 153–157. DOI: 10.1097/SPC.0b013e32833b4f37.

Rattner, J. & Danzer, G. (1997). Medizinische Anthropologie bei V. von Weizsäcker. In J. Rattner & G. Danzer (Hrsg.), *Medizinische Anthropologie: Ansätze einer personalen Heilkunde* (S. 57–72). Frankfurt, Main: Fischer-Taschenbuch-Verlag.

Reed, E. & Corner, J. (2015). Defining the illness trajectory of metastatic breast cancer. *Bmj Supportive & Palliative Care, 5*(4), 358–365. DOI: 10.1136/bmjspcare-2012-000415.

Reed, E., Scanlon, K. & Fenlon, D. (2010). A survey of provision of breast care nursing for patients with metastatic breast cancer–implications for the role. *European Journal of Cancer Care, 19*(5), 575–580. DOI: 10.1111/j.1365-2354.2010.01213.x.

Reed, E., Simmonds, P., Haviland, J. & Corner, J. (2012). Quality of life and experience of care in women with metastatic breast cancer: a cross-sectional survey. *Journal of pain and symptom management, 43*(4), 747–758. DOI: 10.1016/j.jpainsymman.2011.05.005.

Reed, F. C. (2013). *Pflegekonzept Leiden. Leiden erkennen, lindern und verhindern.* Bern: Hans Huber.

Reichertz, J. (2015). Die Bedeutung der Subjektivität in der Forschung. *Forum Qualitative Sozialforschung, 16*(3).

Reichertz, J. (2016). *Qualitative und interpretative Sozialforschung. Eine Einladung.* Wiesbaden: Springer VS.

Reichertz, J. & Wilz, S. (2016). Welche Erkenntnistheorie liegt der GT zugrunde? In C. Equit & C. Hohage (Hrsg.), *Handbuch Grounded Theory. Von der Methodologie zur Forschungspraxis* (S. 48–66). Weinheim/Basel: Beltz Juventa.

Reid, C. M., Gibbins, J., McCoubrie, R. & Forbes, K. (2011). Palliative care is not same as end of life care. *BMJ, 342.* DOI: 10.1136/bmj.d2735.

Remmers, H. (2001). Belastungs- und Verarbeitungsprobleme bei Patientinnen mit Brustkrebs. Anforderungen an pflegerische Betreuungs- und Unterstützungskonzepte. *Pflege, 14*(6), 367–376. DOI: 10.1024/1012-5302.14.6.367.

Remmers, H. (2005). Der eigene Tod. Zur Geschichte und Ethik des Sterbens. In A. Brüning & G. Piechotta (Hrsg.), *Die Zeit des Sterbens. Diskussionen über das Lebensende des Menschen in der Gesellschaft* (S. 148–181). Berlin/Milow/Strasburg: Schibri.

Remmers, H. (2006). Zur Bedeutung biografischer Ansätze in der Pflegewissenschaft. *Zeitschrift für Gerontologie und Geriatrie, 39*(3), 183–191. DOI: 10.1007/s00391-006-0386-2.

Remmers, H. (2010). Moral als Mantel menschlicher Versehrbarkeiten. Bausteine einer Ethik helfender Berufe. In H. Remmers & H. Kohlen (Hrsg.), *Bioethics, Care and Gender* (S. 43–63). Göttingen: V&R unipress, Universitätsverlag Osnabrück.

Remmers, H. (2011). Die Bedeutung des Biografie-Konzepts für die Pflege bei der Gestaltung der letzten Lebensphase. In W. Beelmann & E. Rosowski (Hrsg.), *Übergänge im Lebenslauf bewältigen und förderlich gestalten* (S. 153–167). Münster: LIT.

Remmers, H. (2014a). Sterben und Tod in der Moderne. *Intensiv, 22*(1), 43–47. DOI: 10.1055/s-0033-1363491.

Remmers, H. (2014b). Palliative Care und Spiritual Care. In J. Pantel, J. Schröder, C. Bollheimer, C. Sieber & A. Kruse (Hrsg.), *Praxishandbuch Altersmedizin* (S. 708–715). Stuttgart: Kohlhammer.

Remmers, H. (2014c). Pflegewissenschaft – Disziplinarität und Transdisziplinarität. *Pflege & Gesellschaft, 19*(1), 5–17.

Remmers, H. (2015). Vorwort. In A. Bernhart-Just (Hrsg.), *Weiterleben oder sterben? Entscheidungs-prozesse leidender Menschen* (S. 15–23). Göttingen: V&R unipress, Universitätsverlag Osnabrück.

Remmers, H. (2016a). Zur Relevanz des Körpers im Kontext pflegerischen Handelns. In A. Uschok (Hrsg.), *Körperbild und Körperbildstörungen. Handbuch für Pflegende- und Gesundheitsberufe* (S. 25–43). Bern: Hogrefe.

Remmers, H. (2016b). Methoden ethischer Abwägung im Praxistest. In O. Rauprich, R. Jox, J. & G. Marckmann (Hrsg.), *Vom Konflikt zur Lösung* (S. 101–116). Münster: mentis.

Remmers, H. (2018a). Darf man in der schön-wohlwollenden Hospiz-Umgebung unschön sterben? Versuche einer vorläufigen Antwort. In M. Müller (Hrsg.), *Gut gemeint – gut gemacht? Professionalisierung der Sterbebegleitung und Zukunft der Hospizarbeit. 21. Loccumer Hospiztagung 2018* (S. 57–88). Rehburg-Loccum: Evangelische Akademie Loccum.

Remmers, H. (2018b). Pfegeroboter: Analyse und Bewertung aus Sicht pfegerischen Handelns und ethischer Anforderungen. In O. Bendel (Hrsg.), *Pfegeroboter* (S. 161–179). Wiesbaden/Open-Access-Publikation: Springer Gabler.

Remmers, H. (2019). Philosophische Dimensionen. Die Endlichkeit personalen Lebens. In S. Kreutzer, C. Oetting-Roß & M. Schwermann (Hrsg.), *Palliative Care aus sozial- und pflege-wissenschaftlicher Perspektive* (S. 20–48). Weinheim: Beltz Juventa.

Remmers, H., Busch, J. & Hülsken-Giesler, M. (2004). Berufliche Belastungen in der onkologischen Pflege. In K.-H. Henze & G. Piechotta (Hrsg.), *Brennpunkt Pflege. Beschreibung und Analyse von Belastungen des pflegerischen Alltags.* Frankfurt, Main: Mabuse.

Remmers, H., Garthaus, M., Zimansky, M. & Hardinghaus, W. (2015). Hospiz- und Palliativversorgung in Niedersachsen – Quo vadis? In P. Zängl (Hrsg.), *Zukunft der Pflege* (S. 215–230). Wiesbaden: Springer VS.

Remmers, H. & Hardinghaus, W. (2016). Der Fall Gunda. Eine Geschichte über das Verstehen einer Patientin am Lebensende. In M. Hülsken-Giesler, S. Kreutzer & N. Dütthorn (Hrsg.), *Rekonstruktive Fallarbeit in der Pflege. Methodologische Reflexionen und praktische Relevanz für Pflegewissenschaft, Pflegebildung und die direkte Pflege* (S. 247–264). Göttingen: V&R unipress, Universitätsverlag Osnabrück.

Remmers, H. & Kruse, A. (2014). Gestaltung des Lebensendes – End of Life Care. In H. W. Wahl & A. Kruse (Hrsg.), *Lebensläufe im Wandel. Entwicklung über die Lebensspanne aus Sicht verschiedener Disziplinen* (S. 215–231). Stuttgart: Kohlhammer.

Resch, F. & Westhoff, K. (2013). Das biopsychosoziale Modell in der Praxis: Eine kritische Reflexion. *Resonanzen, 1*, 32–46.

Reuter, J. (2008). Körper und Geschlecht im medizinischen Kontext. Das Beispiel Brustkrebs. In K. S. Rehberg (Hrsg.), *Die Natur der Gesellschaft: Verhandlungen des 33. Kongresses der Deutschen Gesellschaft für Soziologie in Kassel 2006. Teilbd. 1 u. 2* (S. 4158–4170). Frankfurt, Main: Campus Verlag.

Reuter, J. (2011). Krankheitserleben und Geschlechtsrollenkonflikte brustkrebsbetroffener Frauen. In J. Reuter (Hrsg.), *Geschlecht und Körper. Studien zur Materialität und Inszenierung gesellschaftlicher Wirklichkeit* (S. 105–124). Bielefeld: transcript.

Rezaei, M., Elyasi, F., Janbabai, G., Moosazadeh, M. & Hamzehgardeshi, Z. (2016). Factors Influencing Body Image in Women with Breast Cancer: A Comprehensive Literature Review. *Iran Red Crescent Med J, 18*(10), e39465. DOI: 10.5812/ircmj.39465.

Rhondali, W., Chisholm, G. B., Filbet, M., Kang, D. H., Hui, D., Fingeret, M. C. & Bruera, E. (2015). Screening for Body Image Dissatisfaction in Patients with Advanced Cancer: A Pilot Study. *Journal of Palliative Medicine, 18*(2), 151–156. DOI: 10.1089/jpm.2013.0588.

Richter, S. & Friebertshäuser, B. (2013). Brustkrebs als Statuspassage: Leben und Sterben als Krise und Lösung. In D. Nittel & A. Seltrecht (Hrsg.), *Krankheit: Lernen im Ausnahmezustand?* (S. 315–325). Berlin/Heidelberg: Springer.

Riedel, A. (2018). Leiden. In A. Riedel & A.-C. Linde (Hrsg.), *Ethische Reflexion in der Pflege.* Berlin/ Heidelberg: Springer.

Riedel, A. (2020). *Palliative Sedierung im stationären Hospiz. Konstruktion einer Ethik-Leitlinie mittels partizipativer Forschung.* Göttingen: V&R unipress, Universitätsverlag Osnabrück.

Riedel, A., Behrens, J., Giese, C., Geiselhart, M., Fuchs, G., Kohlen, H., … Schutze, L. (2017). Zentrale Aspekte der Ethikkompetenz in der Pflege. Empfehlungen der Sektion Lehrende im Bereich der Pflegeausbildung und der Pflegestudiengänge in der Akademie für Ethik in der Medizin e. V. *Ethik in der Medizin, 29*(2), 161–165. DOI: 10.1007/s00481-016-0415-7.

Riedel, A. & Giese, C. (2019). Ethikkompetenzentwicklung in der (zukünftigen) pflegeberuflichen Qualifizierung. Konkretion und Stufung als Grundlegung für curriculare Entwicklungen. *Ethik in der Medizin, 31*, 61–79. DOI: 10.1007/s00481-018-00515-0.

Riedel, A. & Lehmeyer, S. (2016). *Einführung von ethischen Fallbesprechungen: Ein Konzept für die Pflegepraxis* (Aufl. 4). Lage: Jacobs.

Riedel, A., Lehmeyer, S., Linde, A. C. & Treff, N. (2020a). Advance Care Planning. Ethische Implikationen und der damit verbundene professionelle Auftrag im Rahmen der gesundheitlichen Versorgungsplanung in der stationären Altenhilfe. In A. Riedel & S. Lehmeyer (Hrsg.), *Ethik im Gesundheitswesen.* Berlin/Heidelberg: Springer.

Riedel, A., Lehmeyer, S. & Treff, N. (2020b). Sorgen am Lebensende. Gegenstand professioneller Sorge in der Pflege. *Pflege. Praxis – Geschichte – Politik. Schriftenreihe Band 10497.* Verfügbar unter https://tinyurl.com/42zpp9ue, entnommen am 12.12.2021.

Ristau, P., Helbig, R., Gebauer, A., Büscher, A., Latteck, Ä.-D., Metzing, S. & Schnell, M. W. (2021). Wenn das Vor-Ort-Interview unmöglich wird. Qualitative Interviews per Internet und Telefon in der Pflege- und Gesundheitswissenschaft. Herausforderungen und Chancen (nicht nur) während der COVID-19-Pandemie. *Pflegewissenschaft, 1*(23), 55–67. DOI: 10.3936/11974.

Ritz, L. J., Nissen, M. J., Swenson, K. K., Farrell, J. B., Sperduto, P. W., Sladek, M. L., … Schroeder, L. M. (2000). Effects of advanced nursing care on quality of life and cost outcomes of women diagnosed with breast cancer. *Oncol Nurs Forum, 27*(6), 923–932.

Robert Koch-Institut. (2014). *Daten und Fakten: Ergebnisse der Studie »Gesundheit in Deutschland aktuell 2012«. Beiträge zur Gesundheitsberichterstattung des Bundes.* Berlin.

Robert Koch-Institut (Hrsg.) und die Gesellschaft der epidemiologischen Krebsregister in Deutschland e.V. (Hrsg.). (2021). Brustdrüse. In: *Krebs in Deutschland für 2017/2018.* (13. Ausgabe, S. 86–89). Berlin.

Röd, W. (2000). *Der Weg der Philosophie. Von den Anfängen bis ins 20. Jahrhundert* (Aufl. 2). München: Verlag C. H. Beck.

Röhricht, F. (2009a). Das Körperbild im Spannungsfeld von Sprache und Erleben. Terminologische Überlegungen. In P. Joraschky, T. Loew & F. Röhricht (Hrsg.), *Körpererleben und Körperbild: Ein Handbuch zur Diagnostik* (S. 25–32). Stuttgart/New York: Schattauer.

Röhricht, F. (2009b). Ansätze und Methoden zur Untersuchung des Körpererlebens. Eine Übersicht. In P. Joraschky, T. Loew & F. Röhricht (Hrsg.), *Körpererleben und Körperbild: Ein Handbuch zur Diagnostik* (S. 35–51). Stuttgart/New York: Schattauer.

Röhricht, F., Seidler, K.-P., Joraschky, P., Borkenhagen, A., Lausberg, H., Lemche, E., … Tritt, K. (2005). Konsensuspapier zur terminologischen Abgrenzung von Teilaspekten des Körpererlebens in Forschung und Praxis. *Psychotherapie· Psychosomatik· Medizinische Psychologie, 55*(03/04), 183–190. DOI: 10.1055/s-2004-834551.

Röhrle, B. (2018). Wohlbefinden / Well-Being, Bundeszentrale für gesundheitliche Aufklärung (Hrsg.), DOI 10.17623/BZGA:224-i134–1.0. Verfügbar unter https://tinyurl.com/28stze9u, abgerufen am 12. 12. 2021.

Rosenberg, G. (2003). *Körperschema. Pflegerische Interventionen zur Körperorientierung. Möglichkeiten und Didaktik.* Hannover: Schlütersche (Brigitte Kunz Verlag).

Ruhrmann, G. & Guenther, L. (2019). Medizin- und Gesundheitsjournalismus. In C. Rossmann & M. R. Hastall (Hrsg.), *Handbuch der Gesundheitskommunikation. Kommunikationswissenschaftliche Perspektiven* (S. 69–79). Wiesbaden: Springer VS.

Sachverständigenrat für die Konzertierte Aktion im Gesundheitswesen. (2002). *Gutachten 2000/2001. Bedarfsgerechtigkeit und Wirtschaftlichkeit. Band III: Über-, Unter- und Fehlversorgung.* Baden-Baden: Nomos Verlagsgesellschaft.

Sagmeister, E. (2011). Angezählt. Brustkrebs als Endlichkeitserfahrung. In H. Mayer & H. Zellhofer (Hrsg.), *Krebs – (Er)leben. Eine pflegewissenschaftliche Perspektive* (S. 190–222). Wien: Facultas.

Salter, M. (1999). *Körperbild und Körperbildstörungen.* Wiesbaden: Ullstein Medical Verlagsgesellschaft.

Sarenmalm, E. K., Thoren-Jonsson, A. L., Gaston-Johansson, F. & Ohlen, J. (2009). Making Sense of Living Under the Shadow of Death: Adjusting to a Recurrent Breast Cancer Illness. *Qualitative Health Research, 19*(8), 1116–1130. DOI: 10.1177/1049732309341728.

Schaar, P. (2014). Anonymisieren und Pseudonymisieren als Möglichkeit der Forschung mit sensiblen, personenbezogenen Forschungsdaten. In C. Lenk, G. Duttge & H. Fangerau (Hrsg.), *Handbuch Ethik und Recht der Forschung am Menschen* (S. 95–100). Berlin/Heidelberg: Springer.

Schaeffer, D. (2005). Versorgungswirklichkeit in der letzten Lebensphase: Ergebnisse einer Analyse der Nutzerperspektive. In M. Ewers & D. Schaeffer (Hrsg.), *Am Ende des Lebens – Versorgung und Pflege von Menschen in der letzten Lebensphase* (S. 69–91). Bern: Hans Huber.

Schaeffer, D. & Haslbeck, J. (2016). Bewältigung chronischer Krankheit. In M. Richter & K. Hurrelmann (Hrsg.), *Soziologie von Gesundheit und Krankheit* (S. 243–256). Wiesbaden: Springer VS.

Schaeffer, D. & Moers, M. (2008). Überlebensstrategien. Ein Phasenmodell zum Charakter des Bewältigungshandelns chronischer Erkrankter. *Pflege & Gesellschaft, 13*(1), 6–31.

Schatz, D. S. (2002). Klassifikation des Körpererlebens und körperpsychotherapeutische Haupt-strömungen. *Psychotherapeut, 47*(2), 77–82. DOI: 10.1007/s00278-001-0201-x.

Schaufler, B. (2002). *»Schöne Frauen – Starke Männer«. Zur Konstruktion von Leib, Körper und Geschlecht.* Opladen: Leske + Budrich.

Schilder, P. (1923). *Das Körperschema.* Berlin/Heidelberg: Springer.

Schilder, P. (1935). *The image and appearance of the human body.* Oxford, England.

Schildmann, J. & Krones, T. (2015). Advance Care Planning in der Onkologie. *Der Onkologe, 21*(9), 840–845. DOI: 10.1007/s00761-015-3026-x.

Schildmann, U. (2001). *Normalität, Behinderung und Geschlecht. Ansätze und Perspektiven der Forschung.* Wiesbaden: Springer.

Schmidt, A. (2008). Georges Devereux: Angst und Methode in den Verhaltenswissenschaften. In A. Pritz (Hrsg.), *Einhundert Meisterwerke der Psychotherapie. Ein Literaturführer* (S. 48–50). Wien/New York: Springer.

Schmidt, H., Eisenmann, Y., Voltz, R. & Perrar, K. M. (2016). Forschung am Lebensende. Anforderungen an die forschungspraktische Anwendung der Grounded Theory. In C. Equit & C. Hohage (Hrsg.), *Handbuch Grounded Theory. Von der Methodologie zur Forschungspraxis* (S. 395–408). Weinheim: Beltz Verlag.

Schmitt, R. (2013). Metaphern für Bildungsprozesse im Kontext von Krankheitserfahrungen. In D. Nittel & A. Seltrecht (Hrsg.), *Krankheit: Lernen im Ausnahmezustand?* (S. 173–183). Berlin/ Heidelberg: Springer.

Schmitt, R., Schröder, J. & Pfaller, L. (2018). *Systematische Metaphernanalyse. Eine Einführung.* Wiesbaden: Springer VS.

Schmitz, H. (2011). *Der Leib.* Berlin/Boston: de Gruyter.

Schmitz, H. (2014). *Phänomenologie der Zeit.* Freiburg/München: Verlag Karl Alber.

Schnell, M. W. (2004). Leib, Körper, Maschine im Zeichen des bedürftigen Menschen. In M. Schnell (Hrsg.), *Leib. Körper. Maschine. Interdisziplinäre Studien über den bedürftigen Menschen* (S. 280). Düsseldorf: Verlag selbstbestimmtes Leben.

Schnell, M. W. (2016). Zur Relevanz der Phänomenologie der Leiblichkeit für die Pflege. In A. Uschok (Hrsg.), *Körperbild und Körperbildstörungen. Handbuch für Pflege- und Gesundheitsberufe* (S. 45–54). Bern: Hogrefe.

Schnell, M. W. & Dunger, C. (2017). Über Wahrheit und Ethik in der Pflegeforschung. *Pflege & Gesellschaft, 22*, 293–307.

Schnell, M. W. & Dunger, C. (2018). *Forschungsethik. Informieren – reflektieren – anwenden* (Aufl. 2). Bern: Hogrefe.

Schnell, M. W., Dunger, C. & Schulz-Quach, C. (2019). *Behandlungsabbruch am Lebensende. Die Beziehung zwischen kurativer und palliativer Behandlung. Eine Grounded Theory.* Wiesbaden: Springer VS.

Schnell, M. W. & Heinritz, C. (2006). *Forschungsethik. Ein Grundlagen- und Arbeitsbuch für die Gesundheits- und Pflegewissenschaft.* Bern: Verlag Hans Huber.

Schnell, M. W. & Schulz-Quach, C. (2019). Der Mensch als sterbliches Wesen und die Diversität am Lebensende. In M. Schnell (Hrsg.), *Basiswissen Palliativmedizin* (Aufl. 3). Wiesbaden: Springer VS.

Schnell, M. W., Schulz-Quach, C. & Dunger, C. (2021). *Entscheidungsfindung von professionellen Mitarbeitern in der Palliative Care. Zwei randomisiert-kontrollierte Studien.* Wiesbaden: Springer Nature.

Schnell, M. W., Schulz, C., Heller, A. & Dunger, C. (2015). *Palliative Care und Hospiz. Eine Groundet Theory.* Wiesbaden: Springer VS.

Schnepp, W. (2014). Qualitative Pflege- und Gesundheitsforschung. Eulen nach Athen tragen? *QuPuG – Journal für Qualitative Forschung in Pflege- und Gesundheitswissenschaft, 1*(1), 6–11.

Schrems, B. M. (2003). *Fallarbeit in der Pflege. Grundlagen, Formen und Anwendungsbereiche.* Wien: Facultas.

Schrems, B. M. (2017). Vulnerabilität im Kontext der Pflegeforschung. Ein Essay. *Pflege & Gesellschaft, 22*(4), 308–321.

Schrems, B. M. (2020). *Vulnerabilität in der Pflege: was verletzlich macht und Pflegende darüber wissen müssen.* Weinheim/Basel: Beltz Juventa.

Schroeder, K. & Lorenz, K. (2018). Nursing and the future of palliative care. *Asia-Pacific journal of oncology nursing, 5*(1), 4. DOI: 10.4103/apjon.apjon_43_17.

Schulman-Green, D., Bradley, E. H., Knobf, M. T., Prigerson, H., DiGiovanna, M. P. & McCorkle, R. (2011). Self-Management and Transitions in Women With Advanced Breast Cancer. *Journal of pain and symptom management, 42*(4), 517–525. DOI: 10.1016/j.jpainsymman.2010.12.007.

Seelmeyer, U. (2017). Normalität und Normalisierung. In F. Kessl, E. Kruse, S. Stövesand & W. Thole (Hrsg.), *Soziale Arbeit. Kernthemen und Problemfelder* (S. 25–33). Opladen/Toronto: Verlag Barbara Budrich.

Seidl, E. & Walter, I. (2005). *Chronisch kranke Menschen in ihrem Alltag. Das Modell von Mieke Grypdonck bezogen auf PatientInnen nach Nierentransplantation.* Wien/München/Berlin: Verlag für medizinische Wissenschaften Wilhelm Maudrich.

Seifert, A. (2016). Theorien mittlerer Reichweite aus Daten gewinnen. Überlegungen zur Nutzung der Grounded Theory zur Theoriebildung mittlerer Reichweite. *QuPuG – Journal für Qualitative Forschung in Pflege- und Gesundheitswissenschaft, 3*(1), 6–14.

Sepúlveda, C., Marlin, A., Yoshida, T. & Ullrich, A. (2002). Palliative care: the World Health Organization's global perspective. *Journal of pain symptom management, 24*(2), 91–96. DOI: 10.1016/s0885-3924(02)00440-2.

Shin, J. A., Parkes, A., El-Jawahri, A., Traeger, L., Knight, H., Gallagher, E. R. & Temel, J. S. (2016). Retrospective evaluation of palliative care and hospice utilization in hospitalized patients with metastatic breast cancer. *Palliative Medicine, 30*(9), 854–861. DOI: 10.1177/0269216316637238.

Shontz, F. C. (1969). *Perceptual and cognitive aspects of body experience.* New York: Academic Press.

Simon, S. & Bausewein, C. (2008). Studiendesigns in der palliativmedizinschen Forschung. Ein Überblick. *Zeitschrift für Palliativmedizin, 9*, 200–204. DOI: 10.1055/s-0028-1121908.

Simon, S. T., Pralong, A., Welling, U. & Voltz, R. (2016). Versorgungsstrukturen in der Palliativmedizin. Behandlungspfad für Patienten mit einer nichtheilbaren Krebserkrankung. *Internist*(57), 953–958. DOI: 10.1007/s00108-016-0127-6.

Sitte, T. (2018). *Ratgeber Lebensende und Sterben.* Berlin/Heidelberg: Springer.

Slatman, J. (2011). The meaning of body experience evaluation in oncology. *Health Care Analysis, 19*(4), 295–311. DOI: 10.1007/s10728-010-0153-9.

Slovacek, L., Slovackova, B., Slanska, I., Petera, J., Priester, P., Filip, S. & Kopecky, J. (2009). Depression symptoms and health-related quality of life among patiens with metastatic breast cancer in programme of palliative cancer care. *Neoplasma, 56*(6), 467. DOI: 10.4149/neo_2009_06_467.

Sorgo, E. (2003). *Die Brüste der Frauen: ein Symbol des Lebens oder des Todes? Brustkrebs als Ausdruck der »Kränkung« von Frauen im Patriarchat.* Frankfurt, Main: Lang.

Southerton, C. & Taylor, E. (2020). Habitual Disclosure: Routine, Affordance, and the Ethics of Young Peoples Social Media Data Surveillance. *Social Media + Society, 6*(2). DOI: 10.1177/2056305120915612.

Soylu, C., Babacan, T., Sever, A. R. & Altundag, K. (2016). Patients' understanding of treatment goals and disease course and their relationship with optimism, hope, and quality of life. A preliminary study among advanced breast cancer outpatients before receiving palliative treatment. *Supportive Care in Cancer, 24*(8), 3481–3488. DOI: 10.1007/s00520-016-3182-6.

Stamper, A. (2011). Altered Sense of Body Image in Palliative and End-of-Life Care. *End of Life Journal, 1*(1), 1–6. DOI: 10.1136/eoljnl-01-01.1.

Steffen-Bürgi, B. (2017). Reflexionen zu ausgewählten Definitionen von Palliative Care. In B. Steffen-Bürgi, E. Schärer-Santschi, S. Monteverde & D. Staudacher (Hrsg.), *Lehrbuch Palliative Care* (Aufl. 3). Göttingen: Hogrefe.

Steffen-Bürgi, B., Schärer-Santschi, E., Monteverde, S. & Staudacher, D. (2017). *Lehrbuch Palliative Care* (Aufl. 3). Göttingen: Hogrefe.

Stegkemper, J. M., Grunau, T., Rupp, C. & Huchler, M. (2018). Die Verschriftlichung qualitativer Forschung zwischen Verschleierung und Selbstdarstellung. Überlegungen zu einem Grundproblem qualitativer Sozialforschung. Verfügbar unter http://nbn-resolving.de/urn:nbn :de:0111-pedocs-159548, abgerufen am 10.04.2021.

Steinhardt, I., Fischer, C., Heimstädt, M., Hirsbrunner, S. D., İkiz-Akıncı, D., Kressin, L., … Wünsche, H. (2020). Das Öffnen und Teilen von Daten qualitativer Forschung: eine Handreichung. *Weizenbaum Institute for the Networked Society – The German Internet Institute, Weizenbaum Series, 6.* DOI: org/10.34669/wi.ws/6.

Steinke, I. (2015). Gütekriterien qualitativer Forschung. In U. Flick, E. von Kardorff & I. Steinke (Hrsg.), *Qualitative Forschung. Ein Handbuch* (Aufl. 11, S. 319–331). Reinbek: Rowolth Taschenbuch Verlag.

Stemmer, R. (1999). Ganzheitlichkeit in der Pflege – unerreicht, da unerreichbar? *Pflege & Gesellschaft, 4*(4), 86–91.

Stemmer, R. & Bartholomeyczik, S. (2017). Ethikkodex Pflegeforschung der Deutschen Gesellschaft für Pflegewissenschaft. *Pflege & Gesellschaft, 22*(4), 371–372.

Stiel, S., Pestinger, M., Moser, A., Widdershoven, G., Lüke, U., Meyer, G., … Radbruch, L. (2010). The Use of Grounded Theory in Palliative Care. Methodological Challenges and Strategies. *Journal of Palliative Medicine, 13*(8), 997–1003. DOI: 10.1089/jpm.2010.0050.

Straubenmüller, V. (2015). Pflege(n) ist ästhetisch! Begründungszusammenhänge Ästhetischer Bildung aus Sicht der Pflege. *PADUA, 10*(1), 19–23. DOI: 10.1024/1861-6186/a000224.

Strauss, A. & Corbin, J. (1990). *Basics of qualitative research: Grounded theory procedures and techniques.:* Sage Publications, Inc.

Strauss, A. & Corbin, J. (1996). *Grounded Theory. Grundlagen Qualitativer Sozialforschung.* Weinheim: Beltz PsychologieVerlagsUnion.

Strauss, B. & Richter-Appelt, H. (1986). Erfagrungen mit einem Fragebogen zum Körpererleben. In E. Brähler (Hrsg.), *Körpererleben. Ein subjektiver Ausdruck von Leib und Seele. Beiträge zur psychosomatischen Medizin.* Berlin/Heidelberg/New York/Tokyo: Springer.

Streeck, N. (2016). »Leben machen, sterben lassen«: Palliative Care und Biomacht. *Ethik in der Medizin, 28*(2), 135–148. DOI: 10.1007/s00481-015-0374-4.

Ströker, E. (1986). Homo Absconditus. Gedenkrede auf Helmuth Plessner *In memoriam Helmuth Plessner: Gedenkfeier am 7. Februar 1986 in der Aula der Georg-August-Universität* (S. 24–51). Göttingen: Vandenhoeck & Ruprecht.

Strübing, J. (2008). *Grounded Theory. Zur sozialtheoretischen und epistemologischen Fundierung des Verfahrens der empirisch begründeten Theoriebildung* (Aufl. 2). Wiesbaden: Springer VS.

Strübing, J. (2011). Zwei Varianten von Grounded Theory? Zu den methodologischen und methodischen Differenzen zwischen Barney Glaser und Anselm Strauss. In G. Mey & K. Mruck (Hrsg.), *Grounded Theory Reader* (Aufl. 2, S. 261–278). Wiesbaden: Springer VS.

Strübing, J. (2014). *Grounded Theory. Zur sozialtheoretischen und epistemologischen Fundierung eines pragmatistischen Forschungsstils* (Aufl. 3). Wiesbaden: Springer VS.

Strübing, J. (2018). Grounded Theory: Methodische und methodologische Grundlagen. In C. B. Pentzold, A.; Heise, N. (Hrsg.), *Praxis Grounded Theory. Theoriegenerierendes empirisches Forschen in medienbezogenen Lebenswelten. Ein Lehr- und Arbeitsbuch* (S. 27–52). Wiesbaden: Springer VS.

Strübing, J., Hirschauer, S., Ayaß, R., Krähnke, U. & Scheffer, T. (2018). Gütekriterien qualitativer Sozialforschung. Ein Diskussionsanstoß. *Zeitschrift für Soziologie, 47*(2), 83–100. DOI: 10.1515/zfsoz-2018-1006.

Strübing, J. & Schnettler, B. (2004). Zu Blumer: Der methodologische Standort des symbolischen Interaktionismus. In J. Strübing & B. Schnettler (Hrsg.), *Methodologie interpretativer Sozialforschung* (S. 319–320). Konstanz: UVK Verlagsgesellschaft mbH.

Sturma, A., Ritschl, V., Dennhardt, S. & Stamm, T. (2016). Reviews. In V. Ritschl, R. Weigl & T. Stamm (Hrsg.), *Wissenschaftliches Arbeiten und Schreiben* (S. 207–222). Berlin/Heidelberg: Springer.

Sundquist, M., Brudin, L. & Tejler, G. (2017). Improved survival in metastatic breast cancer 1985–2016. *Breast, 31*, 46–50. DOI: 10.1016/j.breast.2016.10.005.

Telford, K., Kralik, D. & Koch, T. (2006). Acceptance and denial: implications for people adapting to chronic illness: literature review. *Journal of Advanced Nursing, 55*(4), 457–464. DOI: 10.1111/j.1365-2648.2006.03942.x.

Ten Tusscher, M. R., Groen, W. G., Geleijn, E., Sonke, G. S., Konings, I. R., Van der Vorst, M. J., … Stuiver, M. M. (2019). Physical problems, functional limitations, and preferences for physical therapist-guided exercise programs among Dutch patients with metastatic breast cancer: a mixed methods study. *Support Care Cancer, 27*(8), 3061–3070. DOI: 10.1007/s00520-018-4619-x.

The National Commission for the Protection of Human Subjects of Biomedical and Behavioral Research. (1979). The Belmont Report: ethical principles and guidelines for the protection of human subjects of research. Verfügbar unter https://tinyurl.com/3psyrxmu, abgerufen am 12. 12. 2021.

Thöns, M. & Gerhard, C. (2013). Terminalphase. In M. Thöns & T. Sitte (Hrsg.), *Repetitorium Palliativmedizin* (S. 147–178). Berlin/Heidelberg: Springer.

Tometich, D. B., Mosher, C. E., Hirsh, A. T., Rand, K. L., Johns, S. A., Matthias, M. S., … Miller, K. D. (2018). Metastatic breast cancer patients' expectations and priorities for symptom improvement. *Supportive Care in Cancer, 26*(11), 3781–3788. DOI: 10.1007/s00520-018-4244-8.

Tomlin, G. & Borgetto, B. (2011). Research Pyramid: A New Evidence-Based Practice Model for Occupational Therapy. *American Journal of Occupational Therapy, 65*(2), 189–196. DOI: 10.5014/ajot.2011.000828.

Trattnig, T. (2011). Brustamputation nach malignem Tumor. Auswirkungen auf das Selbstkonzept betroffener Frauen. In H. Mayer & H. Zellhofer (Hrsg.), *Krebs – (Er)leben. Eine pflegewissenschaftliche Perspektive* (S. 117–154). Wien: Facultas.

Tritter, J. Q. & Calnan, M. (2002). Cancer as a chronic illness? Reconsidering categorization and exploring experience. *European Journal of Cancer Care, 11*(3), 161–165. DOI: 10.1046/j.1365-2354.2002.00345.x.

Truschkat, I., Kaiser, M. & Reinartz, V. (2005). Forschen nach Rezept? Anregungen zum praktischen Umgang mit der Grounded Theory in Qualifikationsarbeiten. *Forum Qualitative Sozial-forschung, 6*(2).

Uschok, A. (2016). *Körperbild und Körperbildstörungen. Handbuch für Pflege- und Gesundheitsberufe.* Bern: Hogrefe.

Uzarewicz, C. & Moers, M. (2012). Leibphänomenologie für Pflegewissenschaft. Eine Annäherung. *Pflege & Gesellschaft, 17*(2), 101–110.

Van Mechelen, W., Aertgeerts, B., De Ceulaer, K., Thoonsen, B., Vermandere, M., Warmenhoven, F., … De Lepeleire, J. (2013). Defining the palliative care patient: a systematic review. *Palliative Medicine, 27*(3), 197–208. DOI: 10.1177/0269216311435268.

van Oorschot, B. (2019). Weniger Medizin am Lebensende? *360°Onkologie/Deutsche Krebsgesellschaft, 09*, 6.

van Oorschot, B., Ruellan, A. & Lordick, F. (2016). Choosing wisely. Klug entscheiden bei Tumorpatienten mit limitierter Prognose. *Forum, 31*, 237–240. DOI: 10.1007/s12312-016-0077-x.

Vas, S., Povey, R. & Clark-Carter, D. (2018). »I would describe myself as a deformed troll«: Using interpretative phenomenological analysis to explore body image struggles among palliative care patients. *Palliative Medicine, 33*(2), 232–240. DOI: 10.1177/026921631 8811723.

Vilhauer, R. P. (2008). A qualitative study of the experiences of women with metastatic breast cancer. *Palliat Support Care, 6*(3), 249–258. DOI: 10.1017/S1478951508000382.

Vilhauer, R. P. (2011). »Them« and »us«: the experiences of women with metastatic disease in mixed-stage versus stage-specific breast cancer support groups. *Psychology & Health, 26*(6), 781–797. DOI: 10.1080/08870446.2010.496853.

Villa, P.-I. (2011). *Sexy bodies. Eine soziologische Reise durch den Geschlechtskörper* (Aufl. 4). Wiesbaden: VS Verlag für Sozialwissenschaften.

Vogt, J., Beyer, F., Sistermanns, J., Kuon, J., Kahl, C., Alt-Epping, B., … Arbeitsgemeinschaft Palliativmedizin (APM) of the German Cancer Society (DKG). (2021). Symptom Burden and Palliative Care Needs of Patients with Incurable Cancer at Diagnosis and During the Disease Course. *The Oncologist, 26*, e1058–e1065. DOI: 10.1002/onco.13751.

Voigt, S. (2000). *Brustbilder. Vom Schönheitsideal zur Realfrau:* Edition Ebersbach.

von Kardorff, E. (1995). Qualitative Sozialforschung. Versuch einer Standortbestimmung. In U. Flick, E. von Kardorff, H. Keupp, L. v. Rosenstiel & S. Wolff (Hrsg.), *Handbuch Qualitative Sozial-forschung. Grundlagen, Konzepte, Methoden und Anwendungen* (Aufl. 2, S. 3–11). Weinheim: Beltz.

von Kardorff, E. (2009). Goffmans Stigma-Identitätskonzept – neu gelesen. In H. Willems (Hrsg.), *Theatralisierung der Gesellschaft. Band 1: Soziologische Theorie und Zeitdiagnose* (S. 137–161). Wiesbaden: VS Verlag für Sozialwissenschaften.

von Unger, H. (2014). Forschungsethik in der qualitativen Forschung: Grundsätze, Debatten und offene Fragen. In H. von Unger, P. Narimani & R. M'Bayo (Hrsg.), *Forschungsethik in der qualitativen Forschung. Reflexivität, Perspektiven, Positionen* (S. 15–40). Wiesbaden: Springer VS.

von Unger, H., Narimani, P. & M'Bayo, R. (2014). *Forschungsethik in der qualitativen Forschung. Reflexivität, Perspektiven, Positionen.* Wiesbaden: Springer VS.

von Weizsäcker, V. (1997). *Gesammelte Schriften. Der Gestaltkreis. Theorie der Einheit von Wahr-nehmen und Bewegen.* Frankfurt, Main: Suhrkamp.

Wallwiener, M., Simoes, E., Sokolov, A. N., Brucker, S. Y., Fasching, P. A. & Graf, J. (2016). Health-related Quality of Life in Metastatic and Adjuvant Breast Cancer Patients. *Geburtshilfe und Frauenheilkunde, 76*(10), 1065–1073. DOI: 10.1055/s-0042-113188.

Wang, R., Zhu, Y., Liu, X., Liao, X., He, J. & Niu, L. (2019). The Clinicopathological features and survival outcomes of patients with different metastatic sites in stage IV breast cancer. *BMC Cancer, 19*(1), 1091. DOI: 10.1186/s12885-019-6311-z.

Warren, M. (2010). Uncertainty, lack of control and emotional functioning in women with metastatic breast cancer: a review and secondary analysis of the literature using the critical appraisal technique. *European Journal of Cancer Care, 19*(5), 564–574. DOI: 10.1111/j.1365-2354.2010.01215.x.

Wecht, D. (2020). Pflegeberufereform. Erwartungen und Herausforderungen Beruf im Wandel. *Onkologe, 26*, 1033–1039. DOI: org/10.1007/s00761-020-00832-4.

Weglage, G. (2014). *Leben auf Zeit. Anpassungsstrategien palliativ betreuter Menschen.* Frankfurt, Main: Mabuse.

Weis, J., Jablotschkin, M. & Brathuhn, S. (2020). Leben mit Metastasen. Welchen Bedarf haben erkrankte Frauen innerhalb der Frauenselbsthilfe Krebs e. V.? *Forum, 35*(6), 444–448. DOI: 10.1007/s12312-020-00855-3.

Weltärztebund. (2013). WMA Deklaration von Helsinki – Ethische Grundsätze für die medizinische Forschung am Menschen. Verfügbar unter https://tinyurl.com/3ewsafkz, abgerufen am 12.12.2021.

Wendelstein, B., Garthaus, M., Heller, A., Marquard, S., Paulikat, C., Remmers, H. & Kruse, A. (2016). Interviews mit Palliativpatienten. Rekrutierungsprobleme und Motivation der Interview-teilnehmer. Erfahrungen aus dem DFG-Projekt »Kommunikation und Konflikte in der Palliativpflege«. *Zeitschrift für Palliativmedizin, 17*(5), 199. DOI: 10.1055/s-0036-1594212.

Whitbourne, S. & Weinstock, C. (1982). *Die mittlere Lebensspanne. Entwicklungspsychologie des Erwachsenenalters.* München: Urban & Schwarzenberg.

Whittemore, R. & Knafl, K. (2005). The integrative review: updated methodology. *Journal of Advanced Nursing, 52*(5), 546–553. DOI: 10.1111/j.1365–2648.2005.03621.x

Wiedemann, P. (1986). Konzepte, Daten und Methoden zur Analyse des Körpererlebens. In E. Brähler (Hrsg.), *Körpererleben. Ein subjektiver Ausdruck von Leib und Seele. Beiträge zur psycho-somatischen Medizin* (S. 199–219). Berlin/Heidelberg/New York/Tokyo: Springer.

Wiedemann, R. (2018). *Brustprothetische Versorgung von Frauen nach Mastektomie in Deutschland: Eine empirische Untersuchung zur Bewältigung beschädigter Identität nach Brustverlust.* Opladen/Berlin/Toronto: Verlag Barbara Budrich.

Wiedemann, R. & Marquard, S. (2020). Über Brustkrebs sprechen. In S. Marquard, R. Wiedemann, M. Biedermann & M. Eicher (Hrsg.), *Brustkrebs. Lehrbuch für Breast Care Nurses und Fachpersonen in der Onkologie* (Aufl. 2, S. 65–70). Bern: Hogrefe.

Wieseler, S. (2008). Von der Selbsthilfe- zur Advocacy-bewegung – Die Politisierung von Brustkrebs in den vereinigten Staaten. In A. Groenemeyer & S. Wieseler (Hrsg.), *Soziologie sozialer Probleme und sozialer Kontrolle* (S. 396–424). Wiesbaden: VS Verlag für Sozialwissenschaften.

Wiesing, U. & Ehni, H.-J. (2014). Die Deklaration von Helsinki des Weltärztebundes. Ethische Grundsätze für die Forschung am Menschen. In C. Lenk, G. Duttge & H. Fangerau (Hrsg.), *Handbuch Ethik und Recht der Forschung am Menschen.* Berlin/Heidelberg: Springer.

Willis, K., Lewis, S., Ng, F. & Wilson, L. (2015). The experience of living with metastatic breast cancer – a review of the literature. *Health Care Women Int, 36*(5), 514–542. DOI: 10.1080/ 07399332.2014.896364.

Wimmer-Puchinger, B. (2016). Weiblicher Selbstwert auf dem gesellschaftlichen Prüfstand. In B. Wimmer-Puchinger, K. Gutierrez-Lobos & A. Riecher-Rössler (Hrsg.), *Irrsinnig weiblich. Psychische Krisen im Frauenleben* (S. 4–18). Berlin/Heidelberg: Springer.

Wommelsdorf, N., Marquard, S. & Wiedemann, R. (2020). Schmerzen im Krankheitsverlauf. In S. Marquard & R. Wiedemann (Hrsg.), *Brustkrebs. Lehrbuch für Breast Care Nurses und Fachpersonen in der Onkologie* (Aufl. 2, S. 343–354). Bern: Hogrefe.

Woog, P. (1998). *Chronisch Kranke pflegen. Das Corbin-Strauss-Pflegemodell.* Wiesbaden: Ullstein Medical Verlagsgesellschaft mbH & Co.

Wuerstlein, R. & Bauerfeind, I. (2011). Tumor-Specific Systemic Treatment in Advanced Breast Cancer–How Long does it Make Sense? *Breast Care, 6*(1), 35–41. DOI: 10.1159/ 000324455.

Wyatt, D. (2014). Palliative Care für Menschen mit einer Krebserkrankung. In M. A. Baldwin & J. Woodhouse (Hrsg.), *Palliative Care Konzepte. Grundbegriffe der Palliative Care begreifen* (S. 189–279). Bern: Huber.

Anlagen

Anlage 1: Informationsschreiben

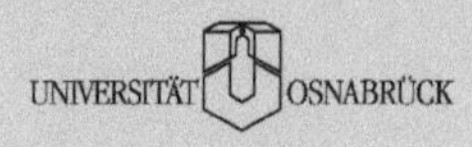

Informationen und Einladung zur Teilnahme an der Interviewstudie ‚Körpererleben und fortgeschrittener Brustkrebs'

Liebe Frauen,

mein Name ist Sara Marquard. Ich bin Krankenschwester und Pflegewissenschaftlerin. Aktuell arbeite ich an meiner Doktorarbeit an der Universität Osnabrück und befrage an Brustkrebs erkrankte Frauen wie sie körperliche Veränderungen aufgrund ihrer Krankheit erleben. Ich suche weitere Interviewteilnehmerinnen, die (pflegerische) Unterstützung durch Angehörige oder Pflegende bekommen.

Aufgrund meiner langjährigen beruflichen Erfahrung in verschiedenen Brustkrebszentren weiß ich um Ihre besondere Situation. Operative Behandlungen der Brust sowie vielfältige Neben- und Auswirkungen der Strahlen-, Chemo- und Hormontherapie können zu Beginn einer Brustkrebserkrankung aber auch im Verlauf die Lebensqualität im Allgemeinen und das Körpergefühl im Speziellen beeinflussen.

Mit meiner Arbeit möchte ich Handlungsempfehlungen für Pflegende entwickeln. Mit Ihren persönlichen Erfahrungen können Sie meine Forschung unterstützen. Gerne möchte ich mit Ihnen ein ca. 45-minütiges Interview führen und digital aufzeichnen. Dabei geht es besonders um folgende Aspekte: Welche körperlichen Veränderungen haben sich im Verlauf Ihrer Erkrankung ergeben? Wie gehen Sie damit um? Wer unterstützt Sie bzw. welche Menschen tun Ihnen gut?

Alle Informationen und persönlichen Daten werde ich dabei streng anonym und vertraulich behandeln. Rückschlüsse auf Ihre Person sind nicht möglich. Bitte beachten Sie die Einwilligungserklärung, die ausführliche Hinweise zum Datenschutz enthält.

Bei Fragen und /oder Interesse an einem Interview wenden Sie sich bitte jederzeit direkt an mich oder ggf. an die Person, die Ihnen diesen Flyer übergeben hat.

Herzlichen Dank!

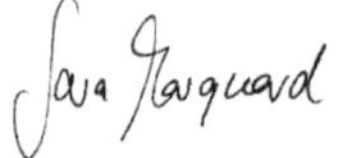

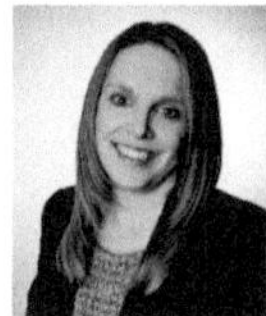

Sara Marquard | Universität Osnabrück | Institut für Gesundheitsforschung und Bildung | Abteilung Pflegewissenschaft | Barbarastraße 22c/Gebäude 93 | 49069 Osnabrück | Fon 0541 969-2366 | E-Mail sara.marquard@uni-osnabrueck.de

Anlage 2: Einwilligungserklärung

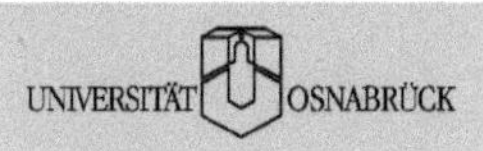

Einwilligungserklärung Interviewteilnehmerin

Name: ______________________________

Ort: ______________________________

Ich erkläre hiermit meine Einwilligung zur Teilnahme an der Studie ‚Körpererleben und fortgeschrittener Brustkrebs', durchgeführt von Sara Marquard (Promovendin an der Universität Osnabrück). Ich bin über die Studie durch ein Informationsblatt aufgeklärt worden. Mir wurde ausreichend Möglichkeit zur Nachfrage geboten.

Meine Teilnahme ist freiwillig. Ich bin darüber informiert worden, dass ich meine Teilnahme jederzeit ohne Angabe von Gründen widerrufen kann, ohne dass mir daraus Nachteile entstehen.

Ich bin damit einverstanden, dass mit mir ein Interview geführt wird. Das Interview wird digital aufgezeichnet. Zur Datenerhebung gehören auch soziodemografische Abfragen zur Person (u. a. Alter), zum sozialen Umfeld (Familie, Partnerschaft), zur Erkrankung (u. a. Zeitpunkt der Erstdiagnose) und zur Therapie. Mein Name wird nicht erhoben und im Interview verwendet. Die Aufzeichnung wird transkribiert (in Schrift übertragen) und die Audioaufnahmen werden nach Abschluss der Forschung gelöscht.

Mir wurde versichert, dass sämtliche Daten (s. o.) anonymisiert werden und dass damit keine Rückschlüsse auf meine Person mehr möglich sind. Ich bin damit einverstanden, dass anonymisierte Daten für wissenschaftliche Zwecke verwendet werden. Ergebnisse der Studie werden ohne Möglichkeit der Rückschlüsse auf meine Person gegebenenfalls publiziert. Ich willige ein, dass mein Interview mit den darin enthaltenen Daten in anonymisierter Form im Rahmen von neuen Forschungsarbeiten erneut verwendet werden darf.

Mir wurde versichert, dass meine anonymisierten Daten für Unbefugte unzugänglich verschlossen und nach einer maximalen Verschlusszeit von fünf Jahren vernichtet werden.

Mir wurde das Angebot gemacht, im Nachgang zum Interview, ein unterstützendes Gespräch in Anspruch nehmen zu können.

____

Ort, Datum Unterschrift

Sara Marquard | Universität Osnabrück | Institut für Gesundheitsforschung und Bildung | Abteilung Pflegewissenschaft | Barbarastraße 22c/Gebäude 93 | 49069 Osnabrück | Fon 0541 969-2366 | E-Mail sara.marquard@uni-osnabrueck.de

Anlage 3: Soziodemografischer und krankheitsbezogener Patientinnenfragebogen

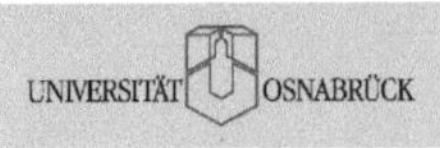

Ich bitte Sie um einige Angaben zu Ihrer Person, die sicher anonym bleiben:

Alter ___________

Familienstand
- □ verheiratet
- □ in eingetragener Lebenspartnerschaft
- □ ledig
- □ geschieden
- □ verwitwet

Kinder □ Ja □ Nein

Schulabschluss
- □ Hauptschulabschluss
- □ Mittlere Reife, Realschulabschluss, Fachschulreife
- □ (Fach-)Abitur, allgemeine oder fachgebundene Hochschulreife
- □ Universitätsabschluss
- □ ______________________________

Berentet □ Ja □ Nein

Beruf ______________________________

Angaben zu Ihrem Gesundheitszustand:

Zeitpunkt der Brustkrebsdiagnose ______________________________

Operation □ Ja: ______________________________ □ Nein

Beginn der palliativen Behandlung ______________________________

Lokalisation der Metastasen ______________________________

Aktuelle Therapiemaßnahmen ______________________________

Weitere Erkrankungen ______________________________

Pflegegrad □ Ja: ______________________________ □ Nein

Herzlichen Dank für Ihre Teilnahme und Unterstützung meiner Forschungsarbeit!
Sara Marquard, MScN

Sara Marquard | Universität Osnabrück | Institut für Gesundheitsforschung und Bildung | Abteilung Pflegewissenschaft | Barbarastraße 22c/Gebäude 93 | 49069 Osnabrück | Fon 0541 969-2366 | E-Mail sara.marquard@uni-osnabrueck.de

Anlage 4: Interviewleitfaden

Interviewleitfaden
Körpererleben und fortgeschrittener Brustkrebs

UNIVERSITÄT OSNABRÜCK

Erzählaufforderung: Bitte erzählen Sie mir von Ihren Erfahrungen mit Ihrer Brustkrebserkrankung.
Wenn ich zu Ihren Erzählungen Fragen habe, werde ich nachfragen.
Beginnen Sie doch bitte bei Ihrer Brustkrebsdiagnose – was möchten Sie mir dazu berichten?

Inhaltliche Aspekte Wie kam es, dass...?	**Aufrechterhaltungsfragen** Was meinen Sie damit? Und dann? Wie ging es weiter?	**Konkrete Nachfragen** Beschreiben Sie doch mal...
	Wahrnehmung körperlicher Veränderungen	
Welche körperlichen Veränderungen nehmen Sie wahr, seitdem Sie an Brustkrebs erkrankt sind? Was ist JETZT ANDERS? Welche Bedeutung hat Ihr Körper/ Aussehen in Ihrer aktuellen Situation?	Können Sie genauer beschreiben, was sich in Hinblick auf Ihren Körper verändert hat? Wie geht es Ihnen damit?	Was war der Auslöser, dass die Erfahrungen/Bedeutungen nun ANDERS sind? Wie ist das, wenn sich der Körper verändert?
	Gefühle bzgl. körperlicher Veränderungen	
Wie geht es Ihnen, wenn Sie an Ihre körperlichen Veränderungen denken? Welche Bedeutung hatte Ihr Körper für Sie vor der Brustkrebs-erkrankung?	Und wie ist es jetzt?	In welchen Situationen geht es Ihnen gut/weniger gut? Wie geht es Ihnen, wenn Sie sich im Spiegel sehen, wenn Sie sich anschauen? Welche Bedeutung hat die Brust JETZT für Sie?
	Auswirkungen körperlicher Veränderungen	
Inwiefern hat sich Ihr Alltag durch die Erkrankung verändert? Wie kam es dazu, dass Sie pflegerische Unterstützung bekommen?	Wie geht es Ihnen dabei? Können Sie genauer beschreiben, in welchen Situationen Sie Unterstützung benötigen und bekommen?	Inwieweit spielt das Aussehen eine Rolle in Ihrem Leben? Wie war es, als Sie gemerkt haben auf Hilfe angewiesen zu sein? Was bedeutet es, in intimen Situationen Hilfe zu erhalten?
	Interaktionen mit An- und Zugehörigen	
Ich interessiere mich nun für Ihre Erfahrungen im Umgang mit Ihren Bezugspersonen. Wer gehört dazu und mit wem sprechen Sie über Ihre Gefühle, Sorgen, Wünsche und Ängste?	Wie geht Ihre Familie, wie gehen Ihre Freund*innen mit Ihren sichtbaren aber auch nicht sichtbaren körperlichen Veränderungen um?	Welche Hilfen haben Sie, um mit den Veränderungen zurecht zu kommen? Was bedeutet die Brustkrebs-erkrankung für Ihre Familie, ihre Partnerschaft und für Ihr Sexualleben?

Abschluss: Ich danke Ihnen für das Gespräch und Ihre Offenheit. Ich habe nun viele Fragen gestellt und ich möchte Ihnen nun die Gelegenheit geben mich etwas zu fragen oder noch etwas zu erzählen, das bislang in unserem Gespräch nicht vorkam.